助产理论与实践

Theory and Practice of Midwifery

第 3 版

主　编　常　青　刘兴会　严小丽

河南科学技术出版社
·郑州·

内容提要

本书由妇产科和护理学专家共同编写,在前两版的基础上修订而成,详细阐述了助产基础理论、基本技能和国内外最新进展。全书共 20 章,包括助产伦理与医患沟通,女性生殖系统解剖与生理,妊娠生理与妊娠诊断,产前保健与孕产期用药,异常妊娠,妊娠感染与出生缺陷筛查,分娩经过与各产程处理,分娩期异常诊断与处理,产褥与产后护理,新生儿特点及出生护理,产前检查、产时助产与产科急救,以及产科常用指南和相关法规等。本书内容新颖,理论与实践紧密结合,重点突出操作技能的介绍,可供助产士和妇产科医护人员阅读参考,也可作为培训助产专业人员规范教材。

图书在版编目(CIP)数据

助产理论与实践/常青,刘兴会,严小丽主编. —3 版. —郑州:河南科学技术出版社,2020.6

ISBN 978-7-5349-9757-0

Ⅰ.①助… Ⅱ.①常… ②刘… ③严… Ⅲ.①助产学 Ⅳ.①R717

中国版本图书馆 CIP 数据核字(2020)第 039604 号

出版发行:河南科学技术出版社
　　　　　北京名医世纪文化传媒有限公司
　　　　　地址:北京市丰台区万丰路 316 号万开基地 B 座 1-114　　邮编:100161
　　　　　电话:010-63863186　010-63863168
策划编辑:杨磊石
文字编辑:刘英杰
责任审读:周晓洲
责任校对:龚利霞
封面设计:吴朝洪
版式设计:崔刚工作室
责任印制:陈震财
印　　刷:北京盛通印刷股份有限公司
经　　销:全国新华书店、医学书店、网店
开　　本:787 mm×1092 mm　1/16　　印张:27.5　　字数:637 千字
版　　次:2020 年 6 月第 3 版　　2020 年 6 月第 1 次印刷
定　　价:128.00 元

编著者名单

主　编　常　青　刘兴会　严小丽

编著者　（以姓氏笔画为序）

王　丹　陆军军医大学第一附属医院

王晓东　四川大学华西第二医院

邓　黎　陆军军医大学第一附属医院

冯春雨　陆军军医大学第一附属医院

吕　瑶　陆军军医大学第一附属医院

任　辉　陆军军医大学护理学院

任建华　四川大学华西第二医院

刘　可　陆军军医大学第一附属医院

刘兴会　四川大学华西第二医院

刘鹤莺　陆军军医大学第一附属医院

严小丽　陆军军医大学第一附属医院

李　力　陆军特色医学中心

李　静　陆军军医大学第一附属医院

李红雨　陆军军医大学第一附属医院

何国琳　四川大学华西第二医院

邱晓悦　陆军军医大学第一附属医院

余美佳　陆军军医大学第一附属医院

余海燕　四川大学华西第二医院

余静波　陆军军医大学第一附属医院

沈蕾蕾　陆军军医大学第一附属医院

张　力　四川大学华西第二医院

陈　玲　陆军军医大学第一附属医院

陈　盛　陆军军医大学第一附属医院

陈　锰　四川大学华西第二医院

易淑华　陆军军医大学第一附属医院

罗静雯　陆军军医大学第一附属医院

孟　珊　陆军军医大学第一附属医院

姚　强　四川大学华西第二医院

夏　雪　陆军军医大学第一附属医院

常　青　陆军军医大学第一附属医院
阎　萍　陆军军医大学第一附属医院
彭　冰　四川大学华西第二医院
鲁开智　陆军军医大学第一附属医院
谭　琼　陆军军医大学第一附属医院
廖　媛　陆军军医大学第一附属医院
潘　颜　陆军军医大学第一附属医院
绘　图　刘　艳　陆军军医大学第一附属医院
初颜军　陆军军医大学第一附属医院
协　编　刘丽群　陆军军医大学第一附属医院

第 3 版前言

本书自 2011 年初版、2015 年修订再版以来,由于理论与实践结合、临床实用性强而受到读者的喜爱,特别是在我院组织的多期军内、外在职助产士培训提高班(共 7 期)中,作为基本教材,得到广泛好评。同时也有读者提出了一些宝贵意见和建议,针对读者反馈的意见,结合近几年产科理论的新进展和我们在实际工作中的体会,再次对本书进行了修订。由于军改,出版本书前两版的原人民军医出版社已撤销,故本版改由河南科学技术出版社出版。

本次修订,在保持前两版特色的基础上,更加注重理论与实践结合,充实了与助产相关的基本理论,补充了最新的临床指南应用和助产必备技能,力求与时俱进,更加突出职业能力和基本技能的培养。

由于编者水平所限,本版中可能仍存在不足及错误之处,诚请广大读者、产科及助产工作者批评指正,以便在下次修订再版时加以完善。

主　编

2019 年 10 月 20 日

第 1 版前言

为了贯彻执行国家教育、卫生工作方针，坚持以服务为宗旨、以就业为导向的原则，培养具有一定科学文化素养，德智体美全面发展，具有良好职业素质、人际交往与沟通能力，熟练掌握助产与护理操作技能，能够在各级各类医疗卫生、计划生育和社区卫生服务机构从事临床助产、护理、母婴保健等工作，具有职业生涯发展基础的技能型、服务型的高素质劳动者的要求，为了适应新形势和目前我国助产专业缺乏系统教材的需求，我们编写了《助产理论与实践》一书。

这本书内容全面，提供了助产所需的核心助产技术、基本护理知识。其独特之处在于结合当前国际助产士培训最新信息，根据助产专业的特点新增产科常用的技术和技能，必须掌握的急救技术，常用辅助检查和孕产期药物使用原则等内容，简要介绍了部分国内外产科指南。另外，为使助产人员了解助产发展的历史，拓展知识面，本书还编写了助产发展史、医患沟通、助产伦理原则、法规和风险规避等内容，使本书更完整、更系统化。

本书突出实用性原则，突出职业能力培养；突出全面培养的原则，以基础理论、实践技能为主要内容；突出基本技能培养的原则，编写了常用实践技能操作。

本书供助产专业使用，希望通过学习能提高助产专业人员的理论水平和实践能力。

2011 年 1 月

目　录

第 1 章　总　　论

助产(midwifery),是为使胎儿顺利娩出母体产道,于产前和产时采取的一系列措施,主要包括照顾好产妇、认真观察产程,并指导产妇正确配合产程进展及接生。助产学是一门研究助产理论知识、发展规律及其相关技能的学科,由妇产科学发展而来,结合护理学相关知识而逐渐形成的一门交叉学科。

助产士(midwife or nurse - midwife),是指有经验的妇产科护士通过接受正规助产学教育课程,成为具备从业资格的专业人员。她们的职责是为孕妇提供产前咨询,参与低风险孕产妇妊娠、分娩健康管理过程,为产妇提供产后护理,为婴儿实施专门护理。本章主要介绍助产学发展史、助产士的工作范畴及其继续教育。

第一节　助产学发展史

生育分娩使人类得以繁衍生息,助产学由此应运而生,其发展离不开人类社会发展和医疗护理实践。在其短短百余年的发展过程中,已为促进母婴健康、维护家庭、社会稳定,提高国民基本素质做出了积极的贡献。

一、国外助产专业的发展

瑞典的助产专业具有悠久的历史。在16-17世纪就提出了"帮助妇女分娩"的说法。当时,这纯粹是一个女性的业务。18世纪初期,"帮助分娩"开始专业化,而且瑞典政府逐步参与管理并引入了助产专业正规教育和助产规章。

在英国,助产学的历史可以追溯到19世纪80年代。1881年由政府组织成立助产士训练班,1947年改为皇家助产学院。英国于1902年通过英格兰助产士法,并且成立了中央助产委员会(Central Midwives Board),确定了对助产士注册和资格证的要求,同时一再主张助产士应该得到监督,以确保她们高效地操作。20世纪60年代后,英国和美国的女权主义者主张妇女应该在分娩过程中负起责任来,从妇产科男医师那里夺回了主动权,这为助产士的发展提供了极好的机会。20世纪70-80年代,助产士数量迅速增长,她们为促进产妇和婴儿的健康做出了极大的贡献,助产学也从此迅速发展。

目前,在芬兰,助产士大多具有大学或硕士学历,并有了专门资格认证,一般助产士本科教育是在护理普通学科制3年半之上再加1年完成的。1996年,芬兰即有85%的分娩为助产士接生,婴儿死亡率约5‰。

二、我国助产专业的萌芽与发展

在"助产"作为一种职业出现与发展以前,原始时期,妇女多靠自己完成分娩过程,这几乎被视作一种妇女的本能。即使在社会经济迅猛发展的今天,在非洲的部分原始部落,妇女仍然采用自助式分娩。

随着人类社会的发展,一部分有生育经验的妇女开始协助其他妇女处理分娩过程,且逐渐形成一种职业。在我国,助产专业化最初形成于东汉时期。"稳婆"就是最早从事助产行业的人;唐宋时期,稳婆作为一种职业已非常盛行。"稳婆"原称为宫廷或官府服役的收生婆,蒋一葵在《长安客话》中有这样的描述:"每季就收生婆中预选名籍在宫,以待内庭召用。如选女则用以辨别妍媸可否,如选奶口则用等第乳汁厚薄、隐疾有无,名曰稳婆"。稳婆大都没有专业医学知识,只是利用民间智慧帮助产妇分娩,故对妇婴来说危险性相对较大。但作为一种有广泛社会需求的、趋向职业化的群体,其稳重和大胆、谨慎与精明的职业素质已初见端倪,已出现助产学的萌芽。

古时候,稳婆是助产士的典型代表。但由于大多数稳婆都没有正确的理论基础和理论指导,仅依靠经验从业。在当时,孕、产妇因感染或操作不当而致死的人较多,同时婴幼儿的致畸、致残率和死亡率也较高。1892年,J. M. Swan 在我国广东省施行第一例剖宫产,产妇因感染而死亡;1906年,英国医师 M. C. Poulter 开始办产科训练班,教分娩机制等基本知识,于1911年建立我国最早的产科病房。1921年,杨崇瑞医师在北平开设了中国第一所孕妇检查所。于1929年在北平创办了助产学校和产院,亲任校长,成为中国早期妇幼卫生工作助产教育的创始人,并以"牺牲精神,造福人群"作为该校校训,是我国当时助产教育最高级别的学府。1930年,杨崇瑞拟订《助产士管理法》,呼吁新旧助产士一律需登记注册。在她的带动下,全国范围内相继开办了不少助产学校,中国从此有了第一批有文化、有技术的助产人才。到1947年,我国公立、私立助产学校总计86所,学生约1712名,全国持助产士证者总计5268名。但是,根据当时英国中央助产委员会规定的标准,中国约需11万助产士方能保证在全国普遍开展妇婴卫生工作。可是,当时在卫生部登记的助产学校毕业生仅7000余名,与实际需要相差甚远。

1950年,在第一次全国妇幼卫生工作座谈会上,新中国将妇幼保健的首要任务确定为解决对妇女儿童威胁最大的接生问题,提出"改造旧产婆,推行新法接生"的工作方针,并严格规定必须选择在群众中有威信又有接生经验的、热心为公众服务的人进行培训。农村的接生状况有了一定的改善,接生人员在公众心目中的地位和受尊重的程度也有很大的提高,接生人员也开始认识到自己肩负的神圣使命与职责,一种具有中国特色的助产管理、教育、培训机制及相关执业法规、制度已初步形成。

随着20世纪70年代围生医学的兴起与发展,以及人们对优生优育的倡导与需求,助产工作已逐步向科学化与现代化方向发展。1993年8月,黄祝玲撰写的我国第一部助产学科方面的专著《助产学》的出版,标志着助产学作为一门相对独立的学科在中国已经形成,并首次给助产学一个明确的定义:助产学是一门范围较广的学科,它以产科的系统理论为基础,包括妇幼保健、产前监护及助产与护理的工作内容、操作技术等,故不同于产科学。它是除了研究妇女在受孕、妊娠、分娩及产褥期时在体内进行的各种特殊的生理变化外,还包括心理学、社会学、遗传学与优生学等综合性内容的一门学科,它是妇幼卫生工作的一个重要组成部分。同时指出助产士是一项光荣而神圣的职业,除了需具备护士的基本素质外,还肩负着母婴两代人的健康。助产士与产妇及婴儿接触最多,很多诊断和处理都是由助产士来完成的。2006年,北京大学第三医院与新西兰怀卡托理工学院合作开发了国内改革开放后第一个助产学中外合作项目,标志着中国高等助产教育进入一个新阶段。

第二节 国外助产士工作特点

助产士技术水平和操作能力关系着母婴的安危,其工作性质决定了助产士需要集助产、产科和护理技术于一身。她的经验来源于临床实践和细微的观察,熟悉产程进展的每一种变化,熟悉并能应对产程的各种突发情况,甚至熟悉产妇的每一个表情和反应,她和孕产妇零距离接触,是孕产妇具有真正意义上的守护神和合作伙伴。

1990 年,在日内瓦召开的关于孕产妇保健和孕产妇安全人类资源发展的会议上,提出助产士在孕产期保健中所起的重要作用。在这次会议上对助产士的职责及助产学的内涵提出修改意见。"助产士以其所受过的培训,在孕产期保健队伍中,有能力成为独立的或互助的专业人员,提供生殖保健服务。按照条例规定,助产士在规定范围内工作是其职权,而且受到保护。"

19 世纪,助产士工作领域得到了扩展,涉及正常产程、分娩的观察处理、新生儿照护及难产护理。20 世纪末,由于产前护理的开展,助产士职责扩大至产前和产后护理、计划生育、父母教育及妇女保健。如今其工作范畴已经涉及整个生命周期的疾病预防和生殖保健,尤其是提供母婴健康安全保障。

一、角 色 职 能

目前,国外助产士的角色职能主要体现在保障生殖健康和提供公共卫生服务两大方面。一名注册助产士可选择在不同的医疗卫生机构工作,诸如妇产科医院(母婴病房、产房、超声部门)、初级卫生保健中心或私人诊所,也可选择在大学进行教学研究或培训工作等。其主要角色职能如下。

1. 围生期护理 负责正常妊娠、临产分娩的管理及新生儿照护。经过超声技能培训后的助产士还为孕产妇进行超声检查。

2. 计划生育 国外助产士有基本的处方权和检查权,为妇女放置或取出宫内节育器、出具避孕药处方、介绍并落实不同避孕方法等。

3. 妇科保健 提供妇科检查,采集宫颈细胞筛查宫颈癌,指导如何自我检查乳房和处理围绝经期问题等。

4. 其他 如为青少年提供性健康教育、开展助产专业的研究、发展工作。目前认为,助产士主要承担宣传教育、陪产和分娩执行工作。

二、服 务 模 式

目前,国际上比较倡导"助产士主导模式",强调助产士是孕产期的主要照顾者,通过助产士给孕产妇提供连续性专业医疗服务,能够提高自然分娩率,减少孕产期并发症及分娩期住院时间,减少分娩期药物镇痛与麻醉率,降低会阴侧切率,降低新生儿复苏率,同时,也能增加产妇对分娩过程的满意度。

近年来还出现了"助产士一对一责任制全程陪产""导乐陪产模式"等。导乐是指由一位有生育经验的妇女,在产前、产时及产后给予孕产妇持续的生理与心理支持、帮助及安慰,使其顺利完成分娩过程。导乐陪伴分娩不仅是产时服务的一项适宜技术,也是一种以产妇为中心的新服务模式,在注重给予孕产妇全方位的支持,尤其是给予孕产妇心理和精神上支持的同时,也减少了产时干预,降低了剖宫产和难产率,提高了产时服务质量,保证了母婴健康与安全。

三、主要工作及职责

(一)主要工作

1. 在分娩室的工作

(1)负责室内物品器械的清洁保管,保持

室内安静整洁和注意温度、通风的调节。

（2）负责分娩室内应用物品的准备，并及时补充，质控。

（3）必要时充当难产助手，或担任一部分难产急救工作。

（4）在待产室对已有阵痛的孕妇做产前观察、处理，指导及帮助进行无痛分娩，并注意产程进展和变化情况。

（5）正常产妇接产、护理新生儿、产后观察。负责送产妇入休养室（病房），新生儿母婴同室，母乳喂养指导。

（6）担任值班工作。

2. 门诊及病房的工作

（1）担任孕期检查、无痛分娩、孕期卫生、婴儿保健知识和避孕的宣传指导，以及一般的护理与处置工作。注意观察产妇回病房后子宫收缩情况，以及有无流血现象和预防交叉感染。

（2）负责新生儿的护理工作。

（3）在护士长（或助产士长）的领导下，协助完成对助产学校学生的临床教学及实习任务。

（二）主要职责

1. 日常职责

（1）在产科主任和护士长的领导下及医师指导下进行工作。

（2）负责正常产妇的接产工作、协助医师进行难产的接产工作，做好接产准备，注意产程进展和变化，遇产妇并发症或婴儿窒息时，应采取紧急措施，并报告医师。

（3）密切观察产妇分娩前后的情况，严格执行无菌、消毒、隔离等技术操作规范，注意保护会阴及妇婴安全，严防差错事故发生。

（4）认真执行各项规章制度和技术操作规程，正确执行医嘱，准确及时地完成各项治疗护理工作，严防差错发生。

（5）填写新生儿登记及婴儿病案、产程观察记录和分娩登记、产后随访卡。根据需要进行产后随访，落实新生儿计划免疫。

（6）检查、补充分娩室应用的药品、敷料、器材、手（指）套等。

（7）保持分娩室的清洁、整齐、定期进行消毒，遇有传染病者，做好隔离消毒，防止交叉感染。

（8）做好计划生育、围生期保健和妇婴卫生的宣教工作，并进行技术指导。

（9）指导进修、实习人员的接产工作。

（10）根据需要，负责外出的接产和产后随访。

2. 联络人角色　助产士在围生医学保健工作中发挥着重要作用，主要负责正常产妇接产，协助产科医师处理难产并负责计划生育、围生期保健和妇婴卫生的宣教及技术指导。助产士是所照管的孕妇及其丈夫、助理人员、护士、医师、实验室人员、特殊临床资源供应人员和管理人员的联络者。可见助产士在孕产期保健队伍中的重要性和其所要履行的责无旁贷的职责。

第三节　助产专业教育与考核

助产专业教育的历史可以追溯到19世纪80年代，随着专业的发展，目前已经形成了系统的助产专业教育训练模式，并培养了一批又一批助产专业人员。助产专业教育形式包括学历教育和继续教育两种。继续教育的目标是作为基础教育的继续、补充和完善。对助产士的继续教育，除瑞典外，其他欧洲国家已经从自愿参加向法定参加的制度化发展。法律规定，助产士在其职业生涯时期应定期参加进修学习，不参加进修学习者，主管部门有权暂时中止其从业的权利。在奥地利，法律规定助产士每5年必须到地方当局指定的培训中心接受一次进修学习，不完成规定的进修学习者，地方当局将暂时中止其从业资格。在波兰，助产士每 5 年必须参加至少 3 周的进修学习。在英格兰和威尔士，总助产委员会规定，助产士每 5 年必须参加一项进修学习。我国对助产士的继续教育有明确的规定，通过学分制管理，采用短期学术交流、进修学习、医院内培训等方式进行，并与专业技术干部的任期考评和晋升相结合。

一、继续教育的目标

主要有以下 5 方面。

（1）作为基础教育的继续，为在职助产人员的专科化提供教育训练的机会，其目的是培养专业化更强的助产士。通常规定具有一定工作经验的助产人员，经过几个月或更长时间的在职或离职学习，使其熟练掌握某一专科护理领域的知识和技能，培训完毕并通过考试，授予专科证书。

（2）作为基础教育和专科训练的补充，促进助产人员的知识更新，以便跟上医学科学的步伐。

（3）为在职助产人员的职务晋升提供教育的机会。在这类继续教育过程中，主要是提供理论课程。

（4）作为资格鉴定考试的附加要求。这类继续教育主要针对未通过执业资格考试的助产人员，或在职助产人员因各种原因中途停职，或因故被医院除名的专业人员，帮助她们按照卫生行政部门的要求先参加一段时间的进修学习，以重新取得执业考试的资格。

（5）为在职助产人员改换专业做准备。

助产专业的学历教育在各个国家有所不同，但都是围绕培养提供高质量的专业服务人才目标而展开的。

二、国外助产学教育

国外的助产护士大多是由完成了护理专业教育并成为注册护士的人员，在经过助产专业的继续教育并获得资格之后担任。如日本的助产护士需经过国家级护校毕业后，再学习 1 年的专门课程，经国家考试合格，方能担任助产护士。瑞典的助产学教育是大学或学院的一项高等专科教育，学生首先要完成 3 年的护理本科教育并成为注册护士，然后再申请并接受 1 年半的助产专业教育。这种教育培养模式旨在提供系统严谨的教育训练，夯实助产人员的专业知识和技能基础。英国于 1881 年由政府成立了助产士训练班，1947 年，改为皇家助产学院。1902 年，通过英格兰助产士法，并成立了中央助产委员会，以协助专业助产士培育、执业及考试。在芬兰，大多数助产士具有大学或硕士学历，一般助产士本科教育是在护理普通学科制 3 年半之上再加 1 年完成。1996 年，芬兰即有 85% 的分娩为助产士接生。

助产教育的课程涉及性、生殖和围生保健等医学内容，还包括社会学、行为科学、伦理学等内容。学习过程注重理论与实践的结合，其中临床实习占整个教学时间的 50%。完成学业后，将授予助产士学位文凭。在继续教育方面，助产士有资格申请攻读硕士、博士学位，其研究领域涵盖妊娠、分娩、产后护理、母乳喂养、妇科保健、性健康和避孕等方面。

同时，在绝大部分国家和地区的助产领域实行独立的注册准入制度，助产士有相对独立的国际管理机构和组织。助产士注册后享有基本的检查权、处方权。常规的孕期随访、检查和正常自然分娩完全可以由助产士全程管理，医院专科医师主要负责对高危病例的管理。

三、国内助产学教育

我国的助产教育始于 20 世纪初。1908年 7 月，金韵梅医师创办了附属于北洋女医院的北洋女医学堂，设有助产和护理两个班。1929 年，杨崇瑞医师在北平创办助产学校和产院并亲任校长，并于 1930 年拟定《助产管理法》，呼吁新旧助产士一律需登记注册。到

1947年,我国公、私立助产学校共计86所,学生约1712人,全国持有助产士证者约5268人。新中国成立后助产专业教育一直是单一的中专层次教育,直到20世纪末才开始了大专层次的高等助产专业教育。助产作为一门专业,肩负着母婴两代人健康安全的使命。值得庆幸的是,越来越多的专业人员逐渐意识到助产专业建设的重要性,各种形式的助产专业化培训与系统教育不断涌现。北京大学第三医院与新西兰怀卡托理工学院在北京联合主办的"本科助产教育",为我国助产专业体系的发展建立了崭新的起点,这对于建立我国规范的助产士培训体系、完善助产士专业考核和认证制度具有积极意义。目前有关研究对大专助产专业课程的设置进行了探讨,或是提出了对助产专业实习内容改革的一些建议,呼吁助产士的教育需要提升,以培养适合我国国情的高级助产人才。

1. 培养目标　贯彻执行国家教育、卫生工作方针,坚持以服务为宗旨、以就业为导向的原则,培养具有一定科学文化素养、德智体美全面发展,具有良好的职业素质、人际交往与沟通能力,熟练掌握助产与护理操作技能,能够在各级各类医疗卫生、计划生育和社区卫生服务机构从事临床助产、护理、母婴保健等工作,具有职业生涯发展基础的技能型、服务型的高素质劳动者。

2. 培养标准　以助产专业岗位需求为标准,通过3年学习,毕业生应具有以下专业知识、职业技能与服务态度,并能顺利通过国家执业资格考试。

(1)掌握本专业必需的人文社会科学、基础医学、临床医学和预防保健知识。

(2)掌握遗传、优生优育的有关知识及国家计划生育的政策和法规知识。

(3)掌握护理学的基本理论,具有以护理对象为中心,运用护理程序实施整体护理的基本能力。

(4)具有观察和规范地处理正常分娩、正常产褥、新生儿护理及健康指导的能力,能配合医师进行妊娠诊断、产前检查。

(5)具有对难产及产科急、危、重症患者初步的应急处理能力和配合抢救能力。

(6)具有对护理对象的病情变化、心理反应和药物疗效进行初步观察和处理的基本能力。

(7)具有开展母婴保健及计划生育指导的能力。

(8)具有规范、熟练的基础护理和专科护理基本操作技能。

(9)具有良好的人际沟通能力、团队合作精神和较强的服务意识。

(10)具有良好的职业道德、法律意识和医疗安全意识。

(11)具有熟练的计算机基本操作能力和一定的英语应用能力、自学能力和职业创新能力。

(12)具有健康的身体、良好的心理素质、规范的职业行为和较强的适应能力。

3. 主干课程　遗传与优生学基础、药物应用护理、护理礼仪、人际沟通、护理学基础、健康评估、心理与精神护理、产科学及护理、内科护理、外科护理、妇科护理、儿科护理、母婴保健、急救护理技术。

四、助产学教育面临的问题

目前,国际助产专业教育已发展成为独立的高等专业教育,助产士必须具有本科以上的专业教育背景。但我国助产士高等教育和专业培训十分欠缺,专业教育仅限于中专教育,医学院校中无助产士的大专、本科专业设置,相当部分助产士是从护士改行,在继续教育中难以专业深造,多选择护理专业的课程进行学习。我国虽然已经建立了相对完善的妇幼保健体系,但助产士仍从属于护理专业,在注册和职称晋升上,助产专业对应的体系尚属空白。造成这一现状的原因在于从业人员学历水平偏低,缺乏专业性。同时,我国助产士人力资源匮乏。据了解,在发达国家,助产士与生育妇女比例为1:1000,而我国这一比例为1:4000。此外,产妇对医护人员高需求也造成了中国助产服务仍以产科医师为主导的局面。但实际上,对于正常的妊娠和分娩,经过高等教育和培训的助产士完全可以胜任。

助产文化现象影响了其发展取向。主要有两种现象:一是职业概念模糊,助产士在基层小医院为产科医师,在城市大医院为护士,助产士的名称在逐步消失;二是职责界定不清,助产士的晋升完全比照医疗或护理专业,自1992年晋升考试出现过助产专业试卷后再也不曾有过。虽然助产学是来自于护理学的一门交叉学科,但众所周知,助产学与护理学或产科学仍存在不容忽视的学科差异。无论是纵观历史,还是横看中西,助产士均不应在历史发展中消隐,助产文化应该逐步完善和发展。

同时,助产人员对接受继续医学教育缺乏正确的认识和动机,缺乏完善的继续教育课程方案,用于继续教育的经费不足,对接受继续教育的护理人员缺乏奖励制度,以及由于护理人员不足,尽管政府或护理团体对护理人员接受继续教育有法律上的要求,但安排她们参加进修学习比较困难。因此,要使护理人员的继续教育像医师继续教育那样有组织地进行,还需要做许多工作。

五、助产学教育的展望

有了学会,助产士才有自己的家。曾连续三次代表我国出席国际助产士联盟大会的王立新主任在论坛上大声疾呼,由于专业体系缺失,中国助产学难以建立独立的学术团体和学会,这也成为我国加入国际助产士联盟的现实阻碍。据了解,国际助产士联盟是一个代表来自72个国家助产士的联盟,主要致力于定义助产士角色,为助产士教育和准备工作提供指导标准。联盟每3年召开一次国际助产大会。

第四节　医疗文书

一、主 要 作 用

医疗文书是一系列医务人员在患者疾病的发生、发展、转归中进行检查、诊断、治疗等医疗活动过程的记录,是文字、符号、图表、影像、切片等资料的总和。其是现代医院管理中医疗信息的主要载体,作用愈来愈显著。

1. 临床诊治的重要依据　医疗文书客观、真实地记录了医疗活动过程中患者的症状、病情的演变,查体及各项辅助检查结果等有关资料。医务人员通过对这些资料进行分析和评估,做出诊断,并制订相应的诊疗措施。

2. 临床教学的重要教材　内容完整、记录系统、描述准确的病历可以反映出疾病的发生、发展、转归的全过程。通过病历的阅读,可以使书本的理论知识和临床的具体实践紧密结合,加深印象,巩固所学知识。

3. 医学科研的重要素材　医疗文书是取之不尽、用之不竭的知识宝库。通过一定数量病历的总结、分析,可以探求疾病的发生、发展、转归、预后的客观规律和内在联系,从而提高对疾病的认识水平和诊治水平。

4. 社会预防保健的重要参考　通过大量病历资料的积累、统计分析,可以揭示社会人群疾病谱的构成,可以了解社会人群卫生需求和健康需求的动向。

5. 处理医疗纠纷、医疗事故的重要佐证　医疗文书历史地、全面地、系统地记录了患者的病情和对疾病诊疗的全过程,是法律依据的第一手材料。其在处理医疗纠纷、医疗事故、伤残事故、保险理赔方面,具有法律效力。

二、基本书写要求

1. 一般要求

(1)病历书写应当客观、真实、准确、及时、完整、规范,字迹工整、清晰,表述准确,语句通顺,标点正确。文书内容不得随意涂改,书写过程中出现错字时,应当用双线画在错字上,保留原记录清晰可辨,并注明修改时间,签全名,不得采用刮、粘、涂等方法掩盖或去除原来的字迹。

(2)应使用中文和规范性医学术语,不得使用方言、土语。通用的外文缩写和无正式中文译名的症状、体征、疾病名称等可以使用外文。

2. 职责要求

(1)新入院患者的入院记录由实习医师、进修医师和低年资住院医师书写。

(2)实习医师书写的入院记录,经带教医师审查修改后入病案。

(3)上级医师可以审查修改下级医师书写的病历,修改时用红色墨水笔认真修改,注明修改时间并签全名。修改时间最迟在患者入院后72h内完成。发生医疗事故后,医师不得再对病历进行修改。

三、注意事项

产妇入院后除有常规的产科住院病历,还有比较特殊的医疗文书的书写,如产时总结记录、产程记录、产后记录等。产科住院病历书写过程中应注意以下项目。

1. 现病史 主要描写此次妊娠经过(按时间顺序书写)。

(1)末次月经开始日期、预产期。

(2)妊娠检查及诊疗经过。

(3)妊娠中胎动出现时间及胎动相关情况。

(4)孕期有无病毒感染如流感、风疹、肝炎等,有无长期服用镇静药、激素、避孕药,有无接触大量放射线或其他有害物质,有无烟酒嗜好。

(5)孕期有无阴道出血、水肿、高血压,有无先兆流产、先兆早产等并发症,记录起止时间、简要病情及治疗经过。

2. 月经史及孕产史 主要包括月经初潮年龄、经期、月经周期,末次月经时间,孕次、产次,有无流产、早产、引产、难产史,有无产后出血、产褥感染,有无畸形儿、产伤儿、新生儿溶血症及子女存亡情况。

3. 既往史 一般健康情况、疾病史、传染病史、手术、外伤史、输血史、食物或药物过敏史等。

4. 产科检查

(1)腹部检查:腹形、宫底高度、腹围、胎方位、胎心率。

(2)骨盆测量:骨盆外测量包括髂前上棘间径、髂嵴间径、骶耻外径、坐骨结节间径及耻骨弓角度;骨盆内测量包括骶耻内径、坐骨棘间径、骶骨曲度、尾骨活动度、坐骨切迹宽度及骨盆侧盆壁是否内聚。

(3)肛门、阴道检查:估测先露位置、宫颈质地及宫颈评分、宫口扩张情况及宫缩频率、是否胎膜破裂及羊水情况等。

(任 辉 邱晓悦 常 青)

参 考 文 献

[1] 熊永芳.中国助产文化的变迁与发展[J].医学与社会,2001,14(3):34-35.

[2] 简雅娟,赵平,甘西西.助产专业建设与发展的现状与思考[J].中华护理杂志,2008,43(9):832-834.

[3] 倪小玲.助产士应激能力的培养和继续教育

[J].当代医学,2009,15(16):30.

[4]　柯玉柱,杜艳英,于艳,等.产科全程助产责任制对孕妇及新生儿的影响[J].中国综合临床,2006,22(5):467-468.

[5]　洪波,王树芳.导乐陪伴式分娩在产程中的作用[J].职业与健康,2008,24(1):96-97.

[6]　顾春怡.瑞典助产专业的现况及启示[J].中华护理杂志,2009,44(4):379-380.

[7]　魏碧蓉.我国高等医学助产专业教育历史、现状与展望[J].中国高等医学教育,2010(11):13-14.

[8]　许金丽.全程责任制助产护理模式联合导乐陪伴分娩对分娩效果的影响探讨[J].世界最新医学信息文摘,2018,18(66):254-257.

[9]　王彦,许虹.我国助产教育的现状及展望[J].中华护理教育,2014,11(11):876-878.

[10]　谢幸,孔北华,段涛.妇产科学[M].9版.北京:人民卫生出版社,2018.

第2章 助产伦理与医患沟通

第一节 助 产 伦 理

价值观和道德取向是个人化的,它的形成依赖于多种因素,尤其是个人成长生活学习的背景及长时间形成的社会观和思维等,卫生保健专家面对道德困境秉持公开和诚实的态度也是绝对必要的。

法律亦是一个存在潜在争议的领域。法律和伦理常常被视为互为补充的,然而有时也被视为互为对立的两面。尽管对伦理的研究绝非易事,但它提供了探索框架,有助于道德两难问题的解决。伦理问题常常是非常复杂的、难以解决的,也让一些人觉得头疼。其实大可不必如此。我们应该看到伦理原则和理论有助于日常决策,指导而不是禁锢实践活动,这样才能使它被解放出来也赋予它以权力。伦理意识的觉醒是迈向自主从业的第一步,这意味着承担责任、授权他人、促进专业成长和发展。

一、基 本 概 念

在日常生活中,每当我们说:"某某人是好人",或"那个家伙是一个坏蛋",或我们自问"我应该做什么?"或"我是否做错了?"等,只要涉及美德、罪恶、责任、正当、应该、善或恶一类的词句的评论或评述,都表示我们站在"伦理学"的观点,在进行伦理判断的工作。伦理(ethics)是一种有关"辨别对与错的行为素养"。伦理学,是一门以道德为研究对象的学问,是研究道德现象、揭示道德本质及其发展规律的学科,是对道德现象进行哲学考察和系统研究的理论体系。旨在研究人类行为的是非,试图经由理性的探究,发现可以普遍适用的原理或规则,以作为伦理判断的指针,并使人类行为有所规范。

"伦理"一词在西方语言中起源于希腊文中的"ethos",经历了苏格拉底、柏拉图、亚里士多德师生三人不断推进的过程。在柏拉图的哲学体系中,有关人及其道德、政治的思考占据着中心的位置。在他的代表作《理想国》中,一开始就提出了这样的问题:一个人应当怎样度过自己的一生,一个正义的人是否也是一个幸福的人?并在文中探讨了个人正义与制度正义的联系,一个正义的理想国家将是怎样的,最后归结到个人灵魂的不朽和永生幸福。

后来的斯多葛学派和伊壁鸠鲁学派都把哲学分为三部分,即物理学(自然哲学)、逻辑学和伦理学。伊壁鸠鲁学派认为,这三者中伦理学才是目的,前两者都是手段。斯多葛学派则认为,整个哲学好比一个果园,逻辑学是整个果园的围墙,物理学是园中的果树,伦理学才是果园中的果子。他们又认为,哲学好比一个蛋,逻辑学是蛋壳,物理学是蛋清,只有伦理学才是居于这个蛋中心的蛋黄。可以说,在古希腊,伦理学不仅是哲学的一个分支,而且简直成了哲学的核心。

在古汉语中,伦理一词是由"伦"和"理"这两个词组成的,"伦,从人,辈也,明道也;理,从玉,治玉也"。随着汉语的发展,"伦"由最初仅仅表征辈分关系,引申为多种多样的人际关系;"理"的本意也由加工玉石、显示美丽的天然纹理,演化出做事的规范、准则、律令的意思。将"伦"和"理"联用见于《礼记》中"乐者,通伦理者也",这里它已经具有处理人际关系应该遵守的道理、规范、准则的含义。

二、助产伦理及其准则

伦理学研究的是"为人之道"或"为人之学",目的在于指导人们如何做人,如何做一个道德高尚的人。在西方文化中,伦理学被称为道德哲学或道德科学,专门研究职业道德的伦理学称之为职业伦理学。由此我们可以认为助产伦理学则是运用一般伦理学原理,研究和指导助产领域的道德现象、道德关系、道德问题和道德建设的学说和理论。也就是说,助产伦理是用来制约助产行为的一系列道德原则。发展助产伦理,能使助产人员在伦理层面建立起对工作的敏感度,认清其本人的道德立场及偏见,使其在面临伦理困境时,能够有原则可循,做出恰当的伦理决策,减少患者的痛苦,提高助产服务品质。

《国际助产伦理准则》从助产人际关系、助产士实践准则、助产士职责及继续教育等方面概述了助产人员应遵守的伦理准则。英国、澳大利亚、中国台湾等也相继颁布了具有地区特点的助产伦理准则来指导助产士的临床实践决策和活动,为建立系统规范的助产伦理体系起到了提纲挈领的作用。但中国大陆尚未见相关的适合本国国情的助产伦理法则。

三、助产伦理问题

建立一个起作用的研究框架有助于探索伦理情境。适用于临床情境的伦理框架有很多,比较著名的是 Edwards 提出的四层体系伦理框架。Edwards 认为道德思维有四个层次,这四个层次有助于争论的解决,并最终帮助解决道德两难问题(表 2-1-1)。

表 2-1-1　Edwards 伦理层次

层次	内容
第 1 层	判断
第 2 层	规则
第 3 层	原则
第 4 层	伦理理论

上述框架可以被助产士用于日常临床情境。以小张为例。

小张,25 岁,已孕,为第二胎。患者要求怀孕期间实行最小干预和安静环境下的无干预无药物自然产。其在第一胎生产时,因伴有血压上升,采用了助产。患者坚信这一次不会有任何问题。其责任助产士向其保障母子的安全,这也加深了患者的信任。

从小张的资料可以看出,患者对其妊娠和分娩的干预方式有强烈的要求,助产士可以非常容易地判断小张希望自然分娩,减少采用干预手段。在助产士和小张的交流中,将基本规则确定下来是非常重要的,同样,助产士应该确定指导其助产实践的法规和道德规则。其中一个关键的道德规则就是告知。为了在小张及其助产士之间建立信任关系,更好地度过妊娠期,彼此诚实并信任对方至关重要。在这段关系中,自主原则应是被助产士推崇和采用的。原则是广为接受的,但自主是建立在尊重对方知情选择权的基础上的。

助产士应该清楚小张的要求是她自己的选择,但这些要求合理与否,是否建立在合理判断和信赖上应予以关注。这些一旦确定,如果助产士尊重小张的自主权并取得其信任,她就有义务支持小张的选择。如果在上述判断、规则和原则的基础上继续拓展这段关系,我们将看到助产士运用到伦理理论。助产士将把自己置身于自觉护理小张、以寻求小张及其未出生婴儿的最佳利益为己任的境地。在哲学中这称之为道义。由此可以看出,在对小张进行护理的过程中,助产士经历了 Edwards 提出的四个伦理层次。

1. 判断 助产士做出判断主要是基于患者提供的相关信息,同时结合自身经验——过去类似于小张案例的经历,这些经历也许从来没有被发现或者被考虑过。需要铭记的是,判断的做出是建立在个人价值观、信仰和相似的社会经历的基础上,所以即便是很有经验的助产士,在做出某些判断时也许存在偏见,也许没有经过认真思考。我们学习助产伦理,就是要学会用规则、原则来指导我们的思考和判断,尽量减少因个人偏见而导致的错误判断。

2. 规则 规则有多种形式,指导着日常生活。Beauchamp 和 Childress 将规则划分为实体规则、法令规则和程序规则。实体规则如隐私权、告知权或保密权等;法令规则由国家或者其所属部门颁发;程序规则是应予以遵循的行为规范。在这个案例中,助产士应将告知权视为与小张建立信任关系的最重要的环节。

3. 原则 Beauchamp 和 Childress 提出四种原则。

(1)尊重自主原则:卫生保健的焦点为医疗从业人员尊重患者个人自主权并随时鼓励其行使自主权。满足小张对于妊娠和分娩干预方式的要求就是助产士尊重其自主权的表现。

(2)避免伤害原则:大多数的卫生保健从业者都将努力实现这一原则。Brown 等学者提出这一原则是最为重要的,不应轻率对待。在本案例中,助产士需要分析确认小张的要求是否是基于事实和健全的信息所提出的,满足她的要求是否会对其造成伤害。相反,如果不尊重小张的愿望、坚持对其进行干预或者不验证其要求的合理性就会伤害小张。

(3)行善原则:一个人的积极行为会使其他人受益。助产士不仅需要满足小张选择无干预分娩的要求,也必须通过积极促进其利益的实现、支持其选择来保护她的自主权。当卫生保健从业者认为这一行为并不能给服务对象带来最佳利益时,如何决断是有些困难的。在这种情况下,助产士的主要角色是确保获取适当的、及时的、最新的信息和建议。

(4)公平原则:在很多情况下这是人们都期望得到的。卫生保健从业者公平对待患者是非常重要的。在小张的案例中,这一原则体现为助产士用心倾听小张的心声,支持她的选择及在决策过程中平等对待她。

可以看出,小张案例中的行为和想法包含着以上四个原则。但情况并非总是如此。

4. 伦理理论 主要讨论近年来被大众接受和注意的功利论和道义论。

(1)功利论:主张的是“为最大多数的人做最大多数的善事”。其基本思想是平衡特定行为和规则的后果。任何决策、行为都被视为一把双刃剑,一面是行为带来的好处,另一面是产生的危害。有必要把剑锋指向好的一面,并尽可能防止危害的产生。该理论可追溯至 19 世纪 Jeremy Bentham 及后来 John Stuart Mill 的研究,他们认为任何给大多数人带来好处的行为在道德上就是正确的。Mill 主张应该以社会为目的,并根据公平公正的原则,事先界定出具有普遍性效益的伦理规则或道德规范,作为所有个别行为的预期效益的依据;当个别行为实施之后,将其实际上产生的效益与伦理规范之普遍效益相评价,如果前者越合乎后者,则越属于伦理或道德所要求的行为范畴,反之则属于有害或违反道德的行为领域。

(2)道义论:该术语由希腊语“deon”(义务)演变而来,其强调行为本身的正当性,认为义务是绝对的。作为一名助产士,有着各种各样的义务,对自己、对同事、对孕产妇、对婴幼儿,都有必要对义务所在进行探索。但是意识到义务并不等同于能平衡这些义务的需求。在决定最好行为时,这些相互冲突的义务可能造成道德两难困境。对这些义务进行优先排列是非常困难的,但为了使决策更有效,又必须进行某种优先排序。

上述经管小张的助产士有护理小张和她未出生的孩子的义务,职业发展的义务,以及对其雇主的义务。义务的优先排序绝非易事。Immanuel Kant 研究强调,不论义务履行过程会带来怎样的后果,但忠于职责仍是最重要的。这就是功利论和道义论的区别所在。如果遵循前者,考虑后果并选择为大多数人带来最好结果的行为是最基本的。而后者就要求不计后果地履行职责。对大多数人而言,道义论实施起来比较困难,因为它要求不计行为后果。而生活是复杂的,有很多其他因素需要考虑。

Kant 还强调尊重个人原则,他认为人是独立的个体,而不是达到目的的手段,应该予以尊重。在产妇保健中,尊重个人原则应予以重视,这一点在小张的案例中得到了体现。助产士为了和小张建立信任关系,她必须尊重小张的愿望并尊重小张是独立个体的事实。

第二节　医患沟通

沟通是随着人类的诞生而出现的,它是人类赖以生存与发展的基本活动。良好的沟通技巧能让双方产生共鸣,得到彼此想要的信息,增进双方的了解,让双方在心情舒畅中达成共识。医患沟通是情感交流的需要,能够促进心灵的交流、情感的交融和知识的互动。尤其是孕产妇在生理、心理方面的特殊性,使得沟通变得更为重要。有效、正确的沟通可以取得孕产妇及其家属的信任,建立良好的医患关系,能够更好地解决患者的健康问题。因此,沟通是助产实践的重要内容,也是助产士需要掌握的最重要技巧之一。

一、基 本 概 念

“沟通”一词译自英文的“communication”,意指信息的传递、交流等。《现代汉语词典》中解释沟通,原指开沟以使两水相通,后用以泛指使两方相连通,也指疏通彼此的意见。

早期认为沟通是一种“操作模式”,指的是信息单方面地从一个人传递给另一个人;随后认为是信息的“相互作用模式”,即信息接收者接收到信息后再反馈给信息发送者;之后又提出了“往返模式”,及双方都可作为信息的发送者和接收者,双方同时给予反馈。

现代意义上的沟通是指个人、组织、社会之间的信息传递、接收、交流、分享和双向交流的过程。沟通是发送者凭借一定渠道,将信息发送给既定对象,并寻求反馈以达到理解的过程。其含义包括以下四个层面。

1. 传递信息　沟通包含意义的传递,如果信息没有传递到既定对象,则没有沟通可言。沟通过程中,人们不仅传递信息,而且还表达赞赏、不悦等感情,或提出自己的观点和意见。

2. 理解信息　完美的沟通应该是经过传递后,接收者感知到的信息与发送者发出的信息完全一致。然而,信息是一种无形的东西,在沟通过程中,所有传递于沟通者之间的只是一些符号,而不是信息本身。传送者需要把传送的信息翻译成符号,接收者则需要将符号翻译成被人理解的信息。由于每个人的“信息—符号储存”系统各异,从而对同一符号常存在不同的理解。

3. 交流信息　很多人以为有效沟通就是使别人接受自己的观点。实际上,我们有时候可以明确理解对方所说的意思,但并非一定同意对方的看法。因此,沟通的关键是信息的准确理解,表达信息发送者自己的观点、看法,而非是双方达成共识。

4. 反馈沟通　沟通并非一种单纯的单向活动。也许你已经告诉对方你所要表达的信息,但这并不意味着对方已经与你进行了沟通。沟通的目的不是沟通行为本身,而在于结果。如果没有产生预期结果,接收者并未对你发出的信息做出反馈,则无沟通可言。

二、基本要素

人与人的沟通过程包括发送者、接收者、信息源、沟通方式四个主要因素。

1. 信息发送者　是沟通中信息发送的源头,其必须充分了解接收者的情况,以选择合适的沟通渠道以利于接收者的理解。在信息编码过程中应注意信息的相关性、简明性、组织性、重复性和集中性。

2. 信息接收者　指获得信息的人,即对发送者所传递信息进行解码并加以理解的人。传递的信息被理解是与接收者的背景、经验、知识、个人素质等密切相关的。

3. 信息源　发送者和接收者是沟通活动中的主体,而信息是沟通传递的客体。接收者是无法直接领悟发送者内心的思想和观点,双方是通过信息的传递来理解对方的真正意图。

4. 沟通方式　沟通方式选择恰当与否直接关系到信息传递和沟通的效果,影响到双方的正常交流。不同的信息内容采取不同的共同方式,如书面文字沟通、语言沟通等。各种沟通方式中,影响力最大的为面对面的沟通。在沟通过程中,除了词语本身的信息外,还有沟通者表情、手势、心理状态等各方面信息的传递,这些信息可以使信息发送者和接收者在情绪上相互感染,有利于沟通。

三、沟通技巧

1. 尊重患者　尊重患者是与患者进行良好沟通并建立良好的医患关系的先决条件。孕妇可能因文化程度、生活环境、文化背景、信仰和价值观的不同,在生育过程中会提出非常规的要求,这就需要助产士在尊重孕妇和其文化背景的基础上和患者进行沟通。这样才能获得对方的尊重和信任,才能更好地达到沟通的目的。

2. 非语言沟通　助产士的目光交流、手势、表情、语调等能传递出对患者的关心、爱心和对沟通的关注等信息。

(1)目光交流:这不是目光接触,也不是一闪而过地扫描,不同的沟通对象有不同的目光交流要求,沟通中重点强调的是目光交流的时间和眼光要求。在两人沟通时,正常的目光交流时间为 5～15s,但在与群体中的个人进行目光交流时间则为 4～5s。这是因为,在对一群人讲话时,你看每个人的视角角度就会变窄,当你长时间地看某人时,其余的人则会以为你只对他说话,所以目光停留的时间不宜过长。目光要求:沟通时,一般眼光可停留在对方眼部附近的任何部位,不要直视对方的双眼,也不要看向别处。

(2)姿势与移动:不时变换姿势比拘泥于某些固定僵硬的姿势更加有利于沟通,如手势的变化或腿部的移动。助产士在与患者沟通时,可轻微向患者靠近,通过减小空间距离来减少沟通的距离感。

(3)手势和面部表情:沟通不仅是知识智力层面上的交流,更是人际间情感层面上的交流,手势和面部表情将会向对方传递出你是一个什么样的人,是友善开朗、容易亲近,还是孤僻内向、拒人千里。有效的医患沟通是在放松的状态下进行的,助产士在沟通时应尽量放开自己的面部表情和手势,流露出自然神态,也会使其显得更加自信,避免板着脸、眉头紧锁的表情,这只会让沟通气氛变得紧张,沟通双方关系疏远。

3. 谈话时间和节奏

(1)与患者的沟通需要安排好时间,如这个话题将要花多长时间?是否需要事先约定?如果是比较正式的沟通,如对孕妇进行健康评估或健康教育,则要有一定的时间计划,尽量不要耽误到孕妇的休息时间或打乱其生活作息时间。谈话时长也要适度,太短或太长都不利于沟通。

(2) 不同的孕妇,其谈话和反应的节奏不同,有快有慢,这就需要助产士在沟通过程中掌握好节奏,尽量与其保持一致。

4. 倾听　沟通是个反馈的过程,助产士既是信息的发出者,同时也是信息的接收者。助产士认真、积极的倾听态度,表示出对患者的谈话感兴趣,愿意听患者诉说,是鼓励对方继续沟通下去的动力。仔细倾听对方的诉说,不轻易打断患者的陈述,助产士用自己的眼睛、面部表情、话语等传递出对患者的关注。同时,也注意观察患者的非语言表达,如面部表情、手势、眼神等,体会患者可能要表达的真实信息。

5. 保护隐私权　当沟通的内容涉及孕产妇的隐私时,要注意保护,不要传播给与治疗无关的人员,更不能当笑料或趣闻四处播散。如有必要转达给他人时,应告诉患者以征得其同意。

四、影响因素

1. 环境因素　有效的沟通依赖于良好沟通氛围的营造。简单温馨的房间布置,合适的房间光线强度,适宜的室温都可使沟通者轻松愉快,利于随意交谈。安静的环境是保证口头沟通信息有效传递的必备条件。环境中常有很多噪声,包括隔音不充分的房间、汽车噪声、人员的频繁走动声、公众的喧哗声等往往造成信息接收者无法听到或听清发送者的准确信息,直接影响口头沟通效果。另外,助产人员在与患者沟通时,如果内容涉及隐私,则需考虑环境的隐秘性是否良好。条件允许时,最好选择无其他人员在场的房间,若在大病房,就要注意说话声音不可太大,避免让其他人听到。

2. 语言因素　语言是极其复杂的工具,不同国家、不同民族有着不同的语言和文字,这种语言的不同可造成沟通双方相互之间的"绝缘"。因此,在使用语言的过程中,应尽量避免语义不明造成的歧义、语构不当造成的费解、方言差异引起的隔阂。

3. 个性因素　个性是影响沟通的重要因素。一个人是否善于沟通,如何沟通,与人的个性密切相关。热情、直爽、开朗大方、善解人意的人易与他人沟通;相反,性格孤僻、内向、固执、自以为是的人则难与人正常沟通。助产人员在工作中会与不同的人接触和沟通,要进行个性的自我修正,尽量形成热情开朗的性格,使自己的情感、直觉和性格乃至品德更加适合职业的需要。

4. 社会文化因素　指沟通双方的社会背景,如种族、民族、文化、职业等。不同地域、不同民族的文化在长期的发展过程中会形成许多鲜明的地域性和民族性特征,形成特定的文化传统,进而影响制约着人们沟通的形式和内容。医患双方在沟通和决策过程中,助产士应当尊重患者的民风民俗,尽量消除因跨文化传播带来的困惑、因礼节习俗不同带来的误解、因宗教习俗不同带来的冲突。

5. 价值观　是用以评价显示生活中的各种事物的根本观点。人的价值观不同,对事物的态度和反应也不相同,从而表现出沟通中对待某一事物的观点差异。助产士在沟通中要善于分辨患者的价值观,尊重并理解其价值观。不能因为患者的地位、身份、贫富差异而以貌取人、差别对待,这样往往会引起患者的不信任和不满,进而限制医患之间的沟通范围和水平,医患关系会受到影响。

6. 沟通技巧　同一种事物、同一种意思会有多种表达方式,同一种表达方式又会有多重意义,如何把话说得明白、适当、恰到好处,这就需要运用好沟通技巧。

(任　辉　余静波)

参 考 文 献

［1］ Beauchamp TL. Childress JF. 生命医学伦理原则［M］.李伦,译.5 版.北京:北京大学出版社,2014.

［2］ 张俊义.论孕妇分娩方式选择的伦理基础［J］.中国医学伦理学,2018,31(9):1121-1125.

［3］ 任朝来.医患沟通的实用技巧［J］.医学与哲学,2015,36(6):55-57.

［4］ 王文花,陆皓,汉瑞娟.产科医护人员对孕产妇隐私法律保护认识的质性研究［J］.中国卫生产业,2018,15(18):5-7.

［5］ 史瑞芬.护理人际学［M］.4 版.北京:人民军医出版社,2013.

［6］ 李继平.护理人际关系与沟通教程［M］.北京:科学技术出版社,2003.

［7］ 吴殿源,戴志鑫.病历书写基本规范实用手册［M］.北京:军事医学科学出版社,2004.

［8］ 刘全喜,夏祖昌,蔡聚雨,等.医疗文书规范与管理［M］.郑州:河南科学技术出版社,2001.

第3章 女性骨盆与生殖系统解剖

第一节 骨 盆

骨盆为胎儿娩出的骨产道,骨盆的结构、形态及其组成骨间径与阴道分娩密切相关。骨盆形态或组成骨间径线异常可引起分娩异常。

一、骨盆组成

1. **骨盆骨骼** 骨盆由骶骨、尾骨及左右两块髋骨组成,每块髋骨又由髂骨、坐骨及耻骨融合而成。骶骨形似三角,前面凹陷成骶窝,底的中部前缘凸出,形成骶岬。骶岬是产科骨盆内测量对角径的重要据点。

2. **骨盆关节** 骶骨与髂骨之间以骶髂关节相连;骶骨与尾骨之间以骶尾关节相连;两耻骨之间有纤维软骨,形成耻骨联合。骶尾关节为略可活动的关节。分娩时,下降的胎头可使尾骨向后。若骨折或病变可使骶尾关节硬化,尾骨翘向前方,致使骨盆出口狭窄,影响分娩。

3. **骨盆韧带** 有2对重要的韧带,即骶结节韧带与骶棘韧带。骶结节韧带为骶、尾骨与坐骨结节之间的韧带;骶棘韧带则为骶、尾骨与坐骨棘之间的韧带;骶棘韧带宽度,即坐骨切迹宽度,是判断中骨盆是否狭窄的重要指标。妊娠期受性激素的影响,韧带较松弛,各关节的活动性亦稍有增加,有利于胎儿娩出(图3-1-1)。

二、骨盆分界

以耻骨联合上缘、髂耻线及骶岬上缘的

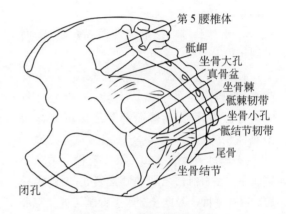

图 3-1-1 骨盆关节和韧带

连线为界,将骨盆分为上、下两部分:上方为假骨盆(又称大骨盆),下方为真骨盆(又称小骨盆)。假骨盆的前方为腹壁下部组织,两侧为髂骨翼,后方为第5腰椎。假骨盆与分娩无关,但其某些径线的长短关系到真骨盆的大小,测量假骨盆的径线可作为了解真骨盆情况参考,目前临床较少测量。真骨盆是胎儿娩出的骨产道,可分为3部分,即骨盆入口、骨盆腔及骨盆出口。入口由髂耻线围成,骨盆腔为一前壁短、后壁长的弯曲管道:前壁是耻骨联合,长约 4.2cm;后壁是骶骨与尾骨,骶骨弯曲的长度约 11.8cm;两侧为坐骨、坐骨棘及骶棘韧带。坐骨棘位于真骨盆腔中部,是判断胎先露下降程度的重要骨性标志。骨盆出口从后向前由尾骨、骶结节韧带、骶棘韧带,坐骨结节、坐骨支、耻骨下支和耻骨联合下缘围成。在耻骨联合下方由左、右耻骨

下支夹成耻骨角,女性耻骨下角为 90°～
100°。

三、骨盆的骨性标志

1. 髂嵴　系髂骨上缘,沿腹外侧壁向下,可触得髂嵴。两侧髂嵴最高点连线平第 4 棘突,是进行腰穿的重要标志。第 5 腰椎棘突则在此连线中点下 1.5cm。

2. 耻骨联合　可在腹前壁腹中线下方触及,其外侧的骨突是耻骨结节,后者为腹股沟韧带附着点。

3. 坐骨结节　下肢屈曲,在臀沟内侧向上即可扪及。

4. 腰骶菱形区　上角相当于第 5 腰椎棘突,两侧角相当于髂后上棘,下角为尾骨尖。骨盆畸形时,此腰骶部菱形区可能显示不对称。

5. 骶角和骶管裂孔　第 5 骶椎下关节突即骶角。左右骶角之间是骶管裂孔,为硬膜外腔的终止平面。经此孔穿刺可行骶尾神经阻滞麻醉,是会阴部手术常选用的麻醉方法。

6. 骶岬　位于第 1 骶椎上部与第 5 腰椎接触处,前缘明显突出向前,是女性骨盆测量的重要标志。

四、骨盆平面

为便于了解分娩时胎儿在产道中的行经过程,将骨盆的形状分为 3 个平面,由上至下为入口平面、中骨盆平面、出口平面。

1. 入口平面　为大小骨盆的交界面(即盆腔的入口),呈横椭圆形,径线如下。

(1)前后径:为耻骨联合上缘至骶岬前缘中点距离,又称骶耻内径,平均长约 11cm。

(2)横径:是入口平面最大径线,为两髂耻线间的最宽距离,平均约 13cm。

(3)斜径:左右各一条,为一侧骶髂关节至对侧髂耻隆凸间的距离,长约 12.5cm。从左骶髂关节至右髂耻隆凸者为左斜径,反之为右斜径。

临床上以前后径为最为重要,扁平骨盆的前后径较小,将影响胎头入盆。

2. 中骨盆平面　为骨盆的最小平面,系耻骨联合下缘、坐骨棘至骶骨下端的平面,呈前后径长的椭圆形。前后径约 11.5cm、横径(坐骨棘间径)长约 10cm(图 3-1-2)。

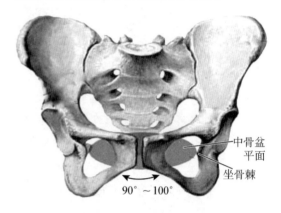

图 3-1-2　中骨盆平面

3. 出口平面　由 2 个以坐骨结节间径为其共同底线的三角平面组成。前三角的顶为耻骨联合下缘,两侧边为耻骨降支;后三角的顶为骶尾关节,两侧边为骶结节韧带。坐骨结节间径,即出口横径,平均长 9cm。耻骨联合下缘至尾骨尖间距离为其前后径,平均长 9.5cm。分娩时尾骨尖可向后移 1.5～2cm,使前后径伸长至 11～11.5cm。两侧耻骨降支在耻骨联合下方形成一接近直角的耻骨弓。由耻骨联合下缘至坐骨结节间径的中点称为前矢状径,平均长 6cm;骶尾关节至坐骨结节间径的中点称后矢状径,平均长 9cm。临床上单纯出口平面狭窄少见,多同时伴有骨盆中平面狭窄。

五、骨盆轴与骨盆倾斜度

1. 骨盆轴　为连接骨盆各平面中点的假想曲线。此轴上段向下向后,中段向下,下段向下向前。分娩时,胎儿沿此轴完成一系列分娩机制,助产时也应按骨盆轴方向协助胎儿娩出(图 3-1-3)。

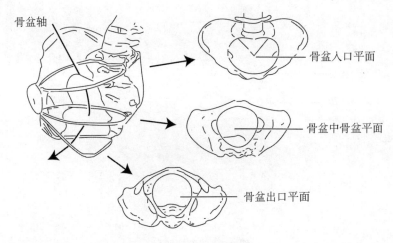

骨盆轴

骨盆入口平面

骨盆中骨盆平面

骨盆出口平面

图 3-1-3 骨盆轴

2. 骨盆倾斜度 指妇女站立时,骨盆入口平面与地平面所形成的角度,一般为60°。若骨盆倾斜度过大,势必影响胎头衔接和娩出。

六、骨 盆 类 型

根据骨盆形状分为4种。

1. 女型 骨盆入口呈横椭圆形,髂骨翼宽而浅,入口横径较前后径稍长,耻骨弓较宽,坐骨棘间径≥10cm。为女性正常骨盆,最适合分娩。在我国女性骨盆类型中占52%~58.9%。

2. 扁平型 骨盆入口呈扁椭圆形,前后径短而横径长。耻骨弓宽,骶骨失去正常弯度,变直后翘或深弧形,故骶骨短而骨盆浅。在我国女性中较为常见,占23.2%~29%。

3. 类人猿型 骨盆入口呈长椭圆形,骨盆入口、中骨盆和骨盆出口的横径均缩短,前后径稍长。坐骨切迹较宽,两侧壁稍内聚,坐骨棘较突出,耻骨弓较窄,但骶骨向后倾斜,故骨盆前部较窄而后部较宽。骶骨往往有6节且较直,故骨盆较其他类型深。在我国女性中占14.2%~18%。

4. 男型 骨盆入口略呈三角形,两侧壁内聚,坐骨棘突出,耻骨弓较窄,坐骨切迹窄呈高弓形,骶骨较直而前倾,致出口后径较短。

因男型骨盆呈漏斗形,往往造成难产,此骨盆较少见,在我国女性中仅占1%~3.7%。

骨盆的形态、大小除种族差异外,还受遗传、营养与性激素的影响。上述4种基本类型只是理论上归类,临床多见混合型骨盆。

七、盆 底

盆底是封闭骨盆出口的软骨组织,由多层肌肉和筋膜组成。骨盆底组织承托并保持盆腔脏器(如内生殖器、膀胱及直肠等)位于正常位置。若盆底组织结构和功能缺陷,可导致盆腔脏器膨出、脱垂或引起分娩障碍,而分娩处理不当,亦可损伤盆底。

盆底前方为耻骨联合下缘,后方为尾骨尖,两侧为耻骨降支、坐骨升支及坐骨结节。两侧结节前缘的连线将盆底分为前、后两部分:前部为尿生殖三角,又称尿生殖区,有尿道和阴道通过;后部为肛门三角,又称肛区,有肛管通过。

盆底组织分为外层、中层、内层。

1. 外层 由会阴浅筋膜及其深部的3对肌肉与1条括约肌组成(图3-1-4)。

(1)球海绵体肌:位于会阴两侧,覆盖前庭球及前庭大腺,向后与肛门外括约肌互相交叉而混合。此肌收缩时能紧缩阴道,又称阴道缩肌。

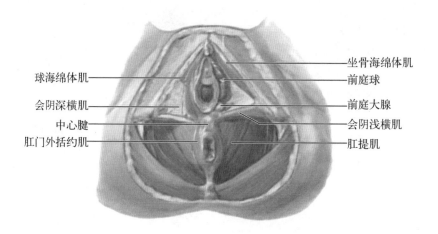

图 3-1-4 盆底肌层

（2）坐骨海绵体肌：从坐骨结节内侧沿坐骨升支内侧与耻骨降支向上，最终集合于阴蒂海绵体（阴蒂脚处）。

（3）会阴浅横肌：自两侧坐骨结节内侧面中线会合于中心腱。

（4）肛门外括约肌：为围绕肛门的环形肌束，前端会合于中心腱。

2. 中层　即泌尿生殖膈。由上、下两层坚韧筋膜及一层薄肌肉组成，覆盖于由耻骨弓与两坐骨结节所形成的骨盆出口前部三角形平面上，又称三角韧带。其上有尿道与会阴穿过。在两层筋膜间有 1 对由两侧坐骨结节至中心腱的会阴深横肌及位于尿道周围的尿道括约肌。

3. 内层　即盆膈。为盆底最里层且最坚韧组织，由肛提肌及其上、下筋膜组成，有尿道、阴道及直肠贯通其中（图 3-1-5）。

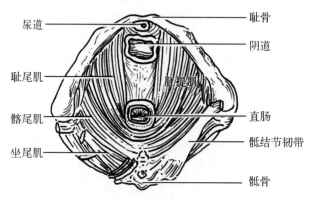

图 3-1-5　盆膈

肛提肌起源于骨盆侧壁，纤维呈漏斗状，斜向内下方。在中线处左右肌纤维交汇以封闭盆底，加强盆底的承受能力。肛提肌收缩时可起到加强肛门和阴道括约肌的作用，并可提肛门向上。每侧肛提肌由前内向后外由

3 部分组成：①耻尾肌，为肛提肌主要部分，位于最内侧，肌纤维从耻骨降支内面沿阴道、直肠向后，终止于尾骨，其中由小部分肌纤维终止于阴道和直肠周围，经产妇的此层组织易受损伤而导致膀胱、直肠膨出；②髂尾肌，

为居中部分,从腱弓(即闭孔内肌表面筋膜的增厚部分)后部开始,向中间及向后走行,与耻骨肌会合,再经肛门两侧至尾骨;③坐尾肌,为靠外后方的肌束,自两侧坐骨棘至尾骨与骶尾。

第二节　女性生殖系统

女性生殖系统居骨盆腔之中,包括内、外生殖器官及相关组织。

一、内生殖器官

女性内生殖器官指生殖器内藏部分,包括阴道、子宫、输卵管及卵巢,后二者称为子宫附件(图 3-2-1)。

(一)阴道

阴道位于骨盆下部的中央,阴道为性交器官、月经血排出及胎儿娩出的通道。

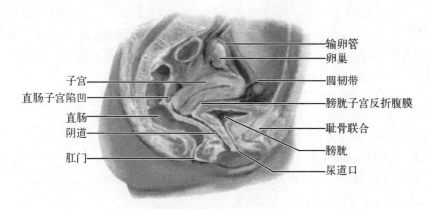

子宫
直肠子宫陷凹
直肠
阴道
肛门

输卵管
卵巢
圆韧带
膀胱子宫反折腹膜
耻骨联合
膀胱
尿道口

图 3-2-1　女性内生殖器

1. 位置和形态　阴道呈上宽下窄的管道,分前壁、后壁、上下两端。前壁长 7～9cm,与膀胱和尿道相邻;后壁长 10～12cm,与直肠贴近。上端包绕宫颈,下端开口于阴道前庭后部。环绕宫颈周围的部分称为阴道穹部,按其位置分为前、后、左、右 4 个部分,其中后部最深,与直肠子宫陷凹紧密相邻,为盆腹腔最低部位,两者仅隔以阴道后壁和一层腹膜,在临床上有重要意义,可以经此处穿刺或引流。

2. 组织结构　阴道壁由黏膜、肌层和纤维组织膜构成,有很多横纹皱襞,故有较大伸展性。阴道黏膜呈淡红色,由复层鳞状上皮细胞覆盖,无腺体。阴道黏膜受性激素影响有周期性变化。幼女及绝经后妇女的阴道黏膜上皮甚薄,皱襞少,伸展性小,容易创伤而感染。阴道肌层由两层平滑肌纤维构成,外层纵行,内层环行,在肌层的外面有一层纤维组织膜,含大量弹力纤维及少量平滑肌纤维。阴道壁因富有静脉丛,故局部受损伤易出血或形成血肿。

3. 阴道的毗邻　阴道位于骨盆中央,子宫的下方,大部在尿生殖膈以上,小部分在会阴部。阴道前壁与膀胱之间有膀胱阴道隔,内有静脉丛及结缔组织;与尿道之间有结缔组织形成的尿道阴道隔。阴道后壁的上 1/4段,仅以一层腹膜与直肠子宫凹陷相隔;中2/4 段借含有静脉丛的疏松结缔组织与直肠壶腹部连接,下 1/4 与肌管之间隔有会阴中心腱。阴道上部两侧有丰富的静脉丛、神经丛、子宫动脉的阴道支和输尿管,以及阴道旁结缔组织;阴道下部穿过盆底,与肛提肌、盆膈筋膜、尿生殖膈、前庭球及前庭大腺邻接。

(二)子宫

子宫形似倒梨形，为一壁厚腔小的空腔器官，是胚胎着床、发育、生长的场所。子宫分为宫体及宫颈两部分。子宫的形状、大小、位置与结构随年龄不同而异，因月经周期和妊娠的影响而发生改变。

1. 子宫形态和结构　子宫形似倒梨形，长7～8cm，宽4～5cm，厚2～3cm，重40～50g，宫腔容量约5ml。子宫上端，位于两输卵管子宫口之间钝圆、隆凸的部分为子宫底，宫底两侧为宫角，与输卵管相通。下方为宫颈。颈部与宫体相接的部分稍狭细称为子宫峡部，非孕期长约1cm，妊娠中期以后，峡部逐渐扩展变长、变薄，临产时可达7～11cm，形成子宫下段。颈管下端为宫颈外口，未产妇的宫颈外口呈圆形；经产妇因分娩影响，宫颈外口可见大小不等的横裂，分为前唇及后唇。宫颈主要由结缔组织构成，含少量弹力纤维及平滑肌。宫颈管黏液为单层高柱状上皮，黏膜层腺体可分泌碱性黏液，形成宫颈管内黏液栓，堵于宫颈外口。宫颈黏膜受卵巢激素影响发生周期性变化，月经周期中段分泌物清亮透明，便于精子上行穿过。宫颈阴道部被覆复层鳞状上皮。

2. 子宫解剖组织学　子宫壁由浆膜层、肌层与子宫内膜层构成。

(1)浆膜层：为覆盖宫体的盆腔腹膜，与肌层紧连不能分离。在子宫峡部处，两者结合较松弛，腹膜向前反折覆盖膀胱底部，形成膀胱子宫凹陷，反折处腹膜称为膀胱子宫反折腹膜。子宫后面，宫体浆膜层向下延伸，覆盖宫颈后方及阴道后穹再折向直肠，形成直肠子宫凹陷(亦称道格拉斯凹陷)。

(2)肌层：由大量的平滑肌、少量弹力纤维与胶原纤维组成，非孕时厚约0.8cm。子宫体肌层可分为3层。①外层，肌纤维纵行排列，较薄，是子宫收缩的起始点。②中层，占肌层大部分，呈交叉排列，在血管周围成

"8"字形围绕血管。③内层，肌纤维环形排列，其痉挛性收缩可导致子宫收缩环形成。宫体肌层内有血管穿行，肌纤维收缩可压迫血管，能有效制止血管出血，是治疗产后出血的原理。

(3)子宫内膜层：子宫内膜与肌层直接相贴，其间没有内膜下层组织。内膜可分3层，即致密层、海绵层及基底层。致密层与海绵层对性激素敏感，在卵巢激素的影响下发生周期性变化，又称功能层。基底层紧贴肌层，对卵巢激素不敏感，无周期性变化。

3. 子宫韧带　主要由结缔组织增厚而成，有的含平滑肌，具有维持子宫位置的功能，子宫韧带共有4对(图3-2-2)。

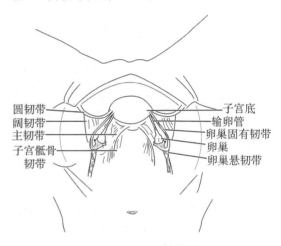

图 3-2-2　子宫韧带

(1)阔韧带：子宫两侧翼形腹膜褶皱。起自子宫浆膜层，止于两侧盆壁；上缘游离，下端与盆底腹膜相连，阔韧带由前后两叶腹膜及其间的结缔组织构成，疏松，易分离，阔韧带上缘腹膜向上延伸，内2/3包绕部分输卵管，形成输卵管系膜；外1/3包绕卵巢血管形成骨盆漏斗韧带，又称卵巢悬韧带，内有子宫动静脉通过。卵巢内侧与子宫角之间的阔韧带稍有增厚，称为卵巢固有韧带。阔韧带内有丰富的血管、神经及淋巴管，统称为子宫旁组织，阔韧带下部含有子宫动静脉、其他韧带及输尿管。子宫撕伤可形成阔韧带血肿，易

误诊,严重时危及患者生命。

(2)圆韧带:圆形条状韧带,长 12～14cm。起自双侧子宫角的前面,穿行于阔韧带与腹股沟内,止于大阴唇前端皮下。圆韧带由结缔组织与平滑肌组成,其肌纤维与子宫纤维连接,可使子宫维持在前倾位置。此韧带在盆部越过膀胱血管、闭孔血管和神经、脐动脉索及髂外血管等结构的上方进入腹股沟管,是维持子宫前倾的主要结构。

(3)主韧带:位于阔韧带下部横行于宫颈阴道上部与子宫体下部侧缘达盆壁之间,又称宫颈横韧带。由结缔组织及少量肌纤维组成,与宫颈紧密相连,起固定宫颈、维持子宫位于坐骨棘平面以上的作用。子宫血管及输尿管下段穿越此韧带。

(4)宫骶韧带:从宫颈后面上部两侧起(相当于子宫峡部水平),绕过直肠而终于第2～3骶椎前面的筋膜内,由结缔组织及平滑肌纤维组织组成,外有腹膜遮盖。短厚坚韧,牵引宫颈向后、向上,维持子宫前倾位置。

由于上述子宫韧带的牵拉与盆底组织的支托作用,使子宫维持在轻度前倾前屈位。

4. 子宫位置和毗邻　子宫居小骨盆的中央,膀胱与直肠之间。宫底位于小骨盆入口平面以下,宫口在坐骨棘平面稍上方,正常子宫呈前倾前屈,宫体略俯屈于膀胱上方。子宫位置可受周围脏器的影响,如因膀胱充盈及直肠胀满而有变异;体位变动也可影响子宫的位置。妊娠子宫的大小、位置随妊娠时间而不同。子宫前方借膀胱子宫凹陷与膀胱相邻,后有直肠,小肠襻和乙状结肠常下降入子宫后方的子宫直肠陷凹。

(三)输卵管

输卵管为卵子与精子相遇受精的场所,受精后的孕卵由输卵管向子宫腔运行(图3-2-3)。

1. 输卵管形态　自两侧子宫角向外伸展的细长而弯曲的管道,内侧与子宫角相通,开口于子宫腔,称输卵管子宫口。外端游离,

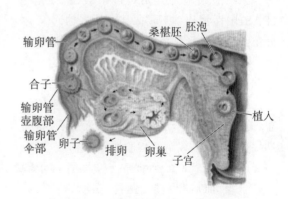

图 3-2-3　受精卵在输卵管中的运行

接近卵巢上端,开口于腹膜腔,成为输卵管腹腔口。全长 8～14cm(左侧 6.3～12.5cm,右侧 7.1～16.3cm)。根据形态不同,输卵管由内向外分为以下 4 部分。

(1)间质部:潜行于子宫壁内的部分,短而腔窄,长约 1cm。

(2)峡部:紧接间质部外侧,长 2～3cm,管腔直径约 2cm。

(3)壶腹部:峡部外侧,长 5～8cm,管腔直径 6～8cm。

(4)伞部:输卵管的最外侧端,游离,开口于腹腔,管口为许多须状组织,呈伞状,故名伞部。伞部长短不一,常为 1～1.5cm,有“拾卵”作用。

2. 解剖组织学　由浆膜层、肌层及黏膜层组成。

(1)浆膜层:阔韧带上缘腹膜延伸包绕输卵管而成。

(2)肌层:平滑肌,分外、中及内 3 层。外层纵行排列;中层环行,与环绕输卵管的血管平行;内层又称固有层,从间质部向外伸展 1cm 后,内层便呈螺旋状。肌层有节奏地收缩可引起输卵管由远端向近段的蠕动。

(3)黏膜层:由单层高柱状上皮组织组成。黏膜上皮可分纤毛细胞、无纤毛细胞、楔状细胞及未分化细胞。4 种细胞具有不同的功能。纤毛细胞的纤毛摆动有助于输送卵

子。无纤毛细胞可分泌对过碘酸-雪夫反应(PAS)阳性物质(糖原或中性黏多糖),又称分泌细胞。楔形细胞可能为无纤毛细胞的前身;未分化细胞又称游走细胞,为上皮的存储细胞。

输卵管肌肉的收缩和黏膜上皮细胞的形态、分泌及纤毛摆动均受卵巢激素影响,有周期性变化,但不如子宫内膜明显。

3. 输卵管位置和毗邻 输卵管行于阔韧带上缘,前后叶两层之间。在输卵管与卵巢系膜之间有输卵管系膜,系膜内含有输卵管的血管、淋巴结和神经。输卵管为腹腔内器官,移动度大,其位置随子宫位置和大小而变化。左侧输卵管与直肠和乙状结肠毗邻;右侧输卵管与小肠、阑尾和右输尿管盆段相邻(图 3-2-4)。

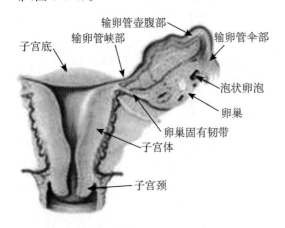

图 3-2-4　输卵管的位置和形态

(四)卵巢

卵巢是产生与排出卵子,并分泌甾体激素的性器官。

1. 卵巢形态 左右各一,呈扁椭圆形,位于输卵管后下方。以卵巢系膜连接于阔韧带后叶的部位,如卵巢门、卵巢血管与神经。卵巢的内侧(子宫端)以卵巢固有韧带与子宫相连,外侧(盆壁端)以卵巢悬韧带(骨盆漏斗韧带)与盆壁相连(图 3-2-5)。青春期以前,卵巢表面光滑;青春期开始排卵后,表面逐渐

凹凸不平,表面呈灰白色。体积随年龄不同而变异较大,生殖年龄妇女卵巢大小约为 $4cm×3cm×1cm$,重 5~6g,绝经后卵巢逐渐萎缩、变小、变硬。

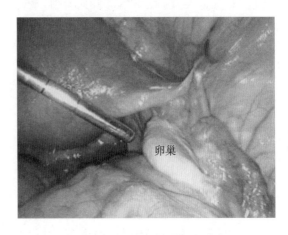

图 3-2-5　腹腔镜下卵巢形态

2. 卵巢解剖组织学 卵巢的表面无腹膜覆盖。卵巢表层为单层立方上皮即生发上皮,其下为一层纤维组织,称为卵巢白膜。白膜下的卵巢组织,分皮质与髓质两部分:外层为皮质,其中含有数以万计的始基卵泡和发育程度不同的囊状卵泡,年龄越大,卵泡数越少,皮质层也变薄;髓质是卵巢的中心部,无卵泡,与卵巢门相连,含有疏松的结缔组织与丰富的血管与神经,并有少量平滑肌纤维与卵巢韧带相连接(图 3-2-6)。

3. 卵巢位置和毗邻 卵巢位于子宫两侧,输卵管后下方。卵巢的移动性较大,一般位于卵巢窝内;此窝在髂内、外动脉分叉的起始部之间,前界为脐动脉索,后界为输尿管和髂内动脉,窝底腹膜外有闭孔血管和神经、闭孔肌及其筋膜。卵巢以很短的系膜固定于阔韧带,还借骨盆漏斗韧带及卵巢固有韧带与盆腔侧壁和子宫相连。正常情况下,卵巢不易扭转,但发生卵巢肿瘤时,可能会拉长卵巢系膜,致使 10% 卵巢肿瘤发生蒂扭转。

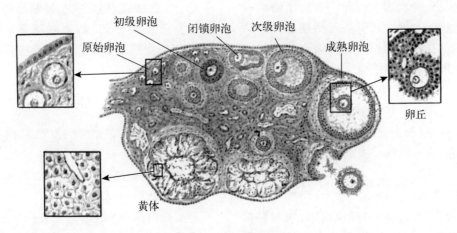

图 3-2-6　卵巢细微结构

二、外生殖器官

女性外生殖器是指生殖器官外露的部分,又称外阴,位于两股内侧间,前为耻骨联合,后为会阴(图 3-2-7)。

(一)阴阜

阴阜指耻骨联合前面隆起的脂肪垫。青春期发育时,其上的皮肤开始生长卷曲的阴毛,呈尖端向下三角形分布,底部两侧阴毛向下延伸至大阴唇外侧面。阴毛的疏密与色泽因个体和种族不同而异。阴毛为第二性征之一。

(二)大阴唇

大阴唇起自阴阜,为向下、向后止于会阴的一对隆起的皮肤皱襞。两侧大阴唇前端为子宫圆韧带的中点,后端在会阴体前相融合,各形成阴唇前后联合。大阴唇外侧面与皮肤相同,皮层内有皮脂腺和汗腺,青春期长出阴毛;多数妇女的大阴唇皮肤有色素沉着;内侧面湿润似黏膜。大阴唇皮下组织松弛,有很厚的皮下脂肪层,脂肪中有丰富的静脉、神经及淋巴管;若受外伤,容易形成血肿,疼痛明显。未婚妇女的两侧大阴唇自然合拢,遮盖阴道口及尿道口。经产妇的大阴唇由于分娩的影响可向两侧分开。绝经后大阴唇呈萎缩状,阴毛也稀少。

(三)小阴唇

小阴唇是位于大阴唇内侧的一对薄皱襞。

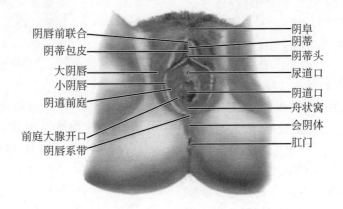

图 3-2-7　女性外生殖器

小阴唇大小、形状因人而异。有的小阴唇被大阴唇遮盖，有的则可伸展至大阴唇外。两侧小阴唇前端互相融合，再分为两叶包绕阴蒂，前叶形成阴蒂包皮，后叶与对侧结合形成阴蒂系带。两侧小阴唇后方与大阴唇后端相结合，在正中线形成阴唇系带。小阴唇表面湿润、微红，表面为复层鳞状上皮，无阴毛，富含皮脂腺，极少汗腺。神经末梢丰富，故非常敏感。

（四）阴蒂

阴蒂位于两侧小阴唇顶端下，为与男性阴茎相似的海绵样组织，具有勃起性。分阴蒂头、阴蒂体及两个阴蒂脚三部分。阴蒂头显露于外阴，直径6～8mm，神经末梢丰富，极敏感。两个阴蒂脚各附于两侧耻骨支。

（五）阴道前庭

阴道前庭为两侧小阴唇之间的菱形区域，前为阴蒂，后方以阴唇系带为界。前庭区域内有尿道口、阴道口。阴道口与阴唇系带之间的浅窝称为舟状窝（又称阴道前庭窝），经产妇受分娩影响，此窝消失。

1. 尿道口 位于阴蒂下方。尿道口为圆形，但其边缘折叠而合拢。两侧后有尿道旁腺，开口极小，为细菌潜伏处。

2. 前庭大腺 又称巴多林腺。位于大阴唇后部，被球海绵体肌覆盖，如黄豆大小，腺管细长（1～2cm），开口于前庭后方小阴唇与处女膜之间沟内。在性刺激下，腺体分泌黏液样分泌物，起润滑作用。正常情况下不能触及此腺。若腺管口闭塞，可形成囊肿或脓肿。

3. 前庭球 又称球海绵体，位于前唇两侧，由具有勃起性的静脉丛组成，表面覆有球海绵体肌。其前部与阴蒂相接，后部与前庭大腺相邻。

4. 阴道口和处女膜 位于前庭后半部。覆盖阴道口的一层有孔薄膜，称为处女膜，其孔可呈圆形或新月形，较小，可通指尖，少数膜孔极小或成筛状，或有中隔、

伞状，后者易被误认为处女膜已破。极少数处女膜组织坚韧，需手术切开。初次性交可使处女膜破裂，受分娩影响产后仅留有处女膜痕。

三、血管、淋巴及神经

女性生殖器官血管与淋巴管相伴而行，各个器官之间静脉及淋巴管以丛状、网状相吻合，故癌肿或感染易在器官之间扩散。

（一）血管

女性内外生殖器官的血液供应主要来源于卵巢动脉、子宫动脉、阴道动脉及阴部内动脉。静脉与同名动脉伴行，但数目比其动脉多，并在相应器官及其周围形成静脉丛且互相吻合，所以盆腔感染易蔓延扩散。下面介绍女性内外生殖器官的主要动脉血管（图3-2-8，图3-2-9）。

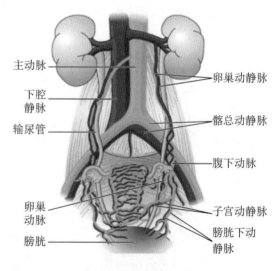

图3-2-8　女性盆腔动静脉

（主动脉　下腔静脉　输尿管　卵巢动脉　膀胱　卵巢动静脉　髂总动静脉　腹下动脉　子宫动静脉　膀胱下动静脉）

1. 卵巢动脉 自腹主动脉分出（左侧可来自左肾动脉），沿腰大肌前下行至盆腔，跨过输尿管与髂总动脉下段，随骨盆漏斗韧带向内横行，再经卵巢系膜进入卵巢内。进入卵巢门前分出若干分支供应输卵管，其末梢在宫角旁侧与子宫动脉上行的卵巢支相吻合。

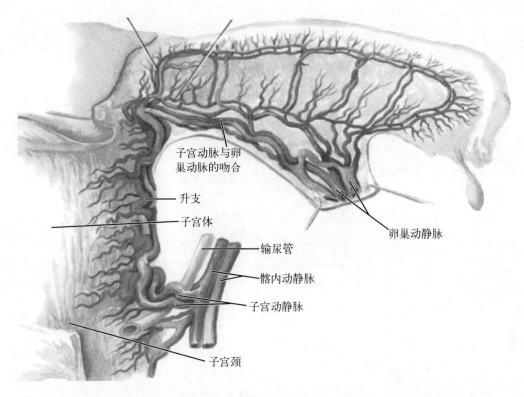

子宫动脉与卵巢动脉的吻合

升支

子宫体

输尿管

髂内动静脉

子宫动静脉

卵巢动静脉

子宫颈

图 3-2-9 子宫动静脉和卵巢动静脉

2. 子宫动脉 为髂内动脉前干分支,沿骨盆侧壁向下向前行,穿越阔韧带基底部、宫旁组织到达子宫外侧(距子宫峡部水平)约2cm处横跨输尿管至子宫侧缘。此后分为上下两支。上支称为宫体支,较粗,沿子宫侧迂曲上行,至宫角处又分为宫底支(分布于宫底部)、卵巢支(与卵巢动脉末梢吻合)及输卵管支(分布于输卵管);下支称为宫颈-阴道支,较细,分布于宫颈及阴道上段。

3. 阴道动脉 为髂内动脉前干分支,有许多小分支分布于阴道中、下段前后壁及膀胱顶、膀胱颈。阴道动脉与宫颈-阴道支和阴部内动脉分支相吻合,因此,阴道上段由子宫动脉的宫颈-阴道支供血,而中段由阴道动脉供血,下段主要由阴部内动脉和痔中动脉供血。

4. 阴部内动脉 为髂内动脉前干终支,经坐骨大孔的梨状肌下孔穿出骨盆腔,绕过

坐骨棘背面,再经坐骨小孔到达会阴及肛门,之后分4支:①痔下动脉,供应直肠下段及肛门部;②会阴动脉,分布于会阴浅部;③阴唇动脉,分布于大、小阴唇;④阴蒂动脉,分布于阴蒂及前庭球。

(二)淋巴

女性内外生殖器官和盆腔组织具有丰富的淋巴系统。淋巴结一般沿相应的血管排列,其数目、大小和位置均不恒定(图 3-2-10)。

(三)神经

1. 外生殖器的神经支配 外阴部神经主要来自阴部神经。阴部神经由第2、第3及第5骶神经的分支组成,含感觉神经纤维和运动神经纤维。在坐骨结节内侧下方阴部神经分成3支,即会阴神经、阴蒂背神经及肛门神经(又称痔下神经),分布于会阴、阴唇、阴蒂、肛门周围(图 3-2-11)。

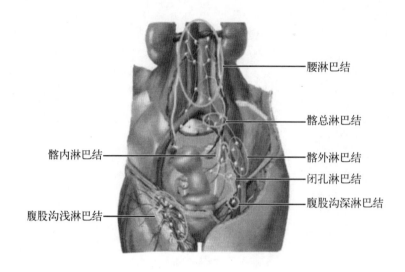

图 3-2-10　女性生殖器淋巴分布

腰淋巴结
髂总淋巴结
髂内淋巴结
髂外淋巴结
闭孔淋巴结
腹股沟深淋巴结
腹股沟浅淋巴结

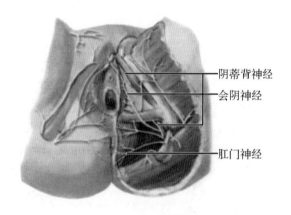

阴蒂背神经
会阴神经
肛门神经

图 3-2-11　外生殖器的神经支配

2. 内生殖器的神经支配　主要由交感神经与副交感神经所支配。交感神经纤维自腹腔神经丛分出，下行入盆腔分两部分：①骶前神经丛，大部分在宫颈旁形成骨盆神经丛，分布于宫体、宫颈、膀胱上部等；②卵巢神经丛，分布于卵巢和输卵管。骨盆神经丛中来自第2、第3及第5骶神经的副交感神经纤维，并含有向心传导的感觉神经纤维。子宫平滑肌有自主节律活动，完全切除其神经后仍有节律收缩，还能完成分娩活动，临床上可见截瘫的产妇仍能顺利自然分娩。

第三节　女性生殖系统的毗邻器官

女性生殖器官与尿道、膀胱、输尿管（盆腔段）及乙状结肠、阑尾、直肠在解剖上相邻。发生生殖器官病变时，可影响相邻器官，增加诊断与治疗上的困难，反之亦然。女性生殖器官的起源与泌尿系统相同，故女性生殖器官发育异常时，也可能伴有泌尿系统异常。

一、尿　　道

女性尿道为一肌性管道，始于膀胱的尿道开口，在阴道前面，耻骨联合后方，穿过泌尿生殖膈，终于阴道前庭部的尿道外口，长约

4cm,直径约 0.6cm。尿道开口与阴蒂下约 2.5cm 处。尿道壁由肌层、勃起组织层及黏膜层组成,其内括肌约为不随意肌,外括约肌为随意肌,尿道中、下部黏膜为复层鳞状上皮,上部为移行上皮,尿道口为鳞状上皮。尿道黏膜及黏膜下层形成尿道黏膜皱襞,黏膜下层与肌层之间有疏松结缔组织,其中有许多小腺体,导管开口于尿道黏膜表面,其中较大的腺体开口于尿道两侧,称为尿道旁腺。女性尿道在泌尿生殖膈以上的部分,前面有阴道静脉丛;在泌尿生殖膈以下的部分,前面与阴蒂脚会合处相接触,后为阴道,两者间有结缔组织隔,即尿道阴道隔。尿道血管主要有膀胱下动脉、子宫动脉及阴道内动脉分支供应,静脉血流入膀胱静脉丛和阴部静脉丛,最后注入髂内静脉。由于女性尿道较直而短,又接近阴道,故易引起泌尿系统感染。

二、膀　胱

膀胱为一肌性空腔器官,位于子宫及阴道上部的前面。其大小、形状、位置、壁厚均随其盈虚及邻近器官的情况而异。成人平均容量为 400ml。其上部为膀胱尖,下部为膀胱底,尖与底之间的大部分为膀胱体。各部间无明显界限。膀胱底呈三角形,其两侧后上角部有输尿管开口,前方最低点为尿道内

口。膀胱壁有浆膜、肌层和黏膜三层组成。浆膜即腹膜的一部分,前壁腹膜覆盖膀胱顶在膀胱子宫之间形成膀胱子宫凹陷,膀胱底部位于左右输尿管及尿道口之间的三角区黏膜与下层肌肉紧密黏着,无黏膜下组织,平滑,称为膀胱三角;是膀胱壁病变的好发部位,膀胱尖及颈部各有脐正中韧带、耻骨膀胱韧带、耻骨膀胱侧韧带与脐部、尿道上部及耻骨相连。膀胱底有膀胱后韧带,其间有膀胱静脉丛及汇成的膀胱静脉、膀胱下动脉、膀胱神经丛等。膀胱后壁与宫颈、阴道前壁相邻,其间仅含少量疏松结缔组织,正常情况下易分离。膀胱子宫凹陷腹膜前覆膀胱顶,后连子宫体浆膜层,故膀胱充盈与否,会影响子宫的位置。

三、直　肠

自乙状结肠下部至肛门,全长 15～18cm,其前为子宫及阴道,后为骶骨。直肠上部有腹膜覆盖,至中部腹膜转向前方,覆盖子宫后面,形成子宫直肠陷凹,故直肠下部无腹膜。直肠下端为肛管,长 2～3cm,周围有肛门内、外括约肌及会阴体组织等。行妇科手术及分娩处理时均应注意避免损伤肛门及直肠。

第四节　与分娩相关的胎儿解剖特点

胎儿能否顺利通过产道,除产力和产道因素外,还取决于胎儿大小、胎位及有无畸形。

一、胎儿大小

在分娩过程中,胎儿大小是决定分娩难易的重要因素之一。胎儿较大致胎头径线亦大,或胎儿过熟使颅骨变硬,即使骨盆径线大小正常,但因胎儿头过大或颅骨较硬不易变形,亦可引起相对性头盆不称而造成难产。

因胎头是胎体的最大部位,也是胎儿通过产道最困难的部分。

1. 胎头颅骨　由顶骨、额骨、颞骨各 2 块及枕骨 1 块构成。颅骨间缝隙称为颅缝,两颅缝交会处的较大空隙称为囟门。颅缝与囟门均有软组织遮盖,使骨板有一定活动余地,胎头具有一定的可塑性。在临产过程中,通过颅缝的轻微重叠,使头颅变形缩小,有利于胎头的娩出。

2. 胎头径线　主要有 4 条。

（1）双顶径：为两顶骨隆突间的距离，平均值约为9.3cm。

（2）枕额径：为鼻根上方至枕骨隆突的距离，平均值约为11.3cm，以此径衔接。

（3）枕下前囟径：又称小斜径，为前囟中央至枕骨隆突下方的距离，平均值约为9.5cm，胎头以此径通过产道。

（4）枕颏径：又称大斜径，为颏骨下方中央至后囟顶部的距离，平均值约为13.3cm。

二、胎　　位

头位时，胎头先通过产道，需查清矢状缝及前后囟，以确定胎位。两顶骨之间的颅缝为矢状缝，是确定胎位的重要标志。顶骨与额骨之间的颅缝为冠状缝。两额骨之间颅缝为额缝。枕骨与顶骨之间的颅缝为人字缝。位于胎头前方由矢状缝在冠状缝及额缝会合而成呈菱形的囟门为大囟门或称前囟门；位于胎头后方由矢状缝与人字缝会合而成呈三角形的囟门为小囟门或称后囟门。臀位时，胎臀先娩出，如果阴道未充分扩张，胎头娩出时因无变形机会易致娩出困难。横位时，胎体纵轴与骨盆轴垂直，足月活胎不能通过产道，对母儿威胁极大。

三、胎儿畸形

胎儿某一部分发育异常，如脑积水及联体儿等，由于胎头或胎体过大，通过产道困难，难以从阴道分娩。

（邓　黎　常　青）

参 考 文 献

[1] 谢幸,孔北华,段涛.妇产科学[M].9版.北京：人民卫生出版社,2018.

[2] 郭光文,王序.人体解剖彩色图谱[M].3版.北京：人民卫生出版社,2018.

[3] 狄文,李铮,张君慧.生殖系统[M].上海：上海交通大学出版社,2013.

[4] 王玉东,程蔚蔚.妇产科应用解剖与手术技巧[M].上海：上海科学技术文献出版社,2014.

[5] 曹泽毅.中华妇产科学[M].3版.北京：人民卫生出版社,2014.

[6] Iancu,George. Female Pelvic Anatomy：Childbirth Trauma[M]. London：Springer,2017.

[7] Wall LL. The muscles of the pelvic floor[J]. Clin Obstet Gynecol, 1993,36(4)：910-925.

[8] O'Leary JA. Uterine artery ligation in the control of post cesarean hemorrhage[J]. J Reprod Med, 1995,40(3)：189-193.

第4章 女性激素周期

第一节 卵巢功能及周期性变化

卵巢是女性的生殖腺,对人类后代的繁衍起着主要作用。育龄女性卵巢的生理功能包括:①每月排出卵细胞;②分泌性激素及多种肽类物质,促使第二性征及生殖道的发育,为受精及孕卵着床做准备,支持早期胚胎的发育。

一、卵 巢 周 期

卵巢周期是指从青春期开始到绝经前,卵巢在形态和功能上发生周期性变化。

(一)卵泡的发育与成熟

胚胎5—28周时,原始生殖细胞不断有丝分裂,细胞数增多,体积增大,称为卵原细胞。自胚胎11—12周开始卵原细胞进入第一次减数分裂,并静止于前期双线期,改称为初级卵母细胞。胚胎16周至出生后6个月,单层梭形前颗粒细胞围绕初级卵母细胞形成始基卵泡。这是女性的基本生殖单位,也是卵细胞储备的唯一的形式,可以在卵巢内处于休眠状态数十年。胚胎20周时生殖细胞数目达到高峰,两侧卵巢共含600万~700万个。出生时约剩200万个,儿童期多数卵泡退化,至青春期只剩下约30万个卵泡。进入青春期后,卵泡由自主发育推进至发育成熟的过程则依赖于促性腺激素的刺激。生育期每月发育一批(3~11个)卵泡,经过募集、选择,一般只有一个优势卵泡可达完全成熟,并排出卵子。其余的卵泡发育到一定程度通过细胞凋亡机制而自行退化,称为卵泡闭锁。女性一生中一般只有400~500个卵泡发育成熟并排卵,仅占总数的0.1%左右。

根据卵泡的形态、大小、生长速度和组织学特征,可将其生长过程分为以下几个阶段(图4-1-1)。

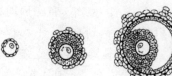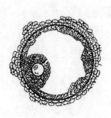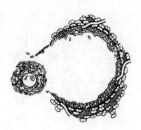

A. 始基卵泡　　B. 窦前卵泡　　C. 窦状卵泡　　D. 排卵前卵泡　　　　E. 排卵

图 4-1-1　各级卵泡示意

1. 窦前卵泡　始基卵泡的梭形前颗粒细胞分化为单层立方形细胞，称为初级卵泡。与此同时，颗粒细胞合成和分泌黏多糖，在卵子周围形成一透明环形区，呈透明带。颗粒细胞的胞膜突起可穿过透明带与卵子的胞膜形成缝隙连接，这些胞膜的接触为卵子的信息传递和营养提供了一条通道。最后，初级卵泡的颗粒细胞增殖，增加了细胞的层数（600个细胞以下），卵泡增大，形成次级卵泡。颗粒细胞内出现卵泡刺激素（FSH）、雌激素和雄激素三种受体，并具备了对上述激素的反应性。卵泡基底膜附近的梭形细胞形成两层卵泡膜，即卵泡内膜和卵泡外膜。卵泡内膜细胞出现黄体生成素（LH）受体，具备了合成甾体激素的能力。

2. 窦状卵泡　在雌激素和FSH的协同作用下，颗粒细胞间积聚的卵泡液增加，最后融合形成卵泡腔，卵泡直径增大达 $500\mu m$，称为窦状卵泡。窦状卵泡的发育后期，相当于迁移卵巢周期的黄体晚期及本周卵泡早期，血清FSH水平及其生物活性增高，超过一定阈值后，卵巢内有一组窦状卵泡群进入了"生长发育轨道"，这种现象称为募集。每月月经周期第7日，在被募集的发育卵泡群中，FSH阈值最低的一个卵泡，优生发育成为优势细胞，其余的卵泡逐渐退化闭锁，这一现象称为选择。月经周期第11～13日，优势细胞增大至18mm左右，雌激素量增多，使血清雌激素量达到300pg/ml左右。不仅如此，在FSH刺激下，颗粒细胞内又出现了LH受体及催乳素（PRL）受体，并具备了对LH、PRL的反应性。此时便形成了排卵前卵泡。

3. 排卵前卵泡　为卵泡发育的最后阶段，亦称格拉夫卵泡。卵泡液急骤增加，卵泡腔增大，卵泡体积显著增大，直径可达18～23mm，卵泡向卵巢表面突出，其结构从外到内依次为：①卵泡外膜，为致密的卵巢间质组织，与卵巢间质无明显界限。②卵巢内膜，从卵巢皮质层间质细胞衍化而来，细胞呈多边形，较颗粒细胞大。此层含丰富的血管。③颗粒细胞，细胞呈立方形，细胞间无血管存在，营养来自外周的卵泡内膜。④卵泡腔，腔内充满大量清澈的卵泡液和雌激素。⑤卵丘，呈丘状突出于卵泡腔，卵细胞深藏其中。⑥放射冠，直接围绕卵细胞的一层颗粒细胞，呈放射状排列。⑦透明带，在放射冠与卵细胞之间还有一层很薄的透明膜，称为透明带。

（二）排卵

卵母细胞和它周围的卵丘颗粒细胞一起被排出的过程称为排卵。导致排卵的内分泌调节为排卵前血LH/FSH峰的出现，其机制包括：①排卵前卵泡产生的雌二醇高峰对垂体、下丘脑的正反馈调节作用；②促性腺激素释放激素作用及孕酮的协同作用所致。在该峰刺激下导致成熟卵泡最终排卵。排卵多发生在下次月经来潮前14日左右。卵子排出后，经输卵管伞部捡拾、输卵管壁蠕动及输卵管黏膜纤毛活动等协同作用进入输卵管，并循管腔向子宫侧运行。

（三）黄体形成及退化

排卵后卵泡液流出，卵泡腔内压下降，卵泡壁塌陷，形成许多皱襞，卵泡壁的卵泡颗粒细胞和卵泡内膜细胞向内侵入，周围有结缔组织的卵泡外膜包围，共同形成黄体。卵泡颗粒细胞在LH排卵峰的作用下进一步黄素化，分别形成颗粒黄体细胞。黄体细胞的直径由原来的 $12～14\mu m$ 增大到 $35～50\mu m$。排卵后7～8日（相当于月经周期第22日）黄体体积和功能达到高峰，直径1～2cm，外观黄色。正常黄体功能的建立需要理想的排卵前卵泡发育，特别是FSH的刺激，持续性和高水平性LH的维持。若排出的卵子受精，则黄体在胚胎滋养细胞分泌的人绒毛膜促性腺激素作用下增大，转变为妊娠黄体，至妊娠3个月才退化。此后胎盘形成并分泌甾体激素维持妊娠。若卵子未受精，黄体在排卵后

9～10 个月开始退化,黄体功能限于 14d,其机制尚未完全明确,可能与分泌的雌激素溶黄体作用有关。黄体退化时,黄体细胞逐渐萎缩变小,周围的结缔组织及成纤维细胞侵入黄体,逐渐由结缔组织所代替,组织纤维化,外观色白,称为白体。黄体衰退后,月经来潮,卵巢中又有新的卵泡发育,开始新的周期。

(四) 卵泡闭锁

在女性一生中,仅有 400 个左右的原始卵泡发育到排卵,其余绝大多数卵泡均在发育过程中退化,成为闭锁卵泡。闭锁卵泡的组织学特征为卵母细胞退化坏死,被吞噬细胞清除,颗粒细胞层分解,细胞脂肪变性,卵泡塌陷最后纤维化。

二、卵巢性激素

主要为雌激素、孕激素及少量雄激素,均为甾体激素。

1. **甾体激素的基本化学结构**　甾体激素属类固醇激素,其基本化学结构为环戊烷多氢菲环。由 3 个六碳环和 1 个五碳环组成,其中第一个为苯环,第二个为萘环,第三个为菲环外加环戊烷,它们构成类固醇激素的核心结构。根据碳原子数目分为 3 类:①二十一碳类固醇,如孕酮,基本结构是孕烷核;②十九碳类固醇,包括所有雄激素,基本结构是雄烷核;③十八碳类固醇,包括雌二醇、雌酮、雌三醇,基本结构为雌烷核。

2. **甾体激素的生物合成**　卵巢雌激素的合成是由卵泡膜细胞和颗粒细胞在 FSH 和 LH 共同作用下完成的,LH 与卵泡膜细胞 LH 受体结合后使细胞内胆固醇合成雄激素,后者可通过基底膜进入颗粒细胞。颗粒细胞上 FSH 受体与 FSH 结合后激活芳香化酶,将雄激素转化为雌二醇。

3. **卵巢性激素的周期性变化**　正常女性卵巢性激素的分泌随卵巢周期而变化。

(1)雌激素:卵泡开始发育时,只分泌少量雌激素;至月经第 7 日,卵泡分泌雌激素的量迅速增加,于排卵前达到高峰,排卵后稍减少。在排卵后 1～2d,黄体开始分泌雌激素使血液循环中雌激素又逐渐上升。在排卵后 7～8d 黄体成熟时,形成血液循环中雌激素第二高峰,此峰低于排卵前第一高峰。此后,黄体萎缩,雌激素水平急剧下降,于月经期前达最低水平。

(2)孕激素:卵泡期卵泡不分泌孕酮,排卵前成熟卵泡的颗粒细胞在 LH 排卵高峰的作用下黄素化,并开始分泌少量孕酮;排卵后黄体分泌孕酮逐渐增加,至排卵后 7～8d 黄体成熟时,分泌量达最高峰,之后逐渐下降,到月经来潮时降至卵泡期水平。

(3)雄激素:女性雄激素主要来自肾上腺;卵巢也分泌部分雄激素,包括睾酮、雄烯二酮。卵泡内膜细胞是合成分泌雄烯二酮的主要部位。卵巢间质细胞主要合成分泌睾酮。排卵前循环中雄激素升高,一方面可促进非优势卵泡闭锁,另一方面可提高性欲。

三、下丘脑-垂体-卵巢轴的相互关系

下丘脑-垂体-卵巢轴是一个完整且协调的神经内分泌系统,其每个环节均有其独特的神经内分泌功能,并且互相调节、互相影响。其主要生理功能是控制女性发育、正常月经和性功能,因此又称性腺轴。此外,它还参与机体内环境和物质代谢的调节。

神经内分泌活动还受到大脑高级中枢的调控。在下丘脑促性腺激素释放激素(GnRH)的控制下,腺垂体分泌 FSH 和 LH,卵巢性激素依赖于 FSH 和 LH 的作用,而子宫内膜的周期变化又受卵巢分泌的性激素调控。下丘脑神经分泌细胞分泌促卵泡刺激素释放激素与促黄体生成素释放激素,两者可通过下丘脑与脑垂体之间的门静脉系统进入腺垂体,垂体在下丘脑产生的

激素控制下分泌 FSH 与 LH,刺激成熟卵泡排卵,促使排卵后的卵泡变成黄体,产生孕激素与雌激素。此外,腺垂体嗜酸性粒细胞能分泌一种纯蛋白质称为催乳激素,其功能与刺激泌乳有关,其分泌的调节与下丘脑有关,如下丘脑分泌的催乳激素抑制激素能抑制催乳激素的分泌,而促甲状腺激素释放激素除能促使垂体分泌甲状腺激素外,还能刺激催乳激素的分泌。性腺轴的功能调节是通过神经调节和激素反馈调节实现的。卵巢性激素对下丘脑-垂体分泌活动的调节作用称为反馈性调节作用。下丘脑的不同部位对性激素作用的反应性不同。使下丘脑兴奋、分泌性激素增多者称为正反馈;反之,使下丘脑抑制、分泌性激素减少者称为负反馈。大量雌激素抑制下丘脑分泌 FSH-RH(负反馈),同时又兴奋下丘脑分泌 LH-RH(正反馈)。大量孕激素对 LH-RH 抑制作用(负反馈)。当下丘脑因受卵巢性激素负反馈作用的影响而使卵巢释放激素分泌减少时,垂体的促性腺激素释放也相应减少,黄体萎缩,由其产生的两种卵巢激素也随之减少。子宫内膜因失去卵巢性激素的支持而萎缩、坏死、出血、剥脱,促成月经来潮。在卵巢性激素减少的同时,解除了对下丘脑的抑制,下丘脑得以再度分泌有关释放激素,于是又开始另一个新的周期,如此反复

循环(图 4-1-2)。下丘脑、垂体与卵巢激素彼此相互依存,又相互制约,调节着正常的月经周期,其他内分泌腺及前列腺素与月经周期的调节密切相关。而所有这些生理活动并非孤立的,均受大脑皮质调控,可见神经系统在月经周期的调节中起重要作用。

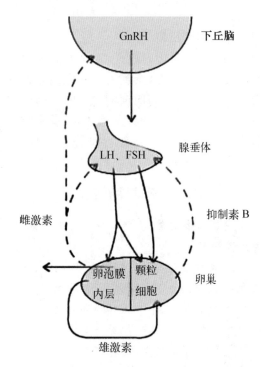

图 4-1-2　下丘脑-垂体-卵巢轴之间的相互关系

第二节　卵巢性激素的生理作用

性激素为小分子物质,具有脂溶性,主要通过扩散进入细胞内,与胞质受体结合,形成激素-胞质受体复合物,通过构象变化和热休克蛋白解离获得进入细胞核内的能力,并由胞质转移至核内,激素与核内受体结合,形成激素-核受体复合物,从而激发DNA 的转录过程,生成特异 mRNA,然后进入胞质,在核糖体内翻译形成蛋白质,发挥生物学效应。

一、雌　激　素

1. 生殖系统　雌激素对副中肾管衍变而来的组织有促进发育的作用。雌激素促进子宫肌细胞增生、肥大,使肌层增厚;增加子宫的血供;增加子宫平滑肌对缩宫素的敏感性;促进子宫内膜腺体和间质增殖、修复,使宫颈口松弛、扩张,宫颈黏液分泌增多,形状变稀薄,富有弹性易拉成丝状,有利于精子的

存活和穿透。促进输卵管肌层发育及上皮的分泌活动,加强输卵管肌节律性收缩的振幅。促进阴道上皮细胞增生和角化,黏膜增厚,细胞内糖原增加。糖原在阴道内乳杆菌作用下使 pH 呈酸性。促进大、小阴唇色素沉着及脂肪沉积。调节卵母细胞的成熟和颗粒细胞的增殖和分化,促进卵泡发育。另外,雌激素通过对下丘脑和垂体的正、负反馈双重调节,控制促性腺激素的分泌。

2. 乳腺　促进乳腺增生,乳头、乳晕着色。

3. 代谢　促进水钠潴留,促进肝内多种蛋白质的合成,使体内脂肪呈女性分布,并通过刺激肝胆固醇代谢酶的合成改善血脂成分。

4. 骨骼　具有对抗甲状旁腺素的骨吸收作用,维持和促进骨基质代谢;对肠道钙的吸收、肾脏钙的重吸收、钙盐和磷盐在骨质中的沉积具有促进作用,以维持正常骨质。青春期雌激素与生长激素协同加速骨骼发育,绝经后由于雌激素缺乏使骨吸收大于骨生成,而发生骨质疏松。

5. 心血管　改善血脂成分,抑制动脉粥样硬化,扩张血管,改善血供,维持血管张力,保持血流稳定。但临床试验尚未显示其预防心血管病的疗效。

6. 皮肤　使表皮增殖,真皮增厚,结缔组织内胶原分解减慢,改善皮肤弹性及血供。

二、孕　激　素

孕激素通常在雌激素的作用基础上发挥作用。

1. 生殖系统　使子宫增殖期内膜转化为分泌期内膜,为受精卵着床做准备。使宫口闭合,黏液分泌减少,性状变黏稠,拉丝度变短,不利于精子穿透。抑制输卵管节律性收缩的振幅,抑制上皮纤毛生长,调节孕卵运行,加快阴道上皮脱落。在卵泡内抑制颗粒细胞的增殖。孕激素在月经中期具有增强雌激素对垂体 LH 排卵峰释放的正反馈作用,在黄体期对下丘脑、垂体有负反馈作用,抑制促进腺激素分泌,降低平滑肌兴奋性,抑制子宫肌层收缩,降低对缩宫素的敏感性,有利于胚胎宫内生长发育。

2. 乳腺　在雌激素作用的基础上,孕激素与雌激素一起促使腺泡发育。

3. 代谢　促进水钠排泄。

4. 体温　孕酮对体温调节中枢具有兴奋作用,可使基础体温在排卵后升高 0.3～0.5℃。临床上可以此作为排卵期的标志之一。

三、孕激素与雌激素的协同和拮抗作用

1. 协同作用　雌激素的作用主要在于促使女性生殖器官和乳房的发育,而孕激素则是在雌激素作用的基础上,进一步促使其发育,为妊娠做准备。

2. 拮抗作用　雌激素促进子宫内膜增殖及修复,孕激素则限制子宫内膜增殖并使增殖的子宫内膜转化为分泌期内膜,其他拮抗作用表现在子宫收缩、输卵管蠕动、宫颈黏液变化、阴道上皮细胞角化和脱落,以及水钠潴留与排泄等方面。

四、雄　激　素

1. 对女性生殖系统的影响　青春期肾上腺功能初现,肾上腺分泌雄激素增加,促进阴毛、腋毛的生长。雄激素可减缓子宫及其内膜的生长和增殖,抑制阴道上皮的增生和角化,促进阴蒂和阴唇的发育。

2. 对机体代谢功能的影响　雄激素促进蛋白合成,促进肌肉生长,刺激骨髓中红细胞的增生。在性成熟期前,促进长骨骨基质生长和钙的保留;性成熟后可导致骨骺闭合,使其停止生长。雄激素可能还与性欲有关。

第三节 月 经 周 期

月经周期是育龄女性下丘脑-垂体-卵巢轴功能及其生殖道靶器官-子宫内膜结构功能周期性变化的结果,目的是为接纳胚胎着床做准备。虽然月经时子宫出血是前一个周期子宫内膜从增殖、分泌、退化脱落的结果,但为了便于确认,一般皆认定月经来潮第1天为本次月经周期的第1天,之后顺序类推,至下次月经来潮的前1天,便是本周期的最后1天。正常月经周期具有明显规律性。周期时限平均为31d,范围21~35d。卵泡期时限变化较大,黄体期则较为恒定。经期平均5d,范围3~7d。以碱性正铁血红蛋白法客观地测定每次经期失血量,平均约35ml,范围20~80ml。一般在经期第2~3天失血量最多,经血鲜红或稍暗,黏稠而不凝固,还可含有子宫内膜碎片及宫颈黏液等成分。月经是女性的一种生理现象,一般不影响正常生活与工作。由于经期盆腔器官充血,可产生下腹坠胀、腰骶部酸胀感。

一、子宫内膜周期性变化

子宫内膜功能层是胚胎植入的部位,受卵巢激素变化的调节,具有周期性增殖、分泌和脱落性变化;基底层在月经后再生并修复子宫内膜创面,重新形成子宫内膜功能层。据其组织学变化将月经分为增殖期、分泌期、月经期3个阶段。

1. 增殖期 月经周期第5~14日,与卵巢周期中的卵泡期成熟阶段相对应。在雌激素作用下,内膜表面上皮、腺体、间质、血管均呈增殖性变化,称为增殖期。该期子宫内膜厚度自0.5mm增生至3~5mm。增殖期腺体细胞的重要变化表现为纤毛细胞和微绒毛细胞的增加。纤毛细胞出现于月经周期第7~8日,主要围绕腺体开口分布,纤毛的摆动可促进子宫内膜分泌物的流动和分布。微

绒毛可增加细胞表面积,从而增加腺细胞的排泄和吸收功能。增生的腺细胞和间质细胞内含有丰富的游离型和结合型核糖体、线粒体、高尔基复合体及初级溶酶体。这些结构是蛋白质、能量及酶的合成与储存场所。

2. 分泌期 月经周期第15~28日,与卵巢周期中的黄体期相对应。黄体分泌的孕激素、雌激素使增殖期内膜继续增厚,腺体更增长弯曲,出现分泌现象;血管迅速增加,更加弯曲;间质疏松并水肿。子宫内膜厚且松软,含有丰富的营养物质,有利于受精卵着床发育。

3. 月经期 月经周期第1~4日,为子宫内膜海绵状功能层从基底层崩解脱落期,这是孕酮和雌激素撤退的最后结果。经前24h,内膜螺旋动脉节律性收缩及舒张,继而出现逐渐增强的血管痉挛性收缩,导致远端血管壁及组织缺血坏死、剥落,脱落的内膜碎片及血液一起从阴道流出,即月经来潮。

二、生殖器其他部位周期性变化

1. 阴道黏膜的周期性变化 月经周期中阴道黏膜上皮呈周期性变化,以阴道上段最为明显。排卵前,阴道上皮在激素的作用下,底层细胞增生,逐渐演变成中层与表层细胞,使阴道黏膜增厚;表层细胞角化程度增高;细胞内糖原含量增多,经阴道内的乳杆菌分解成乳酸,使阴道内保持酸性环境,从而抑制了致病菌的繁殖。排卵后在激素作用下,阴道表层细胞脱落。临床上可借助阴道脱落细胞的变化了解体内雌激素水平及有无排卵。

2. 宫颈黏液的周期性变化 宫颈黏膜腺细胞分泌的黏液在卵巢性激素的影响下有明显的周期性改变。雌、孕激素可调节宫颈黏膜腺细胞的分泌功能,月经来潮后,体内雌

孕激素水平降低,此时宫颈管分泌的黏液量很少。随着雌激素水平提高,黏液分泌量不断增加,至排卵期宫颈分泌的黏液变得非常稀薄、透明,拉丝度可达 10cm 以上。宫颈黏液涂片干燥后置于显微镜下检查,可见羊齿植物叶状结晶。这种结晶在月经周期第 6～7 日即可出现,到排卵期结晶形状最清晰典型。排卵后受孕激素影响,黏液分泌量逐渐减少,质地变黏稠而浑浊,拉丝度差,易断裂。涂片检查可发现结晶逐步模糊,至月经周期第 22 日左右完全消失,而代之以排列成行的椭圆体。临床上根据宫颈黏液检查,可了解卵巢的功能状态。

宫颈黏液是含有糖蛋白、血浆蛋白、氯化钠和水分的水凝胶。宫颈黏液中的氯化钠在月经周期发生明显变化。在月经前后,氯化钠含量仅占黏液干重的 2%～20%,而排卵期则达 40%～70%。由于黏液是等渗的,排卵期宫颈黏液氯化钠比例的增加使其亦相应增加,故排卵期的宫颈黏液稀薄而量多。宫颈黏液中的糖蛋白排列成网状。近排卵时,在雌激素的影响下网眼变大,以适宜精子通过。雌、孕激素的作用使宫颈在月经期中对精子穿透发挥生物阀的作用。

3. 输卵管的周期性变化　输卵管的形态及功能在雌、孕激素作用下同样发生周期性变化。在雌激素作用下,输卵管黏膜上皮纤毛细胞生长,体积增大;非纤毛细胞分泌增加,为卵子提供运输和种植前的营养物质。雌激素还促进输卵管的发育及输卵管肌层的节律性收缩。孕激素则抑制输卵管平滑肌节律性收缩的振幅,并可抑制输卵管黏膜上皮纤毛细胞的生长,减低分泌细胞分泌黏液的功能。在雌、孕激素的协调作用下,受精卵通过输卵管到达子宫腔。

4. 乳房的周期性变化　雌激素促进乳腺管增生,而孕激素则促进乳房小叶及腺泡生长。一些女性在经期前有乳房肿胀和疼痛感,可能是由于乳腺管的扩张、充血及乳房间质水肿所致。由于雌、孕激素撤退,月经来潮后上述症状大多消退。

第四节　其他内分泌腺及前列腺对女性生殖系统的影响

性腺是内分泌系统中一个重要的组成部分,性腺功能必然受到其他内分泌腺功能状态的影响,其中甲状腺和肾上腺皮质的作用最明显。

1. 甲状腺　甲状腺分泌甲状腺素和三碘甲状腺原氨酸两种激素。甲状腺激素有增进发育及促进物质代谢的功能,还对生殖生理等过程有直接影响。如甲状腺功能减退发生在青春期之前,可表现卵泡发育停滞、性器官萎缩、月经初潮延迟等;如发生在青春期之后,则表现为月经过少、稀发,甚至闭经,生殖功能受到抑制。患者多合并不孕,自然流产和胎儿发育异常发生率增加。甲状腺功能轻度亢进使甲状腺素分泌与释放增加,子宫内膜过度增生,临床表现为月经过多、过频,甚至发生功能失调性子宫出血。当甲状腺功能亢进进一步加重时,甲状腺素的分泌、释放及代谢等过程均受到抑制,临床表现为月经稀发、月经量少,甚至闭经。

2. 肾上腺　肾上腺是除卵巢外合成并分泌类固醇激素最重要的器官,具有分泌多种激素的功能,主要包括盐皮质激素、糖皮质激素和性激素。肾上腺皮质分泌的性激素有少量雄激素及微量雌、孕激素,其分泌的雄激素为女性体内雄激素的主要来源,少量雄激素为正常女性的阴毛、腋毛、肌肉和全身发育所必需。若雄激素分泌过多,可抑制下丘脑分泌 GnRH,并有对抗雌激素的作用,使卵巢功能受到抑制而出现闭经,甚至多毛、肥胖、痤疮等男性化表现。临床上常见的多囊卵巢综合征的病因之一,即肾上腺源性雄激素过多。先天性肾上腺皮质增生症(CAH)患者由于存在21-羟化酶缺陷,导致皮质激素合成不足,引起促肾上腺皮质激素(ACTH)代偿性增加,促使肾上腺皮质网状带雄激素分泌过多,临床上导致女性假两性畸形或女性男性化表现。

3. 胰腺 胰腺分泌的胰岛素不仅参与糖代谢,而且对卵巢功能正常运转起重要作用。1型糖尿病(胰岛素依赖型糖尿病,IDDN)患者常伴有卵巢功能低下的临床表现。在胰岛素拮抗的高胰岛素血症情况下,过多胰岛素将促进卵巢产生过多雄激素,从而发生高雄激素血症,导致月经失调,甚至闭经。

4. 前列腺素 前列腺素(PG)是一组具有相似化学结构及不同生理活性的不饱和羟基脂肪酸衍生物,广泛存在于机体的组织和体液中,含量极微,但效应很强。PG在卵巢、子宫内膜、输卵管黏膜均有分布,对女性生殖功能有一定影响。

(1)对下丘脑-垂体功能的影响:PG作用于下丘脑或更高级中枢,具有诱导释放Gn-RH、LH的功能。

(2)对卵巢功能的影响:PG可促进卵泡发育、卵泡激素分泌、诱发排卵、黄体维持及溶解过程。

(3)对子宫肌的影响:PG对子宫肌的作用可因PG的类型和子宫生理状态而有所不同。PGE可使非妊娠子宫肌松弛、妊娠子宫肌收缩,而PGF则可使非妊娠及妊娠子宫肌均引起收缩。

(4)对输卵管的影响:输卵管黏膜内含高浓度的PG。PGF可促进输卵管收缩,而PGE则抑制其收缩。PG通过影响输卵管的活动能力来调节卵子运输。

(5)对月经的影响:子宫内膜能合成PG,其量随月经周期而有所变化,$PGF_{2\alpha}$能促使子宫内膜螺旋小动脉收缩,加速内膜缺血、坏死、血管断裂,因此,月经来潮可能与$PGF_{2\alpha}$密切相关。原发性痛经妇女经血中$PGF_{2\alpha}$含量异常增多,提示子宫内前列腺素失调可能为痛经的原因之一。

(邓 黎 常 青)

参 考 文 献

[1] 谢幸,孔北华,段涛. 妇产科学[M]. 9版. 北京:人民卫生出版社,2018:19-29.

[2] Shapiro LF, Freeman K. The relationship between estrogen, estrogen receptors and periodontal disease in adult women: a review of the literature[J]. N Y State Dent J, 2014,80(3): 30-34.

[3] Damoiseaux VA, Proost JH, Jiawan VC, et al. Sex differences in the pharmacokinetics of antidepressants: influence of female sex hormones and oral contraceptives[J]. Clin Pharmacokinet, 2014,53(6):509-519.

[4] Diane M Fraser. Myles texbook for Midwives [M]. 15th Edition. Churchill Livingstone, 2011:137-146.

第5章 妊娠生理

妊娠是非常复杂且变化极为协调的生理过程,包括胎儿及其附属物的形成与母体各系统的适应性改变。

第一节 受精、受精卵发育与着床及囊胚

一、受 精

受精(fertilization)指精子和次级卵母细胞结合形成受精卵的过程。排卵后,卵子直径为0.15～0.2mm,没有运动能力,靠输卵管纤毛的摆动和输卵管的蠕动向子宫移动。一次射精约3亿个精子被释放并储存到阴道后穹。此时宫颈因雌激素的影响分泌疏松的黏液,能到达宫颈的精子存活下来摆动鞭毛向输卵管运动。而那些留在阴道中的精子被酸性介质破坏。绝大多数精子在通过子宫的途径中死亡,而仅有数百个精子到达输卵管,受精通常发生在输卵管壶腹部。

一般认为精子在性交后1～3d,严格地说36～48h才具有受精能力;卵细胞从卵巢排出后24h内不受精则开始变性。故受精通常发生在性交后48h内或排卵后24h内,未受精的精子、卵子仅能存活2～3d。妊娠通常发生在预计的下次月经前14d左右。

二、受精卵发育

受精后30h,受精卵向子宫方向移动。3～4d后到达子宫。同时受精卵开始进行反复卵裂(cleavage),形成多个子细胞(又称分裂球)。受精后第3天,受精卵发育成含有16个细胞的实心细胞团形成,称为桑葚胚(modula)。受精后第4天,桑葚胚增至100个细胞时,进入子宫腔,随后桑葚胚中出现一个充满液体的空腔,即囊胚腔,桑葚胚发育成为囊胚(又称胚泡)。围绕着囊胚的是一层单层细胞组成的滋养层,其余细胞聚集成堆形成内细胞团突向液腔,此为早期囊胚。囊胚进入子宫后在宫内游走2～3d或以上,即受精后6～7d,发育成为晚期胚囊。受精卵发育见图5-1-1。

三、受精卵着床

着床发生于受精后第10～11天,内膜完全覆盖囊胚,仅在表面表现有小凸起。着床时囊胚与子宫蜕膜的关系见图5-1-2。

受精卵着床必须具备4个条件:①透明带消失;②囊胚细胞滋养细胞必须分化出合体滋养细胞;③囊胚和子宫内膜发育同步且功能协调;④孕妇体内有足量的孕酮。

受精卵着床经过定位、黏附与穿透3个过程:①定位,着床部位通常在子宫后壁上部,晚期囊胚以其内细胞团端接触子宫内膜;②黏附,晚期囊胚黏附子宫内膜后,滋养细胞开始分化成2层,即合体滋养细胞(外层)和细胞滋养细胞层(内层);③穿透,合体滋养细胞分泌蛋白溶解酶溶解子宫内细胞、间质和血管,埋入子宫内膜中。此时合体滋养细胞开始分泌绒毛膜促性腺激素(human chorionic gonadotropin,hCG),维持黄体寿命和功能。

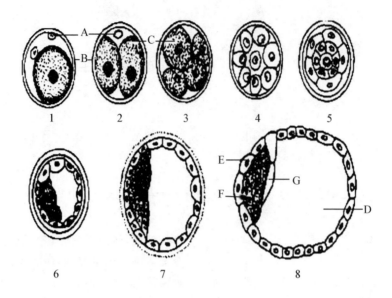

图 5-1-1　受精卵的发育

1. 合子(受精卵单细胞期);2. 二细胞期;3. 四细胞期;4. 八细胞期;
5. 桑葚胚;6. 囊胚期;7. 原肠胚;8. 组织器官分化;A. 极体;B. 透明带;
C. 卵裂球;D. 囊胚腔;E. 滋养层;F. 内细胞团;G. 内胚层

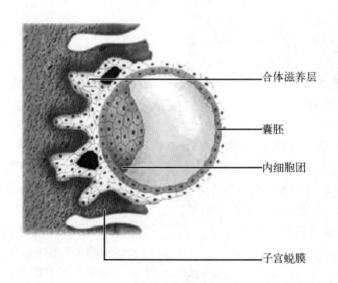

合体滋养层

囊胚

内细胞团

子宫蜕膜

图 5-1-2　着床

四、囊　　胚

囊胚的滋养层形成胎盘和绒毛膜,而内细胞团将发育成胎儿、羊膜和脐带。

1. 蜕膜　妊娠期的子宫内膜即为蜕膜。受孕后在雌孕激素等影响下子宫内膜迅速发生蜕膜变,致密层蜕膜样细胞增大变成蜕膜细胞。雌激素分泌增加使内膜增厚成孕前的

4 倍,黄体产生大量孕激素刺激腺体内膜分泌,血管数量增加,使受精卵着床处的内膜变软、血管化,变成海绵状。

2. 滋养层　囊胚表面出现许多小凸起,在与子宫蜕膜的接触面上凸起更多。滋养层细胞分化成两层,即外层为合体滋养层,内层为细胞滋养层。滋养层以内为中胚层,即原始间充质。

(1)合体滋养层:由有核的细胞质组成,着床时可分解着床部位组织,侵蚀蜕膜的血管壁,使母体血液中的营养物质进入胎儿体内。

(2)细胞滋养层:由单层立方细胞组成,有分裂能力,不断产生新细胞加入合体滋养层。滋养层可以产生 hCG,这种激素可以在妊娠初期维持黄体功能,以不断产生雌激素和孕激素。

(3)中胚层:由疏松的结缔组织组成,与内细胞团相似,两者均参与体蒂的发育。滋养层发展成为胎盘,给胎儿提供营养。

3. 内细胞团　内细胞团具有全能分化潜能,细胞分化为三层,各自将形成胎儿不同部分。

(1)外胚层:主要形成皮肤和神经系统。

(2)中胚层:形成骨、肌肉、心血管系统,包括胎盘中的血管。某些内脏也起源于该层。

(3)内胚层:形成黏膜和腺体。

三层叠加在一起,即为胚盘。在内细胞团中出现两个腔,各位于胚盘的两面。由外胚层包绕形成的腔,称为羊膜腔,其内充满液体,最终形成羊水。羊膜腔逐渐增大突入囊胚腔并折叠包绕胚胎,最终使囊胚腔消失,羊膜与绒毛膜贴附在一起。卵黄囊位于内胚层面,由内胚层包绕形成。主要为胚胎提供营养,直到滋养层充分发育并取代其功能。卵黄囊部分结构发育为原肠,而剩余部分逐渐移至胚胎前方随之萎缩。出生以后卵黄囊遗迹位于脐带根部,即卵黄管。囊胚的发育见图 5-1-3。

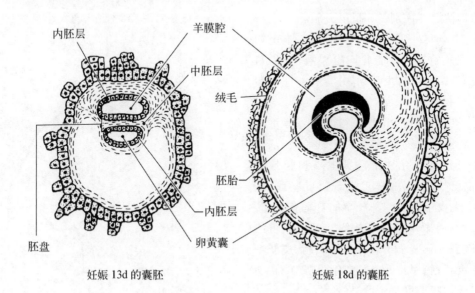

妊娠 13d 的囊胚　　　　　　妊娠 18d 的囊胚

图 5-1-3　囊胚的发育

第二节　胎儿及其附属物

一、胎儿的发育及其特征

受孕后前3周的妊娠产物被称为受精卵，3—8周被称为胚胎，9周之后被称为胎儿。

胎儿期胎儿生长很快，尤以第9～12周为甚，而体重增加则以最后数月最快。

产科医生一般以4周为1个孕龄单位，阐述胚胎及胎儿发育的特征。

1. 4周末　生长迅速，可辨认胚盘与体蒂（原始内、外胚层间隔一明显的基膜，外形似一椭圆盘子，即胚盘。部分中胚层细胞在胚盘尾部与滋养层的胚外中胚层相接逐渐变窄变细，称为体蒂，系脐带发生的始基）。原始中枢神经系统形成，心脏开始搏动并发育。

2. 8周末　细胞分裂迅速，胚胎已初具人形，头面部开始发育，能分辨出眼、耳、鼻、口、手指及足趾，各主要器官分化发育。心脏已形成，B超可见心脏搏动。外生殖器出现但不能辨认胎儿性别。B超可见胎动。

3. 12周末　胎儿身长约9cm，体重约20g，肾脏开始具有功能并产生尿液，外生殖器已发育，四肢可自由活动，并具有一些原始反射。

4. 16周末　胎儿身长约16cm，体重约100g。骨骼迅速发育，肠道内出现胎便，从外生殖器可辨认胎儿性别。鼻中隔和腭骨融合，头皮已长出毛发，体毛出现。皮肤薄，呈深红色，无皮下脂肪。部分孕妇自觉有胎动。

5. 20周末　胎儿身长约25cm，体重约300g。皮肤暗红，全身有毳毛及胎脂，皮肤细胞开始更新，指甲出现，开始有吞咽、排尿功能。经孕妇腹壁可听到胎心音。

6. 24周末　胎儿身长约30cm，体重约700g。各脏器已发育并具有功能，皮下脂肪开始沉积，皮肤出现皱纹，出现眉毛及睫毛。出现醒睡周期，对声音刺激有反应。

7. 28周末　胎儿身长约35cm，体重约1000g。有呼吸运动，为有生机儿，出生后能啼哭，但易患呼吸窘迫综合征。四肢活动好。

8. 32周末　胎儿身长约40cm，体重约1700g。毳毛已脱落，皮肤皱纹减少。体内不断储存脂肪和铁，女胎外生殖器发育良好，男胎睾丸下降至阴囊内。

9. 36周末　胎儿身长约45cm，体重约2500g。皮下脂肪沉积较多，面部皱纹消失，头发增长，耳软骨尚软，可见脚底皱褶，指（趾）甲已达指（趾）端，出生后能啼哭及吸吮。基本可以存活。

10. 40周末　胎儿身长约50cm，双顶径＞9.0cm，体重约3400g，发育成熟，头骨坚硬，皮肤粉红色，皮下脂肪多，哭声洪亮，吸吮力强。

临床根据胎儿身长推断胎儿妊娠月数：妊娠前20周胎儿身长（cm）＝妊娠月数的平方；妊娠后20周胎儿身长（cm）＝妊娠月数×5。妊娠3～12周胎儿的大小见图5-2-1。

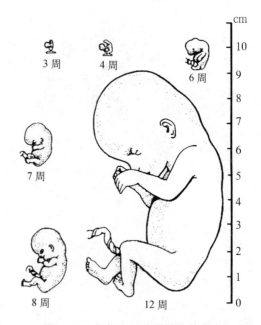

图 5-2-1　妊娠 3～12 周胎儿的大小

二、胎儿的生理特点

胎儿宫内结构既要满足其生长发育的需要，又要在出生后迅速发生适应性改变。

1. 循环系统

（1）血液循环特点：胎儿循环与胎盘相连，氧供及营养供给和代谢产物排出均需经过胎盘由母体来完成。含氧量较高的血液自胎盘经一条脐静脉进入胎儿体内，分为 3 支：一支直接进入肝脏，一支与门静脉汇合进入肝脏，此两支的血液经肝静脉进入下腔静脉；另一支经静脉导管直接进入下腔静脉。进入右心房的下腔静脉血主要来自脐静脉含氧量

较高的血液。卵圆孔是存在于心房间的活瓣状孔道，下腔静脉入右心房的血流绝大部分经卵圆孔入左心房。这样分流的原因是血液不需要经过肺去获氧。而上腔静脉入右心房的血，经右心室进入肺动脉。由于肺循环压力较高，肺动脉血大部分经动脉导管入主动脉。仅有 1/3 的血经肺静脉入左心房，汇同卵圆孔进入左房之血进入左心室再进入升主动脉，供应心、头部及上肢。左心室小部分血液进入降主动脉，汇同动脉导管进入的血液一起供应身体下半部。经腹下动脉通过两条脐动脉后再进入胎盘，与母血进行气体交换（图 5-2-2）。

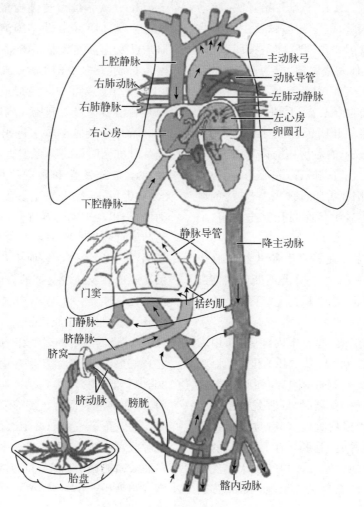

图 5-2-2　胎儿循环模式

由于胎儿循环的特点使胎儿体内几乎无纯动脉血，而是动静脉混合血。胎盘血液从脐静脉经腹壁到肝脏表面下，是胎儿唯一未混合的血液。进入肝、心、头部及上肢的血液含氧量较高及营养较丰富，进入肺及身体下半部的血液含氧量及营养较少。因此，出生时上肢的发育较下肢好。

（2）胎儿出生后血液循环的变化：胎儿出生后，胎盘血液循环中断，肺开始呼吸，血液循环逐渐恒定并发生解剖上改变。①脐静脉闭锁，成为肝圆韧带。②脐动脉大部分闭锁与相连闭锁的腹下动脉成为腹下韧带，仅近侧段保留成为膀胱上动脉。③肝静脉导管闭锁成为静脉韧带。④由于肺开始呼吸，肺动脉血液大量进入肺，位于肺动脉及主动脉弓之间的动脉导管因平滑肌收缩呈关闭状态，出生后2～3个月完全闭锁，成为动脉韧带。如动脉导管在出生后保持开放，血液将会从高压的主动脉流向肺，这是胎儿期血流的反方向。⑤由于脐静脉闭锁，从下腔静脉注入右心房的血液减少，右心房压力降低，同时肺开始呼吸，大量血液从肺流进左心房，左心房压力增高，使卵圆孔关闭，流经左右心房的血液分离。约出生后半年卵圆孔完全关闭，形成卵圆窝。

2. 血液系统 在子宫内胎儿红细胞生存期短，仅为成人的2/3，故需不断生成红细胞，到胎儿出生时红细胞生存期延长到约90d。

（1）红细胞生成：起源于内细胞团，由父母遗传基因决定血型，其ABO和Rh血型可与母体不同。妊娠3周末红细胞主要由卵黄囊生成，妊娠10周时，肝脏是红细胞生成的主要器官。以后骨髓、脾脏逐渐有造血功能，至妊娠足月时，骨髓产生约90%的红细胞。妊娠32周时胎儿体内产生大量红细胞生成素，出生时新生儿红细胞计数增多约为6.0×10^{12}/L。

（2）血红蛋白生成：胎儿的血红蛋白不同于成人，为胎儿型血红蛋白（HbF）。它与氧的亲和力更大，且浓度更高。由于胎盘处氧分压较大气中低，胎儿仅能通过HbF从胎盘获得氧供。近足月时，胎儿开始产生成人型血红蛋白（HbA），这可能与糖皮质激素的作用有关。至临产时胎儿型血红蛋白仅占25%。妊娠中期胎儿血红蛋白约为150g/L，足月时约为180g/L。

（3）白细胞生成：妊娠8周时胎儿血液循环中出现粒细胞。妊娠12周，胸腺、脾产生淋巴细胞，成为机体内抗体的主要来源。妊娠足月时白细胞计数可高达$(15\sim20)\times 10^9$/L。

3. 呼吸系统 母儿血液虽在胎盘进行气体交换，但胎儿出生前肺泡、肺循环及呼吸肌均已发育。肺起源于咽部外生的芽孢，不断生长成"树枝"样的分叉结构，直到出生后8岁，整个支气管和肺泡形成完善。妊娠11周时利用B超可看到胎儿胸壁运动，妊娠16周时胎儿呼吸能使羊水进出呼吸道，妊娠6个月时可见明显的膈肌运动。正常胎儿的呼吸运动是阵发性和不规则的，呼吸频率为30～70/min。胎儿窘迫发生时，正常呼吸运动停止，出现大喘息样呼吸运动。妊娠24周前肺发育尚未成熟是新生儿不能存活的主要原因，这是因为肺泡表面积有限，肺毛细血管系统不成熟及缺少足够的表面活性物质。表面活性物质是一种脂蛋白包括卵磷脂（lecithin）与磷脂酰甘油（phosphatidyl glycerol，PG），可降低肺泡的表面张力支持气体交换，它自妊娠20周开始产生并逐渐增量，至妊娠30～34周肺发育成熟。胎肺成熟包括两方面：①在肺泡表面有足够的表面活性物质；②肺结构及形态成熟。肺泡表面活性物质随胎儿呼吸可排到羊水中，通过检测羊水中的卵磷脂及磷脂酰甘油值，可以判定胎肺的成熟度。当新生儿出生后，第一口呼吸，肺泡形成空气组织界面，使得表面活性物质释放到肺泡内，使胎肺能够耐受肺泡由水界面向空气界面的转变,这种转变能预防呼吸过程中的肺泡萎陷。早产儿因缺乏表面活性物质,肺发育不成熟,易患呼吸窘迫综合征(respiratory distress syndrome,RDS)。足月时肺含有约 100ml 液体。约 1/3 在分娩时排出,剩余的由淋巴和血管转运。而足月剖宫产儿由于未受到经产道分娩的应激,适应不良,出生后可出现一系列严重呼吸系统并发症,如湿肺、窒息、羊水吸入、肺不张和肺透明膜病等,称为剖宫产儿综合征(baby by cesarean section syndrome,BCSS)。胎粪吸入综合征(meconium aspiration syndrome,MAS)是指胎儿在宫内或娩出过程中吸入被胎粪污染的羊水,发生气道阻塞、肺内炎症和一系列全身症状,出生后出现以呼吸窘迫为主,同时伴有其他脏器损伤的一组综合征,多见于足月儿和过期产儿。患儿的不均匀气道通气和化学性炎症,导致弥散和通气功能障碍,从而加重低氧血症和高碳酸血症,出现新生儿肺动脉高压。

4. 消化系统　胎儿消化道来源于卵黄囊。早在妊娠 11 周小肠已有蠕动,4 个月时胃肠功能基本建立,但功能差,胎儿可吞咽羊水,吸收水分、氨基酸、葡萄糖及其他可溶性营养物质,但对脂肪的吸收能力较差。分娩前已产生大多数消化液作用于吞咽的物质和脱落的肠细胞形成胎粪。胎粪保留在肠道内直到分娩后排出。消化系统发育异常(如胃肠道闭锁)可表现为羊水过多。

胎儿肝脏体积相对较大,尤其在妊娠最初几个月,占据腹腔内大部分空间。从妊娠 3~6 个月肝脏产生红细胞,之后产生红细胞的主要场所是骨髓和脾。胎儿肝脏内缺乏许多酶,以致不能结合因红细胞破坏所产生的大量游离胆红素。胆红素在小肠内被氧化为胆绿素,胆绿素的降解产物导致胎粪呈墨绿色。

5. 泌尿生殖系统　妊娠 10 周后肾脏已有功能,并开始排尿。尿液非常稀释,不是机体废物排泄的主要路径,而是通过胎盘由母体代谢废物。妊娠 30 周时,尿量为 10ml/h;足月妊娠时,尿量为 27ml/h,通过排尿参与羊水的循环。由于膀胱上动脉发源于进入脐动脉的腹下动脉,当胎儿存在单脐动脉畸形时,可能提示存在泌尿系统畸形。受精后 8 周,睾丸尚未与中肾分开,肾上腺已发生,可见膀胱雏形;受精后 11 周,肾、输尿管及膀胱均已发生,并与睾丸分开,初具功能。男性胎儿睾丸于妊娠第 9 周开始分化发育,妊娠 32 周时降至阴囊内;女性胎儿卵巢于妊娠 11~12 周开始分化发育。

6. 内分泌系统　胎儿甲状腺于妊娠 6 周时开始发育,在妊娠 12 周时能合成甲状腺激素。同样胎儿甲状旁腺在妊娠 12 周时可分泌甲状旁腺素。胎儿肾上腺于妊娠 4 周时开始发育,妊娠 7 周时可以合成肾上腺素,20 周时肾上腺皮质增宽,主要由胎儿带组成,能产生大量甾体激素,是胎盘所形成雌激素的前身,并扮演启动分娩的部分角色。妊娠 12 周时胎儿胰腺能分泌胰岛素。

7. 中枢神经系统　来自外胚层,通过复杂的过程向内折叠形成神经管,由皮肤覆盖。如这一过程不连贯,可导致开放性神经管缺陷。胎儿可感知强光及外界声音。有醒睡周期及慢波和快速眼动睡眠。

8. 皮肤　自受精后 18 周胎儿全身覆盖白色、乳酪样的胎脂,保护皮肤防止摩擦。到妊娠 20 周胎儿表面将覆盖柔软的毳毛,同时头发和眉毛开始形成。毳毛从 36 周开始脱落,足月时仅剩少许。手指甲从第 8 周开始发育,而脚趾甲要到第 18 周才发育。足月时指(趾)甲常常超过指(趾)端,但变化较大。由此判断胎儿成熟度不可靠。

第三节 胎 盘

胎盘由底蜕膜（basal decidua）、叶状绒毛膜（chorion villosum）及羊膜（amnion）组成。在受精后第10周，胎盘发育完全并具有功能。妊娠早期胎盘结构相对疏松，成熟后坚实致密。妊娠12～20周，胎盘重量大于胎儿，因为胎儿器官还未发育完全不足以应付营养物质的代谢；妊娠后期胎儿的某些器官（如肝脏）开始具有功能，因此合体滋养层和细胞滋养层逐渐变性退化，致使氧和二氧化碳的交换更加容易。一般足月胎盘呈圆形或椭圆形，直径16～20cm，厚1～3cm，中间厚，边缘薄，重量450～650g，重约足月胎儿体重的1/6，受当时脐带重量和其中残留脐血量影响。

一、胎盘的形成与结构

1. 羊膜 胎儿面的胎盘表面被覆羊膜，其光滑，无血管、神经及淋巴，具有一定弹性，厚0.02～0.05mm。

2. 叶状绒毛膜 胎盘的胎儿部分，为胎盘主要结构。晚期囊胚着床后，底蜕膜处血供丰富滋养细胞发育茂盛，细胞分裂增殖，表面呈毛状突起，此时的突起为一级绒毛，又称初级绒毛（primary villus）。以细胞为中心索，内层为细胞滋养细胞，外层为合体滋养细胞。细胞滋养细胞有丝分裂活跃，不断产生新细胞加入合体滋养层，合体滋养细胞是执行功能的细胞。胚胎发育至第2周末或第3周初始，胚外中胚层逐渐深入绒毛干内，形成绒毛间质即间质中心索，称为二级绒毛，又称次级绒毛。约在受精后第3周末，绒毛内的中胚层分化出毛细血管，形成三级绒毛（图5-3-1）。此时，胎盘形成，胎儿胎盘循环建立。

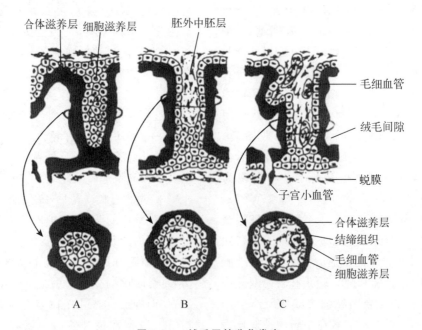

图 5-3-1 绒毛干的分化发育

（上半部分为绒毛干纵断面，下半部分为绒毛干横断面）

A. 初级绒毛干；B. 次级绒毛干；C. 三级绒毛干

与底蜕膜接触的绒毛发育良好,称为叶状绒毛膜,位于包蜕膜处的绒毛营养差,最后退化形成平滑绒毛膜,是绒毛膜的起源。叶状绒毛膜的细胞滋养细胞不断增殖,扩展与合体滋养细胞共同形成绒毛膜干(stem villus)。绒毛之间的间隙,称为绒毛间隙。每个绒毛干分出许多分支,一部分绒毛末端浮于绒毛间隙中称游离绒毛,长入底蜕膜中的绒毛称为固定绒毛。脐动、静脉分支穿过绒毛膜板,进入绒毛干及其分支。在滋养细胞的侵蚀过程中,子宫螺旋动脉和子宫静脉破裂,直接开口于绒毛间隙,绒毛间隙充满母体血液(图5-3-2,图5-3-3)。母体血液到达胎盘的血管床是绒毛周围的血液间隙,这就相似于喷泉,血液进入绒毛周围,使绒毛浸泡在母血中,再经子宫静脉的分支回到母体。在妊娠晚期,母体血液以 500ml/min 流速进入绒毛间隙,每个绒毛干均有脐动脉和脐静脉细小分支,胎儿血同样以 500ml/min 流速流经胎盘,胎儿血与母血不直接相通,除非绒毛受损。

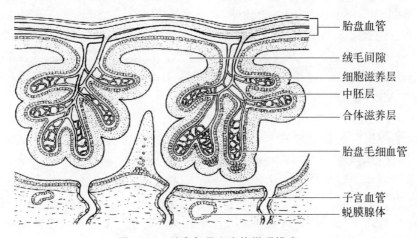

图 5-3-2　胎盘与母血交换微观模式

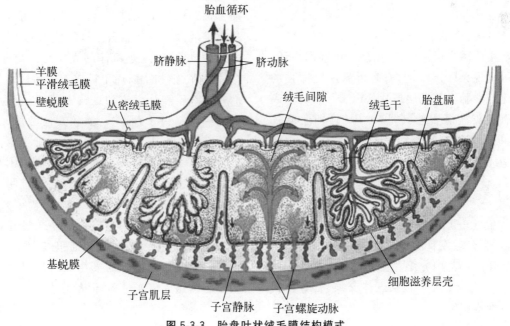

图 5-3-3　胎盘叶状绒毛膜结构模式

每一个绒毛是从绒毛干发出分支结构，其中心由胚外中胚层和胎儿血管组成，表面覆盖单层的细胞滋养层细胞，外层是合体滋养层。母儿之间物质交换需经过胎盘血管合体膜进行，即合体滋养细胞无核区胞质、合体滋养细胞基底膜、绒毛间质、毛细血管基底膜、毛细血管内皮细胞，有胎盘屏障的作用。

3. 底蜕膜　胎盘母体部分。固定绒毛的滋养层细胞与底蜕膜共同形成蜕膜板，由蜕膜板长出的蜕膜间隔，将胎盘母体面不完全地分隔成表面凸凹不平、暗红色的母体叶，约 20 个。超声检查将胎盘成熟度按 Grannum 胎盘分级法分为四级。

0 级：绒毛板界限清晰，呈平滑线条。胎盘实质呈均匀细点状回声，胎盘基底层无回声增强。多出现在妊娠 28 周以前。

Ⅰ级：绒毛板稍向胎盘组织凹陷呈轻度起伏亮线。胎盘实质颗粒略粗有散在的点状强回声，胎盘基底层无回声增强。多出现在妊娠 29－36 周。

Ⅱ级：绒毛板出现切迹并伸入胎盘实质尚未达基底层。胎盘实质回声不均匀点状强回声增多，胎盘基底层出现短线状强回声。多出现在 36－40 周。

Ⅲ级：绒毛板切迹深达基底层并呈环状，胎盘实质回声极不均匀，出现多个强回声环，内可出现无回声小池，有时可见反光增强的钙化灶。胎盘基底层斑片状声影。有时其表面有石灰盐沉积使其呈"沙砾"样即胎盘钙化，提示妊娠晚期胎盘发生局灶性梗死，无明确临床意义。

二、胎盘功能

胎盘介于胎儿与母体之间，是维持胎儿在宫内营养、发育的重要器官，其主要功能包括代谢、防御、内分泌及免疫等。

1. 代谢功能　包括气体交换、营养物质供应和排出废物。

（1）气体交换：母儿间 O_2 和 CO_2 是以简单扩散方式进行交换，可替代胎儿呼吸系统的功能。

①氧交换：母体动脉血氧分压（PO_2）为 95～100mmHg，绒毛间隙中的血 PO_2 为 40～50mmHg。胎儿脐动脉血 PO_2 于交换前为 20mmHg，经绒毛与绒毛间隙的母血进行交换后为 30mmHg，虽然 PO_2 升高不多，但胎儿血红蛋白含量高，对氧的亲和能力强，故胎儿能从母体获得充分的 O_2。

②二氧化碳交换：母体子宫血二氧化碳分压（PCO_2）32mmHg，绒毛间隙中的血 PCO_2 为 38～42mmHg，而胎儿脐动脉血 PCO_2 较高，为 48mmHg。因 CO_2 扩散速度是 O_2 的 20 倍，所以 CO_2 容易从胎儿向母体扩散。

（2）营养物质供应和排出胎儿代谢产物：胎儿营养从母体食物中获得，并在到达胎盘时被分解成简单结构形式。大多数营养物质经胎盘主动转运。胎盘可主动转运胎儿需要的物质，故一些物质如氨基酸在胎血中的水平高于母血。胎盘也可分解复杂的营养物质合成胎儿所需要的物质。蛋白质分解成氨基酸通过胎盘，糖类分解成葡萄糖、脂肪和脂肪酸。葡萄糖是胎儿进行代谢的主要能量，以易化扩散方式通过胎盘。氨基酸以主动运输方式通过胎盘，用于机体的发育。游离脂肪酸、水、钾、钠和镁以简单扩散方式通过胎盘，而钙、磷、碘和铁以主动运输方式通过胎盘，钙磷供骨骼和牙齿生长，铁和其他微量元素用于造血。维生素 A、维生素 D、维生素 E、维生素 K 等脂溶性维生素通过胎盘较困难，主要在妊娠晚期以简单扩散方式通过胎盘。维生素 C 和 B 族维生素以主动运输方式通过胎盘。胎儿排泄的主要物质是二氧化碳，若红细胞的更新相对频繁，则胆红素也会被排泄。胎儿代谢产生的废物如肌酐、尿素等亦经胎盘送入母血排出，但量非常少。

（3）储存：胎盘代谢葡萄糖，以糖原的形式储存，当需要时再变为葡萄糖。胎盘也能储存铁和脂溶性的维生素。

2. 防御功能 胎儿血与母体血之间由胎盘屏障相隔,对胎儿具有有限的保护功能,这种功能并不完善。母血中的免疫抗体 IgG 和小的抗体在妊娠末期能通过胎盘,使胎儿从母体获得被动免疫力,出生后最初 3 个月的新生儿有免疫功能。而母体内的血型抗体亦可进入胎儿血中,可致死胎及新生儿溶血。各种病毒(如风疹病毒、巨细胞病毒、流感病毒等)可直接通过胎盘进入胎儿体内,引起胎儿畸形、流产及死胎。一般细菌、弓形虫、衣原体、支原体、螺旋体、结核杆菌等虽不能通过胎盘屏障,但可在胎盘部位形成病灶,破坏绒毛结构后进入胎儿体内引起感染。药物也可能穿透胎盘,如肝素。许多药物是无害的,有些甚至是有益的,如妊娠梅毒患者推荐用抗生素治疗,但需注意有些药物对胎儿有害。

3. 内分泌功能 胎盘能合成多种激素、酶及细胞因子,对维持正常妊娠有重要作用。

(1)人绒毛膜促性腺激素:由合体滋养细胞合成。分子量为 36 700 的糖蛋白激素,由 α、β 两个不同亚基组成。α 亚基的结构与垂体分泌的 FSH、LH 和 TSH 等基本相似,故相互间能发生交叉反应,而 β 亚基的结构各不相似。β-hCG 与 β-LH 结构较近似,但最后 24 个氨基酸延长部分在 β-LH 中则不存在。所以临床应用 hCGβ-亚基的特性作特异抗体用做诊断以避免 LH 的干扰。hCG 在受精后第 6 天开始分泌,受精 1 周以后,就能在孕妇血清和尿中测出,至妊娠 8～10 周血清浓度达高峰,为 50～100kU/L,其功能是刺激黄体生长和维持其活性。10 周 hCG 后迅速下降,中、晚期妊娠时血浓度仅为高峰时的 10% 持续至分娩,一般于产后 1～2 周消失。

(2)人胎盘生乳素(human placental lactogen,HPL):合体滋养细胞合成的蛋白类激素,当 hCG 水平下降,HPL 水平升高并持续整个孕期。妊娠 6 周时可在母血中测出,随妊娠进展,分泌量逐渐增加,至妊娠 34～36

周达高峰,母血值为 5～15mg/L,羊水值为 0.55mg/L,维持至分娩,分娩后 7h 内迅速消失。可作为评价胎盘功能的一种手段。母血浆 HPL 的半衰期为 10～30min。在孕期葡萄糖代谢中起主要作用,并与人类生长激素的活性有关。

(3)雌激素:妊娠早期主要由黄体产生,随着黄体功能衰退,于妊娠 10 周后主要由胎儿-胎盘单位合成。至妊娠末期雌三醇值为非孕妇女的 1000 倍,雌二醇及雌酮值为非孕妇女的 100 倍。雌激素合成由胎盘、胎儿肾上腺和肝脏共同参与。由于雌三醇的前体物质主要来自胎儿,故测定雌三醇值,可反映胎儿发育情况、胎儿-胎盘单位的功能。

(4)孕激素:妊娠早期由卵巢妊娠黄体产生,自妊娠 8～10 周后胎盘合体滋养细胞是产生孕激素的主要来源。随妊娠进展,母血中孕酮值逐渐增高,至妊娠末期可达高峰(312～624nmol/L)。孕激素在雌激素的协同作用下,对子宫内膜、子宫肌层、乳腺的变化起重要作用。分娩发动前其水平下降。

(5)缩宫素酶:由合体滋养细胞产生的一种糖蛋白,分子量约为 300 000,血中缩宫素酶含量随妊娠进展逐渐增加,主要作用是使缩宫素灭活,维持妊娠。胎盘功能不良时,血中缩宫素酶活性降低。

(6)耐热性碱性磷酸酶:由合体滋养细胞分泌。于妊娠 16～20 周母血中可测出此酶,随妊娠进展而增多,直至分娩后其值迅速下降,产后 3～6d 消失。多次动态测其数值,可作为检查胎盘功能的一项指标。

(7)细胞因子与生长因子:如表皮生长因子、神经生长因子、胰岛素样生长因子、肿瘤坏死因子-α、白细胞介素(IL-1、IL-2、IL-6、IL-8)等。这些因子对胚胎营养及免疫保护起一定作用。

4. 免疫功能 胎儿及胎盘是同种异体移植物,能在母体子宫内存活不被排斥,有以下两种观点。

（1）胎儿及胎盘组织免疫学特性：早期胚胎及胚胎组织无抗原性。另外，胎盘合体滋养细胞表面有一层类纤维蛋白物质沉积，构成免疫屏障，是一种糖蛋白，含有透明质酸和唾液酸，带有负电荷，而母体淋巴细胞表面也带有负电荷，两者互相排斥，这样使滋养层细胞表面抗原被遮盖，防止胎儿抗原与母体淋巴细胞及抗体相接触，避免免疫攻击。

（2）妊娠期母体免疫力低下：妊娠期胎儿细胞可少量进入母体，刺激母体对胎儿抗原产生免疫耐受。妊娠期许多血清因子和激素，如人绒毛膜促性腺激素、人胎盘生乳素、妊娠特异性蛋白、孕激素、甲胎蛋白、白细胞介素、干扰素、肿瘤坏死因子及转化生长因子等，可抑制母体免疫排斥反应。

三、胎儿其他附属物的形成及其功能

胎儿附属物是指胎盘、胎膜、脐带和羊水。

1. 胎膜（fetal membranes）　由绒毛膜和羊膜组成，可预防上行性细菌感染。胎膜外层为绒毛膜，源自滋养层，是一层厚的不透明的薄膜，在包蜕膜之下与子宫壁紧贴。在胎盘处绒毛膜与绒毛板连续，后者形成胎盘的基底。胎盘以外的绒毛膜在发育过程中由于缺乏营养供应而逐渐退化萎缩为平滑绒毛膜，至妊娠晚期与羊膜紧密相贴。胎膜内层为羊膜，羊膜为柔软、结实、半透明无血管的薄膜，源自内细胞团，可产生羊水。羊膜最内层的上皮细胞布满微绒毛，使羊水与羊膜间进行交换。羊膜部分覆盖胎盘的胎儿面。随胎儿生长及羊膜腔扩大，羊膜、平滑绒毛膜和包蜕膜进一步突向宫腔，最后与真蜕膜紧贴。羊膜腔占据整个子宫腔，对胎儿起着一定的保护作用（图5-3-4）。

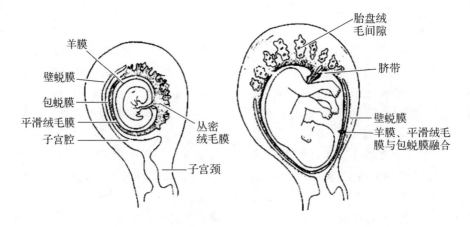

图 5-3-4　胎膜示意

胎膜含多量花生四烯酸（前列腺素前体物质）的磷脂，且含有能催化磷脂生成游离花生四烯酸的溶酶体，故胎膜在分娩发动上有一定作用。

2. 脐带（umbilical cord）　是连于胎儿脐部与胎盘间的条索状结构。脐带外覆羊膜，内含卵黄囊、尿囊、2条脐动脉和1条脐静脉，由华通胶填充并包裹。华通胶有保护脐血管作用，是一种凝胶样物质，由中胚层形成。妊娠足月胎儿脐带直径0.8～2.0cm，长30～100cm，平均55cm，胎儿出生时不易牵拉到胎盘。当脐带小于30cm提示脐带过短，分娩时胎盘易受牵拉。而脐带过长无统一定义。脐带过长可致脐带绕身或绕颈或打结，尤其在分娩时使脐带血中断。脐带是胎儿与母体进行物质交换的重要通道。若脐带受压致使血流受阻时,缺氧可导致胎儿窘迫,甚至胎死宫内。检查脐带时应注意有无真结,同时需与假结区别,脐带假结为脐带一侧的华通胶聚集成团(图 5-3-5)。

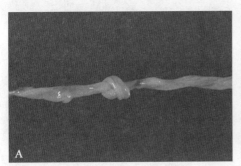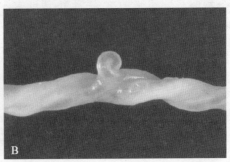

图 5-3-5　脐带真结(A)与脐带假结(B)

3. 羊水(amniotic fluid)　羊膜腔内的液体称羊水。妊娠不同时期的羊水来源、容量及组成均有明显改变。

(1)羊水来源:羊水由胎儿和母体共同产生。①在妊娠早期主要由母体血清经胎膜进入羊膜腔的透析液,尤其是覆盖在胎盘和脐带上的羊膜;②妊娠中期以后,胎儿尿液是羊水的主要来源;③妊娠晚期胎儿肺参与羊水的生成,每天 600～800ml 从肺泡分泌入羊膜腔;④羊膜、脐带华通胶及胎儿皮肤渗出液体,但量极少。羊水每小时更换 1 次。

(2)羊水吸收:羊水吸收的途径有:①由胎膜吸收约占 50%;②脐带吸收 40～50ml/h;③胎儿皮肤角化前可吸收羊水;④胎儿吞咽羊水,每 24 小时可吞咽羊水 500～700ml。

(3)母体、胎儿、羊水三者间的液体平衡:羊水在羊膜腔内不断进行液体交换,以保持羊水量相对恒定。母儿间的液体交换,主要通过胎盘,每小时约 3600ml。母体与羊水的交换,主要通过胎膜约 400ml/h。羊水与胎儿的交换量较少,主要通过胎儿消化道、呼吸道、泌尿道及角化前皮肤进行交换。

(4)羊水量、性状及成分

①羊水量:妊娠 8 周时 5～10ml,妊娠 10 周时约 30ml,妊娠 20 周时约 400ml,妊娠 36～38 周时达高峰,可达 1000～1500ml,以后逐渐减少,妊娠足月时羊水量约 800ml。羊水量变化很大,如果总量超过 1500ml 即为羊水过多。如小于 300ml 即为羊水过少。过多或过少常与先天畸形有关。正常情况下胎儿吞咽羊水,若有因素干扰吞咽,如消化道闭锁,则羊水增加。同样,如胎儿不能排尿,则羊水减少。

②羊水性状及成分:妊娠早期,羊水为无色透明液体。妊娠足月时羊水略浑浊,不透明。羊水比重 1.007～1.025,呈中性或弱碱性,pH 为 7.20,内含 98%～99% 水分,1%～2% 无机盐及有机物;羊水中悬有小片状物,包括胎脂、胎儿脱落上皮细胞、毳毛、毛发、少量白细胞、白蛋白、尿酸盐等;羊水中含大量激素和酶。当羊水中出现不正常的物质如胎粪提示胎儿缺氧。羊水穿刺可进行羊水诊断学检测。

(5)羊水的功能

①保护胎儿:胎儿在羊水中活动自如,防止胎儿自身及胚胎与羊膜粘连而发生畸形;羊水温度适宜,有一定的活动空间,防止胎儿受外界的机械损伤;临产时,羊水直接受宫缩压力能使压力均匀分布,避免胎儿受压所致胎儿窘迫,也可保护胎盘和脐带免受宫缩的压力。

②保护母体:由于羊水的缓冲作用,减轻

了由于胎动引起的母体不适感;破膜后羊水
对产道起润滑作用,羊水冲洗产道减少感染
机会。分娩时只要羊膜未破,羊水也帮助宫
颈管容受和宫颈内口扩张。

四、胎盘和脐带的解剖变异

1. **副胎盘** 是最常见的胎盘变异。主
胎盘旁有一个小的胎盘小叶,两者间有血管
相连。其危险是当胎盘娩出后副胎盘仍残
留在宫内。如不排出将导致感染和出血。
因此,产后应仔细检查胎盘,寻找副胎盘证据,
如胎膜缺损有血管通达应考虑副胎盘残留(图
5-3-6)。

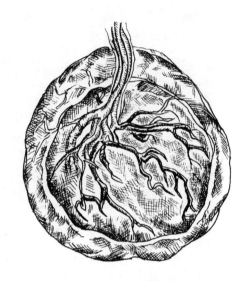

图 5-3-7 轮状胎盘

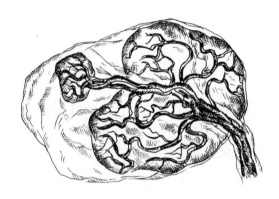

图 5-3-6 副胎盘

2. **轮状胎盘** 在胎盘胎儿面有一层不
透明膜环绕。由双层绒毛膜和羊膜形成,使
胎膜离胎盘中心更近而不是在胎盘边缘(图
5-3-7)。

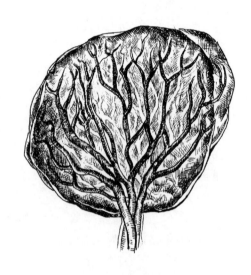

图 5-3-8 球拍状胎盘

3. **球拍状胎盘** 脐带附着于胎盘边缘,
自胎盘边缘进入胎盘,胎盘和脐带像乒乓球
拍状,一般对母儿无甚影响。当脐带附着处
断裂,将发生大出血(图5-3-8)。

4. **脐带帆状附着** 脐带不直接与胎盘
相连,而是通过胎膜与胎盘相连。脐血管从
胎膜上穿过(图5-3-9)。如胎盘在正常位置
无甚危险,但分娩时牵引脐带,可能将其与胎
盘分开。如胎盘低置,含有脐血管的胎膜覆
盖宫颈内口,即为前置血管。当破膜或人工

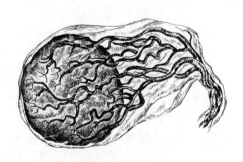

图 5-3-9 脐带帆状附着

破膜时,血管撕裂,致胎儿迅速失血,风险巨大。如破膜时发生无痛性出血,应估计可能为胎儿出血,须尽快结束分娩。用 Singer 碱变性试验可区分出血为胎血或母血。临床上,由于时间太短一般不可能拯救胎儿。如胎儿存活,产后应评估失血量,迅速转 NICU 救治。

5. 双叶胎盘 是指两个完整、独立的胎盘,各有脐带,经一小段距离后汇合(图 5-3-10)。与双胎妊娠时两个胎盘不同,后者的两条脐带不汇合。而副胎盘是血管经蜕膜胎膜直接进入胎盘而不成束。

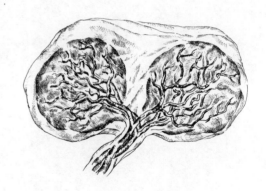

图 5-3-10 双叶胎盘

(邓 黎 常 青)

参 考 文 献

[1] 谢幸,孔北华,段涛.妇产科学[M].9 版.北京:人民卫生出版社,2018:30-42.

[2] 黄晓芹.组织学与胚胎学[M].3 版.上海:上海科技教育出版社,2017:146-150.

[3] 窦学术,司毅,于凤.妊娠合并内科疾病诊治[M].北京:人民军医出版社,2011.

[4] May LE, Suminski RR, Berry A, et al. Maternal physical activity mode and fetal heart outcome[J]. Early Hum Dev, 2014,90(7):365-369.

[5] Costantine MM. Physiologic and pharmacokinetic changes in pregnancy[J]. Front Pharmcol, 2014,5:65.

[6] Fraser D, Cooper M. Myles textbook for Midwives[M]. 15th ed. Churchill Livingstone, 2009:137-157.

第 6 章　孕前准备与妊娠期母体变化

第一节　孕前准备

一、孕前检查和孕前咨询的意义

孕前咨询和孕前身体检查是优生优育工作的重要组成部分,在发达国家已经十分重视,将之作为对胎儿遗传病或先天性畸形防治的常规检查项目。但在中国,孕前咨询还未得到足够重视,与之相关的资料统计也非常少。很多孕妇及部分医生只注重产前检查而忽视了孕前检查,导致孕前一些优生优育措施未及时采取,身体的疾病未及时发现及治疗,直接影响了母胎的结局,造成胎儿发育缺陷,甚至危及母儿生命。

很多临床研究表明,开展孕前优生健康检查能够显著提高新生儿的健康状况,大幅降低出生缺陷率。造成新生儿缺陷的原因很多,主要与感染相关病原体有关,常见的致缺陷病原体有单纯疱疹病毒、风疹病毒等。由于这些病原体在孕妇体内对孕妇无明显影响,但是可以通过胎盘来影响胎儿的发育,故会出现流产、畸胎儿等,所以优生健康检查是很有必要的。能够检查出这些病原体是否存在,若存在可及时采取引产等措施来避免畸形胎儿的出生。目前我国每年有近100万新生儿出生时存在不同程度的缺陷,这对婴儿家庭、社会都会造成极大的负担。根据孕前检查的结果,医生指导试验组孕妇适当补充叶酸,并对病原体阳性的孕妇进行一系列的治疗,治愈后再怀孕。

孕前咨询重点已从单一的遗传病咨询拓展到广泛的非遗传病咨询。咨询者除希望利用优生咨询避免遗传病、先天性畸形等出生缺陷外,还希望利用优生知识,提高胎儿的质量,将影响优生的不利因素降到最低限度。研究资料显示,育龄夫妇希望得到更多专业人员的优生指导,通过对孕前不良因素干预,达到优生优育的目的。绝大多数夫妇对最佳生育年龄、孕前保健、合理营养、避免接触放射线和有毒有害物质、预防感染、谨慎用药、戒烟、戒酒、远离宠物和适量运动等知识存在误区和盲点。医务人员应对前来咨询的服务对象提供有针对性的优生咨询解答,普及优生相关知识,协助服务对象选择相应对策,并广泛开展对育龄妇女的优生知识健康教育宣传。

二、优生指导

优生学是一门综合性科学,是指在社会、经济、环境、文化、伦理的支持下,以预防性优生为重点,以生物学、医学、环境学和遗传学为基础,采取遗传咨询、植入前或产前诊断、选择性植入或选择性流产的方法,减少或杜绝某些遗传性疾病或先天性缺陷儿的出生,并积极关注孕期、围生期和新生儿期的保健及婴幼儿的早期教育,以达到提高出生人口素质的目的。同时,为积极优生探索方法和积累资料,为将来人类控制和改进自身创造条件。为防止缺陷儿的出生,提高全民素质,国家卫生部颁布了《中华人民共和国母婴保健法》及《产前诊断技术管理办法》来规范优生优育工作的开展。

产科医务人员在优生工作中应对育龄妇女做好如下优生指导。

(一)孕前优生指导

1. 生育的最佳年龄　过早的结婚生育,对母亲和孩子都不利,孩子死亡率高,孕期并发症较多,如糖尿病、妊娠高血压疾病等发病率都比较高,分娩年龄大于 35 岁的孕妇所生孩子患 21-三体综合征的风险明显高于小于 35 岁的孕妇,不利于优生。所以,选择合适的妊娠年龄是非常重要的。

2. 怀孕时机的选择　应根据工作、生活、夫妇双方健康状况、环境、流行病好发季节等多因素决定受孕时间。

3. 叶酸的补充　适当地补充叶酸,可降低胎儿神经管畸形的发生率,建议在孕前 3 个月开始服用,服用应根据自身情况听取专业医师的建议。

4. 戒烟酒　夫妻双方在受孕前半年戒烟、酒。

5. 心理调整及相关知识准备　了解孕期正常生理变化可大大降低夫妻双方焦虑情绪,有利于胎儿在宫内健康发育。

(二)孕期的优生指导

引起出生缺陷的原因有遗传、环境和原因未明三大类。从理论上讲,大多数出生缺陷的发生都是遗传与环境相互作用的结果。环境因素包括生物致畸因素与非生物致畸因素,具体为风疹病毒、巨细胞病毒、单纯疱疹病毒、弓形虫、先天性梅毒、药物、有害的化学物质、X 射线、电离辐射、吸烟、酗酒等,如果在胚胎发育早期受遗传和环境因素的影响,可造成发育异常、畸形。为提高人口素质达到优生目的,孕前需进行优生遗传咨询、孕前检查、孕期筛查等。医务人员还需告诉孕妇注意调整自身情绪,为胎儿创造一个良好的生长发育环境。十月怀胎是一个漫长的过程,随着胎儿的生长发育,孕妇的身体及各个器官将发生一系列的变化。需要孕妇在妊娠不同时期做相应检查及时发现妊娠期合并症和并发症,如妊娠高血压综合征、妊娠合并心脏病等,也可以及早发现胎儿是否畸形,尽早确诊并采取措施。孕前 3 个月内至少要检查 2 次,27 周前每月检查 1 次,7 个月后每半个月检查 1 次,孕 9 个月后每周检查一次。检查项目除了常规检查项目外,还包括产前的血清学唐氏综合征、18-三体综合征、13-三体综合征及系统超声筛查肢体、颜面、心脏方面的畸形。分娩是妊娠最后的关键阶段,在此阶段影响围生儿预后的因素很多,其中最危险的为难产和胎儿窘迫。难产包括分娩中的缺氧和手术的产伤,这是造成围生儿死亡的主要原因之一。因此,选择合适的分娩方式及出现问题后的适当处理是避免围生儿死亡的主要手段。

(三)产前诊断

产前诊断是优生的重要组成部分,随着科学发展,死于传染病与营养不良的小儿比例不断下降,环境污染日益严重,胎儿畸形发生率上升。因此,在胎儿出生前特别是妊娠早期,对胎儿进行诊断(尤其是遗传病诊断)并采取相应措施,是提高人口素质、优生优育的重要措施。

产前诊断适应对象主要有如下几种情况。

1. 高龄孕妇,35 岁以上的孕妇发生染色体不分离的机会比正常人高,如生育 21-三体患儿的概率:25—35 岁为 0.15%,35 岁以上为 1%～2%,而 40 岁以上可高达 3%～4%。国家卫生部规定大于 35 岁的孕妇应进行产前遗传学诊断。

2. 凡生育过一个染色体异常患儿者,再次生育此种患儿的机会为 1/60,比正常孕妇大 10 倍以上。因此,这类孕妇再次妊娠后应做产前诊断。

3. 夫妇之一是染色体平衡易位携带者或倒位者:先天性愚型中 2%～3% 为染色体

易位型,此类平衡易位的双亲生出先天愚型儿的概率为33%,但实际上若父亲为平衡易位,生出患儿的风险为2%～3%,如母亲为平衡易位,其风险为10%。实际数字比理论数字低的原因与某些异常配子不能存活有关。

4. 有脆X综合征家系的孕妇,脆X综合征(fragile X syndrome,FraX)是X连锁智力低下综合征中发病率最高的一种。

5. 夫妇之一为某种单基因病患者或曾生育过单基因病患儿的孕妇:单基因病的遗传方式符合孟德尔定律,故生育病儿的风险可以预测。

6. 曾有不明原因的自然流产史、畸胎史、死产或新生儿死亡的孕妇。

7. 孕妇有环境致畸因素接触史,尤其是孕期有活动性TORCH(弓形虫、风疹病毒、巨细胞病毒、单纯疱疹病毒等)感染史的孕妇。

8. 唐氏筛查高危孕妇,优生指导工作涉及每个家庭,关系人类的生存发展和质量,医务工作者和卫生部门应该携手共谋优生工作,为提高人口素质做出自己的贡献。

三、遗传咨询

遗传咨询(genetic counselling)是由从事医学遗传的专业人员或咨询医师,就咨询对象提出的家庭中遗传性疾病的相关问题予以解答,并就咨询对象提出的婚育问题提出医学建议,具体内容包括帮助患者及其家庭成员梳理家族史及病史,选择合理的遗传学检测方案,解读遗传检测结果,获取详细的临床表型,分析遗传机制、告知患者可能的预后和治疗方法,评估下一代再发风险并制订相应生育计划,包括产前诊断或植入前诊断等。通过广泛开展遗传咨询,配合有效的产前诊断和选择性流产等措施,就能降低遗传病发率,从而减轻家庭和社会的精神和经济负担,从根本上改善社会人口素质。

(一)遗传咨询的目的
遗传咨询应着眼于"患者及其家庭的终生幸福和社会的可持续发展",应从患者本人、患者双亲和社会三个方面考虑。

1. 对患者本人
(1)减轻患者身体和精神痛苦。
(2)提供可能治疗的信息。
(3)提供遗传风险的信息。
(4)减轻不安或内疚心理。
(5)帮助面临将要发病的患者。

2. 对患者双亲
(1)减轻不安或内疚想法。
(2)帮助决定生育计划。
(3)对有发病风险的家族内有血缘关系的夫妇提出计划生育意见。
(4)对高危夫妇尤其要说明再生育子女的危险性。
(5)鼓励双亲勇于决定。
(6)对双亲进行有关疾病的教育。

3. 社会目的
(1)降低遗传性疾病发病率。
(2)预防遗传性疾病。
(3)降低有关遗传负荷。
(4)宣传有关遗传知识。
(5)指导婚育,指导婚姻。
(6)实行计划生育,提高人口素质,实现社会可持续发展。

(二)遗传咨询对象
(1)夫妇双方或家族成员中有任何一种遗传病或先天畸形病史。
(2)曾生育过遗传病患儿的夫妇。
(3)不明原因智力低下或先天畸形的夫妇。
(4)不明原因的反复流产或死胎、死产等情况的夫妇。
(5)长期接触不良环境的育龄青年男女。
(6)孕期接触不良环境的孕妇。
(7)患有某种慢性病或感染性疾病者。
(8)常规检查或常见遗传病筛查发现异

常情况者。

(9)35 岁以上的高龄孕妇。

(10)生殖器官模糊不清者。

(11)婚后多年不育的夫妇。

(12)血型不合的夫妇。

(13)其他原因等。

(三)遗传咨询师应具备的能力

由于遗传病是多种多样的,不论诊断、治疗和再发风险的推算及预防对策的选择等是非常复杂的。遗传咨询的过程中涉及的不仅仅是医学,还包括了心理学、法律学、社会学、医学伦理学等众多其他学科的内容,所以遗传咨询医师,除了要有丰富临床经验外,还必须具备医学遗传学的基本理论和知识。一个合格的遗传咨询师必须具备咨询能力、诊断能力、遗传分析能力及对遗传病患者的处理能力。承担遗传咨询工作的医生必须经过培训,经考试合格后,才能承担遗传咨询工作。

(四)遗传咨询的步骤

要对遗传病做出正确的诊断及决定,一般要经历以下 4 个步骤。

1. 医生通过询问家族史,绘制家系图,再通过临床检查、实验室检查(细胞遗传学、生化、免疫、内分泌检查,必要时做基因检查等)及辅助检查(超声、心电、脑电、肌电、X 线检查等)做出正确的诊断,并确定是否为遗传病及遗传病种类。

2. 如果诊断为遗传疾病,则运用遗传学基本原理与方法,确定此种遗传病的遗传方式及有关血缘亲属,推算再发风险,预测发病的概率。

3. 解释有关遗传病的遗传方式,子代再发风险,预后等问题。

4. 提供有关产前筛查(如染色体病),产前诊断(如染色体病及单基因病),由咨询者做出恰当的医学建议。

(五)遗传咨询的时间、场所和注意事项

进行遗传咨询需在产前诊断中心或医院遗传咨询门诊进行。夫妇双方一旦意识到自己或家庭成员可能面临某种遗传病的风险,就应该尽快找遗传咨询医师或遗传咨询专家进行遗传咨询。最好在婚前就进行相关咨询,若已经结婚,最好在怀孕以前进行,若已经怀孕则应在孕早期、孕中期或孩子出生前进行。如果已生出遗传病患儿,就应立即进行遗传咨询,以免失去患儿最适当的治疗机会,并防止再生出患儿。咨询者最好是夫妇双方、患者及父母或亲属一同参加遗传咨询,这样不仅能向咨询医师提供更全面的信息,有助于患者提高对遗传病的认识,也是一次特殊的遗传学宣传教育,并能让夫妇双方相互协商,及时决定预防遗传病再发的对策。遗传咨询是一个家庭中预防遗传病患儿出生的最有效方法。特别强调的是,不论以何种方式进行咨询,咨询者都要实事求是地向咨询师或专家提供患者的真实病情和家庭各成员的发病情况,而不能以任何理由隐瞒病情,只有这样,咨询师和专家才能获得更全面信息,并据此做出正确的判断,提出的对策才能全面且恰当。

(六)遗传病的咨询与再发风险的估计

1. **染色体病的咨询与再发风险的估计**　染色体病分常染色体病与性染色体病,染色体数目异常和结构异常是导致染色体病的主要原因。染色体数目异常主要是在配子形成过程中染色体不分离或丢失而产生,遗传咨询应按配子形成过程及减数分裂的规律进行。染色体的结构异常有十余种类型,因其染色体畸变方式不同,少则产生几种配子,多则产生十余种甚至更多的配子,遗传咨询应由具备专业知识的人员进行。

2. **单基因病的咨询与再发风险的估计**

(1)常染色体显性遗传疾病的咨询:常染色体显性遗传病患者可有两种基因型,即显性纯合型(AA)与杂合型(Aa)(以 A 代表显性的致病基因,a 代表与 A 等位的正常基因)。常染色体显性遗传病的特点是只要有一个显性的致病基因都将表现为患者。由于显性突变基因的频率很低,显性纯合型的患者很少见。若父母一方是患者(Aa),一方是正常(aa),其后代50%发病。

(2)常染色体隐性遗传病的咨询:该病的基因位于第1~22号常染色体上,这些致病基因对正常的等位基因是隐性的,这类疾病称为常染色体隐性遗传病,也就是致病基因只有在纯合子时才会发病。这类遗传病家谱分析一般都有以下特点。

①患者的双亲外表是正常的(基因Aa),往往是"隔代遗传"。

②患者的同胞中有1/4是发病者,但患者子女不一定发病,除非患者再与携带者结婚。

③男女发病机会均等。

④近亲结婚后代发病率将增加。

若父母一方是患者(aa),一方正常(AA),其后代全为携带者;若父母均为携带者(Aa),其后代发病率为25%;若父母一方是患者(aa),一方为携带者(Aa),其后代50%发病。

3. 性连锁显性遗传病咨询 一种性状或遗传病的基因位于X或Y染色体上,它的遗传方式被称为伴性或性连锁遗传,分为X连锁显性遗传、X连锁隐性遗传和Y连锁遗传三类。

X连锁遗传病患者的性别不同,基因型亦不同,这是由于男性Y染色体缺少同源节段,因而没有相应的等位基因,所以这些基因将随X染色体传递。这样的疾病通常是通过女性的性染色体传递,女性通常是携带者,而男性可能会发病。

4. 多基因遗传病的遗传咨询 目前多基因遗传病(polygenic inheritance disease)简称多基因病,是遗传因素与环境因素共同作用的结果,其遗传基础不是一对基因而是多对基因,每对基因对遗传性状的形成作用是微小的,称为微效基因,但是多对基因累加起来,可形成一个明显的表型效应,称为累加效应(additive effect)。上述遗传性状的形

成,还有环境因素的参与,故又称多因子病。多基因病的遗传特点如下。

(1)多基因病有家族聚集倾向,所以患者亲属的患病率高于群体患病率,但在一个家庭中并没有明显的孟德尔遗传方式。

(2)多基因遗传病的发病风险与遗传度密切相关。根据群体患病率、遗传度和患者一级亲属患病率之间的关系,可以估计多基因病的发病风险率。

(3)亲缘关系的远近与发病率也有关系。患者一级亲属有相同的发病率,这与常染色体隐性遗传病明显不同。二级亲属[叔、伯、舅、姑、姨、侄(女)、外甥(女)]患病的危险性较一级亲属患病的危险性明显下降,但其后代远亲患病的危险性下降得较慢。

(4)家庭中若有1个以上的成员患病则再发风险率增高。

(5)病情越严重,亲属的再发风险率越高。

(6)当某个疾病在一种性别的发病率高于在另一种性别的发病率时,发病率低的性别患者后代再发风险升高;相反,发病率高的性别患者后代再发风险则较低。

(7)双亲近亲婚配,子女再发风险率高。这是因为近亲婚配的双方带有更多相同的从共同祖先遗传来的致病基因。

四、辅助生殖技术

据WHO统计,每7对夫妇中约有1对夫妇存在生殖障碍。我国近期调查,国内不孕症者占已婚夫妇人数的10%,比1984年调查的4.8%增加1倍多,发病率呈上升趋势。目前治疗不孕症有一系列的辅助生殖技术(assisted reproductive technology,ART),给不孕夫妇提供恰当的方法非常重要。

ART包括人工授精(artificial insemination,AI)和体外受精-胚胎移植(in vitro fertilization and embryo transfer,IVF-ET)及其衍生技术等。临床统计,不育患者中约

20%的夫妇,不借助 ART 就根本无法生儿育女。ART 还具有生殖保险作用,可以帮助绝育术后希望再生育或从事高危职业、长期接触放射线或有毒物质的人群及需要进行睾丸、附睾手术或放疗、化疗的患者。ART 还可以遏止遗传病的传递,是实现优生的重要手段。此外,ART 还是人类生殖过程、遗传病机制、干细胞定向分化等研究课题的基础,ART 的临床应用,会为这些课题的深入研究积累经验,创造发展条件,推动医学及生命科学的不断发展进步。

　　虽然许多医院都可以提供一些治疗不孕症的方法,但任何一个可实施辅助生殖技术的机构必须认真贯彻卫生部颁发的《人类辅助生殖技术管理办法》《人类精子库管理办法》等,接受统一的管理,以保证 ART 的健康发展。此外,任何涉及人类胚胎的临床研究也要遵从相关政策、法规的管理和约束。寻求治疗许可或期望捐献或储存配子者都应当得到指导,帮助他们理解治疗对他们本人、家庭的意义,必要时候给予情感支持,以帮助他们应对不孕症及不孕症治疗带来的各种后果。

(一)主要方法

1. 人工授精(AI)　AI 是以非性交方式将精子置入女性生殖道内,使精子与卵子自然结合,实现受孕的方法。人类最早一例成功的 AI 治疗是 John Hunter 于 1790 年为严重尿道下裂患者的妻子进行的配偶间人工授精。至今虽已 200 多年,但仍是常用的有效助孕技术。由于精液来源不同,AI 分夫精人工授精(AIH)和供精(非配偶)人工授精(AID)。两者适应证不同,AIH 用于治疗性交障碍、精子在女性生殖道内运行障碍、少精及弱精症。AID 用于治疗无精症、男方有遗传疾病、夫妻间特殊性血型或免疫不相容。实施 AID 治疗时,供精者须选择身体健康、智力发育好、无遗传病家族史的青壮年。还须排除染色体变异、乙肝、丙肝、淋病、梅毒,

尤其是艾滋病(HIV)。血型要与受者丈夫相同。供精精子应冷冻 6 个月,复查 HIV 阴性方可使用。HIV 的感染有 6 个月左右的潜伏期,此时诊断不易确定,所以供精精子一般应从精子库获取。

2. 体外受精-胚胎移植(IVF-ET)　IVF-ET 技术是将从母体取出的卵子置于培养皿内,加入经优选诱导获能处理的精子,使精卵在体外受精,并发育成前期胚胎后移植回母体子宫内,经妊娠后分娩婴儿。由于胚胎最初 2d 在试管内发育,所以又称试管婴儿技术。它适用于女性输卵管堵塞、子宫内膜异位和宫颈因素及主要为男性因素的不孕。它还适用于不明原因的不孕或用其他常规方式不能解决问题的不孕,对精子的受精能力异常也有帮助。

　　1978 年 7 月 25 日,世界上第 1 例试管婴儿 Louise Brown 诞生,标志着人类 IVF-ET 技术正式建立。

3. 配子输卵管移植(gamete intra-fallopian transfer,GIFT)　GIFT 是在女方输卵管正常及男方精子数量充分的前提下,针对不明原因的不孕和宫颈不良因素的技术。GIFT 包括与 IVF 相同的超促排卵,但是,通过腹腔镜取卵、检查卵子成熟情况,最多用 3 个卵子与准备好的精子混合后,移入子宫输卵管壶腹部,在体内活跃的地方受精。随着体外培养技术的成熟,此法的临床应用逐渐减少。

4. 卵胞质内单精子显微注射术(intracytoplasmic sperm injection,ICSI)　ICSI 是针对男性精子数量不足,功能异常导致受精障碍所采取的体外受精的微滴法、透明带部分切除法及透明带下授精等方法基础上发展起来的。1992 年,运用该技术的首例试管婴儿诞生。该技术又称第二代试管婴儿。其操作方法包括选择活动能力最好的精子,并将单个精子穿刺到卵子中。适用于严重少、弱、畸精子症、不可逆的梗阻性无精子症,体外受

精失败、精子顶体异常及需行植入前胚胎遗传学诊断/筛查的夫妇。当可用正常精子数目很少或精子受精能力明显下降时，ICSI技术显得十分有用。然而，这项技术安全性须关注，如潜在基因异常与潜在的化学和机械损伤及穿刺过程带入外源物质方面。

5. 胚胎植入前遗传学诊断（preimplantation genetic diagnosis，PGD） PGD也称第三代试管婴儿，指在IVF-ET的胚胎移植前，取胚胎的遗传物质进行分析，诊断是否有异常，筛选健康胚胎移植，防止遗传病传递的方法。主要用于单基因相关遗传病、染色体病、性连锁遗传病及可能生育异常患儿的高风险人群等。理论上讲，凡能诊断的遗传病，应该都能通过PGD防止其传递，但限于目前的技术条件，PGD的适应证还有一定的局限。

6. 其他 包括配子/胚胎冷冻、配子/胚胎复苏等衍生技术。

（二）并发症

1. 卵巢过度刺激综合征 ART过程中，尤其在IVF/ICSI-ET时往往会采取超促排卵治疗。主要使用人类促性腺激素，如促卵泡素（重组rFSH、HMG等）增强与改善卵巢功能，使一次周期能有多个卵泡发育，回收多个卵子供受精。以获得较多供移植的胚胎。因而可能导致生长卵泡过多，血清雌激素水平显著升高，轻度仅表现为轻度腹胀、卵巢增大；重度表现为腹胀、大量腹水、胸腔积液，导致重要脏器血栓形成，严重者可致死。

2. 出血、感染 主要与取卵和胚胎移植手术有关，以前者更常见。ART时主要采取B超引导经阴道穿刺取卵术取卵。

3. 多胎妊娠 由于单次移植胚胎的数目多为2～3枚，多胎发生率随之增加。

第二节 妊娠期母体变化

在胎盘分泌的多种激素参与和神经分泌的影响下，孕妇体内各系统发生一系列生理变化以适应胎儿生长发育的需要并为分娩做准备。为了满足胎儿生长发育的需要，妊娠期母体各器官系统将发生一系列改变，主要是由于体内新增加的器官——胎盘所分泌的蛋白类激素和甾体类激素作用的结果。胎盘娩出后，胎盘所分泌的激素在体内急骤减少并消失，由妊娠所引起的各种变化，亦于产后6周内逐渐恢复至孕前状态。

一、生殖系统

（一）子宫

1. 子宫体 妊娠期间子宫体为适应胎儿的发育和生长，逐渐增大变软。

（1）子宫大小、容量、重量和形态的改变：子宫由非孕时(7～8)cm×(4～5)cm×(2～3)cm增大到足月妊娠时35cm×25cm×22cm。随妊娠进展，胎儿、胎盘及羊水的形成与发育，宫腔容量也逐渐增大，由非孕时的约5ml，至妊娠足月时5000ml或更多，为非孕时的500～1000倍。非孕时子宫重量约为60g，妊娠足月时约为1100g，增加近20倍。子宫的大小变异很大，主要受孕妇的年龄和产次影响。子宫增大主要是由于肌细胞肥大，也有少量肌细胞增生，结缔组织增生及血管增多和增粗。子宫肌细胞大小由非孕时长20μm、宽2μm，增至足月时长500μm、宽10μm，胞质内含有丰富的具有收缩活性的肌动蛋白和肌浆球蛋白，为临产子宫收缩提供物质条件。妊娠早期子宫增大是由于受内分泌刺激所致；妊娠中期子宫肌细胞改变主要是肥大、延长；妊娠晚期主要是由于胎儿和胎盘生长，宫腔内压力所致肌细胞伸长。非孕时子宫壁厚约1cm，妊娠早、中期逐渐增厚,妊娠 16 周时厚 2.0～2.5cm,足月时子宫壁厚为 1.0～1.5cm。随妊娠进展,子宫形态也逐渐由倒置的梨形变为球形和直椭圆形,子宫增大呈不对称性,受精卵着床及胎盘种植处突出明显,形态不规则,孕 12 周后至足月子宫呈对称性增大。子宫增大以底部最为明显,宫底向上膨出,使输卵管、卵巢几乎在子宫中段处与子宫相连接,增粗的圆韧带相对地接近中线,几乎呈垂直走向。由于乙状结肠和直肠固定在盆腔的左后方,故妊娠子宫常有不同程度的右旋。以下简要阐述子宫外形和大小的改变。

①妊娠早期:子宫保持最初的梨形,随着妊娠进展,子宫体和底变成球形以适应胎儿生长,当羊水增加和胎盘增大到妊娠 10 周,子宫增大为成人拳头大小。

②妊娠 12 周:子宫如儿头大小,不再前倾前屈,直立地超出盆腔,腹部触诊时可在耻骨联合上方扪及宫底。子宫开始向右旋转。子宫峡部变软,在孕 12～36 周之间从 7mm 增长到 25mm,增长 3 倍。

③妊娠 16 周:胎儿增大不断对峡部加压,使峡部伸展,子宫如球形。峡部和宫颈发展为子宫下段,此处比宫体更薄,肌层血管少,是剖宫产的主要路径。

④妊娠 20 周:宫底位于脐平面。子宫变得更圆更厚呈椭圆柱状,宫底呈圆顶形。随着宫底不断上升,输卵管卵巢逐渐拉升变垂直,圆韧带和阔韧带张力增大。

⑤妊娠 30 周:子宫下段位于子宫膀胱腹膜反折以上和宫颈内口以下,仍未最终成形。宫底位于脐和剑突之间。由于肚脐的位置可变,通过腹部触诊估计胎儿大小不准确。测量宫高(耻-宫底高度)在临床应用较广泛,然而最近研究发现在产前门诊通过测量宫高估计胎儿大小也不准确。

⑥妊娠 38 周:子宫达剑突水平,输卵管位于子宫中段以上。子宫上段肌肉收缩的频率和强度增加,子宫下段呈放射状伸展,伴随

宫颈管消失和盆底组织变软,以适应胎先露入盆。这一变化导致宫底下降,产生胎儿下降感,减少对上腹部的压力,但增加了对盆底压力,可致便秘、尿频和阴道分泌物增加。大多数经产妇在临产后发生衔接。

(2)子宫内膜的变化:子宫内膜改变与囊胚发育同步。在孕酮作用下子宫内膜腺体增大弯曲,腺上皮细胞内及腺腔中含大量糖原,血管充血,结缔组织细胞肥大,此时子宫内膜称为蜕膜。最典型的变化发生在子宫体上部和子宫底,即胚胎着床处。根据蜕膜与囊胚的位置关系,蜕膜可分为 3 部分。

①底蜕膜:囊胚植入处的蜕膜,位于囊壁与子宫壁之间,将来发育成胎盘的母体部分。

②包蜕膜:覆盖在囊胚表面的蜕膜,随胚泡发育逐渐突向宫腔,这部分蜕膜高度伸展,缺乏营养而逐渐退化。在妊娠 14～16 周,因羊膜腔明显增大,包蜕膜和真蜕膜相贴并逐渐融合,宫腔功能消失。

③真蜕膜:除底蜕膜和包蜕膜外,所有覆盖宫腔的蜕膜均为真蜕膜。

子宫蜕膜分布见图 6-2-1。

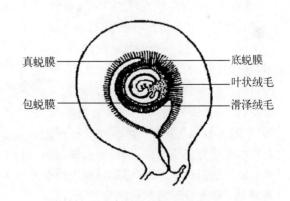

图 6-2-1　早期妊娠子宫蜕膜与绒毛的关系

(3)子宫浆膜:实为一层很薄的脏腹膜,覆盖在子宫底、体及其前后表面保护子宫。由于相对无弹性,可增加宫内的压力。但它没有完全覆盖子宫,在膀胱前方反折,形成膀胱子宫陷凹,两旁为子宫血管区;在直肠

前方反折,形成道格拉斯陷凹;在两旁形成阔韧带,从子宫,输卵管一直到盆侧壁,变长变宽,在子宫增大时固定子宫。由于子宫浆膜层在前后反折为开放性的,可适应子宫增大和宫旁血管增粗。圆韧带在妊娠期肥大增粗使增大的子宫向前固定,可产生不适和紧拉感。

(4)子宫血流量:子宫血流量包括供应子宫肌层、蜕膜和胎盘的总血流量。孕期随着心脏输出量的增加,子宫血流量逐渐增加10倍。子宫动脉沿子宫侧壁走行分出9~14个分支,并与卵巢动脉吻合,每个分支穿透肌层的外1/3。到达内膜的基底层的动脉网发展成为螺旋动脉供应蜕膜。妊娠16周时,螺旋动脉重塑为子宫胎盘动脉,阻力降低,促使母血流入绒毛间隙。血流流经增粗变多的螺旋动脉,产生子宫杂音可以用多普勒超声探及。随着子宫增大和伸展,螺旋动脉变粗变直,以适应增加的胎盘血流。子宫收缩时,子宫血流量明显减少。子宫肌纤维之间走行是互相交错的,收缩时紧压血管,故能使胎盘剥离面迅速止血。

(5)子宫收缩:早在妊娠7周,即可测量到子宫收缩。妊娠12~14周起,子宫有无痛性不规则收缩,这种收缩是稀发的,不规则和不对称的,称为Braxton Hicks宫缩,即生理性宫缩。这种收缩可以促进子宫胎盘内血液流动,把氧携带给胎儿。该收缩通常是无效的,一般不引起疼痛感,也不致子宫颈扩张。在妊娠晚期先兆临产时,肌肉的收缩加强,拉伸肌纤维的基底部,子宫体和宫底变厚变短,缓慢而平稳地拉伸宫颈使颈管伸展、消失,子宫下段变薄拉长。

(6)子宫肌层:①外纵肌层纤维薄,由网状的平滑肌束组成,从输卵管的连接处至宫底呈纵行分布,向下进入阴道后穹,向外扩张至圆韧带和阔韧带。②中层肌层较厚,由相互交锁的螺旋状肌纤维构成,血管穿过其中。在这一层中每肌细胞都呈双曲状,相邻肌细胞交织呈"8"字形,正因为此种结构,分娩后肌纤维收缩可迅速使血管闭合。③内层肌层环绕子宫长轴,在子宫输卵管开口处和宫颈内口处包绕形成括约肌样结构。

子宫肌层具有收缩性(可变长变短)和弹性(可增大和伸展),以适应胎儿生长和分娩的需要。肌纤维间存在少量纤维连接组织,如胶原蛋白、弹性纤维、成纤维细胞和柱状细胞。妊娠期平滑肌细胞长度比非孕期增加15~20倍。在妊娠早期,子宫壁变厚变软,妊娠4个月时宫壁厚度由1cm增厚至2.5cm。然而,随妊娠进展子宫壁又逐渐变薄,足月时子宫增大成一个柔软的肌性囊腔,可较容易地经腹触摸胎儿的肢体。

2.子宫峡部 位于子宫体与子宫颈之间最狭窄的部位,长为0.8~1cm。上为解剖学内口,其下方为宫颈管的高柱状上皮与宫腔的立方上皮的交界处,即组织学内口。妊娠10周时子宫峡部明显变软。妊娠12周以后子宫峡部逐渐伸展、拉长、变薄,扩展成子宫腔的一部分;临产后可延长至7~10cm,成为产道的一部分,此时称为子宫下段。临产后进行子宫下段剖宫产术时,即经该处切开宫壁进入宫腔。分娩时因产道梗阻所致的子宫破裂,一般都发生在子宫下段。子宫下段变化见图6-2-2。

3.宫颈 宫颈含约10%的肌纤维,其余为结缔组织,因此宫底的收缩强度是宫颈的40倍。妊娠时宫颈长度保持在2.5cm,但在雌孕激素影响下变软肿胀。宫颈血管增多,组织水肿,故宫颈外观肥大,呈紫蓝色,质地柔软,颈管腺体增生,颈管组织外翻,外观呈糜烂状,易出血。宫颈管内腺体分泌增多,所分泌的黏液形成黏液栓,可阻止上行性的感染。临产前生理性宫缩不会引起宫颈的扩张。接近临产时,宫颈管变短并出现轻度扩张。理论上,初产妇颈管消失通常发生在妊娠的最后2周,但经产妇到临产后才发生。然而临床上临产时宫颈的状态多样,一些孕妇可在孕 24 周时被发现外口扩张，1/3 初产妇的内口将在孕 32 周时张开。胶原酶和前列腺素参与宫颈成熟。临产后，宫颈管消失的机制是宫颈长而坚韧的结缔组织逐渐变软变短所致。在内口水平，柔软的肌纤维逐渐拉伸融入子宫下段，围绕胎儿先露部和前羊水，颈管长度由 2.5cm 变成一个纸样薄的环形孔洞，继之黏液栓排出。

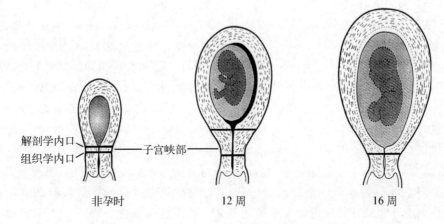

解剖学内口　组织学内口　子宫峡部

非孕时　　　　　12 周　　　　　16 周

图 6-2-2　子宫下段的变化

（二）卵巢

受精卵植入 24h 后，合体滋养细胞即可分泌 hCG，刺激月经黄体成为妊娠黄体并产生大量的雌激素和孕激素，在妊娠 6～7 周前对维持妊娠起重要作用。妊娠 10 周以后，黄体功能被胎盘取代。妊娠期需切除卵巢肿瘤时，应在妊娠 12～16 周进行，因此时胎盘功能完善。妊娠黄体体积较大，有时可占卵巢的一半，切面呈"菊花"样，色淡黄或金黄，中心有腔，内含少量淡黄色液体。妊娠足月时，有时可见双侧卵巢呈均匀增大，包膜下有多数散在的、直径约 1cm 的小泡，这是由于卵泡壁上的卵泡膜细胞黄素化所致，称为黄素囊肿。有时该囊肿异常增大，直径可达 10cm，称为黄素瘤，可伴暗红色出血灶。黄素化的间质细胞能产生睾酮，使孕妇多毛，女胎可出现阴蒂肥大或伴阴唇粘连等男性化现象。

（三）阴道

妊娠时阴道受雌、孕激素的影响，黏膜充血，水肿及血管扩张充盈，外观呈紫蓝色，即 Chadwick 征，阴道肌层肥厚，周围的结缔组织变软，分娩时被动扩张成产道的一部分，有利于胎儿娩出。围绕阴道的结缔组织成分的改变增加了阴道的弹性，致分娩时更易扩张。妊娠时，阴道黏膜通透性增高，同时子宫颈腺体分泌增强，故白带增多。阴道上皮内糖原积聚，经阴道乳杆菌作用后变为乳酸和过氧化氢，使阴道 pH 为 3.5～6，对防止细菌感染有一定作用。然而白色念珠菌在此环境中更易繁殖，导致妊娠期频繁发生念珠菌性阴道炎。

（四）外阴

妊娠时，大小阴唇有色素沉着，大阴唇内血管增多，结缔组织变软，故伸展性增大，有利于胎儿娩出。由于增大的子宫压迫，盆腔及下肢静脉回流障碍，部分孕妇可有外阴及下肢静脉曲张，产后多自行消退。

（五）盆底及子宫支持组织

子宫支持组织包括圆韧带、主韧带、宫骶韧带及阔韧带在妊娠期增长、变粗、肥大及功能增强，其走行方向及解剖位置随子宫体的增长有明显改变。

二、循 环 系 统

妊娠期心血管系统发生意义深远的改变，这在非孕期是病理性的，而在孕期是生理性的。理解这些变化对监护正常妊娠很重要，有隐匿性心血管疾病的孕妇随妊娠继续其风险加大。

(一)心脏

妊娠期间，心脏增大 12%，增大的子宫将横膈膜上推，使心脏向上、向左、向前方移位，并沿纵轴逆时针方向轻度扭转，伴大血管扭曲，加之心肌肥厚、心脏容量增加、血容量增加、血液黏稠度下降，使心脏浊音界扩大，心尖搏动位置向左上移位。孕中期以后，90%的孕妇在心尖部及肺动脉瓣区可闻及收缩期"吹风"样杂音，并向颈部传导，持续到产后数天。80%以上孕妇可发生第一心音分裂或第三心音。20%有舒张期的杂音。心电图显示心脏肥大、移位及心电轴左偏约 15°，这与缺血性心脏病的表现相似。有时在Ⅲ导联可见 Q 波和倒置 T 波，而误认为肺栓塞。孕期心率增加 10～15/min，达 75～90/min。

(二)心排血量

妊娠期心排血量增加 35%～50%，从孕前约 5L/min 到孕晚期 7L/min 左右。心排血量的增加为孕期循环系统最重要的改变，对维持胎儿生长发育极为重要。如子宫在孕早期可获得约 3%的心排血量，到足月时为 17%，增加约 400ml/min 以上。心排血量主要取决于心肌收缩力和外周血管阻力，妊娠期间外周血管阻力下降，致使心排血量增加。心排血量自妊娠 8－10 周渐渐增加，妊娠 32－34 周时达高峰，每次心排血量平均值约为 80ml，直至分娩。仰卧位心排血量下降约 25%，左侧卧位心排血量约增加 30%。

(三)血压

血压高低与心排血量、循环血容量、外周血管阻力、血液黏稠度、大血管壁弹性等有关。血压同时受神经内分泌和血管活性物质的调节。目前认为妊娠期高血压疾病和胎儿宫内发育迟缓与妊娠期血管舒缩失调有关。妊娠期由于胎盘形成动静脉短路、血液稀释、血管扩张等因素导致妊娠早期及中期血压偏低，至 24 周时收缩压平均下降 5～10mmHg，而舒张压下降 10～15mmHg。妊娠晚期血压轻度回升，脉压稍增大。孕妇体位对血压影响较大，仰卧位时下腔静脉受压，回心血量减少，心排血量减少，迷走神经兴奋，使血压下降，形成妊娠仰卧位低血压综合征，表现为血压下降、心率变慢、头晕眼花、轻度头痛和恶心，甚至晕厥，发生率约为 10%。随血压下降胎儿也受影响，表现胎心率加快、胎动增强，继而胎心率慢、胎动减弱，出现急性胎儿宫内窘迫表现。如长时间仰卧位，下腔静脉受压过久，还能使下腔静脉压升高，绒毛间腔内压力也升高。因此，妊娠中晚期建议侧卧位休息。

(四)血流

妊娠晚期下肢静脉血流缓慢，静脉压逐渐增加，可从妊娠前 0.98kPa 增至 1.96～2.94kPa。孕妇易发生下肢肿胀及下肢、外阴静脉曲张和痔。妊娠期肾血流增加 70%～80%，以适应代谢产物排泄的增加。皮肤和黏膜毛细血管血流增加，尤其在手和足部，至妊娠 36 周时达到 500ml/min，以适应增加的新陈代谢散热需要。相应的外周血管扩张可解释孕妇为什么感到热、出汗、手足心湿冷和鼻部充血。妊娠期乳房血流增加 2%，在其表面可见扩张的静脉，乳房增大并有刺痛感。子宫螺旋动脉从子宫肌层进入胎盘绒毛间隙，血流阻力下降血液灌注增加，但血流缓慢有利于充分的物质交换。子痫前期患者和有胎儿先天畸形者子宫胎盘血流减少，慢性胎盘灌注下降可致足月小样儿。

三、血 液 系 统

(一)血容量

自妊娠 6－8 周母体血容量开始增加，

32－34 周时达高峰,增加 40%~45%,平均增加 33%(即 1450ml)。其中血浆增加 1000ml 以上,红细胞容量增加约 450ml,因血浆增加多于红细胞增加,血液相对稀释,血黏度降低。循环血容量相对增加,使各个脏器的灌注量增加,有利于代谢产物的排泄及减少血液高凝状态造成的危害。血容量增加的益处在于:①保护母体和胎儿免受静脉回心血量减少的威胁,如仰卧位和直立位时;②满足子宫增大的需要,并为胎盘供血;③提供胎儿代谢所需;④适应肾及其他器官的灌注增加;⑤适应增加的动静脉容量;⑥为分娩储备,防止分娩时失血过多。妊娠期血容量增加可引起血液稀释,导致生理性贫血、血浆蛋白浓度下降、免疫球蛋白浓度下降,心排血量增加可导致心率增加、心脏增大。

(二)血液成分

1. 红细胞　妊娠期骨髓不断产生红细胞,网织红细胞轻度增多。由于血液稀释,红细胞计数约为 $3.6 \times 10^{12}/L$(非孕妇女约为 $4.2 \times 10^{12}/L$),血红蛋白值约为 110g/L(非孕妇女约为 130g/L),血细胞比容为 0.31~0.34(非孕妇女为 0.38~0.47)。妊娠期贫血是指孕期血红蛋白小于 110g/L。血红蛋白下降提示血容量扩张,当血红蛋白为 86~95g/L 与高出生体重有关,而血红蛋白高于 145g/L 与早产和低出生体重有关。当血红蛋白进行性下降或小于 110g/L,应适当补充铁剂,以满足胎儿和孕妇的需要。

2. 白细胞　从妊娠 7－8 周开始增加,孕 30 周时达高峰,为 $(5~12) \times 10^9/L$[非孕妇女为 $(5~8) \times 10^9/L$],有时可达 $(14~16) \times 10^9/L$。这可能是受雌激素影响。临产及产褥期白细胞显著增加,有时可达 $25 \times 10^9/L$,主要为中性粒细胞,淋巴细胞增加不多,单核细胞及嗜酸粒细胞几乎无改变。

3. 凝血因子　妊娠期间各种凝血因子除血小板、XI 及 XIII 因子外,凝血因子 II、V、VII、VIII、IX 及 X 均增加,使孕妇血液处于高凝状态。孕前纤维蛋白原含量约为 3g/L,妊娠晚期增至 4~5g/L,增加 40%~50%。纤维蛋白原改变了红细胞表面负电荷,出现红细胞"缗钱"样反应,而使红细胞沉降率加快。妊娠晚期凝血酶原时间及部分孕妇凝血活酶时间稍缩短,但凝血时间无明显改变。纤维蛋白溶酶原增加,优球蛋白溶解时间延长,妊娠期间纤溶活性降低。妊娠期血小板计数下降,可能与血液稀释有关,但实际其绝对值是增加的,以适应孕期其破坏加速。由于血液的高凝状态,产后胎盘剥离面血管内迅速形成血栓止血。若孕产妇盆腔静脉及下肢静脉内膜有损伤,易发生静脉血栓,血栓脱落也易发生肺栓塞及弥散性血管内凝血(DIC)。故孕产妇不宜使用凝血制剂,产后应鼓励尽早活动。胎盘面的止血需要血液循环中 5%~10%的纤维蛋白原,一旦胎盘发生异常剥离,会将其迅速耗尽,继而发生 DIC。妊娠期一些内源性的抗凝物质减少,减少了分娩时出血的危险,但随着血管扩张,血栓形成的风险增加 6 倍。

4. 血浆蛋白　由于血液稀释,血浆蛋白尤其是白蛋白减少,约为 35g/L。清蛋白不仅是一些激素、药物、脂肪酸和胆红素的载体蛋白,也维持胶体渗透压。当其减少时下肢水肿、红细胞脆性增加、肾小球滤过率增加。

5. 免疫　妊娠期 hCG 和泌乳素抑制免疫反应。因此,机体对病毒如疱疹、流感、风疹、肝炎、脊髓灰质炎,以及疟疾感染的抵抗力减弱。自妊娠 10 周开始 IgA、IgG、IgM 水平持续下降,直到妊娠 30 周,并维持到足月。

四、呼 吸 系 统

妊娠期由于血流量增加和血管扩张致上呼吸道黏膜充血、鼻出血,甚至声音改变。局部抵抗力降低,易发生感染。缓解鼻部症状的喷剂,由于对黏膜有长期作用,应谨慎使用。

由于妊娠期间膈肌上抬约 4cm,肋膈角

增宽,肋骨向外扩展,使胸腔横径及前后径增加约2cm,周径增加5～7cm,肺活量一般不受影响。因此患有呼吸系统疾病的孕妇在妊娠期间疾病不易加重。妊娠晚期子宫增大,腹压增加使膈肌活动的幅度减少,胸廓活动相应增加,以胸式呼吸为主,呼吸较深大以保持气体的交换量,呼吸频率为15～20/min。

妊娠期肺功能改变:①肺活量无明显变化;②潮气量增加30％～40％,非孕时为0.5L,足月妊娠时可达0.7L;③补吸气量非孕时为2L,足月妊娠时为2.1L;④补呼气量非孕时为0.5L,足月妊娠时为0.4L;⑤残气量非孕时为1L,足月妊娠时为0.8L,减少20％;⑥每分通气量增加40％,由非孕时的7.5L/min增加为足月妊娠时的10.5L/min,以适应孕妇因耗氧量增加而对氧的需求。由于通气量增加,吸气时可吸入更多的氧气,动脉血PO_2比非孕时略增加,从非孕时的85mmHg上升为足月妊娠的90～100mmHg。妊娠期母体的氧储备可应对慢性肺部疾病和麻醉时的短暂缺氧。由于呼气时可排出更多的CO_2,动脉血PCO_2由非孕时35～40mmHg下降为足月妊娠时30mmHg,而胎血PCO_2为45 mmHg,有利于胎儿血中的CO_2向母血扩散。过度通气后,动脉血的PCO_2下降,但肾能相应排出较多的HCO_3^-,孕妇动脉血pH保持不变,仍为7.4;而外周静脉血pH由非孕时7.35增加为足月妊娠时的7.38。

五、泌尿系统

(一)肾脏

由于妊娠时血容量增加,孕妇及胎儿代谢产物增加,肾负担加重。肾长度可增加1～2cm,重量增加,肾功能变化较大。大量因素影响肾功能,包括血浆容量、肾小球滤过率(glomerular filtration rate,GFR)、肾血浆流量增加及激素变化如ACTH、ADH、肾上腺皮质醇、甲状腺素和hCG。由于泌尿系统血

管扩张致血流增加。妊娠早期肾血流量较非孕时增加20％～25％。肾血浆流量(renal plasma flow,RPF)及GFR与非孕期相同。RPF比非孕时增加35％,GFR增加50％。RPF与GFR受体位影响,孕妇仰卧位时尿量增加,故夜尿量多于日尿量。尿素、肌酐、肌酸等排泄增多,其血浆浓度低于非孕妇女。当肾小球滤过超过肾小管再吸收能力时,可有少量糖排出,称为妊娠生理性尿糖,应注意与真性糖尿病鉴别。

(二)输尿管

妊娠期在孕激素的作用下,输尿管增粗、变长、屈曲,平滑肌松弛使之蠕动减弱,尿流缓慢,往往形成肾盂、肾盏及上段输尿管轻度扩张。加之子宫右旋可在骨盆入口处压迫右侧输尿管,尤其在仰卧位和直立位可造成输尿管部分梗阻,使右侧肾盂积水更明显,易患肾盂肾炎。近足月时约3％的孕妇出现输尿管尿液反流,亦是感染诱因。因此,临床上建议孕妇左侧卧位减轻对右侧输卵管的压迫,并鼓励多饮水冲洗尿路避免感染。

(三)膀胱

妊娠早期膀胱受增大子宫体压迫,膀胱容量减少,故排尿次数增多。孕中、晚期随子宫增大膀胱位置上升、膀胱三角随之升高、输尿管开口处的膀胱组织增厚,可致尿流不畅,加重了输尿管扩张。胎头入盆后,膀胱受压,膀胱压力从孕早期的0.79kPa(8cmH$_2$O)上升至妊娠足月的1.96kPa(20cmH$_2$O)。膀胱压力增加可能导致其容量减少。而尿道压力从6.87kPa(70cmH$_2$O)增加至9.12kPa(93cmH$_2$O),尿道括约肌松弛,常出现尿频及尿失禁。产前宣教中盆底功能锻炼可缓解这一孕期症状。孕激素对逼尿肌的作用可加重尿频、尿失禁,产后可自行恢复。孕期尿频和夜尿发生受多种因素影响,如睡眠方式的改变、子宫增大压迫膀胱、膀胱压力增加容量减少等,因此应综合判断。

六、消化系统

妊娠期受大量雌激素影响，牙龈肥厚并易充血、水肿、出血，即使刷牙也可引起出血。牙龈出现血管灶性扩张，即妊娠龈瘤或牙龈炎，分娩后可自然消退。孕期偶见唾液分泌增多甚至流涎，尤其当摄入淀粉类食物而刺激唾液腺时。孕期饮食习惯发生改变，如厌食咖啡、酒类及油炸类食品，相反喜食含盐和香料的食品。孕妇常感口渴，是由于血管加压素和渗透压的改变，导致以保水为目的的血浆渗透压下降。hCG 也可能影响渗透压的调节。妊娠期由于增大的子宫使胃向上移位、肠段向两侧及上方移位，盲肠及阑尾向外上方移位。这些部位发生病变时，体征往往有变异，如妊娠期阑尾炎易误诊为肾盂肾炎。胃肠道受孕激素影响，平滑肌张力降低、蠕动减弱、胃酸分泌减少。孕中、晚期胃受压变为垂直位导致胃内压增加，胃食管连接角度改变，贲门括约肌松弛，胃内酸性食物可反流到食管。临床上常有上腹部饱胀感、胃灼热感等。由于肠道充血、血管平滑肌松弛、盆腔静脉受胎先露部压迫、静脉回流障碍等，妊娠晚期多发生痔疮。食物残渣在肠道内停留时间增加，结肠吸收水分增多，加之子宫压迫低位结肠，导致便秘。孕期口服铁剂也可致便秘。

妊娠期肝功能可发生以下改变：①妊娠期白蛋白浓度下降；②碱性磷酸酶水平增加，孕晚期达非孕时 2 倍，其上限可达非孕时的 3 倍；③血浆胆固醇水平在孕晚期可达 2 倍；④由于雌激素作用，许多肝内蛋白升高；⑤纤维蛋白原水平自妊娠 3 个月升高到妊娠晚期增加 50%。

妊娠期间胆道平滑肌松弛，胆囊增大，张力低，胆汁黏稠，胆囊排空时间延长，妊娠期易并发胆囊炎及胆结石。

七、代谢系统

为满足母体及胎儿生长发育的需要，母体基础代谢率从妊娠中期开始逐渐增高，至妊娠晚期可增高 15%～20%。妊娠期通过饮食增加的能量摄入约 300kcal/d。

(一)糖代谢

正常妊娠妇女的特点是空腹血糖略低，妊娠 15 周时清晨空腹血糖低于非孕状态，饭后高血糖和高胰岛素血症。这样可以确保餐后对胎儿葡萄糖的持续供应。正常妊娠血浆胰岛素基础水平升高，除了胰腺分泌功能旺盛外，还与胰岛素抵抗有关。胰岛素对葡萄糖的反应增强，妊娠晚期输注葡萄糖，胰岛素量增加 4 倍。糖耐量试验也显示血糖高峰延迟并上升而血浆胰岛素水平升高，提示胰岛素抵抗。血浆葡萄糖水平增加，持续时间延长，糖原反应抑制。妊娠期最佳的血糖水平为 4.4～5.5mmol/L，妊娠妇女低血糖定义为血糖低于 3.3mmol/L。

(二)脂肪代谢

妊娠期间能量总需求量增加，母体脂肪储备增多，糖原储备减少，肠道对脂肪的吸收能力增强，因而血脂较妊娠前增加 50%。当妊娠剧吐发生时机体无足够能量来源，致使脂肪分解加速，可出现尿酮体阳性。

(三)蛋白质代谢

妊娠期需要大量蛋白质，呈正氮平衡。妊娠中、晚期需要储备一定量的蛋白质，以满足胎儿、胎盘生长发育及母体子宫、乳房及其他组织适应性变化的需要。如果蛋白质储备不足，可使血浆蛋白减少，血浆胶体渗透压下降，使组织间液增加，出现显性或隐性水肿。

(四)水代谢

液体潴留是妊娠正常生理改变。足月妊娠机体水分平均增加 7.5L，其中包括胎儿、胎盘及羊水量约为 3.5L，母体增加的血容量及子宫和乳腺增加的水分为 3L，妊娠最后几日下肢凹陷性水肿的液体潴留可达 11L 左右。

(五)矿物质代谢

由于胎儿与母体需要大量的钙、磷、铁等，故妊娠期要补充足量的钙、磷，以满足胎儿及母体的需要。孕期血钙水平下降,首先是结合白蛋白下降,因此孕期上消化道吸收增加,排泄减少,使骨内钙储备保持不变。孕期在甲状旁腺激素影响下维生素 D 增加 2～3 倍,也利于钙吸收。妊娠早期母体及胎儿每日需铁 1mg,中期 4mg,晚期 12～15mg。故妊娠期要补充足量的铁,以满足胎儿及母体造血的需要,为分娩和哺乳作准备。

八、妊娠妇女体重及管理

妊娠期增加的体重包括胎儿及其附属产物(如胎盘、羊水)、母体重量的增加(如子宫、乳房、血液系统、脂肪储备、细胞内外液)等。蛋白质主要储存在胎儿、子宫、血液、胎盘及乳腺;而脂肪主要储备在母体组织尤其是臀部和大腿上部。妊娠早期体重增加不明显。从妊娠 13 周直至妊娠足月,每周增加不应超过 350g,如果超过 500g 要注意隐性水肿。妊娠足月时体重平均增加 12.5kg,包括胎儿(3400g)、胎盘(650g)、羊水(800g)、子宫(970g)、乳房(405g)、血液(1450g)、组织间液(1480g)及脂肪沉积(3345g)等。其中有 9kg 是在妊娠 20 周后增加的。胎儿体重在妊娠前半期增加缓慢,自 20 周以后增长迅速。相反,胎盘重量在妊娠前半期迅速增加。自妊娠 10 周开始羊水迅速增加,从妊娠 20 周时为 300ml,妊娠 35 周达到峰值为 1000ml,此后稍微减少。子宫重量在妊娠 20

周前增长迅速,而乳腺和血容量在孕期稳定增长。机体在妊娠 30 周以前即储备大多数脂肪和水分。即使妊娠最后 10 周无水肿,细胞外液仍有 2～3L 水分储备。

妊娠期体重增加受多因素影响,如水肿程度、代谢率、饮食摄入、呕吐与腹泻、吸烟、羊水量及胎儿大小。此外,孕龄、前次妊娠胎儿大小、产次、种族、高血压及糖尿病等也影响妊娠期体重。体重指数(body mass index,BMI),是目前国际上常用的衡量人体胖瘦程度及是否健康的一个标准。BMI＝体重(kg)/[身高(m)的平方]。要重视孕妇体重管理,孕妇体重增长过多或增长不足均可导致妊娠不良结局。

九、乳 腺 变 化

妊娠期,由于受垂体催乳激素、胎盘生乳素、雌激素、孕激素、生长激素及胰岛素的影响加之血供增加乳腺发生巨大变化,乳腺导管和腺泡增生,脂肪沉积,乳腺增生贯穿于整个孕期,尤其在早孕期增生活跃。因乳腺尤其乳头周围血供增加,孕妇自觉乳房发胀、触痛和麻刺感。乳腺乳头增大变黑、易勃起;乳晕变黑,乳晕上的皮脂腺肥大形成散在的结节状小隆起,称为蒙氏结节。妊娠末期挤压乳房,可有少量稀薄的黄色液体溢出,称为初乳。

(余美佳)

参 考 文 献

[1] 刘昱婕,陈玲,陈素玉,等.孕期叶酸补充对子代的影响[J].现代妇产科进展,2018,27(5)377-380.

[2] 谢幸,孔北华,段涛.妇产科学[M].9 版.北京:人民卫生出版社,2018.

[3] 许争峰.医学遗传科产前诊断管理规范与操作常规[M].南京:东南大学出版社,2016.

[4] 王莎亚,周书进,文师吾,等.正常妊娠前后血压变化及其影响因素研究[J].中华流行病学

杂志,2013,34(3):241-244.

[5] 杨延冬,杨慧霞.孕期体重管理和预后[J].实用妇产科杂志,2012,28(2):85-87.

[6] 中华医学会围产医学分会.妊娠期铁缺乏和缺铁性贫血诊治指南[J].中华围产医学杂志,2014,17(7):451-454.

[7] Kamel RM. Management of the infertile couple: an evidence-based protocol[J]. Reprod Biol Endocrinol,2010,8:21.

［8］ Zargar AH,Wani AI,Masoodi SR,et al. Epidemiologic and etiologic aspects of primary infertility in the Kashmir region of India［J］. Fertil Steril, 1997,68(4):637-643.

［9］ Macaluso M,Wright-Schnapp TJ,Chandra A,et al. A public health focus on infertility prevention,detection,and management［J］. Fertil Steril,2010,93(1):16. e1-e10.

［10］ Oladokun A,Arulogun O,Oladokun R,et al. Acceptability of child adoption as management option for infertility in Nigeria:Evidence from focus group discussions［J］. Afr J Reprod Health,2009,13(1):79-91.

［11］ Irvine S. Guidelines in the treatment of male infertility［J］. Int Cong Series,2004,1266:202-207.

第7章 妊娠诊断与孕产期检查解析

第一节 妊娠诊断

根据妊娠不同时期胎儿生长发育的特点及母体的适应性变化,妊娠诊断可分为早期妊娠诊断及中、晚期妊娠诊断。

一、妊娠早期

许多孕妇能在妊娠之初即察觉身体异常而考虑妊娠,如乳房改变、恶心、饮食改变、尿频、腰骶部不适等。而这些改变并非孕期所特有,缺乏特异性,实验室检查更灵敏而准确。

【病史】 生育年龄已婚健康妇女,平时月经周期规律,一旦月经过期 10 日以上,应疑为妊娠。若停经已达 8 周,妊娠可能性更大。虽然停经是妇女妊娠最早与最重要的症状,但是并不是妊娠特有症状,应予以鉴别。有时妊娠可在没有月经来潮或月经紊乱的情况下发生,也需与内分泌紊乱、哺乳期、口服避孕药引起的闭经相鉴别。

【临床表现】

1. 早孕反应 约有半数以上妇女在停经 6 周左右开始出现头晕、疲乏、嗜睡、食欲缺乏、偏食、厌恶油腻、恶心、晨起呕吐等症状,称早孕反应。该反应可能与体内 hCG 增多、胃肠功能紊乱、胃酸分泌减少及胃排空时间延长有关。症状严重程度和持续时间因人而异,多数在妊娠 12 周左右自行消失。

2. 尿频 由于妊娠早期增大的子宫,尤其是前位子宫,在盆腔内压迫膀胱及盆腔充血刺激所致尿频,一般妊娠 12 周后子宫上升进入腹腔,尿频症状消失。

3. 生殖器官变化 妊娠后阴道黏膜及宫颈充血水肿、变软呈紫蓝色,称为 Chadwick 征。子宫体饱满,前后径增宽呈球形。由于子宫颈变软,子宫峡部极软,妊娠 6—12 周双合诊检查时,感觉宫颈与宫体似不相连,称为黑加征(Hegar sign)。随着妊娠进展,子宫体也相应增大变软,至妊娠 8 周时,子宫约为非孕时的 2 倍;妊娠 12 周时,子宫为非孕时的 3 倍,子宫超出盆腔,可在耻骨联合上方触及。同时经阴道触诊侧穹可触及子宫动脉搏动,称 Osiander 征。

4. 乳房变化 早孕时在雌激素作用下腺管发育及脂肪沉积,孕激素促进腺泡发育。催乳素、生长激素、胰岛素、皮质醇和上皮生长因子协同作用,使腺体干细胞分化为腺泡细胞和肌上皮细胞。在复杂的神经内分泌调节下使乳房增大,肿胀疼痛,乳头、乳晕着色加深,乳头周围出现蒙氏结节。

5. 其他 部分孕妇可出现雌激素增多的表现,如肝掌、皮肤色素沉着(面部、腹白线、乳晕、腋下等),部分孕妇出现不伴子宫出血的子宫收缩痛或不适、腹胀、便秘等。

【辅助检查】

1. 妊娠试验 胚胎着床后滋养层分泌 hCG,一般受精后 7 日即可在血清中检测出 hCG。常用放射免疫法检测 hCG-β 亚型。临床上也常用试纸法检测尿中 hCG,该方法是采用酶联免疫吸附法(ELISA),简便快速。妊娠试验阳性,要结合临床表现与体征综合分析,才能明确妊娠诊断。

2. 超声检查

(1)B 型超声:检查早孕和确定胎龄最快速、准确的方法。检查目的是确定宫内妊娠、排除异位妊娠、滋养细胞疾病,盆腔肿块等。最早可在孕 5 周时做出早期诊断。阴道超声较腹部超声可提前 5～7 日确诊早期妊娠。正常早期妊娠超声图像:①妊娠囊(gestational sac,GS)。妊娠的最早标志,形态为圆形或椭圆形。阴道 B 超最早在妊娠 4～5 周时可测到 GS。②卵黄囊是子宫内妊娠的标志,位于妊娠囊内一个亮回声环状结构,中间为无回声区。③胚芽与原始心管搏动。阴道超声早在妊娠 6 周时可观察到胚芽及原始心管搏动。④妊娠 $11-13^{+6}$ 周后可测定头臀长(crown-rump length,CRL),根据其大小可以估计孕周,校正预产期同时可测定胎儿颈项透明层(nuchal translucency,NT)厚度和胎儿鼻骨,可作为早期染色体疾病筛查的指标。早孕 B 超声像图见图 7-1-1。

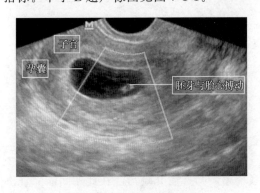

图 7-1-1　早孕 B 超声像图

(2)超声多普勒法:在增大的子宫区内可听到有节律的单一高调胎心音,胎心率一般在 110～160/min,妊娠 11-12 周后可探测到,最早可出现在妊娠 7 周时,还可以听到脐带杂音。

二、妊娠中、晚期

妊娠中期以后,子宫随妊娠月份而增大,可扪及胎体及感到胎动,听到胎心音,临床诊断并不困难。

【病史】　经历早期妊娠的经过,逐渐感到腹部增大和自觉胎动。

【临床表现】

1. 子宫增大　子宫随妊娠进展逐渐增大,根据手测宫底高度及尺测耻上子宫长度,可以粗略判断妊娠周数。

2. 胎动　胎儿在子宫内的活动称胎动,是妊娠诊断依据,也是胎儿宫内安危的重要指标。胎动可分为转动、翻转、滚动、跳动及高频率活动。正常初孕孕妇于妊娠 18-20 周开始自觉胎动,而经产妇常在 16-18 周自觉胎动。随孕周增加,胎动也逐渐增多,妊娠 32-34 周达高峰,妊娠 38 周后胎动逐渐减少。临床上常采用胎动自测法:孕妇每天早、中、晚 3 次卧床计数胎动,每次 1h,相加乘以 4 即为 12h 胎动。若胎动≥30/12h 或≥4/h 为正常;若连续 2d 胎动≤3/h,则为异常。

3. 胎儿心音　妊娠 12 周应用 Doppler 可听到胎心音,18～20 周用听诊器经孕妇腹壁能听到胎心音。胎心音呈双音,第 1 音和第 2 音很接近,似钟表"滴答"声,速度较快。正常胎心率在 110～160/min,＜110/min 或＞160/min 表示胎心率异常。胎心音应与子宫杂音,腹主动脉音、胎动音及脐带杂音相鉴别。

4. 胎体　妊娠 20 周以后,经腹壁可触到子宫内的胎体。妊娠 24 周后,能区别胎头、胎背、胎臀及胎儿肢体。胎头圆而硬,有浮球感;胎臀宽而软,形状略不规则;胎背宽而平坦,肢体小且有不规则活动。妊娠相关症状和体征见表 7-1-1。

表 7-1-1　妊娠相关症状和体征

临床表现		妊娠期出现时间	鉴别诊断
可能妊娠	早期乳房改变（尤其初孕妇）	3—4 周+	服用避孕药
	闭经	4 周+	内分泌紊乱、情绪紧张、疾病状态
	晨吐	4—14 周	消化系统及神经系统疾病
	膀胱刺激症状	6—12 周	尿路感染、盆腔肿瘤
	胎动	16—20 周	肠蠕动
大概妊娠	血或尿 hCG 阳性	9—14d	葡萄胎、绒癌
	Hegar sign	6—12 周	
	Chadwick sign	8 周+	
	Osiander sign	8 周+	盆腔充血
	子宫增大	8 周+	肿瘤
	皮肤色素沉着	8 周+	
	子宫杂音	12—16 周	当巨大子宫肌瘤或卵巢肿瘤时子宫血供增加
	Braxton Hicks 宫缩	16 周	
	产科检查触及胎儿	16—28 周	
肯定妊娠	超声检查	经阴道	4 周+	查见孕囊
		经腹部	5 周+	查见孕囊
	超声检查	经阴道	6 周	查见胎心搏动
		经腹部	7 周	查见胎心搏动
	胎心	多普勒	11—12 周	
		胎心听筒	20 周+	
	胎动	触诊	22 周+	
		视诊	妊娠后期	
	胎体触诊	24 周+		

【超声检查】

（1）应用 B 超可检测出胎儿数目、胎产式、胎先露、胎方位，有无胎心搏动及胎盘位置及分级，同时能测量胎儿双顶径、腹围、胸围、顶臀径、股骨长度及羊水池深度等。

（2）应用彩色超声多普勒测定脐动脉血流速度，以监护、预测胎儿情况。胎盘为低阻力器官，如脐血管循环阻力增加，往往提示胎盘及脐带异常。一般在妊娠 20—24 周应做系统超声筛选胎儿畸形。在此期间能筛查出 70％的胎儿结构畸形，对无脑儿、脑积水、脑脊膜膨出、脊柱裂、肾积水、肠道畸形和心脏畸形的诊断也有帮助。应用多普勒超声心动图对监护胎儿生长发育和早期诊断先天性心血管畸形有重要临床价值。

三、胎产式、胎先露及胎方位

胎儿在子宫内的姿势，简称胎姿势。由

于胎儿在子宫内的位置不同,故有不同的胎产式、胎先露及胎方位。

(一)胎产式

胎体纵轴与母体纵轴的关系称胎产式(fetal lie)。两纵轴平行者称纵产式,占妊娠足月分娩总数的 99.75%;两纵轴垂直者称横产式,占妊娠足月分娩总数的 0.25%(图7-1-2)。两纵轴交叉呈角度称斜产式,属暂时的,在分娩过程中多数转为纵产式,偶尔转成横产式。

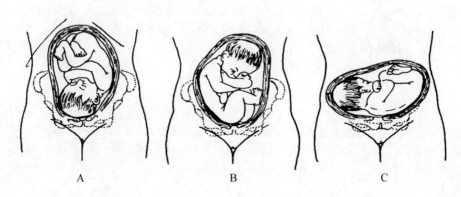

图 7-1-2　胎产式和胎先露
A. 纵产式:头先露;B. 纵产式:臀先露;C. 横产式:肩先露

(二)胎先露

最先进入骨盆入口的胎儿部分为胎先露(fetal presentation)。纵产式有头先露和臀先露,横产式为肩先露。头先露因胎头屈伸程度不同又分为枕先露、前囟先露、额先露及面先露(图7-1-3)。臀先露因入盆的先露部分不同,又分为混合臀先露、单臀先露、单足先露和双足先露(图7-1-4)。偶尔头先露或臀先露与胎手或胎足同时入盆,称复合先露(图7-1-5)。

(三)胎方位

胎儿先露部的指示点与母体骨盆的关系称胎方位(fetal position),简称胎位。枕先露以枕骨、面先露以颏骨、臀先露以骶骨、肩先露以肩胛骨为指示点。根据指示点与母体骨盆前、后、左、右、横的关系而有不同的胎方位,以枕先露为例说明(图7-1-6)。

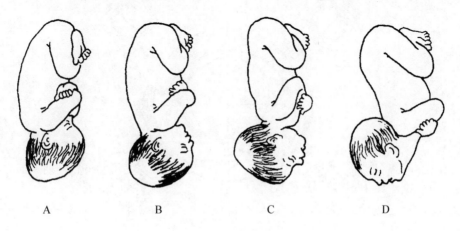

图 7-1-3　头先露的种类
A. 枕先露;B. 前囟先露;C. 额先露;D. 面先露

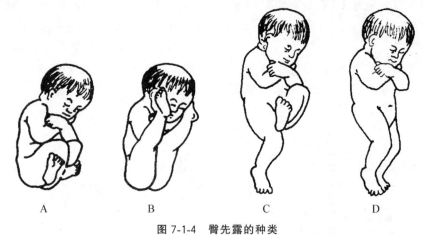

图 7-1-4　臀先露的种类

A. 混合臀先露；B. 单臀先露；C. 单足先露；D. 双足先露

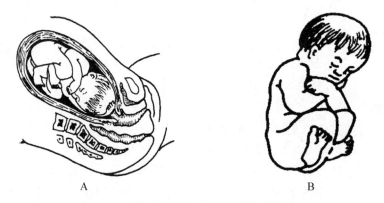

图 7-1-5　复合头先露(A)与复合臀先露(B)

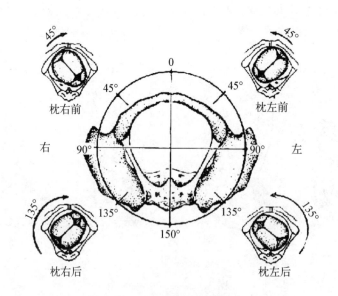

图 7-1-6　枕先露胎方位种类

第二节　孕产期检查解析

妊娠期女性生理和代谢产生显著变化，期间生理和化验值与非妊娠时有很大不同，且随妊娠进程而发生改变。

一、血、尿、白带常规

(一)血常规

【解析】

(1)妊娠期间血容量增加，与非孕期相比，增加 30%～ 45%，血容量从妊娠初期开始增加，孕中期增加最快，孕晚期增长速度减慢，至最后几周达平稳状态。血容量增加包括血浆与红细胞增加，血浆容量增加较早、较多，约为 1000ml，红细胞增加较少、较晚，约为 450ml，由于血浆增加较红细胞增加多，所以血液呈稀释状，孕妇易出现生理性贫血。

(2)孕足月时红细胞计数由非妊娠期的 4.2×10^{12}/L 下降至 3.6×10^{12}/L 左右，血红蛋白由非妊娠时的 130g/L 下降为 110g/L，血细胞比容由 0.40～0.42 下降为 0.31～0.34，上述改变常在产后 6 周恢复。孕妇储铁约 0.5g，为适应红细胞增加和胎儿生长发育及孕妇各器官生理变化的需要容易出现缺铁性贫血，应在妊娠中、晚期开始补充铁剂，防止血红蛋白降低。

(3)白细胞从妊娠 7－8 周开始轻度增加，妊娠 30 周达高峰，为 $(5\sim12)\times10^9$/L，有时可达 15×10^9/L，主要为中性粒细胞增多，单核细胞和嗜酸粒细胞几乎无改变。

(4)正常非孕妇血小板计数为 $(100\sim300)\times10^9$/L，多数妇女在妊娠期血小板计数可较妊娠前降低 10% 左右，血小板下降可能与整个妊娠期血小板的消耗增加有关。

【小结】

(1)红细胞计数 3.6×10^{12}/L，血红蛋白值约为 110g/L，血细胞比容 0.31～0.34，孕妇储备铁 0.5g，易缺铁，妊娠中、晚期开始补充铁剂。

(2)白细胞计数 $(5\sim12)\times10^9$/L。

(3)血小板计数 $(100\sim300)\times10^9$/L，可较妊娠前降低 10% 左右。

(二)尿常规

【解析】　妊娠期肾小球滤过率及肾血浆流量增加，这种增加从妊娠早期即开始。妊娠期约 1/6 妇女可出现糖尿，发生糖尿的原因与肾小球对葡萄糖的滤过增加，而肾小管吸收不能相应增加有关。尽管如此，孕妇在出现糖尿时应进一步检查，特别在妊娠早期，以排除妊娠期糖尿病的可能。妊娠后期，尿中可出现少量的蛋白，可视为生理性蛋白尿，主要为清蛋白，即使有其他蛋白成分，其相对含量也很低。尿中清蛋白系从肾小球漏出增加所致，但总量有限，若妊娠期出现大量尿蛋白，尤其是尿中出现血红蛋白、球蛋白和转铁蛋白等，则预示肾脏已受损。通过尿蛋白成分分析和尿蛋白定量，可了解尿蛋白的相对分子质量，判断肾损伤的部位和程度。尿酮体见于妊娠剧吐、产程过长及糖尿病患者。

【小结】　妊娠期可出现糖尿及少量尿蛋白。

(三)白带常规

【解析】　妊娠期间由于阴道上皮糖原含量增多，经乳酸杆菌作用变成乳酸，因此，阴道 pH 为 3.6～6，保持酸性，不利于致病菌生长，有利于防止感染。生殖道病原体微生物上行性感染可导致胎膜早破，故应在妊娠前、妊娠早期、妊娠晚期进行白带常规检查，阴道炎包括滴虫性阴道炎、外阴阴道假丝酵母菌病、细菌性阴道病，并应及时治疗各类阴道炎。

【小结】

(1)妊娠期阴道 pH 为 3.6～6。

（2）妊娠前、妊娠早期、妊娠晚期进行白带常规检查,并应及时治疗各类阴道炎。

二、凝血功能

【解析】 妊娠期血液处于高凝状态,因子Ⅶ、Ⅷ、Ⅹ增加,仅因子Ⅺ降低,血浆纤维蛋白原(Fib)在非孕妇女为 3g/L,妊娠后期增加约 50％,平均达 4.5g/L。凝血时间无明显改变,随妊娠进展,妊娠后期凝血酶原时间(PT)及活化部分凝血活酶时间(APTT)可轻度缩短。

【小结】 妊娠期 PT、APTT 可轻度缩短,Fib 可增加。

三、肝肾功能

【解析】

（1）妊娠期肝组织结构及大小无明显变化,肝血流量不增多,妊娠晚期肝功检查清蛋白下降,球蛋白量轻度增加,清蛋白与球蛋白比例下降,球蛋白量增多的原因系妊娠期网状内皮系统功能亢进所致,同时有碱性磷酸酶升高,一般认为碱性磷酸酶来自于胎盘,产后可恢复正常。

（2）妊娠后期血浆碱性磷酸酶(AKP)大约增加 1 倍,血清 γ-谷氨酰转移酶(GGT)和转氨酶(AST、ALT)水平在孕期无明显变化。胆红素水平保持正常成人范围内。

（3）妊娠期肾略增大,肾血浆流量增加 35％,肾小球滤过率增加 50％,尿素和肌酐滤过增多,故较非孕妇女减少。妊娠期空腹血糖降低,在 4～6 个月和 7～9 个月会进一步降低。在妊娠早期血清尿酸盐水平降低,在妊娠晚期,足月时血清尿酸盐水平会增高,比非妊娠期值要高,产后 12 周仍然保持高水平。

【小结】

1. 肝功能 清蛋白下降,球蛋白量轻度增加,碱性磷酸酶升高。

2. 肾功能 尿素和肌酐降低。

四、乙肝检查

乙肝检查包括乙肝表面抗原(HBsAg)、乙肝表面抗体(HBsAb)、乙肝 e 抗原(HBeAg)、乙肝 e 抗体(HBeAb)、乙肝核心抗体(HBcAb)、乙肝核心抗体 IgM(HBcAb-IgM)三对六项。

【解析】

1. HBsAg 阳性 表示感染了乙肝病毒,并不反映病毒有无复制、复制程度、传染性强弱。

2. HBsAb 阳性 表示对乙肝病毒的感染具有保护性免疫作用,乙肝疫苗接种者,若仅此项阳性,应视为乙肝疫苗接种后正常现象。

3. HBeAg 阳性 说明传染性强。

4. HBeAb 阳性 说明病毒复制减少,传染性弱,但并非没有传染性。

5. HBcAb 阳性 说明既往感染过乙肝病毒。

6. HBcAb-IgM 提示仍有病毒复制。

目前,如妊娠前乙肝病毒 DNA(HBV DNA)超过 10^6 不宜妊娠,如果妊娠前未行检查,在就诊第 1 次即应查乙肝三对,对慢性乙型肝炎患者查血清中乙肝病毒 DNA 复制量,若乙肝病毒 DNA 荧光定量为阴性者,孕期严格监测肝功能,若肝功能正常则可不予特殊治疗。妊娠期不建议进行 HBIG 治疗。尽管有报道乳汁中可检测 HBsAg 和 HBV DNA,但新生儿采取正规的暴露后预防策略,母乳喂养并不增加感染 HBV 的风险。

【小结】

1. 妊娠前 由感染科或肝病专科医生评估肝脏功能,肝功能始终正常的感染者可正常妊娠;肝功能异常者,如果经治疗后恢复正常,且停药后 6 个月以上复查正常则可妊娠。

2. 妊娠期 不建议用 HBIG 治疗。定期复查肝功能及 HBV-DNA 水平,决定是否需要抗病毒治疗以阻断母婴传播。

3. **母乳喂养**　只要新生儿采取正规的免疫预防,母乳喂养并不增加感染的风险。母亲未服用抗病毒药物者,新生儿接受规范的联合免疫之后可进行母乳喂养;如以阻断母婴传播为目的而服用抗病毒药物的孕妇,分娩后停药,可以母乳喂养;如以治疗乙型肝炎为目的而服用抗病毒药物的孕妇,分娩后继续用药,由于乳汁中存在少量的抗病毒药物对婴儿的安全性尚不清楚,目前不建议母乳喂养。

五、血　　型

人类血型有多种,最主要的是 ABO 血型和 Rh 血型。ABO 血型包括 A、B、O、AB 四种类型,常见抗原有 5 项:C、c、D、E、e,其中 D 抗原性最强,临床上 D 抗原阳性称为 Rh 阳性,无 D 抗原者称为 Rh 阴性。Rh 阴性血型在汉族中罕见,孕期一旦发现应引起高度重视。

(1)当胎儿具有孕妇所缺乏的血型抗原,母亲的血型抗体就会通过胎盘引起胎儿、新生儿红细胞破坏,称为母婴血型不合溶血病。母婴血型不合溶血病分为 ABO 溶血病和 Rh 溶血病。

(2)当孕妇为 O 型血,胎儿父亲为 O 型血以外其他血型时,胎儿、新生儿遗传父亲血型,为非 O 型血时容易发生 ABO 溶血病。

(3)当孕妇血型为 Rh 阴性,胎儿父亲为 Rh 阳性血型,胎儿、新生儿遗传父亲血型为 Rh 阳性时容易发生 Rh 溶血病。

(4)当孕妇血型为 Rh 阴性,妊娠期可进行母体血型抗体检测,其血中抗 D 效价高于 1:32 时,新生儿溶血病的发病率增高。

(5)如在妊娠期未发现明确胎儿宫内溶血的临床症状,如 B 超未提示胎儿水肿、胎盘增厚、胎儿胸腹水、胎儿大脑中的动脉异常等,不建议常规对孕妇进行 ABO 血型抗体筛查及治疗,但分娩后应行脐血 ABO 血型抗体筛查,明确 ABO 溶血的高危儿,密切随访。

六、B 超 检 查

妊娠全程中,超声可以观察大部分宫内变化过程,妊娠期超声检查目的:一为观察胎儿形态结构有无发育异常;二为测量大小,判断生长状况;三是了解胎儿附属结构有无异常。

【解析】

(1)妊娠早期 B 超重点是观察子宫内有无妊娠囊,妊娠囊结构是否正常,囊内有无胚胎,胚胎是否存活,发育与停经周数是否相符,有无形态异常。妊娠早期 B 超有以下特点:①子宫随停经周数相应增加、饱满;②宫腔内出现妊娠囊的环状回声;③停经 5 周时可出现妊娠囊,停经 6～7 周可出现胚芽、胎心搏动、卵黄囊。

(2)妊娠 13 周以后可直接观察胎儿、胎盘等结构。建议在妊娠 $11-13^{+6}$ 周进行超声检查胎儿颈项部透明层厚度(NT)及主要器官发育情况,可初筛约 1/4 胎儿畸形。孕中期胎儿系统超声常在妊娠 24—28 周进行,可筛查出 70% 胎儿结构异常。妊娠晚期 B 超主要是观察胎儿生长情况、羊水指数、S/D 值等。

【小结】

1. **妊娠早期**　确定是否宫内妊娠,核实孕周。

2. **妊娠 $11-13^{+6}$ 周**　检查胎儿颈项部透明层厚度(NT)及主要器官发育情况。

3. **妊娠 24—28 周**　筛查 70% 胎儿结构异常。

4. **妊娠晚期**　观察胎儿生长情况、羊水指数、S/D 值等。

七、心电图检查

妊娠期孕妇循环系统会发生一系列变化,随着孕周的增大会使正常妊娠期血流动力学发生改变,从而使孕妇心脏负担加重,因此,心电图检查可以及时发现一些孕妇心脏异常,在一定程度上保证孕妇妊娠期安全。

【解析】

(1)自妊娠早期心电图即有轻度改变,可出现窦性心律不齐、窦性心动过速及部分期前收缩等改变。妊娠 32－34 周心排出量达高峰,血容量进一步增加,心率进一步增快(平均每分钟增加 10～15 次),致使心脏负荷加大,需氧量增加,部分出现心肌供血不足,可出现各种心律失常及 ST-T 改变。另外,妊娠中晚期子宫增大,心脏向左上移位,大血管扭曲,机械性地增加了心脏负担,因而出现电轴左偏的正常变异及左室高电压等变化,因此,妊娠晚期异常心电图发生率明显升高。

(2)对妊娠期心电图改变的诊断要慎重,应结合临床综合分析。较明显的心律失常需寻找病因,适当处理。对于心功能不良的患者,应注意早期心力衰竭的识别,不要因妊娠期常见下肢水肿、胸闷、气短而忽略,并应积极寻找诱因与病因,心功能损害明显者尽早住院治疗。

(3)妊娠期的大部分心电图改变为可逆性,较严重的心律失常和心肌损害者应在产科、内科共同监护下,据具体情况做出及时适当的处理,以利孕妇安全度过妊娠期和分娩期,确保母婴安全。

【小结】 孕期心电图可出现生理性的改变,无须特殊处理,但须排除明显的心律失常和心肌损害。

(严小丽)

参 考 文 献

[1] 丰有吉,沈铿.妇产科学[M].北京:人民卫生出版社,2005:31-56.

[2] 谢幸,孔北华,段涛.妇产科学[M].9 版.北京:人民卫生出版社,2018:37-45.

[3] 曹泽毅.中华妇产科学[M].3 版.北京:人民卫生出版社,2014:352-354.

[4] 中华医学会妇产科学分会产科学组.乙型肝炎病毒母婴传播预防临床指南(第 1 版)[J].中华妇产科杂志,2013,48(2):151-154.

[5] 常青,周乐.母儿血型不合的孕产期管理[J].中华围产医学杂志,2012,15(11):648-650.

[6] 中华医学会妇产科学分会产科学组.孕前和孕期保健指南(2018)[J].中华妇产科杂志,2018,53(1):7-13.

[7] 严小丽,王丹,廖媛,等.37 例母儿 RhD 血型不合孕妇和新生儿的临床分析[J].第三军医大学学报,2018,40(22):2012-2106.

[8] 中国肝炎防治基金会.乙型肝炎母婴阻断临床管理流程[J].中华肝脏病杂志,2017,25(4):254-256.

[9] 汪雪梅,张绘莉等.无器质性心脏病孕妇妊娠期室性期前收缩 140 例临床分析[J].上海交通大学学报(医学版),2016,36(5):716-719.

[10] Joglar JA,Page RL. Management of arrhythmia syndromes during pregnancy[J]. Curr Opin Cardiol,2014,29(1):36-44.

第8章 产前保健与孕产期用药

第一节 概 述

妊娠期保健包括对孕妇的定期产前检查,健康教育,指导孕期营养和用药,对胎儿宫内情况的监护与评估,尽早发现高危妊娠,保障孕妇和胎儿安全分娩,以降低孕妇和新生儿的死亡率。

一、产前保健的重要意义

围生期(perinatal period)是指产前、产时和产后的一段时期,这段时期孕、产妇要经历妊娠期、分娩期和产褥期3个阶段。围生期的规定有4种。①围生期Ⅰ,从妊娠满28周至产后1周;②围生期Ⅱ,从妊娠满20周至产后4周;③围生期Ⅲ,从妊娠满28周至产后4周;④围生期Ⅳ,从胚胎形成至产后1周。我国现阶段采用的是围生期Ⅰ,临床上围生期死亡率是用来衡量产科和新生儿科质量的重要指标,所以,围生期保健是产前保健的关键。

2017年,国家卫生计生委发布了《孕产妇妊娠风险评估与管理工作规范》按照风险严重程度分为"绿(低风险)、黄(一般风险)、橙(较高风险)、红(高风险)、紫(传染病)"5种颜色进行分级识别,相应风险均在《母子健康手册》上标注,并要求"橙色""红色"孕产妇及时上报,实行孕、产妇划片分级分工,健全了相互间的挂钩、转诊等制度,尽早发现高危孕妇并转至上级医院进行监护处理;通过系统的产前检查,尽早筛查出中、高危因素的孕妇,尽早给予诊治,提高了高危妊娠检出率、高危妊娠随诊率、高危妊娠住院分娩率,降低孕、产妇死亡率、围生儿死亡率和病残儿出生率。

二、建立围生期保健手册

母子健康手册是从确诊早孕时开始建立,记录自早孕登记检查开始直至产褥期结束为止母婴各种主要病史、体征及处理情况,是孕、产期全过程的病史摘要或索引,同时又是进行保健管理分析的原始数据资料。通过记录孕妇以往健康状况、患病经过、婚姻家庭情况、有无遗传病史、既往妊娠分娩史等,并进行一般体检和产科检查,包括化验血、尿、肝功能,测量骨盆、血压、宫高、腹围、胎心等情况,筛查出高危妊娠并适时治疗。它是孕期全过程的档案,到医院分娩时应交给医务人员;以便了解孕期情况,针对异常妊娠做相应的处理,保证母婴安全。出院时医师会将住院分娩经过及产后母婴情况填写完整,再转交给有关保健部门,以利于访视产妇恢复及新生儿生长情况,指导母乳喂养,保证母婴健康。母子健康手册的使用和运转要求如下。

(1)一级机构负责对所管辖地区内的怀孕妇女建围生保健卡(册),并填写围保登记册。

(2)将卡(册)交孕妇自己或由医疗保健机构保管,以后由各级保健、医疗单位在孕、产妇进行检查时摘要填写。

(3)孕妇入院分娩时将卡交出或由保管单位抽出,出院时应将住院分娩及产后母婴情况填写完整,预约好产后检查日期,将卡送交产妇所居住地区的基层医疗保健机构(一级机构)。

(4)一级机构接卡后即进行产后访视并填卡(册)。

(5)产后检查时收回卡并将新生儿期情况小结转儿保机构继续进行婴幼儿系统管理,围保卡集中交区妇幼保健院、所(站)妥善保存。

三、产前检查时间和项目

孕期监护主要是通过定期的产前检查(antenatal care)来完成的。产前检查时间应从确诊早孕时就开始,首次产前检查(6－8周时)未发现异常者,12周时做B超检查,此后在妊娠20－36周为每4周检查1次,妊娠36周以后每周检查1次,即在妊娠12、20、24、28、32、36、37、38、39、40周共行产前检查10次。高危孕妇应酌情增加产前检查次数。常规检查时间和项目如下。

1. 孕前3个月　门诊进行孕前检查及咨询。

2. 第1次产前检查　最好在妊娠12周内。

(1)建立母子健康手册。

(2)常规保健咨询、遗传咨询。

(3)血常规(观察 MCV、MCH、RDW-SD,珠蛋白生成障碍性贫血筛查)、肝肾功能、尿常规、血型(ABO、Rh 血型)、乙肝全套、丙肝、梅毒、艾滋病检查。

(4)B超检查,以判断孕龄。

3. 妊娠 $11-13^{+6}$ 周　超声检查胎儿颈项透明层。

4. 妊娠 14－21 周　最好在孕 16－18周筛查唐氏综合征。

5. 妊娠 18－24 周

(1)胎儿系统超声检查。

(2)抽羊水做染色体和 FISH 检查(孕16－21周,医师建议时)。

(3)抽羊水做基因诊断(医师建议时)。

6. 妊娠 24－36 周

(1)糖尿病筛查(OGTT)。

(2)骨盆外测定。

7. 妊娠 30－36 周

(1)复查血常规、肝功能、甘胆酸(皮肤瘙痒时必查)。

(2)甲状腺功能(医师建议时)。

(3)抗 A 或抗 B 效价(孕妇血型为 O 型,丈夫为 A/B/AB)、抗 D 效价(孕妇血型为Rh 阴性)。

(4)B超检查。

(5)心电图检查。

8. 妊娠 34 周后　胎心监护(NST)每周1次,妊娠35－37周后进行 B 超检查、脐血流 S/D 值测定,每次检查均测血压、体重、宫高、腹围、胎心,本检查方案会根据孕妇情况有所增加。

四、孕前及孕期检查流程

所有孕前及孕期检查流程详见表8-1-1。

表 8-1-1　孕前及孕期保健指南(2018)

内容	孕前保健(孕前3个月)	第1次检查(孕 6－13 周$^{+6}$)	第2次检查(孕 14－19 周$^{+6}$)
常规保健	1. 评估孕前高危因素 2. 全身体格检查 3. 血压、体质量与体质指数 4. 妇科检查	1. 建立孕期保健手册 2. 确定孕周、推算预产期 3. 评估孕期高危因素 4. 血压、体质量与体质指数 5. 妇科检查 6. 胎心率(孕 12 周左右)	1. 分析首次产前检查的结果 2. 血压、体质量 3. 宫底高度 4. 胎心率

内容	孕前保健（孕前 3 个月）	第 1 次检查（孕 6—13 周$^{+6}$）	第 2 次检查（孕 14—19 周$^{+6}$）
必查项目	1. 血常规 2. 尿常规 3. 血型（ABO 和 Rh 血型） 4. 空腹血糖水平 5. 肝功能 6. 肾功能 7. HBsAg 筛查 8. 梅毒血清抗体筛查 9. HIV 筛查 10. 地中海贫血筛查	1. 血常规 2. 尿常规 3. 血型（ABO 和 Rh 血型） 4. 空腹血糖水平 5. 肝功能 6. 肾功能 7. HBsAg 筛查 8. 梅毒血清抗体筛查 9. HIV 筛查 10. 地中海贫血筛查 11. 早孕期超声检查（确定宫内妊娠和孕周）	无
备查项目	1. 子宫颈细胞学检查 2. TORCH 筛查 3. 子宫颈分泌物检测淋球菌和沙眼衣原体 4. 甲状腺功能筛查 5. 75g OGTT（高危妇女） 6. 血脂检查 7. 妇科超声检查 8. 心电图 9. 胸部 X 线	1. HCV 筛查 2. 抗 D 滴度（Rh 血型阴性者） 3. 75g OGTT（高危妇女） 4. 甲状腺功能筛查 5. 血清铁蛋白（血红蛋白＜110g/L 者） 6. 结核菌素（PPD）试验 7. 子宫颈细胞学检查（孕前 12 个月未检查者） 8. 子宫颈分泌物检测淋球菌和沙眼衣原体 9. 细菌性阴道病的检测 10. 孕早期胎儿染色体非整倍体母体血清学筛查（孕 10—13 周$^{+6}$） 11. 孕 11—13 周$^{+6}$ 超声检查（测量胎儿 NT 厚度） 12. 孕 10—13^{+6} 绒毛穿刺取样术 13. 心电图	1. NIPT（孕 12—22 周$^{-6}$） 2. 孕中期胎儿染色体非整倍体母体血清学筛查（孕 15—20 周） 3. 羊膜腔穿刺术检查胎儿染色体（孕 16—22 周）
健康教育及指导	1. 合理营养，控制体质量 2. 有遗传病、慢性疾病和传染病而准备妊娠的妇女，应予以评估并指导 3. 合理用药	1. 流产的认识和预防 2. 营养和生活方式的指导 3. 避免接触有毒有害物质和宠物 4. 慎用药物	1. 流产的认识和预防 2. 妊娠生理知识 3. 营养和生活方式的指导 4. 孕中期胎儿染色体非整倍体筛查的意义

（续　表）

内容	孕前保健(孕前 3 个月)	第 1 次检查(孕 6—13 周[+6])	第 2 次检查(孕 14—19 周[+6])
	4. 避免接触有毒有害物质和宠物 5. 改变不良生活方式：避免高强度的工作、高噪声环境和家庭暴力 6. 保持心理健康 7. 合理选择运动方式 8. 补充叶酸 0.4~0.8mg/d 或经循证医学验证的含叶酸的复合维生素	5. 改变不良生活方式：避免高强度的工作、高噪声环境和家庭暴力 6. 保持心理健康 7. 继续补充叶酸 0.4~0.8mg/d 至 3 个月，有条件者可继续服用含叶酸的复合维生素	5. 非贫血孕妇，如血清铁蛋白＜30μg/L，应补充元素铁 60mg/d；诊断明确的缺铁性贫血孕妇，应补充元素铁 100~200mg/d 6. 开始常规补充钙剂 0.6~1.5g/d

内容	第 3 次检查 (孕 20—24 周)	第 4 次检查 (孕 25—28 周)	第 5 次检查 (孕 29—32 周)	第 6 次检查 (孕 33—36 周)	第 7~11 次检查 (孕 37—41 周)
常规保健	1. 血压、体质量 2. 宫底高度 3. 胎心率	1. 血压、体质量 2. 宫底高度 3. 胎心率	1. 血压、体质量 2. 宫底高度 3. 胎心率 4. 胎位	1. 血压、体质量 2. 宫底高度 3. 胎心率 4. 胎位	1. 血压、体质量 2. 宫底高度 3. 胎心率 4. 胎位
必查项目	1. 胎儿系统超声筛查（孕 20—24 周） 2. 血常规 3. 尿常规	1. 75g OGTT 2. 血常规 3. 尿常规	1. 产科超声检查 2. 血常规 3. 尿常规	尿常规	1. 产科超声检查 2. NST 检查（每周 1 次）
备查项目	经阴道超声测量子宫颈长度（早产高危者）	1. 抗 D 滴度复查（Rh 血型阴性者） 2. 子宫颈分泌 fFN 检测（子宫颈长度为 20~30mm 者）	无	1. GBS 筛查（孕 35—37 周） 2. 肝功能、血清胆汁酸检测（孕 32—34 周，怀疑 ICP 孕妇） 3. NST 检查（孕 32—34 孕周以后） 4. 心电图复查（高危者）	子宫颈检查(Bishop 评分)
健康教育及指导	1. 早产的认识和预防 2. 营养和生活方式的指导 3. 胎儿系统超声筛查的意义	1. 早产的认识和预防 2. 妊娠期糖尿病筛查的意义	1. 分娩方式指导 2. 开始注意胎动 3. 母乳喂养指导 4. 新生儿护理指导	1. 分娩前生活方式的指导 2. 分娩相关知识 3. 新生儿疾病筛查 4. 抑郁症的预防	1. 分娩相关知识 2. 新生儿免疫接种 3. 产褥期指导 4. 胎儿宫内情况的监护 5. 孕≥41 周，住院并引产

注：引自中华妇产科杂志,2018,53(1)

五、首次产前检查

要求在妊娠6—8周进行首次产前检查，内容包括医患双方交换信息；详细询问妊娠相关病史；确定孕龄，推算预产期；评定是否存在影响妊娠的危险因素，并尽早发现此期并发症；远离致畸因素。

1. 不良生活方式　孕妇吸烟（包括二手烟）可导致低出生体重儿，自然流产和早产的概率也增加，新生儿暴露于吸烟的环境中易增加上呼吸道感染和婴儿猝死综合征的概率，应劝其戒除，但在妊娠期没有足够的证据支持使用药物戒除。乙醇是明确的致畸因子，对胎儿面部以及中枢神经系统的发育均有害。虽然两者之间有明确的剂量依赖性，但尚未明确提出妊娠期饮酒的安全阈值。在妊娠期非法吸食、注射毒品对胎儿的健康以及生长发育有害，妊娠晚期早产及胎儿生长受限的风险增加，母体成瘾、感染HIV、肝炎的概率也增加。胎儿出生之后更要面对新生儿戒断症状，及随之而来的发育迟缓、学习障碍、行为问题。因此在孕期对是否使用违禁药品应做周期性的筛查。

2. 家庭暴力　这在西方国家是一个普遍存在的问题，近年来在我国也不罕见。研究提示家庭暴力应作为影响不良妊娠结局的因素之一，应在妊娠8周、24周、32周产前检查时常规询问，并进行适当干预。

3. 血尿常规及肝肾功能　初次产前检查时应进行血尿常规、肝肾功能及空腹血糖检查，结果异常或有相关高危因素的孕妇，妊娠中、晚期还要进行复查。英国国立临床规范研究所（NICE）推荐每次产前检查均应行尿常规检查，结合血压及尿蛋白量，评估罹患子痫前期的风险。

4. 口腔检查　牙周病是与早产相关的炎性口腔病，可引起菌血症，致病菌导致生殖道感染，从而诱发早产。大量流行病学研究支持牙周病与早产的关系，与低出生体重儿密切相关。但目前国内口腔厌氧菌感染性牙周病是一个尚未被充分认识的危险因素。因此，育龄期妇女在妊娠前及妊娠期应进行口腔检查。

5. Rh及ABO血型　初次产前检查时应检测孕妇血型全套。在Rh阴性同种免疫中，只有1%～2%的病例发生于第1胎新生儿；而ABO血型不合有40%～50%发生于第1胎，但一般症状较轻微，很少引起严重的胎儿后遗症（死产、胎儿积水、严重贫血等），除极少数重症需要宫内治疗外，绝大多数ABO溶血病患儿的治疗在出生后进行。

6. 乙肝项目　妊娠合并乙肝可导致早产、肝功能衰竭、围生期垂直传播。孕前或第1次产前检查时应行筛查，有高危因素孕妇（静脉吸毒、有乙肝接触史、患性传播疾病、文身，输血史等）在孕期应重点筛查。

7. HIV　第1次产前检查时应初次筛查，对高风险或第1次拒绝测试者在妊娠中期也应进行筛查。HIV的感染是否增加妊娠不良结局，尚存在争议。美国妇产科医师学会（ACOG）报道无症状HIV感染孕妇，罹患各种妊娠并发症的概率并不增加。但妊娠后期因免疫抑制可能会加速HIV感染者从无症状期发展成艾滋病。

8. 妊娠期生殖道感染（RTI）　近年来RTI在我国日益增多，包括细菌性阴道炎、滴虫性阴道炎、阴道假丝酵母菌病、沙眼衣原体感染、淋病、尖锐湿疣、梅毒等，对母儿危害均大，易导致胎膜早破、羊膜腔内感染（IAI）、胎儿生长受限（FGR）、产后感染及新生儿感染等疾病。因此，对有生殖道感染高危因素的孕妇应常规筛查RTI。

9. 宫颈细胞　我国宫颈癌的发病率逐年升高，且趋于年轻化，应予以足够重视。孕前或初次产前检查应进行宫颈细胞学检查，根据结果考虑是否行阴道镜检查及局部活检。对于妊娠期宫颈病变，如排除宫颈癌，原则均不在孕期处理,延迟至产后 6—8 周后复查,根据结果再决定后续治疗。

六、妊娠早期、中期产前检查

妊娠 11—13^{+6} 周间超声测定胎儿颈部透明层厚度(NT)或者联合筛查 NT、β-hCG 和妊娠相关血浆蛋白 A(PAPP-A),可提高唐氏综合征的检出率。妊娠中期(15—20 周)应进行血清学三联筛查(AFP、β-hCG、E$_3$)及四联筛查(加上抑制素 A);另外胎儿鼻骨测量也是超声筛查染色体异常的一项指标。若筛查为阳性,应做系统超声进行风险评估并决定是否需做侵袭性的产前诊断。近年来,无创基因检测在出生缺陷筛查中的运用不断推广,对于胎盘附着在前壁、乙肝携带者、Rh 阴性血型、恐惧羊水穿刺者可以实施,准确度、灵敏度均高于唐氏血清血筛查。

1. 胎儿系统超声检查(妊娠 20—24 周)

系统超声检查有助于发现胎儿结构畸形,胎儿超声软指标(NT 增厚、双侧肾盂轻度扩张、脉络膜囊肿、心室内强回声、肠回声增强、侧脑室轻度增宽等)有助于指导筛查胎儿染色体异常。

2. 羊膜腔穿刺术(妊娠 16—22 周)

羊膜腔穿刺诊断染色体异常疾病的可靠性>95%。对于血清学筛查为高危、年龄>35 岁、以前生育过出生缺陷儿、有出生缺陷分娩家族史,以及孕妇本人或丈夫是出生缺陷儿者,妊娠 16—22 周时均应做羊膜腔穿刺术检查。

3. 脐静脉穿刺术(妊娠 22—30 周)

脐血穿刺适用于中、晚期妊娠者,但其技术要求相对较高,且引起胎盘早期剥离、羊水栓塞、皮下血肿及胎儿损伤等并发症的概率较羊膜腔穿刺术大。但可用于快速核型分析、胎儿感染、胎儿血液系统疾病的宫内诊断,还可对胎儿溶血性贫血进行宫内输血治疗。

七、妊娠后期产前检查

1. 妊娠 28—37 周

(1)妊娠期糖尿病(GDM)筛查(妊娠 24—28 周):妊娠 24—28 周应进行 75g 糖(OGTT)筛查。空腹血糖>5.1mmol/L,1h>10mmol/L,2h>8.5mmol,应诊断妊娠期糖尿病。

(2)复查血尿常规及肝肾功能(妊娠 28—30 周):在此期间应予以复查,结合早期检查结果,评估有无贫血、妊娠期高血压疾病、肝肾功能损害。

(3)早产评估及预测(妊娠 28—34 周):在此期间产前检查时每次都要询问有无早产的迹象或者症状,确定有无早产危险因素,提供孕期宣教包括早期临床症状及适当的处理。可利用超声检测宫颈长度及宫颈内口有无开大联合测定阴道后穹分泌物中胎儿纤维连接蛋白(fN)来预测早产发生率,目前尚缺乏充足证据支持对所有的孕妇常规进行此项筛查。

(4)妊娠 32—36 周:B 超检查确定胎盘位置、胎先露、胎方位。

(5)B 族链球菌(GBS)筛查(妊娠 35—37 周):具有高危因素的孕妇(多个性伴侣、合并糖尿病、前次新生儿有 GBS 感染等)应在妊娠 35—37 周进行 GBS 的筛查,培养阳性的孕妇在产时应予以静脉滴注抗生素,可降低新生儿败血症发生率。

2. 妊娠 38—41 周　每周均进行一次产前检查,内容包括血压,电子胎心监护(NST)、超声监测羊水量,宫颈成熟度检查,母乳喂养和孕期锻炼宣教。超过 41 周应收住院。

3. 妊娠 42 周　过期妊娠胎儿窘迫及胎儿死亡的风险增高。因此应超声监测羊水量,每周至少 2 次的 NST,必要时行 CST。AFI<5cm 或 NST 无反应型应考虑尽快终止妊娠。

八、常规检查及健康教育内容

(一)常规检查

1. 体重测量　每周 1 次。每次产前检查应测量孕妇体重,必要时计算体重指数(BMI)。

2. 胎心音听诊　妊娠 12 周开始,每次产前检查均应听胎心。<110/min 或>160/min 提示胎儿窘迫可能。结合 NST 异常,应当及时处理。

3. 测量宫高及腹围　妊娠 20 周后。宫高及腹围增长是胎儿生长的指标。宫高与腹围若与孕周不符,特别是妊娠 20—36 周,常提示胎儿生长异常或羊水量异常。推荐在妊娠中、晚期每次产前检查测宫高及腹围。

4. 妊娠期高血压疾病筛查　妊娠 20 周后,测量血压及尿常规检查,有助于早期诊断妊娠期高血压疾病。

5. 胎动计数　孕妇自妊娠 20 周开始应自数胎动,于每天早、中、晚固定时间各数 1h,也可将早、中、晚 3 次胎动次数的和乘以 4,即为 12h 的胎动次数。

(二)健康教育

1. 母乳喂养宣教　产前是宣教母乳喂养优点的最好机会。母乳对于婴儿来说是最佳的食物,对母婴均有好处,可以增加母婴的感情,降低中耳炎及胃肠道疾病等的发生率。亦可以减少产后出血,更快地恢复产前体重,并降低患卵巢癌及乳腺癌的风险。

2. 妊娠期锻炼宣教　在最近几十年来,对于妊娠期锻炼的态度已有显著的改变。在妊娠期进行适度有规律的锻炼是安全且有益的。并无证据证明产前锻炼与胎儿宫内窘迫或者无法解释的死亡有关。

3. 孕期营养指导　孕期营养供给对妊娠非常重要,不仅保证孕妇正常新陈代谢的需要,也是胎儿发育所必需。但孕期盲目营养补充不仅可导致妊娠并发症(妊娠期糖尿病、妊娠期高血压疾病、巨大儿)增加,带来剖宫产率及难产率升高。推荐产前检查时为孕妇提供合理的个体化的营养指导。

第二节　孕产期首次检查和复诊检查

首次检查应详细询问病史,进行系统的全身检查、产科检查和必要的辅助检查;以后的检查可根据孕妇具体情况选择项目和有针对性地安排。

一、病　史

1. 年龄　年龄<18 岁容易发生难产;35 岁以上的初孕妇容易并发妊娠高血压疾病、产力异常等。

2. 职业　如接触有毒物质的孕妇,应检测血常规和肝功能。

3. 推算预产期(the expected date of confinement,EDC)　按末次月经(the last menstrual period,LMP)第 1 天算起,月份减 3 或加 9,日数加 7。如末次月经第 1 天是 9 月 10 日,预产期是 6 月 17 日。若孕妇只知农历日期,应先换算成公历再推算预产期。实际分娩日期与推算的预产期有可能相差 1～2 周。如孕妇记不清末次月经时间或哺乳期尚无月经而受孕者,可根据早孕反应出现的时间、胎动开始的时间推测。还可根据早期妊娠时超声提示的胎儿顶臀长＋6.5(cm)估计孕周,IVF 孕妇可根据胚胎植入时间推算预产期。

4. 月经史和孕产史　月经史很重要,月经周期规律,为 28d 左右时,排卵一般都在中期,如此,孕期就能从末次月经开始算起。但如果月经周期明显多于 28d,或者月经周期不规则的女性,排卵就不一定在末次月经后 2 周左右,这时预产期推算就不准了。经产妇还应该详细了解过去的孕产史:有无难产、死胎、妊娠并发症等,了解分娩方式、新生儿的情况,因为许多妊娠并发症很可能在以后妊娠中发生。另外,应了解怀孕前有无服用过激素类避孕药,因为在撤退性出血后的2周不一定会恢复排卵,排卵会发生在月经后期或者是在完全不同的时间内,这时用末次月经推算孕期和预产期也是错误的。

5. 既往史和手术史 了解妊娠前有无高血压、心脏病、糖尿病、血液病、肝肾疾病、结缔组织疾病等,以及做过何种手术。

6. 社会心理行为因素 有无吸烟(吸烟会导致胎儿畸形、胎膜早破、早产、胎儿宫内生长受限甚至死胎)、酗酒(乙醇是一种致畸物质,能引起胎儿面部畸形、中枢神经系统发育不全等)、违法药物(包括阿片类药物、巴比妥类、安非他明,会引起胎儿宫内窘迫、低体重胎儿)。

7. 本次妊娠早期情况 有无病毒感染及相应的药物治疗史。

8. 家族史 询问家族中有无妊娠并发症、双胎妊娠及其他遗传性疾病等。

9. 丈夫健康状况 着重询问有无遗传性疾病等。

二、全身检查

观察孕妇发育、营养及精神状态;注意步态及身高,身材矮小(<145cm)者常伴有骨盆狭窄;注意心脏有无病变,必要时应在妊娠20周以后行胸片检查;注意脊柱及下肢有无畸形;检查乳房发育情况、乳头大小及有无乳头凹陷;测量血压,正常血压≤140/90mmHg;注意有无水肿,正常情况是妊娠后期仅踝部或小腿下部水肿,并且经过休息后能消退;测量体重,体重每周增加不应超过500g,否则多有水肿或隐性水肿。

三、产科检查

包括腹部检查、产道检查和阴道检查等。详见第11章。

四、辅助检查

常规检查 RBC 计数、Hb 值、WBC 总数及分类、血小板数、血型及尿蛋白、尿糖、尿沉渣镜检,根据具体情况做下列检查:①出现妊娠期并发症,按需求进行肝功能、血液生化、甲状腺功能、电解质测定、心电图、乙型肝炎抗原抗体等项检查;②对于死胎死产史、胎儿畸形史和患遗传性疾病的孕妇,应检测血 AFP、羊水细胞培养(行染色体核型分析);③对胎位不清、听不清胎心者,应行超声检查。

五、产前复诊检查

每次复诊,都是为了确定孕妇和胎儿的健康状况,在众多检查中,确定孕期和测量血压是最重要的。

1. 胎儿检查 胎心、胎儿大小(包括生长速度)、羊水量、目前的胎方位和胎动。

2. 孕妇检查 血压、体重(包括增长速度)、临床症状(有无头痛、眼花、腹痛、恶心呕吐、阴道出血、阴道分泌物增多和排尿困难等)、测量宫底高度和妊娠后期的阴道检查(确定胎先露部位、胎方位、宫颈容受度、扩张情况等)。

3. 实验室检查 首次产前检查正常的指标,有许多可以不用重复检查。

第三节　胎儿监护

一般有高危因素的孕妇,32—34周就应该开始胎儿健康监测。胎儿宫内状况的监护包括确定是否是高危胎儿和胎儿宫内情况的监护。高危胎儿的主要特征:①孕龄<37周

或≥42 周,出生体重＜2500g;②大于孕龄儿,生后 1min Apgar≤3 分;③高危产妇或产时感染所产的新生儿、手术产儿,以及有新生儿期死亡可能的胎儿。监护措施与评估详见第 11 章。

第四节　高危妊娠常见危险因素、主要筛查方法与管理措施

高危妊娠,是指凡妊娠时具有各种危险因素,可能危害孕妇、胎儿或新生儿健康或导致难产妊娠都称为高危妊娠。高危妊娠管理是围生保健工作的重点,早期筛查高危孕妇,是为高危孕妇家庭提供优生优育知识,协助上级医院对高危孕妇进行系统管理;也是降低围生期母婴患病率、死亡率及远期致残率,提高母婴健康素质和生活质量的一项有效措施。

一、常见危险因素

(一)孕妇自身因素

1. 基本情况　年龄＜18 岁或≥35 岁,早孕建卡时体重≤40kg 或＞70kg,身高≤145cm,先天发育异常或有遗传病家族史。

2. 异常妊娠分娩史　流产≥2 次,有早产史、多年不孕、死胎、死产、新生儿死亡史、难产史、产后出血史、畸形儿史、新生儿溶血病史。

3. 心理因素　焦虑、恐惧、精神障碍、抑郁症。

4. 妊娠合并症　妊娠合并心脏病、糖尿病、高血压、肾病、肝病、肺结核、甲状腺功能亢进或低下、血液病、贫血(血红蛋白＜100g/L)等。

5. 妊娠并发症　妊娠高血压综合征、产前出血、前置胎盘、胎盘早期剥离、先兆早产、胎膜早破、羊水过多或过少、胎儿宫内发育迟缓、过期妊娠、母儿血型不合等,以及孕早期病毒感染,吸烟及服用过孕妇禁忌药物史,放射线及可疑致畸物、职业毒物接触史等。

6. 可能与分娩有关的因素　如胎位异常、巨大胎儿、胸廓畸形、骨盆异常、软产道异常、多胎妊娠、盆腔肿瘤等。

(二)非孕妇自身因素

如经济困难(人均年收入低于当地最低生活保障线)、孕妇或丈夫为文盲或半文盲、丈夫长期不在家、交通不便(由居住地到卫生院需要 1h 以上)等。

二、主要筛查方法

孕妇在建卡单位初诊时,通过详细询问病史、体格检查、常规化验、产前筛查等进行高危筛选,各级医疗保健单位在每次产前检查时发现新的高危因素,也要及时筛查。首次产检时做出颜色标记,对于非高危妊娠者一般在妊娠 24—28 周和 32 周进行再评估。城市三区应到经市级卫生行政部门批准的市级医疗保健单位,农村三县应到经县级卫生行政部门批准的县级医疗保健单位进行高危评估。各级医疗保健机构在检查中发现高危者应在母子健康手册中"孕期检查记录"页五色评分系统中做出评估并予以标记(表 8-4-1),并在"孕期异常情况记录"中详细记录发生、治疗、处理、转归的全过程。同时在孕册的封面上做高危妊娠的标识,以便引起各级医疗保健机构医务人员的重视。

表 8-4-1 重庆市孕妇妊娠风险评估表(修订版)

异常情况		预警标识	编号
一般情况	年龄<16 岁或≥35 岁	黄	1
	身高≤1.45cm	黄	2
	BMI<18.5 或>29	黄	3
	生殖道畸形、骨盆狭小、畸形骨盆	黄	4
	胸廓畸形	橙	5
	胸廓脊柱畸形伴肺功能不全	红	6
异常产史	自然流产、人工流产≥2 次	黄	7
	早产史≥2 次	黄	8
	死胎、死产史、早期新生儿死亡史	黄	9
	先天异常儿史	黄	10
	难产史	黄	11
	巨大儿分娩史	黄	12
	产后出血史	黄	13
本次妊娠异常情况	盆腔肿瘤、子宫肌瘤、卵巢囊肿≥5cm	黄	14
	臀位、横位(32 周后)	黄	15
	双胎	黄	16
	三胎	橙	17
	妊娠>41 周	黄	18
	先兆早产 34—36^{+6} 周	黄	19
	先兆早产<34 周	橙	20
	不明原因妊娠中晚期阴道流血	橙	21
	瘢痕子宫	黄	22
	前置胎盘	黄	23
	凶险性前置胎盘	红	24
	前次剖宫产合并后壁前置胎盘,可疑胎盘植入	橙	25
	妊娠期高血压、轻度子痫前期	黄	26
	重度子痫前期	橙	27
	子痫	红	28
	妊娠期肝内胆汁淤积症	黄	29
	母儿 Rh 血型不合	橙	30
	羊水过多或过少	黄	31
	胎膜早破	黄	32
	估计巨大儿或 FGR	黄	33
妊娠合并感染性疾病	淋病,尖锐湿疣、沙眼衣原体感染	紫	34
	梅毒感染	紫	35

异常情况		预警标识	编号
妊娠合并感染性疾病	艾滋病病毒感染	紫	36
	艾滋病出现机会性感染或肿瘤	红	37
	乙肝病毒携带者	紫	38
	除外以上的其他生殖道感染	黄	39
	孕妇及一级亲属有遗传病史	黄	40
内科合并症	血红蛋白 70～99g/L,血小板减少(50～100)×10^9/L 但无出血倾向	黄	41
	血红蛋白 40～69g/L,血小板减少(50～100)×10^9/L 并伴有出血倾向	橙	42
	血小板减少<30×10^9/L,或<50×10^9/L 并进行性下降,伴有出血倾向;凝血功能异常,纤维蛋白原(Fib<1.8g/L);极重度贫血 Hb<40g/L;白血病,再生障碍性贫血未缓解	红	43
	系统性红斑狼疮静止期,干燥综合征	橙	44
	系统性红斑狼疮,重症 IgA 肾病、自身免疫性贫血合并血小板减少	红	45
	肾疾病,目前病情稳定,肾功能正常	黄	46
	肾炎伴肾功能损害(肌酐 133～177μmol/L)	橙	47
	急、慢性肾炎伴严重高血压,蛋白质(尿蛋白≥＋＋)、肾功能不全(肌酐>177μmol/L)	红	48
	心肌炎后遗症、心律失常等心脏病变,目前无症状、无须药物治疗,心功能正常	黄	49
	心脏病心功能Ⅰ～Ⅱ级、心肌炎后遗症、心律失常须药物治疗	橙	50
	心脏病心功能Ⅲ～Ⅳ级,肺动脉高压,右向左分流型先心病,严重心律失常,风湿热活动期,各类心肌病	红	51
	原因不明的肝功能异常	橙	52
	妊娠期急性脂肪肝	红	53
	活动性病毒性肝炎肝功能失代偿、急性、亚急性、慢性肝衰竭、肝硬化失代偿	红	54
	活动性肺结核、哮喘伴轻度肺功能不全	橙	55
	哮喘反复发作	红	56
	肺心病、肺纤维化等伴严重肺功能不全	黄	57
	妊娠期糖尿病	黄	58
	糖尿病需胰岛素治疗	橙	59
	糖尿病并发肾病Ⅴ级、严重心血管病、增生性视网膜病变或玻璃体出现、甲亢危象	红	60
	甲亢或甲减病情稳定,不需要药物治疗	黄	61
	甲亢或甲减病情未稳定	橙	62

异常情况		预警标识	编号
内科合并症	危及生命的恶性肿瘤	红	63
	精神病缓解期	黄	64
	精神病急性期	红	65
	癫痫、智力障碍	橙	66
特殊手术史	有腔镜子宫手术史	橙	67
	心脏病术后	红	68
	各种移植术后	红	69
	辅助生殖技术妊娠	橙	70
社会因素	家庭贫困	黄	71
	丈夫长期不在家	黄	72
	孕妇或丈夫为文盲或半文盲	黄	73
	由居住地到卫生院需要 1h 以上	黄	74
致畸因素	妊娠早期接触可疑致畸药物、物理、化学因素及病毒感染等	黄	75

注：引自中国实用妇科与产科杂志，2017,33(5)

三、主要管理措施

（一）登记、管理与监护矫治、转诊与处理

所有筛查出的高危孕妇均要专册登记，专案管理，并根据程度实行分级管理。

1. 黄色预警　一般由基层卫生院检查、监护、治疗，同时做好定向分娩，督促提早住院。橙色预警孕妇需及时转县（区）级及以上医疗保健单位的高危门诊处理（必要时陪同），填写"重度高危妊娠报告卡"，报县（区）级妇幼保健机构进行重点管理。

2. 红色预警　应当转诊至市级和市级以上医疗保健机构负责保健、分娩。

3. 在治疗中未按约定时间继续复诊应采取各种方式进行追踪随访。凡经治疗后症状未见缓解或病情加重应尽快转入上级医疗保健单位，并及时填写"重度高危妊娠报告卡"报到同级妇幼保健机构。

4. 会诊　由于危重孕、产妇抢救的特殊性，凡派出参加会诊、抢救的医师，要求农村由具有丰富临床经验的主治医师及以上的医师担任，城市由副主任医师及以上的医师担任。

5. 转诊　危重孕、产妇需转诊时，应与上级医院联系，并派出医师护送，转出单位要有转院小结。上级医疗机构对下级医疗机构转入的高危孕、产妇应由高年资主治医师以上的医师认真检查治疗。

（二）高危妊娠的监护、转诊与处理

1. 妊娠合并贫血　对于 $60g/L \leqslant$ 血红蛋白 $<100g/L$ 的孕妇给予积极治疗，观察进展，经 3 周治疗无效城市三区转市级、农村三县转县级医疗保健单位高危门诊处理。血红蛋白 $<60g/L$ 应及时转送市、县级医疗保健单位的高危门诊，尽快输血。基层单位需做好追踪管理工作。

2. 内科并发症　每次产前检查均应常规问病史及检查，如合并有心脏病、糖尿病、肾脏病、肺结核、肝炎等疾病应转送到市、县级医疗保健机构的高危门诊及有关的内科门诊接受治疗。基层单位及时追踪结局，病情转归后，及时入户随访，或督促患者定期到当

地门诊复查。

3. 肝功能异常　乙肝表面抗原阳性、SGPT 偏高、小三阳、大三阳应登记入册，并转市、县级医疗保健单位的高危门诊做出治疗复查意见。如 SGPT 超过 200U，应考虑急性肝病可能，及时转送市、县级医疗保健单位或感染科医院诊治、住院、监护；做好结局追踪。

4. 产科严重并发症　前置胎盘、胎盘早期剥离、不明原因产前出血、妊娠肝内胆汁淤积症等重度高危症，应及时转市、县级医疗保健单位诊断、监护、治疗。

5. 一般产科并发症　胎儿生长受限、先兆早产、胎膜早破、胎动、胎心异常应及时转市、县级医疗保健单位的产科门诊治疗。

6. 臀位　妊娠 28 周后产前检查发现为臀位，应登记入册，纠正治疗，1 周后复查仍未转归，需转市、县级医疗保健单位产科门诊处理。

7. 妊娠期高血压

(1)妊娠期高血压，140/90mmHg≤血压<160/100 mmHg、尿蛋白阴性、无临床症状者在当地治疗 1 周后仍未好转，应转市、县级医疗保健单位高危门诊治疗，通过信息反馈，视病情管理。

(2)重度子痫前期及子痫，一经发现，登记入册，报送县(区)级妇幼保健机构，立即专人护送至市、县级医疗保健单位住院、监护、治疗。

(三)医疗保健机构的职责

1. 中心卫生院、乡镇(街道)卫生院或保健站

(1)及时掌握本辖区内的孕情，督促辖区内孕妇在妊娠 12 周前建立《孕、产妇保健手册》，认真详细填写保健册内容，做好高危筛选评定，督促定期产前检查，及时评估发现异常，有妊娠合并症与并发症者督促每例孕妇在妊娠 24－28 周到市、县级妇幼保健机构进行高危筛查，至少 1 次。做好定向分娩。

(2)定期与县(区)级妇幼保健机构核对高危孕妇，掌握情况，追踪结局。

(3)定期参加例会，及时报告当地高危孕妇动态情况。

(4)高危孕妇应专册登记，同时对重度高危进行个案登记管理，做好高危孕妇的转诊、追踪随访、报告、结案等工作。凡黄色、橙色、红色预警的高危孕妇按照分级管理原则应全部在县(区)级或以上医院分娩，产时高危应及时转诊，并亲自做好高危孕、产妇的产后访视工作。

2. 县(区)级以上医院

(1)有专人负责孕、产妇保健工作，掌握本院高危孕、产妇情况，定期参加县(区)级例会。

(2)健全产前检查门诊常规，提高产前检查质量，认真填写保健手册，做到无缺项，数据真实可信。

(3)对基层转送的橙色预警孕妇，应由主治医师以上医务人员进行严格筛查，在母子健康手册上粘贴颜色标记，记录详细情况。对新筛选出的高危孕妇情况及时反馈给当地妇幼保健机构。

(4)设立高危门诊及高危病房，接收高危孕、产妇转诊，实行首诊负责制，对基层转入的高危孕、产妇必须及时反馈病情。

(5)对重度高危应及时填写"重度高危妊娠报告卡"报同级妇幼保健机构。

(6)做好高危孕妇初诊登记、追踪、报告、结案工作，并定期进行分析。

(7)成立由院医务科、妇产科、内科、外科、儿科、重症医学科、麻醉科、辅助科室等相应科室组成的围生抢救小组，负责院内外重度高危孕、产妇的会诊、抢救工作。

3. 各县(区)妇幼保健院(所)　除承担县(区)级医院职责外，还需做好以下几点工作。

(1)专人负责本辖区高危妊娠管理工作，掌握高危情况，定期召开例会，沟通全地区高危孕妇动态的情况,针对高危管理中存在的问题提出改进措施。

(2)掌握本地区重度高危孕妇情况,督促落实治疗、监护,了解个案动态情况,追踪结案。督促基层人员对高危情况定期核对,协助基层处理重度高危孕妇的转诊。

(3)发现毗邻县(区)高危孕、产妇,及时与所属县(区)级妇幼保健机构联系。

4. 市妇幼保健院 除承担市级医院职责外,还需做好以下几点工作。

(1)专人负责全市高危妊娠管理工作,掌握全市高危妊娠管理动态,定期召开会议,总结经验,分析高危管理情况,进行质量控制和评价,以提高高危妊娠筛选、保证质量,同时对各地高危妊娠管理中存在的问题提出干预措施。

(2)负责严重并发症的会诊,及时请专家诊治。

(3)负责对下级医疗保健单位的围生保健、产科质量等技术指导。

(4)组织每年市级孕、产妇死亡评审,提出降低死亡率的干预措施。

第五节 孕产期合理用药

一、药物代谢特点

孕妇在妊娠期间可因患病而使用药物。由于妊娠期是特殊的生理期,药物在孕妇体内发生药代动力学和药效变化,还可通过胎盘屏障,对胚胎、胎儿甚至出生的新生儿产生不良影响,所以孕产期要合理用药。

(一)孕妇体内药物代谢的变化

妊娠期间,孕妇体内雌、孕激素水平大幅度增加,使肠蠕动减弱,药物在消化道内停留时间延长。有些药物在解毒时,葡萄糖醛酸药物的结合能力被抑制,而导致药物在体内蓄积增加。雌激素水平增加,胆汁在肝内淤积,也使药物在肝的清除速度下降。妊娠期间肾的滤过率会有所增加,使药物经肾排出加快。但如果发生妊娠并发症导致肾功能受损,药物排出会受影响。另外,妊娠期血容量增加使有些药物在血中的浓度下降,而血容量增加也会使白蛋白浓度降低,白蛋白同一些药物的结合量也会减少,使血中游离药物浓度相对增加。

(二)药物对妊娠的影响

妊娠期间,药物可以通过影响母体内分泌、代谢等间接影响胚胎、胎儿,也可以通过胎盘屏障直接影响。最严重的药物毒性是影响胚胎分化和发育,导致胎儿畸形和功能障碍,其不仅与药物有关,还与用药时的胎龄密切相关。

1. 妊娠早期 卵子成熟到受精时期。在这一期间,使用药物一般比较安全。但要注意在体内半衰期长的药物,可能影响胚胎正常生长。

2. 着床前期 卵子受精至受精卵着床于子宫内膜前的这段时期。此期受精卵与母体组织尚未直接接触,还在输卵管腔或宫腔的分泌液中,故着床前期用药对其影响不大,药物影响囊胚的必备条件是药物必须进入分泌液中达到一定剂量,若药物对囊胚的毒性极强,可以造成极早期流产。用药时胎龄与损害性质有密切关系。受精后 2 周内;孕卵着床前后,药物对胚胎的影响是"全"或"无"的;"全"表现为胚胎早期死亡导致流产;"无"则为胚胎继续发育,不出现异常,受精后 3~8 周以内(停经 5~10 周以内),胚胎器官分化发育阶段,胚胎开始定向发育,受到有害药物作用后,即可产生形态上的异常而形成畸形,称为致畸高度敏感期。具体地说,如神经组织于受精后 15~25d;心脏于 20~40d;肢体于 24~46d 易受药物影响。

3. 囊胚着床后期至 12 周左右 该期是

经典的致畸期,是胚胎、胎儿各器官处于高度分化、迅速发展、不断形成的阶段,首先是心脏、脑开始分化发育,继而是眼、四肢等。此时孕妇用药,其毒性能干扰胚胎、胎儿组织细胞的正常分化,任何部位的细胞受到药物毒性影响,均可能造成某部位组织或器官发生畸形。而且一般药物毒性作用越早,发生畸形可能越严重。

4. 妊娠 12 周至分娩　胎儿各器官已形成,药物致畸作用明显减弱,但对于尚未分化完全的器官,如生殖系统,某些药物还可能对其产生影响,而神经系统因在整个妊娠期间持续分化发育,故药物对神经系统影响可以一直存在。

5. 分娩期　用药也应考虑到对即将出生的新生儿有无影响。

(三)妊娠期用药危险性分级

美国食品药品监督管理局(FDA)根据药物对胎儿的致畸情况,将药物对胎儿的危害等级分为五级(表 8-5-1)。

表 8-5-1　美国食品药品监督管理局(FDA)根据药物对胎儿的致畸作用进行的危害分级

分级	主要依据
A 级	临床对照研究,无法证实药物在妊娠早期与中晚期对胎儿危害作用,所以对胎儿伤害可能性最微小;属无致畸性的药物,如适量的维生素
B 级	经动物实验研究未见对胎仔有危害。无临床对照实验,未得到有害证据。可以在医师观察下使用,如青霉素、红霉素、地高辛、胰岛素等
C 级	动物实验表明对胎仔有不良影响。由于没有临床人类对照实验,只能在充分权衡药物对孕妇的好处、胎儿潜在的利益和对胎儿的危害情况下,谨慎使用,如庆大霉素、异丙嗪、异烟肼、硫酸镁等
D 级	有足够证据证明对胎仔有危害性。只有在孕妇有生命威胁或患严重疾病,而其他药物又无效的情况下考虑使用,如硫酸链霉素、盐酸四环素等
X 级	各种实验证实导致动物和人类均异常。在妊娠期间禁止使用,如甲氨蝶呤、己烯雌酚等

注:在妊娠前 12 周,以不用 C、D、X 级药物为好

二、用 药 原 则

1. 避免"忽略用药"　有受孕可能的妇女用药时,须注意月经是否过期,医师在接诊时应当询问患者末次月经及受孕情况,从而避免"忽略用药"。

2. 合理用药

(1)妊娠期可用可不用的药物尽量少用,尤其是在妊娠前 3 个月;必须用药时,应选用有效且对胎儿比较安全的药物。

(2)能用单药,避免联合用药;能用结论比较肯定的药物,就避免用尚未肯定对胎儿是否有不良影响的新药;能用小剂量药物就避免用大剂量药物。

(3)严格掌握用药剂量,及时停药。

(4)使用对胎儿有影响的药物时,应当权衡利弊。

3. 应对策略

(1)如孕妇已用了某种可能致畸的药物,应根据用药剂量、用药时妊娠月份等因素综合考虑处理方案。

(2)烟、酒、麻醉药均属药物范畴,可对胎儿造成危害。

(3)哺乳期用药一般不需中断哺乳,可选择在哺喂后立即服药,尽可能延迟下一次哺喂时间,以减轻乳汁中的药物浓度。

(4)中药或中成药一般可按药物说明书孕妇"慎用"或"禁用"执行。

三、药物选择

(一)抗生素类药物

1. **青霉素类** 为 B 类药,毒性小,是对孕妇最安全的抗感染药物,包括广谱青霉素如氨苄西林、哌拉西林、美洛西林等其他 β-内酰胺制剂。

2. **头孢菌素类** 为 B 类药。此类药可通过胎盘,但目前无此类药致畸的报道,由于孕期肾清除率增高,在妊娠期血浆半衰期较非孕期短。妊娠期可用。

3. **林可霉素类** 包括林可霉素、克林霉素等,为 B 类药。可通过胎盘并进入乳汁,没有对胚胎不良影响的记录,相对安全。

4. **氨基糖苷类** 为 D 类或 C 类药。此类药物易通过胎盘,脐血药物浓度明显升高,对孕妇及胎儿有一定危害,链霉素(D)肾毒性和耳毒性(第Ⅷ对脑神经受损)较常见,妊娠期禁用。庆大霉素(C)孕期可用。

5. **大环内酯类** 多为 B 类,因分子量较大,不易通过胎盘。可用于青霉素过敏者和衣原体、支原体感染者。红霉素(B)毒性小,可用。螺旋霉素(C)未见到对孕妇和胎儿有害的报道,常用于弓形虫感染。交沙霉素(C)属慎用药。

6. **四环素类** 包括四环素(D)、土霉素(D)、多西环素(D)、米诺环素(D)等。此类药容易通过胎盘和进入乳汁,为致畸药。四环素荧光物质可沉积于牙釉质及胎儿骨骼,影响胎儿牙釉质及体格发育,导致胎儿宫内发育迟缓。当孕妇肾功能不全时,可致孕妇急性脂肪肝,妊娠期禁用。此类药物在乳汁中浓度较高,哺乳期需权衡利弊使用或暂停哺乳。

7. **酰胺醇类** 氯霉素(C)可通过胎盘并进入乳汁,对骨髓有抑制作用,用于早产儿可引起"灰婴综合征"。妊娠期和哺乳期禁用。

8. **喹诺酮类** 多为 C 类药,孕期禁用。包括吡哌酸、诺氟沙星、环丙沙星、氧氟沙星、司帕沙星等。此类药物作用机制为抑制细菌 DNA 螺旋酶,此类药物对骨和软骨有很强的亲和力,可引起动物不可逆的关节病,或影响胎儿软骨发育。

9. **磺胺类** 多为 C 类,孕期慎用,分娩前禁用。如磺胺甲噁唑,本类药物易通过胎盘,动物实验有致畸作用,但人类无报道。孕晚期应用可使新生儿血小板减少、溶血性贫血。同时还可竞争性抑制胆红素与白蛋白的结合,引起新生儿高胆红素血症。

10. **甲硝唑** 过去分类为 C 类。有报道,1700 例早孕妇女应用后并未增加畸胎率,近来 FDA 已将其列为 B 类药。美国疾病预防控制中心已推荐其用于孕期阴道滴虫病的治疗。但替硝唑为 C 类药,妊娠期慎用。奥硝唑动物实验无致畸性,但在孕妇中无对照研究,慎用。

11. **抗结核药** 异烟肼为 C 类药,此药脂溶性高,分子量低、几乎不与血浆蛋白结合,故容易通过胎盘,脐血中浓度高于母血。但对 4900 名使用异烟肼的孕妇回顾性资料分析显示其胎儿畸形率并未增加,目前认为妊娠合并结核者可用。利福平(C)动物实验有致畸,人类未发现,应谨慎用药,但乳汁中药物浓度低,哺乳期可用。妊娠期结核首选乙胺丁醇(B)。

12. **抗真菌药** 制霉菌素和克霉唑,均为 B 类药,妊娠期可用;咪康唑、氟康唑为 C 类药;两性霉素 B 用于治疗全身性真菌感染,未见增加先天性畸形的报道。伊曲康唑(C)缺乏在人类早期妊娠的研究,妊娠期慎用。大剂量氟康唑可致动物胎儿畸形,但无人类孕期致畸的报道。

13. **抗病毒类药物**

(1)利巴韦林:即三氮唑核苷,为 X 类药,动物实验发现几乎所有种类的受试动物应用本品后,都出现致畸和杀胚胎作用,本品在体内消除很慢,停药 4 周尚不能自体内完全清除,妊娠期禁用。

（2）阿昔洛韦：为 B 类药，本品可抑制 DNA 的合成，用于疱疹病毒感染，有报道，581 例妊娠期使用此药者，畸形发生率未增加。万乃洛韦为 B 级，更昔洛韦为 C 类，干扰素孕期最好不用，拉米夫定、齐多夫定为 C 级，可用于妊娠期 AIDS 的治疗。

(二)镇静、催眠及抗抑郁药

1. 地西泮（D）　即安定，动物实验有致畸作用；人类有个例报道致腭裂及肢体畸形，但大样本研究未发现其致畸率增加。由于胎儿排泄功能较差，地西泮及其代谢产物在胎儿血中的浓度较母体为高，且聚集在胎儿心脏较多，可引起胎心率减慢，还可引起新生儿高胆红素血症、肌张力降低及 Apgar 评分降低等。

2. 巴比妥类（D）　动物实验表明有致畸性，孕妇长期大量应用可出现胎儿宫内发育迟缓，新生儿药物撤退综合征，属妊娠期慎用药。

3. 锂盐　过去认为是致畸药物，可引起严重心脏畸形及开放性神经管畸形。1992 年，一项包括 148 例患者的研究表明，新生儿心脏畸形发生率为 2.8%。现 FDA 将其分为 D 级。

4. 抗抑郁药　三环类抗抑郁药多为 C 或 D 类药，在早孕期用药可能致畸，另外此类药可引起体位性低血压，减少子宫的血流灌注。但有人调查 100 万名以上用过该药的妇女，先天性畸形的发生率并未增加。选择性 5-羟色胺再摄取抑制药为 B 或 C 类药，不增加先天性畸形的发生率。为妊娠期抑郁症患者的首选药物。

5. 抗精神病药　氯丙嗪（C）并不增加先天性畸形的发生率，但分娩过程中应用，应注意对新生儿呼吸产生抑制作用和对新生儿肌张力的影响。

(三)解热镇痛药

1. 阿司匹林　为 C 或 D 类药。过去认为可引起腭裂及心脏畸形，但大样本研究证明早妊娠期应用不增高致畸率。但孕晚期应用，影响孕妇凝血功能并可致羊水过少、胎儿动脉导管过早关闭等。有人观察了 66 例自孕 15 周起使用小剂量阿司匹林的患者，并未发现其对动脉导管的不良反应。认为妊娠期小剂量长期应用是安全的。

2. 对乙酰氨基酚　为 B 类药。对 500 余例的调查显示，不增加胎儿先天性畸形的发生率，亦无阿司匹林的不良反应，相对安全。

3. 吲哚美辛、布洛芬　这两种药物并不致畸，但可引起胎儿动脉导管收缩致胎儿肺动脉高压及羊水过少，吲哚美辛还可引起胎儿脑室内出血，肺支气管发育不良及坏死性小肠结肠炎。妊娠早中期为 B 类，妊娠晚期为 D 类。

4. 麻醉性止痛药　吗啡及哌替啶：FDA 分为 C 类，但长期大量使用时为 D 类；不增加致畸率，但能迅速透过胎盘屏障使胎儿成瘾，产时应用可对新生儿呼吸有抑制作用，应在用药 4h 后结束分娩。

(四)降压药

1. 硫酸镁　安全，对胎儿无致畸作用。分娩前大量应用，可致新生儿肌张力低下、嗜睡及呼吸抑制、骨骼发育及胎儿钙代谢异常，FDA 已列为 C 类药不宜长期使用，应慎用。

2. 肼屈嗪（肼苯达嗪）　为 C 类药。动物发现有致畸作用，但在人类妊娠早期应用本品未发现有致畸作用。其降压效果不稳定，现妊娠期少用。

3. 利血平　产前应用可通过胎盘致新生儿肌张力降低及鼻塞，产前不宜应用。

4. 甲基多巴　为 B 类药。本品可用于妊娠期高血压疾病的治疗，尤其妊娠合并原发性高血压，未发现对胎儿有严重不良影响。

5. 硝苯地平（心痛定）　为 C 类药。动物实验有致畸作用，人类无报道，妊娠早期慎用。本品不降低子宫胎盘的血流灌注。但舌下含化可引起母亲严重低血压和胎儿抑制。

6. 拉贝洛尔　为 C 类药。在人类中无致畸报道。口服不减少子宫胎盘血流灌注,但静脉注射可致胎盘血流减少,妊娠期不宜静脉注射。

7. 酚妥拉明　为 C 类药。妊娠期可用,尤其适用于妊娠高血压疾病合并左心衰竭者。

8. 硝普钠　为 C 类药。可通过胎盘,用量过大可引起胎儿氰化物中毒及颅内压增高,还可影响胎盘血流量而危及胎儿。

9. 血管紧张素转换酶抑制药　为高度可疑致畸药。可引起胎儿肾脏畸形、肾毒性及新生儿无尿,孕期禁用。

10. 普萘洛尔　妊娠期长期应用可引起胎儿宫内发育迟缓、新生儿呼吸抑制、心动过缓和低血糖,应慎用。

(五)利尿药

1. 呋塞米(速尿)　为 C 类药。无致畸报道,可使母血流量减少,影响胎盘灌注,长期应用可致胎儿宫内发育迟缓或电解质紊乱。

2. 氢氯噻嗪　为 C 类药。无致畸报道,长期应用可致电解质紊乱。

(六)抗甲状腺药及碘制剂

1. 丙硫氧嘧啶(PTU)　为 D 类药。与血浆蛋白结合率较高,可通过胎盘,为妊娠期甲亢首选药。但人类应用有致胎儿畸形的个案报道。乳汁内浓度低,哺乳期可用。

2. 甲硫氧嘧啶　为 D 类药。易通过胎盘,妊娠期应用不良反应发生率为 8%,现已少用。

3. 甲巯咪唑　为 D 类药。很少与血浆蛋白结合,能很容易通过胎盘,可致胎儿畸形。

4. 碘制剂　可通过胎盘,长期应用可致胎儿甲状腺功能低下。

5. 甲状腺素及左甲状腺素　为 A 类药。不通过胎盘,对胎儿几乎无影响。

(七)激素类药物

1. 己烯雌酚　为明确的致畸药。可使胎儿生殖器官发育异常,子代女婴或在青春期发生宫颈透明细胞癌或阴道腺病。妊娠期禁用。

2. 孕激素　黄体酮为 D 类药。动物实验有致畸作用,但人类未发现。甲羟孕酮及炔诺酮均为 D 类,为人工合成的孕激素,有弱致畸作用,妊娠期避免应用。

3. 雄激素　可致女婴外生殖器男性化。妊娠期禁用。

4. 口服避孕药　过去报道可使胎儿染色体畸变及胎儿致畸。扩大样本后与对照组相比致畸率无显著差异。现在认为只要是妊娠期不用即可。

5. 米非司酮　催经止孕失败后,若胚胎继续发育有致畸报道,服药失败者应终止妊娠。

6. 毓婷　TERIS 报道了几百例使用毓婷后怀孕的患者,未见胎儿畸形发生率增加。

(八)抗凝药物

1. 肝素　分子量大,不易通过胎盘,对胎儿几乎无影响,孕期可用。

2. 华法林　为 D 类药,可致畸。分子量小,可通过胎盘,早孕期应用 15%～25% 致畸,妊娠中、晚期应用可致胎儿宫内发育迟缓及凝血机制异常。

(九)降糖药物

1. 胰岛素　分子量大,不易通过胎盘,对胎儿影响小,为孕期首选。

2. 口服降糖药　可通过胎盘,抑制胎儿的胰岛功能,致新生儿低血糖。

(十)预防接种制剂

几乎所有的免疫接种制剂均被 FDA 划为 C 类。孕妇及接种后 3 个月内可能妊娠的妇女不应接种活病毒疫苗和活菌苗。

1. 乙型肝炎灭活疫苗　为 C 类药。现多为基因重组的乙肝表面抗原亚单位成分,无活性、安全、高效,孕期可用。

2. 甲肝灭活疫苗　为 C 类药。动物实验未见不良影响,对胎儿安全性的研究未见报道。

3. 狂犬病疫苗　为 C 类药。现常用的狂犬病疫苗均为灭活疫苗。有报道，妊娠期使用本疫苗后未见新生儿畸形率增加。妊娠期用于接触后的预防接种不是禁忌。

4. 风疹病毒疫苗　为 C 类药。为活疫苗。孕期及孕前 3 个月应避免接种。但对于接种本疫苗后 3 个月内妊娠者，不必常规终止妊娠，在对患者详细解释及在孕妇自愿的情况下可继续观察。

5. 其他　如果妊娠期有下列传染病风险者，可以使用霍乱、甲肝、乙肝、麻疹、腮腺炎、流感、鼠疫、脊髓灰质炎、狂犬病、破伤风、白喉、伤寒、水痘和黄热病的疫苗。

(十一)子宫收缩药物

1. 前列腺素　是一类具有广泛生理活性的不饱和脂肪酸，分布于身体各组织和体液。对心血管的平滑肌有显著的抑制作用，可降低血压；对非血管的平滑肌有显著的兴奋作用。与子宫收缩有关的主要是前列腺素 E（PGE）和 F（PGF）两型，其中 PGE$_2$ 和 PGF$_{2\alpha}$ 的活性最强，对各期妊娠子宫均有收缩作用。PGF$_{2\alpha}$ 及 PGE$_2$ 对妊娠各期的子宫均有收缩作用，还有使宫颈软化作用。妊娠早期妇女阴道内给药，可引起强烈宫缩而致流产。用于诱发流产、中期引产和产后出血。避免同时使用宫缩药或缩宫素，否则宫缩过强会导致子宫破裂。在用药前或同时服用止吐和止泻药，可降低胃肠道不良反应。

2. 米索前列醇　是 PGE$_1$ 衍生物，口服片剂每片 $200\mu g$，主要与米非司酮序贯应用，用于终止早期妊娠。米索前列醇为 PGE$_1$ 衍生物，选择性较高，不良反应少。能强烈收缩子宫平滑肌，还能软化和扩张子宫颈管，制剂为阴道栓剂，每枚 1mg，临床用于人流术中扩宫颈及中期引产。硫前列酮是 PGE$_2$ 衍生物，对子宫平滑肌选择性较高，有较强的子宫收缩作用，且作用时间较长，肌内注射吸收迅速，针剂有每支 0.25mg、0.5mg、1mg，主要用于中期引产。卡前列素是 PGF$_{2\alpha}$ 的衍生物，其兴奋子宫平滑肌的作用比 PGF$_{2\alpha}$ 强 $20\sim100$ 倍，有扩张子宫颈和刺激子宫收缩的双重作用，针剂每支 2mg，栓剂含 8mg，海绵块含 6 mg，用于引产。卡前列甲酯是 PGF$_{2\alpha}$ 的衍生物，栓剂每粒 1mg，主要用于终止早期和中期妊娠。地诺前列酮是 PGE$_2$，对各期妊娠子宫都有收缩作用，以妊娠后期子宫最为敏感，用于中期妊娠、足月引产，栓剂 3mg。地诺前列素是 PGF$_{2\alpha}$，主要用于妊娠中期流产，针剂每支 20mg。

3. 缩宫素　由丘脑下部某些神经细胞合成后从神经垂体分泌的多肽类激素，对子宫平滑肌有较强的兴奋作用，可引起子宫收缩，共有两种激素：缩宫素和加压素（又称抗利尿激素）。垂体后叶素从动物脑垂体后叶中提取，针剂每支 5U、10U，但因含加压素较多，现在产科不用。

（1）缩宫素由动物的垂体后叶提取或化学合成而得，仅有少量的加压素。针剂有每支 2.5U、5U、10U；缩宫素作用于子宫收缩的强度和性质，取决于子宫的生理状态和用药剂量。妊娠早期的子宫，对缩宫素不甚敏感；随着孕周增加，子宫对它的反应也逐渐增强；临产时达高峰，产后又逐渐减弱，这是由于雌激素能提高子宫对缩宫素的敏感性，而孕激素则降低对缩宫素的敏感性。小剂量缩宫素可激发并增强子宫的节律性收缩，其性质和正常分娩相似，故可用于引产和临产后子宫收缩无力时加强宫缩；大剂量则引起子宫强直性收缩，压迫子宫肌内的血管而止血，可用于产后出血或不可避免流产及不全流产后的出血，但可能引起高血压和脉率加快。缩宫素还能促使乳腺的腺泡导管周围的肌上皮细胞收缩，使乳汁排出。

（2）缩宫素用于引产、催产、产后及流产后因宫缩无力或缩复不良引起的子宫出血；进行缩宫素激惹实验；滴鼻可促使排乳。分娩时明显的头盆不称、脐带先露或脱垂、完全性的前置胎盘、胎儿窘迫、宫缩过强或子宫收缩乏力长期用药无效。

4. **麦角新碱** 为常用的子宫收缩药物，有马来酸麦角新碱和马来酸甲麦角新碱，针剂有每支0.2mg、0.5mg，片剂有每片0.2mg、0.5mg。麦角新碱直接作用于子宫平滑肌，作用强而持久。其作用的强弱与子宫的生理状态和用药剂量有关。妊娠子宫对麦角新碱比未孕子宫敏感，临产或产后子宫更敏感；稍大剂量可引起子宫强直性收缩，对宫体和宫颈均有兴奋作用。大剂量时可使子宫强直性收缩，机械压迫肌纤维中的血管达到止血作用。主要用于治疗产后出血、子宫复旧不良、月经过多等。孕妇有心血管疾病、妊娠高血压疾病、胎盘未娩出之前禁用。

（十二）抑制子宫收缩抗早产药物

1. **β_2肾上腺素受体激动药** 盐酸利托君和沙丁胺醇为选择性β_2受体激动药，子宫含有大量β_2肾上腺素受体，受体的激活可抑制子宫平滑肌的收缩，减少子宫的活动，以延长妊娠期，主要用于治疗先兆早产，禁忌证为<20周的妊娠、妊娠高血压疾病、死胎、绒毛膜羊膜炎、孕妇有心脏病和未控制的高血压、支气管哮喘等。

2. **硫酸镁** 至今仍是广泛应用于抑制子宫收缩的传统药物。镁离子能抑制运动神经-肌肉接头乙酰胆碱的释放，阻断神经肌肉连接处的传导，降低或解除肌肉收缩作用，同时对血管平滑肌有舒张作用，使痉挛的外周血管扩张，降低血压，因而对子痫有预防和治疗作用。对子宫平滑肌收缩也有抑制作用，用于治疗早产的循证医学证据不足。可用于妊娠高血压疾病和抗早产。肾功能不全、心肌损害、心脏传导阻滞禁用。每次用药前和用药过程中，定时做膝反射、测呼吸次数、观察排尿量，备葡萄糖酸钙。

3. **前列腺素合成酶抑制药** 吲哚美辛通过抑制体内前列腺素（PG）合成而产生解热、镇痛及消炎作用。肠溶片剂有每片25mg。栓剂有每粒25mg、50mg、100mg。妇产科可以用

于治疗月经痛。舒林酸是吲哚美辛的衍生物。片剂有每片100mg、200mg。主要用于治疗类风湿关节炎。

（十三）枸橼酸氯米芬

为人工合成的非甾体类制剂，化学结构与己烯雌酚相似。口服片剂，每片50mg。具有较强的抗雌激素作用和较弱的雌激素活性。低剂量能促进垂体前叶分泌促性腺激素，从而诱发排卵。高剂量则明显抑制垂体促性腺激素的释放。对男性则有促进精子生成作用，用于治疗少精症有效。主要治疗体内有一定雌激素水平的功能性闭经；无排卵性功能失调性子宫出血；多囊卵巢综合征及黄体功能不全等所致的不孕症。原因不明的不规则阴道流血、子宫内膜异位症、子宫肌瘤、卵巢囊肿、肝功能损害、精神抑郁、血栓性静脉炎禁用。

（十四）溴隐亭

溴隐亭是麦角生物碱的衍生物，多巴胺D_2受体激动药。口服片剂为每片2.5mg。溴隐亭作用于下丘脑，增加催乳激素抑制因子的分泌，抑制垂体合成和分泌催乳激素，也直接作用于腺垂体，抑制催乳激素细胞活性，使血中催乳激素水平下降而达到终止泌乳；溴隐亭还能解除催乳激素对促性腺激素分泌的抑制，恢复卵巢排卵。主要的不良反应是胃肠道不适。用于闭经-溢乳综合征、高催乳素血症、垂体微腺瘤及产后回奶等。

（十五）其他

1. **乙醇** 乙醇干扰胎儿胎盘循环导致胎儿缺氧，损害胎儿脑组织，其代谢产物乙醛有致畸作用，常致流产及胎儿乙醇综合征。表现为异常面容、肢体畸形、心脏畸形、身体语言发育障碍、智力低下等。有报道，子代白血病发病率增加，无有效治疗措施，目前尚不了解乙醇的安全剂量。

2. **吸烟** 可影响胎儿发育，导致流产早产、胎盘早期剥离、胎儿生长受限等，还可致子代体格及智力发育障碍。被动吸烟相当于

低水平自动吸烟。

3. 咖啡因　研究表明每天喝＞7～8 杯咖啡可致死产、早产、新生儿低体重及自发性流产。对照研究表明口服小剂量咖啡因(约 1 杯左右)没有致畸作用。

(李　力)

参 考 文 献

[1] 沈铿,马丁.妇产科学[M].3 版.北京:人民卫生出版社,2015:60.

[2] 曹泽毅.中华妇产科学[M].北京:人民卫生出版社,2007:314-324.

[3] 谢幸,孔北华,段涛.妇产科学[M].9 版.北京:人民卫生出版社,2018:48-61.

[4] 美国 CDC.GBS 预防指南,2010.

[5] 中华医学会妇产科学产科学组.孕前和孕期保健指南(2008)[J].中华妇产科杂志,2018,53(1):12.

[6] 国家卫生计生委.孕产妇妊娠风险评估与管理工作规范,2017,11.

[7] 李红雨,王丹,罗园,等.重庆市沙坪坝区危重孕产妇风险预警体系运行评估研究[J].中国实用妇科与产科杂志,2017,33(9):945-948.

[8] F. Gary Cunningham. Williams Obstetrics 25th,McGraw-Hill Education 2018.

第9章 异常妊娠

第一节 妊娠期出血性疾病

一、自然流产

流产(abortion)是指妊娠不足 28 周,胎儿体重不足 1000g 而终止者。流产分为自然流产(spontaneous abortion)和人工流产(artificial abortion),本节仅叙述自然流产。根据流产的时间,分为早期流产(妊娠 12 周以前)及晚期流产(妊娠 12～28 周)。自然流产占确诊妊娠总数的 10%～15%,其中早期流产占 80% 以上。

【病因】 多数情况下,流产的病因并不清楚,可能与下列因素有关。

1. 胚胎因素 胚胎及胎儿染色体发育异常为早期流产的主要原因,其中 50%～60% 的早期流产是因为染色体异常(多数是数目异常)。遗传和结构异常是导致妊娠丢失的主要原因。

2. 母体因素 早期妊娠自然流产可能受到以下母体因素的影响。

(1)母亲年龄:随着母亲年龄增加流产风险增加。

(2)生殖道结构异常:包括双子宫、纵隔子宫、子宫发育不良、宫颈功能不全(内口松弛)及子宫肌瘤。

(3)感染因素:细菌毒素或病毒(风疹病毒、巨细胞病毒等)通过胎盘进入胎儿血液循环,使胎儿死亡而发生流产。

(4)母体急、慢性疾病:如急性感染、慢性肾炎、糖尿病、甲状腺功能异常、高血压、心脏病引起的血管病变,若孕前未将病情控制稳

定将增加流产风险。

(5)免疫功能异常:包括自身免疫功能异常和同种免疫功能异常。

(6)内分泌异常:如黄体功能不全、甲状腺功能低下。

(7)创伤:妊娠期特别是妊娠早期时行腹部手术或妊娠中期外伤,可刺激子宫收缩而引起流产。

3. 父亲因素 精子的染色体异常,可导致流产。

4. 环境因素 影响生殖功能的外界不良因素很多,可以直接或间接对胚胎或胎儿造成损害。过多摄入乙醇、咖啡及吸烟(包括被动吸烟)、过多接触某些有害的化学物质(如砷、铅、苯、甲醛、氯丁二烯、氧化乙烯等)和物理因素(如放射线、噪声及高温等),均可引起流产。

【临床类型】 根据流产病程发展,可分为先兆流产(threatened abortion)、难免流产(inevitable abortion)、完全流产(complete abortion)及不全流产(incomplete abortion)。另外,胚胎或胎儿在宫内死亡,而未自然排出者,称稽留流产(missed abortion)。与同一性伴侣连续自然流产 3 次或 3 次以上称复发性流产(recurrent spontaneous abortion,RSA),流产合并感染,称为感染性流产(septic abortion)。早期流产时胎儿死亡往往先于流产症状出现,而晚期流产则流产发生时胎儿尚存活。助产士应了解流产可能出现的一系列症状体征。流产发展过程见图 9-1-1。

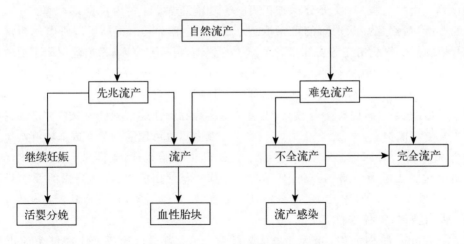

图 9-1-1　流产的发展过程

【临床表现】　生育期妇女,平时月经规律,有停经史,出现早孕反应,血或尿 hCG 阳性,子宫增大,诊断为妊娠者,出现阴道流血及腰腹疼痛,应考虑流产可能。

【体格检查】　观察患者全身状况,有无贫血及感染,并测量体温、血压、脉搏等。在消毒条件下进行妇科检查,注意宫颈口是否扩张,羊膜囊是否膨出,有无妊娠物堵塞子宫颈口内,子宫大小与停经周数是否相符,有无压痛等。根据流产在不同阶段出现的不同临床症状,诊断其临床类型(表 9-1-1)。

表 9-1-1　流产在不同阶段出现的不同临床症状

症状体征	先兆流产	难免流产	不全流产	完全流产	稽留流产	流产感染
腹痛	轻或无	加重	减轻	减轻或无	无	轻重不一
出血量	少	增多	少→多	少或无	少或无	不一,可有异味
宫颈	关闭	扩张	扩张	关闭	关闭	扩张
子宫	软,无压痛	压痛	压痛,小于孕周	收缩好	小于孕周	增大,压痛
其他	—		组织嵌顿于宫口	—	—	感染症状(如体温升高)

【辅助检查】

1. 超声检查　对鉴别诊断与确定流产类型有重要价值。可根据妊娠囊形态、有无胎心搏动及胎动确定胚胎或胎儿是否存活,以指导正确的治疗方法。

2. 妊娠试验　近年临床多用试纸法,对诊断妊娠有意义。为进一步了解流产的预后,多选用放射免疫法或酶联免疫吸附试验,进行血清 hCG 定量测定。

3. 其他检查　如血黄体酮测定,可以协助判断先兆流产的预后;习惯性流产患者可行妊娠物及夫妇双方染色体检查,同时积极地寻找其他病因。

【诊断】　根据临床表现、体检及辅助检查结果。

【鉴别诊断】　应与异位妊娠、葡萄胎、功能失调性子宫出血、盆腔炎、急性阑尾炎等相鉴别。

【治疗】 治疗过程中，要充分保护患者的隐私和尊严，对疼痛症状严重的可采取适当的麻醉措施。要将病情充分告知患者及家属。极个别的晚期流产病例，胎儿娩出时可能是暂时存活的，助产士应该关注其生命体征，告知患者并联系儿科医师参与救治，迅速转入新生儿重症监护室。

1. 先兆流产 卧床休息，禁止性生活；必要时给以对胎儿危害小的镇静药，如苯巴比妥 0.03g，每天 3 次，肌内注射，或苯巴比妥 0.1g，肌内注射；黄体功能不足者可给予黄体酮 10～20mg 肌内注射，每天 1 次，或 hCG 2000U，肌内注射，每天 1 次；也可口服维生素 E 100mg，每天 3 次。保胎过程中超声监测胚胎或胎儿发育情况，以免盲目保胎。

2. 难免流产 一旦诊断明确，应尽快将胚胎组织排出宫腔，减少出血。早期流产及时刮宫，刮出物送病理检查，有条件可行绒毛染色体核型分析。阴道出血多时可用缩宫素 10～20U 加入 5％葡萄糖液 500ml 中静脉滴注，促进子宫收缩，控制出血。晚期流产时胎儿及胎盘排出后需检查是否完全，必要时刮宫以清除宫腔内残留的妊娠产物。

3. 不全流产 部分组织滞留宫腔可致严重出血，要注意生命体征及贫血程度，酌情输液输血，病情平稳后立即行清宫术或钳刮术，以清除宫腔内残留组织。清宫时推荐使用负压吸引，而尽量减少宫腔搔刮。术后予抗生素预防感染。

4. 完全流产 不必特殊处理。建议患者有阴道出血或发热等情况随时就诊。

5. 稽留流产 处理相对困难。胎儿在宫内死亡时间长，胎盘组织有时机化，与子宫壁紧密粘连，造成刮宫困难；胎盘可释放凝血活酶入血，引起凝血功能障碍，弥散性血管内凝血（DIC）。处理前，应检查血常规、出凝血时间、血小板计数、血纤维蛋白原、凝血酶原时间、凝血块收缩试验及血浆鱼精蛋白副凝试验（3P 试验）等，并做好输血准备。若凝血功能正常，可先用戊酸雌二醇 5mg，每天 3 次，连用 3～5d，提高子宫肌肉对缩宫素的敏感性，再行刮宫术，术前建议阴道放置米索前列醇，有助于宫颈扩张，避免强行扩张宫颈导致损伤和宫颈功能不全。子宫＞12 孕周者，应静脉滴注缩宫素（5～10U 加于 5％葡萄糖液内），也可用前列腺素或依沙吖啶等进行引产，促使胎儿、胎盘排出。若凝血功能障碍，应尽早使用肝素、纤维蛋白原及输新鲜冰冻血浆、新鲜血等，待凝血功能好转后，再行引产或刮宫。

6. 习惯性流产 应在怀孕前进行必要检查，包括卵巢功能检查、夫妇双方染色体检查与血型鉴定及其丈夫的精液检查，女方尚需进行免疫功能检查和生殖道的详细检查，包括有无生殖道畸形及炎症、子宫肌瘤、宫腔粘连，并做子宫输卵管造影及宫腔镜检查，以确定子宫有无畸形与病变及检查有无宫颈内口松弛等。查明流产的原因，针对病因进行治疗防止流产。子宫畸形者，可手术矫正，术后避孕 1 年再妊娠。宫颈功能不全或宫颈内口松弛者，于妊娠 12—14 周行子宫颈内口缝扎术，至妊娠足月拆除。若缝合后出现难免流产征兆应及时拆除缝扎线，以免引起宫颈严重撕裂伤。一旦确定妊娠，应注意休息，增加营养，禁止性生活，补充维生素，治疗期应超过以往流产发生的月份。对黄体功能不全者，用黄体酮 20mg 肌内注射，每天 1 次或用 hCG 1000～3000U，每天 1 次，促进妊娠黄体发育，以保妊娠继续。抗磷脂抗体阳性患者可在确定妊娠后给予低分子肝素皮下注射，或加小剂量阿司匹林口服。继发于自身免疫系统疾病（如 SLE）等的患者除抗凝之外，还要使用免疫抑制药。

7. 流产合并感染 多为不全流产合并感染。长时间阴道流血、宫内组织残留或刮宫消毒不严、非法堕胎等均可引起感染，感染沿生殖道逆行，经过子宫腔蔓延至宫旁结缔组织、输卵管、卵巢及腹膜，故除局部症状外还可有发热、头痛等全身感染中毒症状。治疗原则为积极控制感染。可取血培养和阴道分泌物培养,同时静脉滴注广谱抗生素和一种抗厌氧菌的抗生素。若阴道流血不多,应用广谱抗生素 2～3d,待控制感染后再行刮宫;若阴道流血量多,在静脉滴注广谱抗生素和输血的同时,用卵圆钳将宫腔内残留组织夹出以减少出血,切不可用刮匙全面搔刮宫腔,以免造成感染扩散。术后继续应用抗生素,待感染控制后再行彻底刮宫。若已合并感染性休克者,应积极纠正休克。若感染严重或腹、盆腔有脓肿形成时,应行手术引流,必要时切除子宫。

二、异位妊娠

正常妊娠时,受精卵着床于子宫体腔内膜。受精卵着床于子宫体腔以外部位为异位妊娠(ectopic pregnancy),习称宫外孕。根据受精卵着床部位的不同分输卵管妊娠、卵巢妊娠、腹腔妊娠、宫颈妊娠及阔韧带妊娠,其中以输卵管妊娠最多见,占异位妊娠 95% 左右。输卵管妊娠发生于壶腹部最常见,约占 78%。异位妊娠发生率约占所有妊娠的 2%,近年有上升趋势,见图 9-1-2。异位妊娠为妇产科常见急腹症之一,若不及时诊断、积极救治可因内出血休克危及生命。早孕妇女发生不明原因腹痛和阴道流血时,助产士应考虑有异位妊娠的可能。本节重点介绍输卵管妊娠。

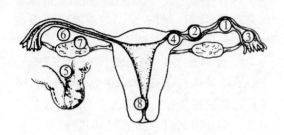

图 9-1-2　异位妊娠的发生部位

1. 输卵管壶腹部妊娠;2. 输卵管峡部妊娠;3. 输卵管伞部妊娠;4. 输卵管间质部妊娠;5. 腹腔妊娠;6. 阔韧带妊娠;7. 卵巢妊娠;8. 宫颈妊娠

【病因】

1. 输卵管炎症　淋菌、沙眼衣原体等感染常引起输卵管黏膜炎;而流产或分娩后感染易致输卵管周围炎。两者为输卵管妊娠的常见病因。输卵管黏膜炎使输卵管黏膜破坏、纤毛缺损、黏膜粘连,导致输卵管通而不畅甚至完全堵塞;输卵管周围炎累及输卵管浆膜层或浆肌层,使输卵管周围粘连、扭曲、管腔狭窄、管壁肌蠕动减弱。两种情况均可造成受精卵运行受阻。

2. 输卵管手术　如输卵管复通术后、异位妊娠保守手术后,管腔狭窄,孕卵运行受阻,发生输卵管妊娠。

3. 输卵管发育不良或功能异常　输卵管过长、过细、肌层发育不全、黏膜纤毛缺如、输卵管蠕动和上皮细胞分泌功能异常,将影响受精卵运送和着床。

4. 受精卵游走　卵子在一侧输卵管受精,受精卵经宫腔或腹腔进入对侧输卵管称受精卵游走。因移行时间过长,受精卵发育增大,即可在对侧输卵管内着床形成输卵管妊娠。

5. 其他　盆腔肿瘤,如卵巢肿瘤、子宫肌瘤压迫输卵管而造成受精卵运行受阻。此外,实施辅助生育技术、安置宫内节育器时异位妊娠发生率也较正常为高。

【病理改变】

1. 输卵管妊娠特点　受精卵着床于输卵管内膜,不能形成完整的蜕膜层,绒毛很快侵蚀到输卵管肌层,而输卵管管腔狭小,肌层菲薄,随着胚胎发育长大,将发生以下结局。

(1)输卵管妊娠流产:多发生于输卵管壶腹部妊娠,常发生在妊娠 8-12 周。输卵管妊娠时管壁蜕膜形成不完整,发育中的囊胚常向管腔突出,最终突破包膜发生出血,囊胚可与管壁分离,发生流产。若囊胚完整地从管腔内剥离,经输卵管排入腹腔,则发生完全流产,出血一般不多。当囊胚剥离不完整,妊娠产物部分尚附着于输卵管壁,则形成不全流产,输卵管肌肉薄弱,收缩力差,不易止血;

滋养细胞继续侵蚀输卵管壁,导致反复出血,常可形成输卵管周围血肿及盆腹腔积血。

(2)输卵管妊娠破裂:囊胚在输卵管内继续生长,绒毛侵蚀、穿透肌层和浆膜层,导致管壁破裂,常在短时间内大量出血,患者迅速陷于休克状态。输卵管峡部妊娠破裂最多见,多数情况在妊娠6周左右破裂,个别病例无停经史(图9-1-3)。输卵管间质部管腔周围肌层较厚,可以维持妊娠到4个月左右才发生破裂。此处血供丰富,破口大,出血迅猛,症状极为严重,堪比子宫破裂。输卵管间质部妊娠虽少见,但后果严重而应当重视。

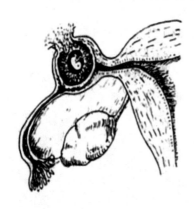

图9-1-3 输卵管峡部妊娠破裂

(3)陈旧性宫外孕:输卵管妊娠流产或破裂,若反复少量出血,可形成盆腔血肿,血肿机化并被大网膜等包裹,谓之"陈旧性宫外孕"。

(4)继发腹腔妊娠:输卵管妊娠流产或破裂,排出的囊胚多数不会再生长发育,少数存活的囊胚与绒毛组织附着,排至腹腔后重新种植在腹腔脏器表面获得营养,继续生长发育,形成继发腹腔妊娠。

(5)持续性异位妊娠:输卵管妊娠行保守性手术时若未完全清除胚囊,或残留有存活的滋养细胞继续生长,术后hCG不降或反而上升,称为持续性异位妊娠。

2. **子宫变化** 输卵管妊娠时子宫变化与正常妊娠类似,在激素作用下,子宫增大变软(但小于相应停经月份),子宫内膜出现蜕膜样

变化。伴随胚胎流产或死亡,激素水平下降,蜕膜可形成碎片随阴道流血排出;也可完整脱落,排出宫腔形状的蜕膜,称蜕膜管型。

【临床表现】 输卵管妊娠的临床表现与受精卵着床部位、有无流产或破裂、内出血量的多少有关。典型症状是停经后下腹痛伴不规则阴道流血。

1. **停经** 大多数患者在停经6~8周出现症状,间质部妊娠可有3~4个月停经史。20%~30%无明确停经史,生育年龄妇女出现腹痛和阴道流血,即使无停经史仍要怀疑异位妊娠可能。

2. **腹痛** 异位妊娠患者就诊的主要症状。胚胎在输卵管内生长,输卵管膨胀,患侧下腹出现隐痛或酸胀感;当异位妊娠流产或破裂时,患者突感一侧下腹撕裂样疼痛,血流到子宫直肠陷窝,出现肛门坠胀感,流血增多后发展到全腹疼痛。血液刺激膈肌时,可引起肩胛部放射性疼痛。

3. **阴道流血** 常表现为不规则少量阴道出血,点滴状;少数患者阴道流血量类似月经。阴道流血中可见蜕膜管型或蜕膜碎片,无绒毛组织。阴道流血一般在病灶去除后才能停止。

4. **晕厥与休克** 剧烈腹痛和腹腔急性内出血可使患者出现晕厥和休克。休克和失血性贫血的程度与阴道流血量不成比例。

【体格检查】

1. **一般情况** 失血多者呈贫血貌,大量出血患者有面色苍白、脉搏细数、血压下降等休克表现,体温一般正常。若腹腔内陈旧性出血吸收过程中可有低热。

2. **腹部检查** 内出血多时腹部膨隆。下腹有明显压痛及反跳痛,尤以患侧为甚,可伴轻微的腹肌紧张。内出血多时移动性浊音阳性。部分病例可触及下腹部包块,为反复出血积聚形成。

3. **盆腔检查** 阴道少量血液来自宫腔。宫颈可紫蓝着色。子宫稍大略软。内出血不多时,宫体一侧可触及增粗的输卵管及压痛;内出

血多时,后穹饱满触痛,宫颈举痛,子宫有漂浮感。若发病时间长,输卵管出血形成包裹,子宫一侧可触及边界不清、欠活动的包块。

【辅助检查】 输卵管妊娠未发生流产或破裂时症状不典型,常借助辅助检查诊断。

1. 妊娠试验 临床上常用酶联免疫试纸法测定尿 β-hCG,方法简便、快速,但灵敏度不高,适用于急诊患者。疑难病例可用敏感的放射免疫法连续测定 β-hCG 值。

2. 超声诊断 超声显像对异位妊娠诊断有帮助。尿妊娠试验阳性患者,若宫腔内未见孕囊,而在宫腔外见低回声区或类孕囊结构,提示异位妊娠可能;若宫腔外见低回声区,同时见胚芽及原始心管搏动,可确诊异位妊娠。当输卵管妊娠流产或破裂时,超声还可探及腹腔内及子宫直肠陷窝内无回声暗区,提示腹水,可协助异位妊娠内出血的诊断。

3. 腹腔穿刺 可经阴道后穹或经腹壁穿刺,是一种简单可靠的诊断方法。少量内出血即可积聚于子宫直肠陷凹,经后穹穿刺吸出暗红色不凝血,可诊断腹腔内有积血。若抽出血液放置 10min 内凝固,提示穿刺误入血管。但若盆腔有粘连或凝血块形成,后穹穿刺未抽出不凝血,此时不能排除输卵管妊娠。当出血多,移动性浊音阳性时可直接经下腹壁一侧穿刺,见图 9-1-4。

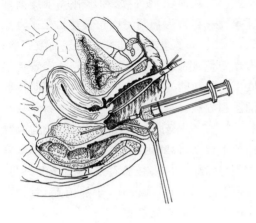

图 9-1-4 阴道后穹穿刺术

4. 腹腔镜 可直视下检查以早期确诊和治疗。

5. 子宫内膜病理检查 诊断性刮宫仅适用于阴道流血量较多的患者,止血的同时将刮出物做病理检查,切片中见到绒毛,可诊断为宫内妊娠,仅见蜕膜未见绒毛有助于诊断异位妊娠。对未排除异位妊娠的流产清宫术,刮出物应送病理检查以免漏诊宫外孕。

【诊断】 根据临床表现、体格检查及辅助检查结果。

【治疗】

1. 手术治疗

(1)输卵管切除术:输卵管妊娠一般采用腹腔镜下输卵管切除术或非输卵管切除术,内出血多、休克的急症患者,在积极纠正休克的同时,迅速打开腹腔,立即以卵圆钳钳夹患侧输卵管,迅速止血,加快输液、输血,待血压回升后,切除患侧输卵管。间质部妊娠诊断明确后应立即手术,行子宫角部楔形切除及患侧输卵管切除。

(2)保守性手术:适用于有生育要求的年轻妇女,特别是对侧输卵管已切除或有明显病变者。多采取在腹腔镜下依据受精卵着床部位选择术式:伞部妊娠可行挤压将妊娠产物挤出;壶腹部妊娠可行输卵管切开取胚术,再缝合;峡部妊娠可行病变节段切除及断端吻合。

2. 非手术治疗

(1)化学药物治疗:适用于早期异位妊娠,要求保留生育能力的年轻患者。通过化学药物作用杀胚,破坏绒毛,抑制滋养细胞增生。目前常用甲氨蝶呤(MTX)肌内注射或静脉给药,局部用药可采用在超声引导下穿刺或在腹腔镜下将甲氨蝶呤直接注入输卵管妊娠囊内。用药期间严密监测,非手术治疗以 hCG 下降、腹痛减轻或消失、阴道流血停止为有效指标。但非手术治疗中均应严密观察一般情况,若病情无好转,甚至发生急性腹痛或输卵管破裂症状,则应立即进行手术治疗。

(2)中医治疗:中医治疗宫外孕,能免除手术损伤,保留输卵管,并治疗炎症,从而恢复输卵管功能。中医治疗以活血化瘀、消瘤止血为治则,并加杀胚。治疗中应密切观察病情变化,若出血严重,非手术治疗不佳则应立即手术。

三、妊娠滋养细胞疾病

妊娠滋养细胞疾病(gestational trophoblastic disease,GTD)是一组来源于胎盘滋养细胞的疾病,根据组织学分为妊娠滋养细胞肿瘤、葡萄胎妊娠、非肿瘤病变、异常(非葡萄胎)绒毛病变。妊娠滋养细胞肿瘤则包括除葡萄胎外的三种病变。

(一)葡萄胎

葡萄胎(hydatidiform mole),又称水泡状胎块,是因妊娠后胎盘绒毛滋养细胞增生和绒毛间质水肿,而形成大小不等的水泡,相互间有蒂相连,形如葡萄而得名(图9-1-5)。胎盘绒毛若全部受累则称完全性葡萄胎;若仅部分绒毛受累称为部分性葡萄胎。

【病因】 葡萄胎发生的确切原因尚不完全清楚。流行病学调查表明,葡萄胎发生与

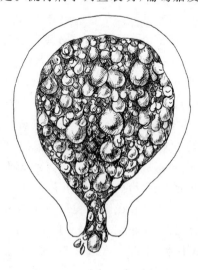

图9-1-5 完全性葡萄胎

地域差异、种族、营养状况、社会经济因素、年龄等因素有关。细胞遗传学研究表明,完全性葡萄胎的染色体核型为二倍体,均来自父系,染色体90%为46XX,10%为46XY,主要由空卵单精子或双精子受精而成。虽然完全性葡萄胎染色体基因均为父系,但其线粒体DNA仍为母系来源。部分性葡萄胎的发生率远低于完全性葡萄胎,是由于双精子受精或精子减数分裂错误而导致三倍体,即69XXX、69XXY或69XYY。

【病理改变】

1. 完全性葡萄胎 大体检查水泡状物形如葡萄串,大小不等,其间有纤细的纤维素相连,常混有血块、蜕膜碎片。镜检发现绒毛体积增大,水肿,轮廓规则;滋养细胞弥漫性增生,间质内胎源性血管消失。

2. 部分性葡萄胎 仅部分绒毛变为水泡,常合并胚胎或胎儿组织,胎儿多已死亡,极少合并至足月儿,且常伴发育迟缓或多发性畸形。镜检见绒毛水肿,轮廓不规则,有明显的滋养层基质内陷,滋养细胞增生程度较轻,间质内可见胎源性血管及其中的有核红细胞,还可见胚胎和胎膜结构。

【临床表现】

1. 完全性葡萄胎 停经8～12周后不规则阴道出血;子宫异常增大、变软;妊娠呕吐出现较早、症状较重、持续时间较长;妊娠早期出现高血压、蛋白尿和水肿等子痫前期征象;腹痛,常为葡萄胎增长快速扩张子宫所致,个别因黄素化囊肿扭转或破裂而致腹痛;出现双侧卵巢黄素化囊肿;约7%患者伴轻度甲状腺功能亢进征象,出现心动过速、皮肤潮湿和震颤。

2. 部分性葡萄胎 部分性葡萄胎症状、体征不典型,诊断困难。常伴阴道流血,子宫大小与停经月份多数相符或小于停经月份,妊娠呕吐较轻,常无腹痛、子痫前期症状等,一般无卵巢黄素化囊肿。

【自然转归】 葡萄胎排空后,血清hCG

稳定下降,约 9 周降至正常,最长不超过 14 周。若葡萄胎排除后 hCG 持续阳性应考虑妊娠滋养细胞肿瘤。完全性葡萄胎发生子宫局部侵犯和远处转移的概率为 15％和 4％。其高危因素有:hCG＞100 000U/L;子宫明显大于停经周数;卵巢黄素化囊肿直径＞6cm;年龄超过 40 岁;重复葡萄胎。

【诊断】　凡停经后不规则阴道流血、腹痛、妊娠呕吐严重且出现时间早,体格检查时有子宫体积大于停经月份、变软,不能触及胎体、不能听到胎心、无胎动时,应怀疑葡萄胎。下列辅助检查能明确诊断。

1. 超声检查　是诊断葡萄胎的重要手段。典型超声影像学表现为明显增大的子宫腔内充满弥漫分布的光点和小无回声区,呈"落雪"状或"蜂窝"状,但无妊娠囊或胎儿结构。

2. 绒毛膜促性腺激素(hCG)测定　葡萄胎时血清 hCG 水平通常明显高于正常妊娠相应孕周值,血 β-hCG 可在 100 000U/L 以上,且持续不降。

3. 流式细胞仪测定　完全性葡萄胎的染色体核型为二倍体,部分性葡萄胎为三倍体。

4. 其他检查　包括胸部 X 线摄片、血常规、出凝血时间、血型、肝肾功能等。

【治疗】

1. 清宫术　葡萄胎确诊后,应及时清宫。一般选用吸刮术。葡萄胎子宫大而软,术中易出血和穿孔,刮宫前须做好输血、输液准备,充分扩张宫颈管后,选用大号吸管吸引。待葡萄胎组织大部分吸出,子宫明显缩小后,改用刮匙轻柔刮宫。为减少出血,可应用缩宫素静脉滴注,一般在宫颈管扩张和大部分葡萄胎组织排出后开始使用,避免滋养细胞挤入子宫壁血窦,导致转移和肺栓塞。子宫增大＜12 孕周,hCG 值不高,常可一次完成清宫;若子宫＞12 孕周,或术中感到刮净有困难时,可于 1 周后行第 2 次刮宫。刮出物均需送病理学检查。术后需应用抗生素

预防感染。

2. 卵巢黄素囊肿的处理　一般不需特殊处理。如怀疑扭转则需及早剖腹探查或行腹腔镜检查,对年轻妇女尽量保留卵巢,如扭转时间较长发生坏死,需行患侧附件切除术。

3. 子宫切除术　适用于年龄＞40 岁、有高危因素、无生育要求者。

4. 预防性化疗　适用于具有高危因素和随访有困难的葡萄胎患者。一般选用甲氨蝶吟、氟尿嘧啶或放线菌素 D 单一药物化疗 1 个疗程。部分性葡萄胎一般不做预防性化疗。

【随访】

1. hCG 测定　葡萄胎清宫后每周 1 次,直至 hCG 正常后 3 周;然后每月 1 次至半年;此后每半年 1 次,共随访 2 年。然后每 2 个月 1 次,共 6 个月,自第一次阴性后共计 1 年。

2. 临床观察　注意有无不规则阴道出血、咳嗽及咯血等症状;妇科检查了解阴道、子宫及黄素囊肿情况;B 超、胸部 X 线检查等了解有无转移灶。

3. 避孕要求　葡萄胎随访期间必须严格避孕(避孕套)1 年。

(二)妊娠滋养细胞肿瘤

侵蚀性葡萄胎和绒癌在临床表现、诊断和处理原则等方面基本相同,且该组疾病多经化疗得以治愈,缺乏组织学证据,因此国际妇产科联盟妇科肿瘤委员会 2000 年建议将侵蚀性葡萄胎和绒毛膜癌合并称为妊娠滋养细胞肿瘤(gestational trophoblast tumor, GTT)。妊娠滋养细胞肿瘤 60％继发于葡萄胎,30％继发于流产,10％继发于足月妊娠或异位妊娠。侵蚀性葡萄胎恶性程度一般不高,多数仅局部侵犯,预后较好。绒毛膜癌恶性程度极高,但随着诊断技术和化学治疗的进展,其预后得到极大改善。

【病理改变】

1. 侵蚀性葡萄胎　大体检查可见子宫肌壁内有大小不等、深浅不一的水泡状组织。

镜下可见侵入肌层的水泡状组织形态和葡萄胎相似,可见绒毛结构,滋养细胞增生和分化不良。

2. 绒毛膜癌病灶 多数发生在子宫,肿瘤常位于子宫肌层内,也可凸向宫腔或穿破浆膜,无固定形态,与周围组织分界清楚,质地软而脆,海绵状,伴出血坏死。但也可子宫内无病灶而只出现转移灶。镜下可见滋养细胞不形成绒毛或水泡状结构,成片高度增生,广泛侵入子宫肌层并破坏血管,造成出血坏死。增生的滋养细胞常位于病灶边缘,排列紊乱;肿瘤中不含间质和血管。

【临床表现】

1. 原发灶表现

(1)阴道流血:葡萄胎排空后、流产或足月产后,出现不规则阴道流血,量多少不一。长期流血可继发贫血。

(2)子宫复旧不良:常在葡萄胎排空后4～6周子宫未恢复正常大小,质地偏软。也可因子宫肌层病灶部位的影响,表现出子宫增大。

(3)卵巢黄素化囊肿:由于hCG持续作用,在葡萄胎排空、流产或足月产后,两侧或一侧卵巢黄素化囊肿可持续存在。

(4)腹痛:一般无腹痛。当子宫病灶穿破浆膜层时可引起急性腹痛及腹腔内出血症状,若子宫病灶坏死,继发感染,也可引起腹痛及脓性白带。黄素化囊肿扭转或破裂时也可出现急性腹痛。

2. 转移灶表现 最常见的部位为肺(80%),其次是阴道(30%)、盆腔(20%)、肝(10%)和脑(10%)。由于滋养细胞的生长特点是破坏血管,故各转移部位症状的共同特点是局部出血。

(1)肺转移:表现为胸痛、咳嗽、咯血及呼吸困难。肺转移灶也可无症状,靠胸部X线片或CT做出诊断。

(2)阴道转移:常位于阴道前壁,呈紫蓝色结节,破溃时引起不规则阴道流血,甚至大量出血。

(3)肝转移:为不良预后因素。表现为上腹部或肝区疼痛,若病灶穿破肝包膜,可出现腹腔内出血。多同时伴有肺转移。

(4)脑转移:预后凶险,为主要的致死原因。一般同时伴有肺转移和(或)阴道转移。表现为一过性脑缺血症状(如突然跌倒、暂时性失语或失明)、脑瘤症状(如头痛、喷射样呕吐、偏瘫、抽搐直至昏迷),最后脑疝形成,压迫生命中枢死亡。

(5)其他转移:包括脾、肾、膀胱、消化道、骨等部位转移,并引起相应症状。

【辅助检查】

1. 血β-hCG测定 葡萄胎排空后,符合下列标准中任何一项且排除妊娠物残留或妊娠,可诊断妊娠滋养细胞肿瘤:血β-hCG测定4次呈平台状态,并持续3周以上;血β-hCG测定3次升高,并至少持续2周或更长时间;血β-hCG水平持续异常达6个月或更长时间。流产、足月产、异位妊娠后4周以上,血β-hCG持续高水平,或曾一度下降后又上升,排除妊娠物残留或再次妊娠,结合临床表现可诊断为滋养细胞肿瘤。

2. 超声检查 子宫正常大小或不同程度增大,肌层内可见高回声团块,边界清但无包膜,或肌层内有回声不均区域或团块,边界不清且无包膜,也可表现为整个子宫呈弥漫性高回声,内部伴不规则低回声或无回声。彩色多普勒超声显示丰富的血流信号和低阻型血流频谱。

3. X线胸片 用于肺转移的诊断。肺转移最初X线征象为肺纹理增粗,以后发展为片状或小结节阴影,典型表现为棉球状或团块状阴影。肺转移灶以右侧及中下部较多见。

4. CT和磁共振检查 CT对发现肺部较小病灶和脑等部位的转移处有较高的诊断价值。磁共振主要诊断脑、腹腔和盆腔病灶。

5. 组织学诊断 在子宫肌层内或子宫外转移灶中若见到绒毛或退化的绒毛阴影,

则诊断为侵蚀性葡萄胎;若仅见成片滋养细胞浸润及坏死出血,未见绒毛结构者,诊断为绒癌。组织学证据对于妊娠滋养细胞肿瘤的诊断并不是必需的。

【临床分期】 为更好地实施化疗方案,我国多采用国际妇产科联盟(FIGO,2000)分期(表 9-1-2)。

表 9-1-2　妊娠滋养细胞肿瘤分期(FIGO,2000)

Ⅰ	病变局限于子宫
Ⅱ	病变扩散,但局限于生殖器官
Ⅲ	病变转移至肺,有或无生殖系统病变
Ⅳ	所有其他转移

【诊断】 根据葡萄胎排空后或流产、足月分娩、异位妊娠后出现阴道流血和(或)转移灶及其相应症状和体征,应考虑滋养细胞肿瘤可能,结合 hCG 测定等辅助检查可以确诊。葡萄胎排空后 1 年以上发病者一般临床诊断为绒癌,半年内发病者多诊断为侵蚀性葡萄胎。半年至 1 年者,绒癌和侵蚀性葡萄胎均有可能,间隔时间越长,绒癌可能性越大。而继发于流产、足月分娩、异位妊娠者临床诊断为绒癌。注意结合辅助检查结果综合分析。

【治疗】 治疗原则以化疗为主,手术和放疗为辅。

1. 化疗　目前国内常用的化疗药物有甲氨蝶呤(MTX)、氟尿嘧啶(5-FU)、放线菌素 D(Act-D)或称国产放线菌素 D、环磷酰胺(CTX)、长春新碱(VCR)等。

(1)用药原则:Ⅰ期通常选用单药治疗,Ⅱ、Ⅲ期选用联合化疗,Ⅳ期或耐药患者用强效联合化疗(EMA-CO)。

(2)不良反应防治:化疗的主要不良反应为骨髓抑制,其次为消化道反应、肝肾功能损害及脱发等。所以化疗前应先做血、尿常规,肝功能,肾功能等检查,用药期间严密观察骨髓及肝肾功能,注意防治不良反应。

(3)停药指征:一般认为化疗应持续到症状及体征消失,原发和转移灶消失,hCG 每周测定 1 次,连续 3 次正常,再巩固 2～3 个疗程方可停药。随访 5 年无复发者称为治愈。

2. 手术　作为辅助治疗,对控制大出血等各种并发症,消除耐药病灶,减少肿瘤负荷,缩短化疗疗程等方面有一定作用,在一些特定的情况下应用。对于大病灶、耐药病灶或病灶穿孔出血应在化疗的基础上给予手术。手术范围一般为全子宫切除术。生育年龄妇女可保留一侧或双侧卵巢。对有生育要求的年轻妇女,若血 hCG 水平不高,子宫外转移灶控制及耐药病灶为单个,可考虑做病灶剜除术。对于无生育要求的无转移患者初次治疗时也可首选子宫切除术,并在术中开始给予辅助性单药单疗程化疗。肺转移病灶化疗效果差,可考虑肺叶切除。

3. 放射治疗　目前应用较少,主要用于肝、脑转移和肺部耐药病灶的治疗。

【随访】 治疗结束后应严密随访,第 1 次在出院后 3 个月,然后 6 个月 1 次,直至 3 年,以后每年 1 次共 5 年。随访内容同葡萄胎,随访期间应严格避孕。

四、胎盘早期剥离

妊娠 20 周后或分娩期,正常位置的胎盘在胎儿娩出前,部分或全部从子宫壁剥离,称胎盘早期剥离(placental abruption)(图 9-1-6)。胎盘早期剥离是妊娠中、晚期严重并发症,往往起病急、进展快,如果处理不及时,可危及母儿生命。国内报道其发病率为 0.46%～2.1%,国外为 1%～2%。

【病因】 胎盘早期剥离发病机制尚不完全清楚,其发病可能与以下因素有关。

1. 血管病变　孕妇并发妊娠期高血压疾病、慢性高血压、慢性肾脏疾病、全身血管病变者,发生胎盘早期剥离概率增高。上述疾病可使底蜕膜螺旋小动脉痉挛或硬化,引起远端毛细血管缺血坏死以致破裂出血,血液流至底蜕膜层与胎盘之间,形成血肿,导致胎盘自子宫壁剥离。

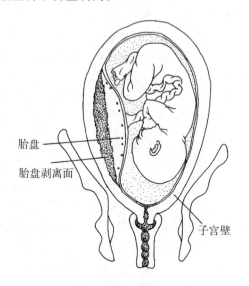

图 9-1-6　胎盘早剥

2.机械性因素　外伤(特别是腹部直接受撞击)、外转胎位术矫正胎位、脐带过短或脐带绕颈、绕体而相对过短时,分娩中胎儿下降牵拉脐带可能引起胎盘早期剥离。羊膜穿刺时刺破胎盘血管,在蜕膜层和子宫肌壁间形成血肿,导致胎盘早期剥离。

3.子宫腔内压力骤减　双胎妊娠第1个胎儿娩出后、羊水过多破膜时羊水流出过快,均使子宫体积骤然缩小、子宫内压骤然降低,胎盘附着部位与子宫壁错位而剥离。

4.子宫静脉压突然升高　妊娠后期或临产后,孕、产妇长时间取仰卧位,巨大妊娠子宫压迫下腔静脉,子宫静脉淤血,静脉压升高,导致蜕膜静脉床淤血或破裂,而发生胎盘剥离。

5.其他　孕妇高龄、吸烟、滥用药物、孕妇有血栓形成趋向等均与胎盘早期剥离发生有关。

【病理改变】

1.病理类型　胎盘早期剥离分为显性、隐性及混合性剥离三种(图9-1-7)。胎盘早

期剥离的主要病理变化是底蜕膜出血,形成血肿,使胎盘自附着处剥离。若剥离面积小,出血停止,血液很快凝固,临床多无症状。若剥离面积大,继续出血形成胎盘后血肿,使胎盘剥离部分不断扩大。当血液冲开胎盘边缘,沿胎膜与子宫壁之间经宫颈管向外流出,即为显性剥离或外出血。若胎盘边缘仍附着于子宫壁上,或胎膜与子宫壁未分离,或胎头固定于骨盆入口,均能使胎盘后血液不能外流,而积聚于胎盘与子宫壁之间,即为隐性剥离或内出血。由于血液不能外流,胎盘后血液越积越多,宫底随之升高。当出血达到一定程度,血液仍可冲开胎盘边缘与胎膜而外流,形成混合性出血。偶有出血穿破羊膜流入羊水中成为血性羊水。

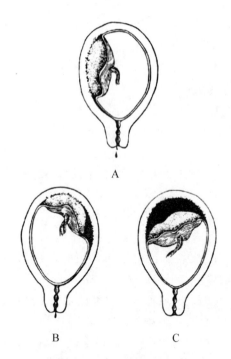

图 9-1-7　胎盘早剥的类型
A. 外出血(显性剥离);B. 混合性出血;C. 内出血(隐性剥离)

2.出血特点　胎盘早期剥离发生内出血时,血液积聚于胎盘与子宫壁之间,由于胎盘后血肿的压力加大,使血液侵入子宫肌层,

引起肌纤维分离,甚至断裂、变性,当血液浸透子宫肌层至浆膜层时,子宫表面呈现紫色瘀斑,尤以胎盘附着处为著,称为子宫胎盘卒中(uteroplacental apoplexy)。此时肌纤维受血液浸渍,收缩力减弱。有时血液还可渗入阔韧带及输卵管系膜。

【病理生理】 严重的胎盘早期剥离可以发生凝血功能障碍。从剥离处的胎盘绒毛和蜕膜中释放大量组织凝血活酶,进入母体血循环,激活凝血系统导致弥散性血管内凝血(DIC),肺、肾等脏器的毛细血管内有微血栓形成,造成脏器损害。胎盘早期剥离持续时间越长,促凝物质不断进入母血,激活纤维蛋白溶解系统,产生大量的纤维蛋白原降解产物(FDP),大量 FDP 具有复杂的抗凝作用,引起继发性纤溶亢进。发生胎盘早期剥离后,大量消耗凝血因子,并产生高浓度的FDP,最终导致凝血功能障碍。

【临床表现】 国外多采用 Sher(1985)分类法,将胎盘早期剥离分为三度。

Ⅰ度 多见于分娩期,胎盘剥离面积小,患者常无腹痛或腹痛轻微,贫血体征不明显。腹部检查:子宫软,宫缩有间歇,子宫大小与妊娠周数相符,胎位清楚,胎心率正常。产后检查胎盘母体面有凝血块及压迹。

Ⅱ度 胎盘剥离面为胎盘面积的 1/3 左右。主要症状是突然发生的持续性腹痛、腰酸、腰背痛,疼痛程度与胎盘后积血量呈正相关。无阴道流血或流血量不多,贫血程度与阴道流血量不符。腹部检查:子宫比妊娠周数大,宫底随胎盘后血肿增大而增高。胎盘附着处压痛明显(胎盘位于后壁则不明显),宫缩有间歇,胎位可扪及,胎儿存活。

Ⅲ度 剥离面积超过胎盘面积的 1/2。临床表现比Ⅱ度重。患者可出现恶心、呕吐、面色苍白、出汗、脉弱、血压下降等休克征象。贫血和休克程度与阴道出血量不相符。腹部检查:子宫硬如板状,子宫多处于高张状态,子宫缩间歇时不能松弛,胎位扪不清,胎心消失。子宫收缩间歇期不能放松,因此胎位触不清楚。

【辅助检查】

1. 超声检查 胎盘与子宫壁之间有血肿时,在胎盘与子宫壁之间出现边界不清的液性低回声区,并见胎盘增厚。当胎盘后血肿较大时,可见胎盘胎儿面凸向羊膜腔。若血液渗入羊水中,见羊水回声增强、增多,系羊水浑浊所致。重型胎盘早期剥离时可见胎心、胎动消失。B 型超声诊断胎盘早期剥离有一定的局限性,检查阴性时不能完全排除胎盘早期剥离,尤其胎盘附着子宫后壁时。

2. 实验室检查 主要了解贫血程度与凝血功能。重型胎盘早期剥离患者还应检查肾功能与二氧化碳结合力。并做 DIC 筛选试验(血小板计数、凝血酶原时间、纤维蛋白原测定),结果可疑者,行纤溶确诊试验(凝血酶时间、优球蛋白溶解时间和血浆鱼精蛋白副凝实验)。

【诊断】 依据病史、临床表现与超声检查不难确诊。

【并发症】

1. 弥散性血管内凝血 重型胎盘早期剥离特别是胎死宫内患者易发生 DIC,出现皮肤、黏膜及注射部位出血,子宫出血不凝或凝血块较软,另可伴有血尿、咯血及呕血等现象,DIC 病死率高,应密切观察,结合化验结果,积极防治。

2. 产后出血 胎盘早期剥离可致子宫肌层发生病理改变影响收缩力而出血;DIC导致的产后出血更难以纠正,必须提高警惕。

3. 急性肾衰竭 伴妊娠期高血压疾病的胎盘早期剥离,或失血过多严重影响肾血流量,造成双侧肾小管或肾皮质缺血坏死,出现急性肾衰竭。

4. 羊水栓塞 羊水经剥离面开放的子宫血管进入母血循环,其有形成分形成栓子,栓塞肺血管导致羊水栓塞。

【治疗】

1. 纠正休克 对处于休克状态的危重患者,积极开放静脉通路,迅速补充血容量,改善微循环。最好输新鲜血,既可补充血容量,又能补充凝血因子。若发生 DIC,应测中心静脉压以指导补液量。应尽量使血细胞比容提高到 0.30 以上,尿量＞30ml/h,血红蛋白维持在 100g/L 以上。

2. 及时终止妊娠 胎儿娩出前胎盘剥离可能继续加重,出血可继续增多,时间越长,病情越重,且出现肾衰竭及 DIC 等并发症的风险增加。因此一旦确诊Ⅱ度或Ⅲ度胎盘早期剥离,必须及时终止妊娠。胎盘早期剥离危及母儿生命,其预后与处理的及时性密切相关。

(1)阴道分娩:以显性出血为主的Ⅰ度胎盘早期剥离,宫口已开大,一般情况较好,估计短时间内能结束分娩者可经阴道分娩。可先行人工破膜使羊水缓慢流出,缩小子宫容积。必要时静脉滴注缩宫素缩短第二产程。产程中应密切观察产妇心率、血压、脉搏、宫底高度、宫缩与出血情况,严密监测胎心。早期发现异常情况及时处理,必要时改行剖宫产结束分娩。

(2)剖宫产:重型胎盘早期剥离,特别是初产妇,不能在短时间内结束分娩者;轻型胎盘早期剥离,出现胎儿窘迫征象,需抢救胎儿者;重型胎盘早期剥离,产妇病情恶化,胎儿已死,不能立即分娩者;破膜后产程无进展者,均应及时行剖宫产术。剖宫产取出胎儿与胎盘后,应及时给予宫缩药并按摩子宫,宫缩良好可控制出血。若发现为子宫胎盘卒中,在取出胎儿后,子宫肌壁内注射宫缩药,配以按摩子宫和热盐水纱垫湿热敷子宫,多数子宫收缩转佳。若不奏效可行子宫动脉上行支结扎,或用可吸收线 8 字缝合卒中部位子宫肌层,多能止血而保留子宫。若发生不能控制的出血,可在输新鲜血、新鲜冰冻血浆及血小板的同时行子宫次全切除术。

3. 并发症处理

(1)产后出血:分娩后及时应用子宫收缩药,如缩宫素、麦角新碱、米索前列醇、卡前列甲酯等;胎儿娩出后人工剥离胎盘,并持续按摩子宫;若仍有不能控制的出血,或血不凝、凝血块软,应快速输新鲜血补充凝血因子,同时行子宫切除术。

(2)凝血功能障碍:在迅速终止妊娠、阻断促凝物质继续入母血循环的基础上采用以下方法纠正凝血功能障碍。①抗凝治疗。应用肝素治疗虽有很大争议,但多主张早期应用,可阻断 DIC 的发展。DIC 发生后,高凝与纤溶往往相伴相随,高凝期用肝素治疗尤为重要,肝素化前先输血或用纤维蛋白原可加剧 DIC,必须慎重选择用药时机。②补充凝血因子。及时、足量输新鲜血、新鲜冰冻血浆及血小板,既可补充血容量,也是补充凝血因子的有效措施。1L 新鲜冰冻血浆含纤维蛋白原 3g,如无法得到新鲜血时,可选冰冻血浆应急。也可直接输纤维蛋白原,常用量为 3～6g。③应用纤溶抑制药。关于抗纤溶药物的应用意见不一。多数认为在肝素化与补充凝血因子的基础上可以用纤溶抑制药。常用药物有氨基己酸、氨甲环酸、氨甲苯酸等。

(3)肾衰竭:若每小时尿量少于 30ml 应及时补充血容量;血容量已补足而尿量少于 17ml/h,可静脉注射呋塞米 10～40mg,必要时重复,通常 1～2d 可以恢复正常。若短期内尿量不增而且血中尿素氮、肌酐、血钾明显增高,二氧化碳结合力下降,提示肾衰竭,出现尿毒症应行血液透析抢救孕妇生命。

【预防】 加强产前检查,积极防治妊娠高血压疾病、高血压、慢性肾炎,并加强孕妇管理。妊娠后期避免长时间仰卧位与外伤。行外转胎位术纠正胎位时操作必须轻柔,不能强行倒转。对羊水过多与多胎妊娠分娩时,避免宫内压骤减。行羊膜腔穿刺前做胎盘定位,穿刺时避开胎盘。人工破膜时,应选宫缩间歇期高位穿刺,缓慢放出羊水。

五、前 置 胎 盘

胎盘在正常情况下附着于子宫体部的后壁、前壁或侧壁。妊娠 28 周后若胎盘附着于子宫下段,甚至胎盘下缘达到或覆盖宫颈内口,其位置低于胎儿先露部,称前置胎盘(placenta previa,图 9-1-8)。前置胎盘是妊娠晚期出血的主要原因之一,是妊娠期严重并发症,处理不当能危及母儿生命。其发生率国外报道 0.3% ~ 0.5%,国内报道 0.24% ~ 1.57%。

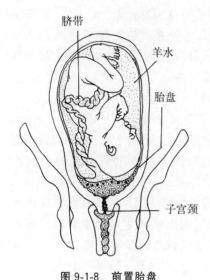

图 9-1-8 前置胎盘

【病因】 前置胎盘发生原因尚不清楚,可能与下列因素有关。

1. 子宫内膜病变与损伤 如产褥感染、多产、人工流产、引产、刮宫、剖宫产等,引起子宫内膜炎或子宫内膜受损,使子宫蜕膜生长不全,当受精卵着床后,血液供给不足,为摄取足够营养,胎盘伸展到子宫下段。前次剖宫产手术瘢痕可妨碍胎盘在妊娠后期向上迁移,前置胎盘的风险增加。

2. 胎盘面积过大 如双胎胎盘较单胎胎盘大而伸展到子宫下段。双胎前置胎盘发生率较单胎高一倍。

3. 胎盘异常 如副胎盘,主要胎盘虽在宫体部,而副胎盘则可位于子宫下段接近宫颈内口处。膜状胎盘大而薄,能扩展到子宫下段。

4. 受精卵滋养层发育迟缓 位于宫腔的受精卵尚未发育到能着床的阶段而继续下移至子宫下段,并在该处生长发育形成前置胎盘。

5. 辅助生殖技术 使用的促排卵药物改变了体内激素水平,由于受精卵的体外培养和人工植入,造成内膜与胚胎发育不同步,人工植入时诱发宫缩,导致其着床于子宫下段。

【分类】 以胎盘边缘与宫颈内口的关系,将前置胎盘分为 3 种类型(图 9-1-9)。

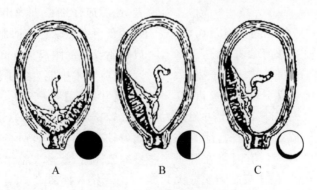

图 9-1-9 前置胎盘的类型

A. 完全性前置胎盘,又称中央性前置胎盘,宫颈内口全部被胎盘组织所覆盖;B. 部分性前置胎盘,宫颈内口的一部分被胎盘组织所覆盖;C. 边缘性前置胎盘,胎盘边缘附着于子宫下段甚至达宫颈内口但未覆盖宫颈内口胎盘位于子宫下段,胎盘边缘距宫颈内口<2cm,称为低置胎盘。胎盘下缘与宫颈内口的关系,可因宫颈管扩张、宫颈管消失而改变。如临产前的完全性前置胎盘,于临产后因宫口扩张可变为部分性前置胎盘。目前均以处理前的最后一次检查来决定其分类。

【临床表现】

1. 症状　妊娠后期或临产时,发生无诱因、无痛性反复阴道流血是前置胎盘的主要症状。出血是由于妊娠后期或临产后子宫下段逐渐伸展,位于宫颈内口的胎盘不能相应地伸展,导致前置部分的胎盘自附着处剥离,血窦破裂出血。初次流血量通常不多,剥离处血液凝固后,出血可暂时停止,偶尔也有第1次出血量多的病例。随着子宫下段不断伸展,出血往往反复发生,且出血量越来越多。阴道流血发生时间早晚、反复发生次数、出血量多少与前置胎盘类型关系密切。完全性前置胎盘初次出血时间早,多在妊娠28周左右,反复出血,次数频繁,量较多,有时一次大量出血使患者陷入休克状态;边缘性前置胎盘初次出血发生晚,出血量也较少;部分性前置胎盘初次出血时间和出血量介于上述两者之间。部分性或边缘性前置胎盘患者,破膜有利于胎先露部对胎盘的压迫,破膜后胎先露部若能迅速下降直接压迫胎盘,出血可以停止。

2. 体征　患者一般状况随出血量而定,大量出血呈现面色苍白、脉搏微弱、血压下降等休克征象。腹部检查:子宫软,无压痛,大小与停经周数相符,因子宫下段有胎盘占据,影响胎先露部入盆,故先露部高浮,易并发胎位异常,臀先露多见。临产时检查宫缩为阵发性,间歇期子宫完全放松。有时可在耻骨联合上方听到胎盘杂音。由于反复多次或大量阴道流血可导致胎儿缺氧、窘迫,甚至胎死宫内。

【辅助检查】

1. 超声检查　可清楚看到子宫壁、胎先露部、胎盘和宫颈的位置,并根据胎盘边缘与宫颈内口的关系进一步明确前置胎盘类型。近年国内外均已广泛应用。B超诊断前置胎盘时须注意妊娠周数。妊娠中期胎盘占据宫壁一半面积,因此胎盘贴近或覆盖宫颈内口的机会较多;妊娠后期胎盘占据宫壁面积减少到1/3或1/4。子宫下段形成及伸展增加了宫颈内口与胎盘边缘之间的距离,故原似在子宫下段的胎盘可随宫体上移而改变成正常位置胎盘。所以许多学者认为,妊娠中期超声检查发现胎盘前置者,不宜诊断为前置胎盘,而应称胎盘前置状态。

2. 磁共振检查　为了解胎盘植入子宫的深度,是否侵及膀胱等,有条件的医院可选择行磁共振检查。

【诊断】

1. 妊娠后期或临产时突然发生无诱因、无痛性反复阴道流血,应考虑为前置胎盘,若出血早、量多,则完全性前置胎盘的可能性大。

2. 根据失血量而不同,多次出血呈贫血貌,急性大量出血可致休克。除胎先露部有时高浮外,腹部检查与正常妊娠相同。失血过多可使胎儿宫内缺氧,严重者胎死宫内。

3. 结合辅助检查结果。

4. 产后检查胎盘及胎膜对产前出血患者,产后应仔细检查娩出的胎盘。前置部位的胎盘可有黑紫色陈旧血块附着。若胎膜破口距胎盘边缘距离<7cm则为前置胎盘。若行剖宫产,术中能直接了解胎盘位置。

【并发症】

1. 产后出血　子宫下段肌组织菲薄,收缩力较差,附着于此处的胎盘剥离后血窦不易缩紧闭合,故常发生产后出血。

2. 植入性胎盘　因子宫下段蜕膜发育不良,胎盘绒毛可穿透底蜕膜植入子宫肌层,使胎盘剥离不全而发生产后出血。

3. 产褥感染　前置胎盘的胎盘剥离面接近宫颈外口,细菌易从阴道侵入胎盘剥离面,多数产妇贫血、体质虚弱,容易发生产褥感染。

4. 早产及围生儿死亡 前置胎盘出血多发生于妊娠后期,被迫早产。前置胎盘由于出血多可致胎儿宫内窘迫,甚至胎死宫内;为挽救孕妇或胎儿生命而终止妊娠,早产率高。

【处理】 处理原则应是抑制宫缩、止血、纠正贫血和预防感染和适时终止妊娠。根据阴道流血量、有无休克、妊娠周数、产次、胎位、胎儿是否存活、是否临产等综合判断,做出决定。

1. 期待疗法

(1)在保证孕妇安全的前提下尽可能延长孕周,提高围生儿存活率。适用于妊娠<36 周、胎儿体重<2000g、胎儿存活、阴道流血量不多、一般情况良好的孕妇。

(2)出血期间强调住院观察,绝对卧床休息,止血后方可轻微活动;采用左侧卧位,改善子宫胎盘血液循环;应禁止性生活和肛门检查,以及不必要的阴道检查,以免牵动宫颈引起再次出血;保持平静心态,适当给予地西泮等镇静药;定时间断吸氧,每天 3 次,每次30~60min;住院期间应纠正贫血,必要时输血;监护胎儿宫内状况,包括胎心率、胎动计数、行无应激试验等;给予广谱抗生素预防感染。

(3)前置胎盘出血是由于子宫下段伸长与附着的胎盘发生错位而引起,所以宫缩时加重错位,应用宫缩抑制药非常必要,常用的有利托君、硫酸镁等。估计孕妇近期需终止妊娠者,若胎龄<35 周,应用地塞米松促胎儿肺成熟。

2. 终止妊娠

(1)终止妊娠指征:孕妇反复多量出血致贫血甚至休克者,无论胎儿成熟与否,为了母亲安全应终止妊娠;胎龄达 36 周以上;胎儿成熟度检查提示胎儿肺成熟者;胎龄未达孕36 周,出现胎儿宫内窘迫征象,或胎儿电子

监护发现胎心率异常者;出血量多,危及胎儿;胎儿已死亡或出现难以存活的畸形时。无症状的前置胎盘根据类型决定分娩时机。合并胎盘植入者可于妊娠 36 周及以上择期终止妊娠;完全性前置胎盘可于妊娠 37 周及以上择期终止;边缘性前置胎盘可于第 38 周及以上择期终止;部分性前置胎盘根据胎盘遮盖宫颈内口情况适时终止妊娠。

(2)剖宫产术:剖宫产能迅速结束分娩,达到止血目的,使母儿相对安全,是目前处理前置胎盘的主要手段。剖宫产指征包括:完全性前置胎盘,持续大量阴道流血;部分性和边缘性前置胎盘出血量多,先露高浮,短时间内不能结束分娩;胎儿宫内窘迫。术前积极纠正贫血,预防感染,在输液备血条件下做好抢救母婴准备。根据 B 超检查行胎盘定位,制订手术预案。子宫切口应尽量避开胎盘附着处,以减少术中出血;若无法避开胎盘,应迅速撕开胎盘,取出胎儿。

(3)阴道分娩:仅适用于边缘性前置胎盘、枕先露、流血不多、估计在短时间内能结束分娩者。决定阴道分娩后,先行人工破膜,破膜后胎头下降压迫胎盘止血,并可促进子宫收缩加速分娩,若破膜后胎先露部下降不理想,仍有出血,或分娩进展不顺利,应立即改行剖宫产术。

(4)紧急转送的处理:患者阴道大量流血而当地无条件处理,先输液输血,在消毒下进行阴道填纱、腹部加压包扎,以暂时压迫止血,并迅速护送转院治疗。

【预防】 搞好计划生育,推广避孕,防止多产,避免多次刮宫、引产或宫内感染,减少子宫内膜损伤或子宫内膜炎。降低初次剖宫产率。加强孕妇管理及宣教。对妊娠期出血,无论量多少均须就医,做到及时诊断,正确处理。

(刘鹤莺 严小丽)

第二节 与妊娠有关的常见异常

所谓与妊娠有关的常见"异常",只是有别于正常状态时,从妊娠的角度看有些"异常",实际上是妊娠的常见反应,而非病态。

一、妊娠剧吐

妊娠剧吐指妊娠早期孕妇出现严重持续的恶心、呕吐,引起脱水、酮症甚至酸中毒,需要住院治疗,发生率为 0.3%～1%。

【病因】 妊娠剧吐确切病因不明,很可能是多因素的,目前认为可能与以下因素有关。

1. 内分泌因素 可能与体内 hCG 水平相关。妊娠早期呕吐最严重时,体内 hCG 水平最高,双胎妊娠或水泡状胎块患者血 hCG 浓度明显增高,而其发生剧吐者也明显增多。

2. 精神、神经因素 妊娠期自主神经的敏感性随个体差异变化很大,故每人呕吐的严重程度不一。一些妇女心理受环境影响很大,思想恐惧或脆弱都可增加精神紧张性。

【病理生理】 妊娠剧吐基本病理生理是因饥饿、代谢性酸中毒及失水、脂肪代谢增加,造成电解质紊乱。大量脂肪酸经肝脏代谢后产生较多乙酰醋酸、β-羟丁酸及丙酮,统称为酮体,恶心呕吐后患者肝脏中产生酮体超过肝脏组织分解酮体的能力,血酮体积聚,碳酸氢盐减少,血液 pH 值下降,尿中可出现酮体,产生代谢性酸中毒,由此又可加剧肠胃道症状,出现恶性循环。由于脱水、缺氧,肝功能可受累使转氨酶升高,严重者可出现黄疸。低血钾时可引起心脏传导停止可致心搏骤停。机体严重脱水、电解质紊乱可影响肾功能。重症剧吐患者,因严重营养缺乏,维生素缺乏,血管脆性增加,可致视网膜出血,脑功能损害,危及患者生命。

【临床表现】

1. 恶心、呕吐 多见于年轻初产孕妇,几乎均发生于孕 9 周以前,典型表现为孕 6 周左右开始出现恶心、呕吐并逐渐加重,有时呕吐物中出现胆汁或咖啡样物。

2. 不能进食 频繁恶心、呕吐,往往不能进食。

3. 乏力、嗜睡 长期营养不良所致,病情重者可出现意识模糊,甚至昏睡。

4. 全身反应 明显消瘦状态体重下降幅度为发病前的 5%,神疲乏力,皮肤黏膜干燥,血压降低,脉搏增快,体温轻度升高,尿量减少,严重者可出现黄疸,甚至意识模糊。

5. 特殊并发症

(1) Wernicke 脑病:一种严重并发症,妊娠剧吐并发 Wernicke 脑病临床上较为罕见,慢性乙醇中毒、妊娠剧吐长期不能进食为 Wernicke 脑病的常见病因,是维生素 B_1 缺乏所致的中枢神经系统疾病。临床表现:呈急性或亚急性发病,表现为意识模糊,谵语,定向力障碍,眼外展肌麻痹,双眼球呈水平及垂直震颤,强直或共济失调,部分伴周围神经病变,严重时发展为永久性的精神、神经功能障碍,出现神经错乱、昏迷甚至死亡。由于发生率低及缺乏对本病的足够认识,临床确诊率相对较低,不足 20%,且该病多发生在妊娠剧吐 1 个月以上,其症状常被妊娠剧吐所掩盖,增加了本病早期诊断的困难,极易造成漏诊或误诊。Wernicke 脑病诊断的主要依据是营养缺乏病史,临床表现以及对治疗的反应等。磁共振成像对于 Wernicke 脑病具有重要诊断意义,该检查可以发现在丘脑脊索中央核、下丘脑及中脑导水管周围灰质核出现病变。本病尚需与病毒性脑病、肝性脑病、出血性脑血管病及其他精神性疾病进行鉴别。

(2) 甲状腺功能亢进:常为暂时性,多数并不严重,一般无须使用抗甲状腺药物。在孕 20 周复查甲状腺功能时,甲状腺激素水平通常会恢复正常。

【辅助检查】

1. 实验室检查

(1)血常规、肾功能、血生化、二氧化碳结合力检测,了解血象、血细胞比容、电解质紊乱及肾功能、酸碱平衡情况,对于评估病情和选择治疗方案有指导意义。

(2)尿常规+尿分析:尿比重提示有无血液浓缩,尿酮体直接反映机体的代谢性酸中毒情况,尿蛋白、管型提示肾功能情况。

2. 心电图检查　可及时帮助发现有无低血钾或高血钾,了解心肌情况。

3. 眼底检查　了解有无视网膜出血或视神经炎。

【诊断】　根据病史及临床表现首先明确是否妊娠,可用 B 超除外滋养细胞疾病。如肯定为妊娠,亦需排除由消化系统、神经系统、代谢性疾病等其他原因所引起的呕吐。

【治疗】　轻度妊娠呕吐一般不需特殊治疗。指导患者少吃多餐,吃易消化、低脂肪的食物。妊娠剧吐患者应住院治疗,治疗最初禁食 2~3d,使胃肠得以休息,给予静脉滴注或全胃肠外营养。纠正失水、代谢性酸中毒,维持每日尿量≥1000ml。

1. 补充液体　首先补充葡萄糖,纠正脂肪代谢不全出现导致的代谢酸中毒。需要注意的是,若妊娠剧吐并发 Wernicke 脑病时,在未充分补充维生素 B_1 情况下大量使用糖水,可致脑病病情加重,为更好地利用输入的葡萄糖,可适量加用胰岛素。失水患者宜输入等渗液。除补充水外,还需同时补充电解质,以维持细胞内、外渗透压平衡。输入液量根据失水量而定。

2. 纠正电解质紊乱及酸碱失衡

(1)根据血清钠量计算缺钠量:轻度缺钠时可用生理盐水补充。如缺钠较多,可用高渗水补充,即以 3%~5% 的盐水补充。

(2)纠正低血钾症:补充钾应先快后慢,

快时每小时最多静脉滴注氯化钾 1g,多认为每小时 0.75g 为宜。过快可发生高钾血症,快速补钾时应心电图监护。氯化钾严禁静脉推注。补钾不能操之过急,输入的钾需 15h 细胞内外能达到平衡。在控制症状后,可逐步补给,常需 1 周或更长时间才得以纠正。对不易纠正的低血钾者应考虑合并有低血镁同时存在,应测定血镁或做试验性治疗,补充镁剂。补钾过程中应反复查心电图、血钾、24h 尿钾,并结合症状与体征的变化,随时调整剂量,绝不能只靠一两次血钾测定来决定补钾量。另外,血钾恢复正常并不等于总体钾已恢复正常。24h 尿钾测定对总体钾的估计有一定价值。

(3)纠正酸中毒:酸中毒产生原因是缺糖,消耗体内脂肪代谢,酮体增加之故,首先要补充葡萄糖,酸中毒很快可得以纠正,严重者则补碱纠酸。

3. 胃肠外营养　对有条件的医院可应用。每日供热量 10 460~12 552kJ(2500~3000kcal),除输入 10%、30% 甚至 50% 葡萄糖液外,还应输入多种氨基酸液,以供体内合成蛋白质,并输入 10% 脂肪乳剂。注意尿糖的监测,必要时高渗糖内加入胰岛素,同时注意补钾。目前可选择提供专用配方配制的全胃肠外营养液。用药过程中应注意电解质紊乱等不良反应。

4. 药物治疗　请参阅 FDA 妊娠期用药分类标准。

(1)甲氧氯普胺(胃复安、灭吐灵):有效,潜在的致畸作用尚未在人类身上得到很好证实。

(2)吩噻嗪类(氯丙嗪、异丙嗪等):妊娠期可使用,尚未发现致畸性,适用于重度的妊娠剧吐。

(3)抗组胺药(多西拉敏):可能有效,尚未发现致畸性。

(4)注意补充多种维生素,如维生素 C、维生素 B、维生素 K 等。

5. 妊娠剧吐并发 Wernicke 脑病治疗 对长期不能进食的患者应特别强调维生素 B_1，同时应强调对其内分泌及神经状态的评价，对于病情严重者应及时终止妊娠。早期大量维生素 B_1 治疗（$\geqslant 100$ mg/d，肌内注射）患者，上述症状可在数日至数周内有不同程度的恢复，但仍有 60% 患者不能得到完全恢复，特别是记忆恢复往往需要约 1 年的时间。若维生素 B_1 皮试阳性，但病情需要前提下，建议在严密监护下口服维生素 B_1，尽可能降低维生素 B_1 发生过敏反应的风险。

6. 终止妊娠的指征　本病发生下列情况时应终止妊娠。

（1）体温持续超过 38℃。

（2）持续黄疸或蛋白尿。

（3）卧床休息时脉搏超过 120/min。

（4）出现多发性神经炎及神经性体征。

（5）有颅内出血或眼底出血治疗不好转者。

（6）出现 Wernicke 脑病。

【护理】

1. 认知　向孕妇介绍有关妊娠常识，澄清错误认知，使其能正确认识和对待妊娠中可能出现的不适和常见症状。指导家属在陪伴中多使用鼓励性语言，运用暗示的方法，协助孕妇快速康复。

2. 心理　耐心与孕妇交流，了解孕妇担心的问题，进行心理疏导，介绍胎儿生长发育过程及妊娠期保健知识，使孕妇增强信心，指导孕妇调节紧张、焦虑等不稳定的情绪，平安度过妊娠反应期。

3. 行为　做好基础护理，合理饮食。

二、妊娠期腹痛

腹痛是妊娠期常见症状之一，根据病因不同分为与妊娠有关的腹痛和与妊娠无关的腹痛，与妊娠有关的腹痛又可以分为生理性腹痛和病理性腹痛，与妊娠无关的腹痛多为病理性腹痛。对于医务人员来说，关键是如何识别生理性和病理性腹痛，需要我们详细询问病史、仔细地查体，治疗方法取决于病因及母儿的状况。

（一）与妊娠有关的腹痛

1. 生理性腹痛

（1）常见原因：胃灼热、呕吐、便秘；韧带牵拉及子宫扭转；Braxton-Hicks 收缩；妊娠后期的各种不适。

（2）主要处理方法：通过调整饮食、卧床休息等进行对症处理，由于生理性的腹痛对孕妇影响较小，故不需要特殊处理。

2. 病理性腹痛　主要原因有异位妊娠、流产、子宫肌瘤变性、胎盘早期剥离、重度子痫前期和子宫破裂。

（二）与妊娠无关的腹痛

1. 急性胃肠炎　发病原因很多，如细菌、病毒感染、毒素、化学品作用等引起的胃肠道急性、弥漫性炎症。大多数由于食入带有细菌或毒素的食物引起，起病急，常在 24h 内发病。主要症状如下：①上腹痛。表现为正中偏左或脐周压痛，呈阵发性加重或持续性钝痛，伴腹部饱胀、不适；少数患者出现剧痛。②恶心、呕吐。呕吐物为未消化的食物，吐后感觉舒服，也有的患者直至呕吐出黄色胆汁或胃酸。③腹泻。伴发肠炎者出现腹泻，随胃部症状好转而停止，可为稀便和水样便。实验室检查：白细胞计数及中性粒细胞比例增高。治疗方法主要为对症支持治疗及抗菌治疗。

2. 急性阑尾炎　外科急腹症中最常见的非产科原因，在妊娠不同时期急性阑尾炎的临床表现有明显差异，典型的症状为转移性腹痛，但有部分患者症状可不典型。妊娠早期，阑尾炎的症状与非妊娠期时相似，妊娠中、后期，由于妊娠子宫在增大，阑尾的位置发生改变，孕妇疼痛的部位可在右肋下肝区或右后腰区，疼痛可能较非孕期轻。其他可能出现的症状有消化道症状如恶心、呕吐、腹泻,以及全身症状如乏力、发热、寒战等。妊娠期急性阑尾炎不主张非手术治疗,一旦确诊,应在积极抗感染治疗的同时,立即手术治疗,尤其在妊娠中、晚期。

3. 急性胆囊炎 可发生于妊娠各期。临床表现与非孕期相同,与炎症的程度、结石出现的部位有关。主要症状为腹痛,一般为饱餐或过度疲劳后突然发作,右上腹多见,少数可见于上腹部正中或剑突下,疼痛可向右肩部或右腰部放射,伴有恶心、呕吐、寒战、发热等症状。治疗原则以非手术治疗为主,必要时可手术,孕中期为手术最佳时期。

4. 急性胰腺炎 可发生于妊娠各期,以妊娠末期和产褥期最常见,胆道疾病是最常见的病因,其次为饮食因素。妊娠合并急性胰腺炎病情发展快,是威胁母婴生命的最危险的消化系统并发症之一。国内母儿死亡率为20%～50%。腹痛是本病最早出现的症状,位于上腹部或中上腹偏左,可放射至左腰部或左肩部。其他症状有胃肠道症状如恶心、呕吐,且呕吐后疼痛不能缓解及发热、黄疸、休克等症状。实验室检查可出现血尿淀粉酶的异常升高。治疗原则主要为非手术治疗,90%急性胰腺炎治疗效果好。而出现急性坏死性胰腺炎、胰腺脓肿和化脓性胰腺炎时,可危及产妇生命,应及时手术治疗。同时应积极进行保胎治疗,若具有产科指征可行剖宫产。

5. 急性肠梗阻 发生率为 1/2500～1/3500,肠梗阻中 60%～70%与既往手术粘连有关,其次是肠扭转。可发生于妊娠各期,但52.9%发生于妊娠后期,8.2%发生于产褥期。妊娠合并肠梗阻较非孕期严重,死亡率高。主要症状如下:①腹痛,一般为持续性或阵发性绞痛,疼痛部位多位于脐周,也可偏

于梗阻部位一侧。②呕吐、腹胀,高位肠梗阻时呕吐出现早且频繁,呕吐物为胃及十二指肠内容物伴大量胃液、胰液及胆汁,腹胀多不明显;低位肠梗阻时,呕吐出现晚且次数少,可吐出带粪味肠内容物,腹胀较重,可呈全腹弥漫性。③排便及排气障碍,不完全肠梗阻及高位肠梗阻早期可有排气及少量排便。完全性肠梗阻无排气排便。治疗原则是严密观察病情变化,纠正水、电解质紊乱,积极抗感染,必要时手术治疗。

6. 泌尿道疾病(肾积水、结石、炎症等) 由于泌尿系统的变化,泌尿系统感染在妊娠期更加常见,主要症状如下。①疼痛:腰部剧烈绞痛或腰及上腹部钝痛。绞痛发作突然,患者表情痛苦,烦躁不安,来回翻滚,不能静卧。疼痛可沿输尿管走行放射至耻骨上、腹股沟及会阴部。多伴有恶心、呕吐、腹胀等胃肠道症状。②血尿:为泌尿道结石常见症状。③尿路感染症状:结石并发感染,可出现尿频、尿急、尿痛,急性感染时,可有体温升高和寒战等症状。泌尿道结石如无明显梗阻症状,宜先采用非手术治疗,外科手术原则上应在妊娠终止后进行。

7. 卵巢囊肿蒂扭转 可出现突发性下腹剧痛,囊肿破裂后,内容物刺激腹膜可出现全腹疼痛、反射性恶心、呕吐。囊肿扭转若进一步发展或未及时处理,继发感染可出现高热、寒战,炎症反应加剧引起持续性腹痛,移动体位疼痛加剧。左侧卵巢由于乙状结肠的存在活动受限,因此2/3的附件扭转发生在左侧,一经确诊,应立即手术。妊娠期腹痛较常见,因妊娠的影响,症状、体征多不典型,胃肠道异常症状常见,如恶心、呕吐、腹胀等,注意请相关科室会诊,进行鉴别诊断(表9-2-1),误诊、误治可危及母儿生命。

表 9-2-1　妊娠期腹痛常见疾病临床特点

	急性胃肠炎	急性阑尾炎	急性胆囊炎	急性胰腺炎	急性肠梗阻	泌尿道疾病	卵巢囊肿蒂扭转
诱因	不洁饮食	无	饱餐或过度疲劳	胆道疾病、饮食因素	可无	可无	可无
腹痛	正中偏左或脐周压痛	转移性腹痛或出现在右肋下肝区或右后腰区	右上腹多见，少数可见于上腹部正中或剑突下	上腹部或中上腹偏左，可放射至左腰部或左肩部	持续性或阵发性绞痛，多位于脐周，也可偏于梗阻一侧	腰部剧烈绞痛或腰及上腹部钝痛	突发性下腹剧痛或全腹疼痛
胃肠道症状	有	有	有	有	有	有	有
全身症状（发热、寒战）	可无	可有	可有	可有	可无	可有	可有

三、耻骨联合分离症

耻骨联合分离症(diastasis of symphysis pubis)，是指骨盆前方两侧耻骨纤维软骨联合处，因外力而发生微小的错移，表现耻骨联合距离增宽或上下错动出现局部疼痛和下肢抬举困难等功能障碍的软组织损伤性疾病。正常人耻骨联合间隙 4～6mm，孕期耻骨联合可增宽 2～3mm，一般认为耻骨联合间隙超过 10mm 就会出现临床症状。怀孕中，分娩时或生产后都有可能会发生耻骨联合的过度分离，分娩过程中出现轻度耻骨分离有利于胎儿娩出，孕、产妇耻骨联合分离发病率较低，约为 1/30 000，但却给孕、产妇带来一定痛苦和生活上的不便。

【病因】

1. 妊娠期黄体酮水平升高及松弛素的作用所致的关节韧带松弛。

2. 难产、急产、阴道助产中不适当的强力牵拉。

3. 胎头下降对骨盆韧带的压迫及分娩时用力过猛。

4. 产时大腿过分外展或既往有骨盆外伤史。

5. 先天性发育异常、软骨病。

【临床表现】　妊娠晚期发病可为缓慢渐进性加重，疼痛由耻骨联合处向大腿内侧及腰痛部放射，重者疼痛剧烈，活动受限，单侧或双侧下肢难以负重，不能行走，翻身困难；轻者行动无力，上下台阶及单腿站立、弯腰、翻身等动作，都可引起局部疼痛加剧。有的孕妇会出现坐骨神经的疼痛，严重者甚至伴有膀胱功能的障碍及大便失禁。局部压痛与叩击痛明显，髋关节外展、外旋活动受限，耻骨联合加压及骨盆分离与挤压试验阳性；错移较重者，可触摸到耻骨联合上下缘不齐或分离的间隙。

【辅助检查】　骨盆 X 线摄片耻骨联合宽度测量＞10mm。

【诊断】　目前没有确切的诊断标准，主要根据临床表现和辅助检查结果。

【治疗】　一般采用非手术疗法，主要是对症处理，旨在减轻患者因耻骨联合分离所产生的疼痛。产前出现耻骨分离症，轻者可不作处理；疼痛明显时，应卧床休息，以左侧卧位为好；少数疼痛剧烈者，除休息外，可使用骨盆腹带固定骨盆，以减轻疼痛。产后可使用药物治疗。在分娩方式的选择上，耻骨联合分离不是剖宫产指征，除非孕妇有严重的耻骨联合过度分离且疼痛较为明显，或胎儿过大，为确保母婴安全，可以考虑采取选择性的剖宫外，一般还是以自然分娩为主，但生产时需注意尽量避免双腿过度外展，避免器械助产，避免硬膜外麻醉。一般而言，此类患者的预后均良好，多数患者在胎儿娩出之后耻骨联合处疼痛会随之消失。

【预防】

1. 平时积极参加体育锻炼，以增强肌肉韧带张力。

2. 孕妇在妊娠期间可适当做些屈伸大腿的练习，但要避免做腰、臀部大幅度运动和其他剧烈运动。

3. 若骨盆某关节患有结核、风湿等病症时，应治愈后再妊娠。

4. 妊娠期营养要适中，防止胎儿因胎头过大而在分娩时加重耻骨分离。

5. 妊娠晚期要避免过久站立。

6. 产时防止宫缩过强及胎头下降过快，助产人员不要在接产时用力压迫孕、产妇大腿，同时避免两大腿过分外展。

7. 对胎头较大、有一定难度的阴道助产不可暴力操作，可放宽剖宫产指征。

四、贫 血

贫血是由于各种原因导致红细胞数量减少或质量改变，红细胞的携氧能力降低、组织缺氧和机体对缺氧代偿组成的一组症状。贫血是妊娠期最常见的并发症，在妊娠各期对母、儿均可造成一定危害，在某些地区，严重贫血是孕、产妇死亡的重要原因之一。有资料表明，50％以上孕妇合并贫血，其中以缺铁性贫血最常见，另外还有巨幼细胞性贫血和再生障碍性贫血等。轻度贫血对胎儿影响不大。但重度贫血，会使胎儿发育迟缓，甚至引起早产或死胎。孕妇因重度贫血会引起贫血性心脏病，贫血也使孕妇抵抗力降低，故在妊娠期、产时或产后易发生感染。故应积极预防和治疗贫血。

妊娠期间血容量增加，而其中血浆的增加比红细胞增加相对多，因此血液被稀释，产生生理性贫血，故妊娠期贫血的诊断标准不同于非孕妇。世界卫生组织诊断标准：血红蛋白＜110g/L 或血细胞比容＜0.33；根据 Hb 水平分为轻度贫血（100～109g/L）、中度贫血（70～99g/L）、重度贫血（40～69g/L）、极重度贫血（＜40g/L）。

(一)缺铁性贫血

缺铁性贫血是妊娠期最常见的贫血，占妊娠期贫血的 95％。主要原因为妊娠期需铁量增加而补充不足，其他可加重缺铁的情况有慢性失血、妊娠呕吐或慢性腹泻、双胎、铁质吸收不良等。

【临床表现】 早期或轻症患者常无特殊症状称隐匿期缺铁，此时可仅有疲倦、乏力、脱发、指甲异常、舌炎等，铁储备下降。贫血严重时可有典型症状，如面色苍白、水肿、乏力、头晕耳鸣、心慌气短、食欲缺乏、腹胀腹泻，甚或伴有腹水等。

【辅助检查】 外周血涂片为小细胞低色素性贫血。血常规：血红蛋白＜110g/L、红细胞计数＜3.5×10^9/L，或血细胞比容＜0.3，白细胞及血小板均正常。骨髓象：红系造血呈轻中度活跃，以中晚幼红细胞增生为主，骨髓铁染色可见细胞内外铁均减少，尤以细胞外铁减少为主。

【诊断】 根据临床表现，结合辅助检查结果。

【治疗】 治疗原则为补充铁剂及去除导致缺铁加重的因素。

1. 一般治疗 加强营养，鼓励进食，如有特殊疾病（寄生虫、胃肠功能紊乱、消化不良)可给予药物对症治疗。

2. 药物治疗　一般口服铁剂治疗，效果良好，而且此方法简便、安全、价格低廉。不同剂型有各自的治疗用量，口服铁剂治疗应尽早开始。

3. 输血　对于重度贫血的孕妇可采用，宜采用少量、多次、慢速输注成分血。

(二)巨幼细胞性贫血

巨幼细胞性贫血(megaloblastic anemia)，又称营养性巨幼红细胞性贫血，临床上较为少见，是由于叶酸或维生素 B_{12} 缺乏引起 DNA 合成障碍而发生的一组贫血。本病多发生于妊娠中、晚期，起病较急，贫血多为中、重度，易造成胎儿神经管发育畸形、早产、低出生体重等。

【临床表现】　除了一般贫血的症状外，还包括消化道症状，如恶心、呕吐、腹泻、舌炎等；周围神经炎症状，如手足麻木、针刺、冰冷等感觉异常及行走困难等。

【辅助检查】　血涂片为大细胞性贫血。血常规：血细胞比容及血红蛋白均降低，红细胞平均体积>100fl。骨髓象表现为红细胞系统呈巨幼细胞增多。

【诊断】　根据临床表现，结合辅助检查结果。

【治疗】　加强孕期营养指导，补充叶酸及维生素 B_{12}。

(三)珠蛋白生成障碍性贫血

珠蛋白生成障碍性贫血(thalassemia)，又称地中海贫血、海洋性贫血，是一组遗传性溶血性贫血，其共同特点是由于珠蛋白基因的缺陷使血红蛋白中的珠蛋白肽链有一种或几种合成减少或不能合成，导致血红蛋白的组成成分改变，大多表现为慢性进行性溶血性贫血。按照受累的氨基酸链来分类，主要有 α-珠蛋白生成障碍性贫血和 β-珠蛋白生成障碍性贫血。按照基因缺损情况分为轻型、中间型或重型珠蛋白生成障碍性贫血，珠蛋白生成障碍性贫血多见于地中海地

区或东南亚。我国长江以南各省均有报道，以广东、广西、海南、四川、重庆等省区发病率较高，在北方较为少见。

【临床表现】　珠蛋白生成障碍性贫血合并妊娠的患者多为轻型珠蛋白生成障碍性贫血基因携带者，常无明显临床症状，对本身健康无明显影响；部分可为中间型珠蛋白生成障碍性贫血患者，可出现有轻至中度贫血，个别患者影响生命质量需要输血。成人无重型珠蛋白生成障碍性贫血患者。

【辅助检查】　外周血象呈小细胞低色素性贫血，血常规：MCV<80fl 和(或) MCH<27pg，血清铁蛋白正常或降低(合并缺铁性贫血)，血红蛋白电泳及 HbA_2 异常，最后可通过珠蛋白生成障碍性贫血基因检测确诊。

【诊断】　根据临床表现，结合辅助检查结果。产前诊断应根据珠蛋白生成障碍性贫血基因测试结果，若夫妇双方携带有相同类型的珠蛋白生成障碍性贫血基因，则需进一步抽取羊水或脐带血做产前诊断排除重型珠蛋白生成障碍性贫血胎儿。

【治疗】　轻型珠蛋白生成障碍性贫血无须特殊治疗，中间型珠蛋白生成障碍性贫血可采取以下方法给予治疗。

1. 一般治疗　注意休息和营养，积极预防感染。

2. 输血　血红蛋白<70g/L。

3. 药物治疗　目前，还没有有效的治疗药物。除非合并缺铁性贫血，否则禁用铁剂，严防铁中毒。

(四)再生障碍性贫血

再生障碍性贫血(aplastic anemia)，简称再障，是因骨髓造血干细胞数量减少和质的缺陷，导致造血障碍，引起外周全血细胞(红细胞、白细胞、血小板)减少为主要表现的一组综合征。可分为原发再障合并妊娠、妊娠相关性再生障碍性贫血。

【临床表现】　主要为进行性贫血、皮肤

及内脏出血及反复感染。

【辅助检查】　血涂片为正常细胞性贫血。血常规：全血细胞(红细胞、白细胞、血小板)减少。骨髓象：多部位增生减低或重度减低，有核细胞甚少，幼粒细胞、幼红细胞、巨核细胞均减少，淋巴细胞相对增高。

【治疗】

1. 妊娠期

(1)治疗性人工流产：原发再障合并妊娠，病情未缓解前应避孕，妊娠早期应行治疗性人工流产；中、晚期终止妊娠风险较大，应根据孕周、本人意愿和病情轻重决定处理，可在严密监护下继续妊娠至足月分娩。妊娠相

关性再障建议早期终止妊娠。

(2)支持治疗：卧床休息，左侧卧位，间断吸氧，少量、间断、多次输血维持 Hb＞60g/L，HCT 在 20％，或间断成分输血，可输入白细胞、血小板及浓缩红细胞。

(3)有明显出血倾向者，可给予肾上腺皮质激素治疗。

2. 分娩期　尽量经阴道分娩，缩短第二产程，第二产程防止用力过度，可适当助产，防止产伤，减少外阴切开，产后仔细检查软产道，认真缝合伤口，防止血肿形成。

3. 产褥期　继续支持治疗，防止产后出血，预防感染(表 9-2-2)。

表 9-2-2　妊娠期常见贫血种类及特点

分类	缺铁性贫血	巨幼细胞性贫血	珠蛋白生成障碍性贫血	再生障碍性贫血
类型	小细胞低色素性贫血	大细胞性贫血	小细胞低色素性贫血	正细胞性贫血
MCV(fl)	＜80	＞100	＜80	80～100
MCHC(％)	＜32	32～35	＜32	32～35
白细胞及血小板	正常	正常	正常	均减少
骨髓象	红系造血呈轻中度活跃，以中晚期红细胞增生为主，骨髓铁染色可见细胞内外铁均减少，尤以细胞外铁减少为主	红细胞系统呈巨幼细胞增多	红细胞系统增生明显活跃，以中、晚幼红细胞占多数，成熟红细胞改变与外周血相同	多部位增生减低或重度减低，有核细胞甚少，幼粒细胞、幼红细胞、巨核细胞均减少，淋巴细胞相对增高
治疗原则	补充铁剂	补充叶酸及维生素 B_{12}	支持治疗，除非合并缺铁性贫血，否则禁用铁剂	支持治疗，肾上腺皮质激素

五、妊娠期糖代谢异常

妊娠期间的糖尿病包括：①糖尿病合并妊娠：妊娠前已有糖尿病患者妊娠；②妊娠期糖尿病 (gestational diabetes mellitus, GDM)：妊娠前糖代谢正常或者潜在糖耐量

减退，妊娠期首次出现或发现糖尿病。后者占糖尿病孕妇中 90％以上。GDM 在我国发生率为 1％～5％，近年有明显增高趋势。

【高危人群】　任何一位孕妇都有发生妊娠糖尿病可能，但相对高发人群包括：①年龄超过 30 岁的高龄孕妇；②肥胖，妊娠前体重

超过标准体重的20%，或者妊娠后盲目增加营养，进食过多，活动过少，体重增加太多的孕妇；③有多囊卵巢综合征病史；④直系亲属中糖尿病患者的孕妇；⑤以往妊娠时曾出现妊娠糖尿病的孕妇；⑥生育过巨大胎儿（体重＞4kg）的孕妇。

【发病机制】

1. 妊娠期血葡萄糖水平下降

（1）孕妇血中的葡萄糖是胎儿生长发育的主要能源，随着孕周增加，胎儿从母体获取葡萄糖增加。

（2）妊娠期肾血流量及肾小球滤过率增加，肾小管对葡萄糖再吸收率不能相应增加，导致部分孕妇尿中排糖量增加。

（3）雌激素和孕激素增加母体对葡萄糖利用。因此，空腹时孕妇清除葡萄糖能力较非孕期增加。故孕妇空腹血糖下降最为明显。

2. 妊娠期糖负荷后反应　妊娠期妇女口服葡萄糖或进食糖类后血糖峰值高于非孕期并延长到达，恢复正常水平也缓慢。胰岛素分泌也呈类似变化。

3. 胰岛素抵抗　孕期胎盘分泌的系列激素，包括胎盘生乳素、黄体酮及雌激素等是妊娠期对抗胰岛素的主要因素，并随着孕期进展，激素产生量增加，导致周围组织对胰岛素反应的敏感性下降，抗胰岛素作用逐渐增强。

4. 脂肪代谢　由于胎盘催乳素有较强的促进脂肪分解及酮体形成作用，正常妊娠时，尤其是长时间饥饿后，加速了脂肪分解代谢，血中游离脂肪酸升高并产生酮体。

【主要影响】

1. 对糖尿病影响

（1）糖尿病患者孕期病情常加重，孕前无糖尿病者孕期可能发展为妊娠期糖尿病，故妊娠本身有促进糖尿病形成作用。

（2）妊娠早期，由于早孕反应存在，应用胰岛素治疗糖尿病孕妇需个体化处理，及时调整胰岛素用量，警惕低血糖，甚至饥饿性酮症酸中毒、低血糖昏迷发生。随着孕期进展，胰岛素抵抗作用增强，胰岛素用量需要不断增加，以控制血糖。分娩过程中孕妇体力消耗大，进食少，需减少胰岛素用量，预防血糖过低，警惕酮症酸中毒和低血糖昏迷的发生。

（3）可能加重糖尿病微血管病变，包括糖尿病性肾病、糖尿病视网膜病。

2. 对孕妇影响

（1）自然流产发生率增加，达15%～30%。糖尿病患者宜在血糖控制正常后再考虑怀孕。

（2）因巨大胎儿发生率增加，达25%～40%，使肩难产、新生儿产伤、产道损伤、手术产、产后出血概率增高。

（3）妊娠期高血压疾病发病率增高，约20%。糖尿病合并肾病时发病率高达50%以上。糖尿病孕妇因糖尿病导致广泛血管病变，使小血管内皮细胞增厚及管腔变窄，并发妊娠期高血压疾病的发病率较非糖尿病孕妇高2～4倍。妊娠期糖尿病患者一旦合并妊娠期高血压疾病，围生儿预后较差。

（4）易合并感染。常由细菌或者真菌引起，最常见为外阴阴道念珠菌病和泌尿系统感染。感染亦可加重妊娠期胰岛素抵抗，代谢紊乱，严重者可诱发酮症酸中毒。

（5）羊水过多发病率增加，较非糖尿病孕妇高10倍。原因不明，可能与胎儿高血糖，高渗性利尿致胎尿排出增多有关。

（6）易并发糖尿病酮症酸中毒。由于妊娠期复杂的代谢变化，加之高血糖及胰岛素相对或绝对不足，代谢紊乱进一步发展到脂肪分解加速，血清酮体急剧升高，进一步发展为代谢性酸中毒。孕妇因脱水导致低血容量及电解质紊乱，严重时诱导昏迷甚至死亡，是糖尿病孕妇死亡的主要原因。

（7）再次妊娠时，复发率高达33%～

69%。远期患 2 型糖尿病概率增加,心血管系统疾病发生率也增高。

3. 对胎儿及新生儿影响

(1)巨大胎儿发生率增加,达 25%～40%。由于孕妇血糖高,通过胎盘转运,而胰岛素不能通过胎盘,使胎儿长期处于高血糖状态,刺激胎儿胰岛 B 细胞增生,产生大量胰岛素,活化氨基酸转移系统,促进蛋白、脂肪合成和抑制脂肪分解作用,使胎儿躯干过度发育。

(2)胎儿生长受限(FGR)发生率约21%。孕早期高血糖具有抑制胚胎发育的作用,导致孕早期胚胎发育落后。糖尿病合并微血管病变者,胎盘血管也常出现异常,胎儿血流供应减少,影响胎儿发育。

(3)易发生流产和早产。孕早期高血糖导致胚胎发育异常,最终导致胚胎死亡并流产。羊水过多是引起早产原因之一,更多的是因导致严重并发症需提前终止妊娠的医源性早产。

(4)畸形胎儿发生率增高,严重畸形发病率为正常孕妇的 7～10 倍,与受孕后最初数周高血糖水平密切相关,是构成围生儿死亡的重要原因。以心血管畸形和神经系统畸形最常见。

(5)围生儿死亡率增加。孕妇高血糖本身可降低胎盘对胎儿的血氧供给,并且胎儿高血糖及高胰岛素血症使其耗氧量增多,导致胎儿宫内缺氧,甚至胎死宫内。并发酮症酸中毒时,孕妇血中酮体可通过胎盘到达胎儿体内,加重胎儿宫内缺氧。此外,糖尿病时由于手术产多、早产多,或因病情严重提前终止妊娠,均可影响新生儿成活率。

(6)新生儿呼吸窘迫综合征发病率增高。由于高血糖促进胎儿胰岛素分泌增加,形成高胰岛素血症,拮抗糖皮质激素促进肺泡Ⅱ型细胞表面活性物质合成及释放,使胎儿肺泡表面活性物质不足,胎肺成熟延迟。

(7)新生儿低血糖。脱离母体高糖环境后,新生儿高胰岛素血症仍然存在,若不及时补充糖,易发生低血糖,严重时可能危及新生儿生命。

【临床表现】 有糖尿病高危因素,如糖尿病家族史、年龄>30 岁、肥胖、多囊卵巢综合征患者、早孕期空腹尿糖阳性、有不明原因的死胎、死产、反复流产、巨大儿、畸形儿、足月新生儿呼吸窘迫综合征、新生儿死亡等分娩史。妊娠期有“三多”症状,即多饮、多食、多尿或反复发作的外阴阴道念珠菌感染症状或体征。孕妇体重>90kg,本次妊娠伴有羊水过多或巨大胎儿者应警惕糖尿病。但大多数妊娠期糖尿病患者无明显的临床表现。

【辅助检查】

1. 尿糖测定 尿糖阳性者应除外妊娠期生理性糖尿,需做空腹血糖及糖耐量试验确诊。

2. 口服葡萄糖耐量试验 在妊娠 24－28 周及以后,应对所有未被诊断糖尿病的孕妇进行 75g 口服葡萄糖耐量试验(OGTT)。试验前 3d 正常饮食,每日糖类在150～200g 以上,禁食 12h 后,口服葡萄糖75g。测空腹血糖(0h)及服糖后 1h、2h 三个时点血糖,正常值为 5.1mmol/L、10.0mmol/L、8.5mmol/L。若其中有任何一点达到或超过正常值,可诊断为妊娠期糖尿病。

【诊断】 妊娠前从未进行过血糖检查,孕期有以下表现者亦应高度怀疑为孕前糖尿病,待产后进行血糖检查进一步确诊。

1. 孕期出现多饮、多食、多尿,体重不升或下降,甚至并发酮症酸中毒,伴血糖明显升高,随机血糖≥11.1mmol/L 者。

2. 妊娠 20 周之前,空腹血糖≥7.0mmol/L。

3. 糖化血红蛋白≥6.5%。

【分级或分期】 详见表 9-2-3。

表 9-2-3　妊娠合并糖尿病的分级与分期

分级或分期		主 要 特 征
分级	A1 级	FBG＜5.3mmol/L,经饮食控制,餐后 2h 血糖＜6.7mmol/L
	A2 级	FBG≥5.3mmol/L,经饮食控制,餐后 2h 血糖≥6.7mmol /L(120mg/dl),需加用胰岛素
分期	A 级	妊娠期出现或发现的糖尿病
	B 级	显性糖尿病,20 岁以后发病,病程＜10 年
	C 级	发病年龄在 10—19 岁,或病程达 10～19 年
	D 级	10 岁以前发病,或病程≥20 年,或合并单纯性视网膜病
	F 级	糖尿病性肾病
	R 级	眼底有增生性视网膜病变或玻璃体积血
	H 级	冠状动脉粥样硬化性心脏病
	T 级	有肾移植史

【处理】

1. 确定能否妊娠　妊娠前进行全面体格检查,包括血压、心电图、眼底、肾功能、糖化血红蛋白(HbA1c)确定糖尿病的分级,决定能否妊娠。

(1)10 岁以前发病,或病程≥20 年,或合并单纯性视网膜病;糖尿病性肾病;眼底有增生性视网膜病变或玻璃体积血者应避孕,不宜妊娠;若已妊娠应及早人工终止。

(2)器质性病变较轻,或病情控制较好者,可在积极治疗及密切监护下继续妊娠。

(3)从孕前开始,需在内科医师协助下严格控制血糖值。HbA1c 降至 6.15％ 以下。在孕前使用口服降糖药者,最好在孕前改用胰岛素控制血糖达到或接近正常后再妊娠。

2. 孕期糖代谢异常的管理

(1)饮食控制:糖尿病治疗基础,大多数患者仅需要合理限制饮食即可维持血糖的正常范围。妊娠早期孕妇每日需要热量与妊娠前相同,中晚孕期每日应增加 200kcal,每日总热量按 30 kcal/kg,其中糖类占 50％～55％,蛋白质 20％,脂肪 20％～30％。提倡应实行少量多餐制,每日分 5～6 餐。饮食控制 3～5d 后测定 24h 血糖(血糖轮廓试验):包括夜间、三餐前半小时及三餐后 2h 血糖水平和相应尿酮体。严格饮食控制后出现尿酮体阳性,应重新调整饮食或加用药物。

(2)运动疗法:糖尿病孕妇进行适当的运动,能增加对胰岛素的敏感性,促进葡萄糖的利用。但运动量不宜过大,一般使心率保持在 120/min 以内,运动时间一般 20～30min。

(3)药物治疗:首选胰岛素,剂量应根据血糖轮廓试验确定。血糖控制标准:三餐前血糖值为 3.3～5.3mmol/L,夜间和三餐后 2h 血糖值为 4.4～6.7mmol/L。应用胰岛素治疗应注意防止低血糖或酮症酸中毒。血糖高于上限时,应及时使用或增加胰岛素用量。调整后,复查血糖。血糖调整到正常后,每周监测血糖变化。

(4)合并酮症酸中毒的处理:尿酮体阳性时,应立即检查血糖、电解质、血气分析。以排除饥饿性酮症。因血糖高、胰岛素不足所并发的高血糖酮症,治疗原则如下:①补液,纠正低血容量。②小剂量胰岛素持续静脉滴注,如果血糖>13.9mmol/L(250mg/dl),应将胰岛素加入生理盐水,以4～6U/h持续静脉滴注,每1～2h检查1次血糖及酮体;血糖等于或低于13.9mmol/L时,应用5%的葡萄糖盐水加入胰岛素(按3～4g葡萄糖加入1U胰岛素)静脉滴注持续,直至酮体阴性。然后改为皮下注射胰岛素,调整血糖。补充液体和静脉滴注胰岛素治疗后,应注意监测血钾,及时补钾。

(5)产程中及产后胰岛素应用:择期剖宫产或临产后,停用所有皮下注射的胰岛素,密切监测产程中血糖,每1～2h测定血糖,维持血糖在4.4～6.7mmol/L。孕妇在产程中血糖不超过8mmol/L,可避免新生儿低血糖。产后复查空腹血糖,若≥7.0mmol/L(126mg/dl),检查餐后血糖,根据血糖水平决定胰岛素用量。孕前糖尿病产后胰岛素用量减少。

3. 新生儿处理

(1)出生时留脐带血查血糖及脐血胰岛素或C肽,新生儿均按高危儿处理。

(2)新生儿生后30min内进行末梢血糖测定。足月新生儿血糖<2.2mmol/L,即可诊断新生儿低血糖(在儿科就诊)。

4. 分娩时间及分娩方式的选择

(1)无妊娠并发症的GDM A1级,胎儿监测无异常的情况下,接近预产期再终止妊娠。

(2)应用胰岛素治疗的孕前糖尿病及GDM A2级者,如果血糖控制良好,孕38－39周终止妊娠。

(3)有死胎、死产史;或并发子痫前期、羊水过多、胎盘功能不全者确定胎儿肺成熟后及时终止妊娠。

(4)糖尿病伴微血管病变者,孕36周入院,促胎儿肺成熟后及时终止妊娠。分娩方式:糖尿病本身不是剖宫产的指征,决定阴道分娩者,应制订产程中分娩计划,产程中密切监测孕妇血糖、宫缩、胎心变化,避免产程过长。选择性剖宫产手术指征:糖尿病伴微血管病变、合并重度子痫前期或胎儿生长受限(FGR)、胎儿窘迫、胎位异常,剖宫产史、既往死胎、死产史。孕期血糖控制不好,胎儿偏大者尤其胎儿腹围偏大,应放宽剖宫产指征。

5. 终止妊娠指征 终止妊娠前应加强控制糖尿病治疗。

(1)严重妊娠高血压疾病,特别是发生子痫者。

(2)并发酮症酸中毒。

(3)严重肝肾损害。

(4)恶性、进展性、增生性视网膜病变。

(5)动脉硬化性心脏病。

(6)胎儿生长受限。

(7)严重感染。

(8)孕妇营养不良。

(9)胎儿畸形或羊水过多。

【随访】 产褥期胎盘排出后,体内抗胰岛素物质迅速减少,大部分GDM患者在分娩后不再需要胰岛素治疗,仅少数患者需要胰岛素治疗,胰岛素用量应减少至分娩前的1/3～1/2,并根据产后空腹血糖值调整用量。多数在产后1～2周胰岛素用量逐渐恢复至孕前水平。于产后6～12周进行葡萄糖耐量试验,根据血糖水平,可确诊为糖尿病合并妊娠。

六、羊 水 异 常

(一)羊水过多

羊水是指怀孕时充满子宫羊膜腔内的液体。各妊娠期羊水量各不相同。在妊娠早期,羊水量随孕周增加而增多,妊娠中期以后,羊水在整个妊娠物容积中的比例逐渐减少,在妊娠 38 周羊水量平均为 1000ml,40 周羊水量约为 800ml。妊娠期内羊水量超过 2000ml 者,称为羊水过多(polyhydram-nios),个别报道,羊水量可多达 15 000ml。多数孕妇羊水在较长时期内较慢增多,称为慢性羊水过多;少数孕妇在数日内羊水急剧增加,称为急性羊水过多。羊水过多的发生率,文献报道为 0.5%～1%,妊娠合并糖尿病者,其发生率可达 20%。羊水过多时羊水的外观、性状与正常者并无明显不同。

【病因】 羊水过多的确切原因还不十分清楚,临床见于以下几种情况。

1. 胎儿畸形和染色体异常 羊水过多孕妇中,18%～40%合并胎儿畸形,其中以神经管缺陷性疾病(约占 50%)和上消化道畸形(约占 25%)最常见。无脑儿和严重脑积水患儿,由于脑脊膜裸露,脉络膜组织增殖,渗出液增加,导致羊水过多。无脑儿和严重脑积水患儿,由于缺乏中枢吞咽功能,无吞咽反射及缺乏抗利尿激素致尿量增多使羊水过多。上消化道畸形主要是消化道,由于吞咽后其通道的闭锁和狭窄,羊水不能吸收或吸收很慢,导致羊水过多。

2. 多胎妊娠 在双胎中合并羊水过多者约占 10%。多胎妊娠并发羊水过多是单胎妊娠的 10 倍,尤以单卵双胎居多。且常发生在其中的一个体重较大的胎儿,系因单卵双胎之间血液循环相互沟通,占优势的胎儿,循环血量多,尿量增加,致使羊水过多。

3. 妊娠期糖尿病 较多见,占 10%～25%。

4. 母儿 ABO 或 Rh 血型不合 胎儿贫血、水肿、尿量增加,以及胎盘增大均可能是羊水过多的原因。

5. 胎盘脐带病变 如胎盘增大、胎盘绒毛血管瘤也可引起羊水过多。

6. 特发性羊水过多 约占 30%,不合并孕妇、胎儿或胎盘异常,其原因不明。

【临床表现】 主要是机械性压迫,羊水越多,症状越明显。

1. 急性羊水过多 较少见。多发生在妊娠 20～24 周,由于羊水急剧增多,数日内子宫迅速增大,产生一系列压迫症状。在短时间内由于子宫极度增大,横膈上抬,出现呼吸困难,不能平卧,甚至发绀;腹壁皮肤张力过大,腹部张力过大感到疼痛,严重者皮肤变薄,皮下静脉清晰可见;压迫下腔静脉,影响静脉回流,引起下肢及外阴部水肿及静脉曲张;进食减少,发生便秘;行走不便,不能平卧,仅能端坐,表情痛苦。

2. 慢性羊水过多 较多见,多数发生在妊娠后期,羊水可在数周内逐渐增多,量属中等偏多,多数孕妇能适应,无自觉不适。常在产前检查时,发现宫高、腹围均大于同期孕妇。见腹部膨隆大于妊娠月份,妊娠图可见宫高曲线超出正常百分位数,腹壁皮肤发亮、变薄,触诊时感到皮肤张力大,有液体震颤感,胎位不清,有时扪及胎儿部分有浮沉感,胎心遥远或听不到。

【辅助检查】

1. B超检查 不仅是诊断羊水过多重要的辅助检查,而且可以发现胎儿畸形。

(1)以单一羊水最大暗区垂直深度(羊水池)(amniotic fluid volume,AFV)测定超过 7cm 即可考虑为羊水过多(也有学者认为超过 8cm 方能诊断羊水过多)。

(2)羊水指数(amniotic fluid index,AFI),即孕妇头高 30°平卧,以脐与腹白线为标志点,将腹分为 4 部分测定各象限最大羊水暗区相加而得,羊水指数≥25cm 诊断为羊水过多。经比较 AFI 显著优于 AFD 法。

2. 羊膜囊造影及胎儿造影 为了解胎儿有无消化道畸形,先后将 76%泛影葡胺 20～40ml 及 40%碘化油 20～40ml 注入羊膜腔内后摄 X 线片。羊膜囊造影可能引起早产、宫腔内感染,且造影剂、放射线对胎儿有一定损害,应慎用。

3. 母血甲胎蛋白(AFP)含量测定 胎儿神经管畸形及消化道畸形,均可使母血及羊水中 AFP 升高。羊水 AFP 值超过同期正常妊娠平均值 3 个标准差以上;而母血清 AFP 值超过同期正常妊娠平均值 2 个标准差以上,有助于临床诊断。

【诊断】 根据临床表现,结合辅助检查结果。

【主要影响】 孕妇易并发妊娠期高血压疾病、早产;破膜后子宫骤然缩小,可引起胎盘早期剥离;产后易因子宫收缩乏力致产后出血。胎儿易引发胎位异常,破膜时脐带脱垂、胎儿窘迫及早产。

【治疗】 主要取决于胎儿有无畸形和孕妇症状的严重程度。

1. 羊水过多合并胎儿畸形 处理原则为及时终止妊娠。对羊水过多较重者,可用高位破膜;孕妇一般情况尚好,无明显心肺压迫症状,采用经腹羊膜腔穿刺,放出适量羊水后注入依沙吖啶 50～100mg 引产;亦可先经腹部穿刺放出部分羊水,使压力减低后再行人工破膜,可避免胎盘早期剥离。

2. 羊水过多合并正常胎儿 应根据孕妇症状与胎龄而决定处理方法。

(1)羊水量多而无明显症状的,为增加胎龄,可观察;症状严重孕妇无法忍受(胎龄不足 37 周),应穿刺放羊水,用 15～18 号腰椎穿刺针行羊膜腔穿刺,以每小时 500ml 的速度放出羊水,一次放羊水量不超过 1500ml,以孕妇症状缓解为度。3～4 周后可重复以减低宫腔内压力。

(2)前列腺素合成酶抑制药的使用:吲哚美辛有抗利尿的作用,可通过抑制胎儿排尿治疗羊水过多。具体用量为 2.0～2.2mg/(kg・d),分 3 次口服。用药期间,每周做 1 次 B 超进行监测。鉴于吲哚美辛有使动脉导管闭合的不良反应,故不宜广泛应用。

(3)妊娠已近 37 周,在确定胎儿已成熟的情况下,必要时终止妊娠。

(二)羊水过少

妊娠后期羊水量少于 300ml 者,称为羊水过少(oligohydramnios)。羊水过少可发生在妊娠各期,晚期最常见。由于近年 B 超的广泛应用,羊水过少的检出率为 0.5%～5.5%。羊水过少约 1/3 有胎儿畸形。羊水过少严重影响围生儿的预后而受到重视。

【病因】 原因不明,临床多见下列情况。

1. 胎儿畸形 泌尿系畸形为主要原因,如胎儿先天性肾缺如、肾发育不全、输尿管或尿道狭窄等畸形致尿少或无尿而引起羊水过少。

2. 胎盘功能减退 与羊水减少关系密切,发生率较一般妊娠明显增高。

3. 羊膜病变 电镜观察发现羊膜上皮层在羊水过少时变薄,上皮细胞萎缩,微绒毛短粗,尖端肿胀,数目少,有鳞状上皮化生现象,细胞中粗面内质网及高尔基复合体也减少,上皮细胞和基底膜之间桥粒和半桥粒减少。认为有些原因不明的羊水过少可能与羊膜本身病变有关。

4. 母体因素 孕妇脱水或服用某些药物,如利尿药、布洛芬、卡托普利等。

【临床表现】 胎动时孕妇常感腹痛;产前检查时腹围、宫高均较同期妊娠者小;子宫敏感性高,轻微刺激即可引起宫缩,临产后阵痛剧烈,宫缩多不协调,宫口扩张缓慢,产程延长。妊娠早期羊水过少,胎膜可与胎体粘连,造成胎儿畸形,甚至肢体短缺。妊娠中、晚期,子宫四周的压力直接作用于胎儿,容易引起肌肉骨骼畸形,如斜颈、曲背、手足畸形;可致肺发育不全。也有学者提出对过期妊娠、胎儿生长受限、妊娠期高血压疾病的孕妇,临产前的胎心变化,应考虑有羊水过少的可能。羊水过少容易发生胎儿窘迫与新生儿窒息,增加围生儿死亡率。

【辅助检查】

1. B超检查 四象限的羊水指数法被广泛应用。AFI<5.0cm诊断羊水过少,5.0~8.0cm为羊水偏少。

2. 羊水直接测量 破膜时以羊水少于300ml可诊断。其性状黏稠、浑浊、暗绿色。另外,在羊膜表面常可见多个圆形或卵圆形结节,直径2~4mm,淡灰黄色,不透明,内含复层鳞状上皮细胞及胎脂。直接测量法最大缺点是不能早诊断。

【诊断】 根据临床表现及辅助检查可做出诊断。

【处理】

1. 妊娠中期 发现羊水过少,严密随访,观察胎儿有无泌尿系统或其他畸形。

2. 妊娠后期 每次B超检查,应测羊水量。羊水过少是胎儿危险的重要信号。若妊娠已足月,应尽快人工破膜观察羊水情况。破膜后若羊水少且黏稠,有严重胎粪污染,同时出现胎儿窘迫的其他表现,估计短时间内不能结束分娩,在除外胎儿畸形后,应选择剖宫产结束分娩,可明显降低围生儿死亡率。

3. 妊娠未足月 如发现羊水过少,且B超未发现明显胎儿畸形,可行保守期待。也可行羊膜腔灌注解除脐带受压,使胎心变异减速率、胎粪排出率及剖宫产率降低,提高新生儿成活率,是一种安全、经济、有效的方法。但有发生绒毛膜羊膜炎等并发症的可能,不宜多次使用。

七、胎膜早破

在临产前胎膜破裂,称胎膜早破(premature rupture of membrane,PROM)。早产伴发胎膜早破称早产胎膜早破,是产科常见并发症,其发生率各家报道不一,占分娩总数的2.7%~17%。早产率升高,围生儿死亡率、宫内感染率及产褥感染率皆升高。胎儿易发生肺炎、胎儿宫内窘迫;脐带脱垂发生

概率增加。越临近妊娠足月,破膜后产程发动率越高。发生胎膜早破者,90%的孕妇将在24h内分娩,如早产伴发胎膜早破,则90%的孕妇将在1周内分娩。

【病因】 导致胎膜早破的因素很多,往往是多因素相互作用的结果。

1. 生殖道病原微生物上行性感染 胎膜早破患者经腹羊膜腔穿刺,羊水细菌培养28%~50%呈阳性,其微生物分离结果往往与宫颈内口分泌物培养结果相同,提示生殖道病原微生物上行性感染是引起胎膜早破的主要原因之一。其机制可能是微生物附着于胎膜,趋化中性粒细胞,浸润于胎膜中的中性粒细胞脱颗粒,释放弹性蛋白酶,分解胶原蛋白成碎片,使局部胎膜抗张能力下降,而致胎膜早破。

2. 羊膜腔压力增高 常见于双胎妊娠、羊水过多。羊膜腔内压力增高,加上胎膜局部缺陷,如弹性降低、胶原减少,增加的压力作用于薄弱的胎膜处,引起胎膜早破。

3. 胎膜受力不均 胎位异常、头盆不称等可使胎儿先露部不能与骨盆入口衔接,胎膜受力不均,导致胎膜早破。

4. 营养因素 母血维生素C、锌、铜的缺乏,使胎膜抗张能力下降,易引起胎膜早破。胎膜早破发病率较正常孕妇增高近10倍。

5. 宫颈内口松弛 常因手术机械性扩张宫颈、产伤或先天性宫颈局部组织结构薄弱等,使宫颈内口括约功能破坏,宫颈内口松弛,前羊水囊易于楔入,使该处羊水囊受压不均及胎膜发育不良,加之此处胎膜最接近阴道,缺乏宫颈黏液保护,常首先受到病原微生物感染,造成胎膜早破。

6. 细胞因子 IL-1、IL-6、IL-8、TNF-α升高,可激活溶酶体酶,破坏羊膜组织,造成胎膜早破。

【临床表现】 孕妇突感较多液体从阴道流出,无腹痛等其他产兆,可混有胎脂及胎

粪。检查上推胎儿先露部时,见阴道流液增加,有时可见到流出液中有胎脂或被胎粪污染,呈黄绿色。如并发羊膜腔感染,则阴道流出液体有异味,并伴发热、母儿心率增快、子宫压痛、白细胞计数增高、C反应蛋白阳性等急性感染表现。

【辅助检查】

1. 阴道检查 应在消毒下进行,注意宫口有无扩张、颈管有无消失。pH试纸和阴道液干燥片检查见羊齿植物叶状结晶可确定有无胎膜破裂。

(1)阴道窥器检查:见液体自宫颈口流出或后穹较多的积液,混有胎脂和胎粪,是诊断胎膜早破的直接证据。

(2)阴道液酸碱度检查:以石蕊试纸或硝嗪试纸测试阴道液,正常阴道液的pH值为4.5~5.5,羊水的pH值为7.0~7.5。若pH≥6.5时视为阳性,提示胎膜早破的可能性极大。注意血液、宫颈黏液、尿液、精液等污染均可出现假阳性。而破膜时间长,假阴性率增加。

2. 阴道液涂片检查 取阴道后穹积液置于干净玻片上,待其干燥后镜检,显微镜下见到羊齿植物叶状结晶为羊水。如阴道液涂片用0.5%硫酸尼罗蓝染色,镜下可见橘黄色胎儿上皮细胞;若用苏丹Ⅲ染色,则见到黄色脂肪小粒可确定为羊水。

3. 羊膜镜检查 可以直视胎儿先露部,看不到前羊膜囊即可诊断胎膜早破。

4. 胎儿纤维结合蛋白(fetal fibronectin,fFN)测定 胎儿纤维结合蛋白是胎膜分泌的细胞外基质蛋白。当宫颈及阴道分泌物内fFN含量>0.05mg/L时,胎膜张力下降,易发生胎膜早破,是胎膜早破的最佳检测方法。

5. 胰岛素样生长因子结合蛋白-1检测 对胎膜早破的诊断敏感性较高,适用于高位破膜孕妇。

6. 羊膜腔感染检查 ①羊水细菌培养;②羊水涂片革兰染色检查细菌;③羊水涂片计数白细胞,若白细胞数>100,提示羊膜腔感染;④羊水IL-6测定≥17μg/L,提示羊膜腔感染;⑤血C-反应蛋白>8mg/L,提示羊膜腔感染。

【主要影响】

1. 对母体的影响

(1)绒毛膜羊膜炎:发生率在1.5%~10%。临床体征有发热、脉率增快至100/min,胎心率快、子宫有压痛,如羊水有异味则提示感染已较严重。血白细胞总数≥15×10⁹/L,中性粒细胞≥90%。羊水细菌培养可能阳性。绒毛膜羊膜炎对围生儿特别是早产儿的危险很大,其败血症、肺炎等发生率很高,是围生儿死亡的重要原因。

(2)难产率增加:胎位异常可导致胎膜早破,故对发生胎膜早破的孕妇应注意有无骨盆狭窄、头盆不称或头位异常。发生难产,产程必然延长,容易导致宫内感染,宫内感染又使子宫肌层对缩宫素的敏感性下降,产程停滞,手术产率(包括剖宫产、产钳或胎吸助产等)增加。

(3)产后出血:宫内感染可以累及蜕膜和子宫肌层,影响子宫收缩而使出血增加,严重者需切除子宫。

(4)羊水栓塞:胎膜早破后静脉滴注缩宫素时,如缩宫素使用不当,可迫使羊水特别是含有胎粪的羊水从子宫颈静脉进入母体循环,发生羊水栓塞,严重威胁产妇生命。

(5)胎盘早期剥离。

2. 对胎儿的影响

(1)早产儿:30%~40%早产与胎膜早破有关。早产儿易发生新生儿呼吸窘迫综合征、胎儿及新生儿颅内出血、坏死性小肠炎等并发症,围生儿死亡率增加。

(2)感染:胎膜早破并发绒毛膜羊膜炎时,常引起胎儿及新生儿感染,表现为肺炎、败血症、颅内感染。

(3)脐带脱垂或受压:胎先露未衔接

者,破膜后脐带脱垂的危险性增加;因破膜继发性羊水减少,使脐带受压,亦可致胎儿窘迫。

(4)胎肺发育不良及胎儿受压综合征:妊娠28周前胎膜早破非手术治疗的患者中,新生儿尸解发现,肺/体重比值减小、肺泡数目减少。活体X线摄片显示小而充气良好的肺、钟形胸、横膈上抬到第7肋间。胎肺发育不良常引起气胸、持续肺高压,预后不良。破膜时孕龄越小,引发羊水过少越早,胎肺发育不良的发生率越高。如破膜潜伏期>4周,羊水过少程度重,可出现明显胎儿宫内受压,表现为铲形手、弓形腿、扁平鼻等。

【治疗】 早产胎膜早破治疗是胎膜早破的治疗难点,一方面要延长孕周减少新生儿因不成熟而产生的疾病与死亡;另一方面随着破膜后时间延长,上行性感染成为不可避免或原有的感染加重,发生严重感染并发症的危险性增加,同样可造成母儿预后不良。目前足月前胎膜早破的处理原则:若胎肺不成熟,无明显临床感染征象,无胎儿窘迫,则期待治疗;若胎肺成熟或有明显临床感染征象,则应立即终止妊娠;对胎儿窘迫者,应针对宫内缺氧的原因,进行治疗。

1. 期待疗法 适用于孕周<34周,无感染症状及体征,无胎儿窘迫迹象等,以非手术治疗为主。

(1)一般处理:住院、卧床,避免不必要的肛诊与阴道检查,保持外阴清洁,注意宫缩、有无子宫压痛,观察羊水性状、气味,监测体温与血常规,尽早发现有无羊膜腔感染症状及体征。

(2)应用抗生素:预防性使用抗生素意见不一,破膜12h以上者可考虑预防性应用抗生素,但亚临床感染难以及时发现并诊断。足月前胎膜早破应用抗生素,能降低胎儿败血症及颅内出血的发生率;亦能大幅度减少绒毛膜羊膜炎及产后子宫内膜炎的发生。尤

其对羊水细菌培养阴性者,效果最好。B族链球菌感染用青霉素;支原体或衣原体感染,选择红霉素或罗红霉素。如感染的微生物不明确,可选用FDA分类为B类的广谱抗生素,常用酰胺类抗生素。可间断给药,如开始给氨苄西林或头孢菌素类静脉滴注,48h后改为口服。若破膜后长时间不临产,且无明显临床感染征象,则停用抗生素,进入产程时继续用药。

(3)应用宫缩抑制药:对无继续妊娠禁忌证的患者,可考虑应用宫缩抑制药预防早产。如无明显宫缩,可口服利托君;有宫缩者,静脉给药,待宫缩消失后,口服维持用药。

(4)纠正羊水过少:若孕周小,羊水明显减少者,可进行羊膜腔输液补充羊水,以帮助胎肺发育;若产程中出现明显脐带受压表现(CST显示频繁变异减速),羊膜腔输液可缓解脐带受压。

(5)肾上腺糖皮质激素促胎肺成熟:妊娠34周前胎膜早破,无羊膜腔感染,可肌内注射地塞米松6mg,每12小时1次,共4次。

2. 终止妊娠

(1)孕期达34周后发生胎膜早破的孕妇应根据胎先露情况决定分娩方式。一旦胎肺成熟或发现明显临床感染征象,在抗感染同时,应立即终止妊娠。

(2)对胎位异常或宫颈不成熟,缩宫素引产不易成功者,应根据胎儿出生后存活的可能性,考虑剖宫产或更换引产方法。

【预防】

(1)加强围生期卫生宣教与指导,妊娠后期减少性生活的次数。妊娠期尽早治疗下生殖道感染,及时治疗滴虫阴道炎、淋病奈氏菌感染、宫颈沙眼衣原体感染、细菌性阴道病等。

(2)注意营养平衡适量,补充足量的钙、锌、铜元素及维生素。

(3)避免腹压突然增加。特别对先露部高浮、子宫膨胀过度者,应予以足够休息。

(4)治疗宫颈内口松弛可于妊娠14—16周行宫颈环扎术。

八、肥　胖

肥胖症是常见的营养、代谢紊乱性疾病,因能量摄入后消耗失调,导致机体脂肪组织过多。在妇女妊娠期间,肥胖是导致众多疾病的重要危险因素,通常肥胖妇女在产前、产时和产后发生异常的机会增多,可导致妊娠期并发症和围生儿病死率增加,因此需要加强肥胖孕妇的产前系统管理及营养指导。

【诊断标准】　根据体重指数(BMI)判定。

体重指数(BMI)＝体重(kg)/身高(m)^2

按照 WHO 标准,孕前 BMI $\geq 25 kg/m^2$ 属于肥胖,但由于该标准是按照欧美国家的人群特点制订的,2000 年,我国公布了自己制订的体重划分标准,将肥胖的定义为 BMI $\geq 28 kg/m^2$。故肥胖指孕前肥胖(BMI $\geq 28 kg/m^2$)及孕期体重增长过度(孕期体重增长$\geq 15 kg$)。

【主要影响】

1. 妊娠期并发症增加　因脂肪组织中胰岛素受体含量低,可使妊娠期糖尿病的发生率大大增加。妊娠期体内水钠潴留及脂肪组织增多可引起血脂代谢异常,可引发妊娠期高血压疾病。此外,孕前肥胖是早期流产的独立危险因素。

2. 对妊娠、分娩的影响　自妊娠期开始直到产后哺乳期均为需要加强营养的特殊生理过程。但由于临床上尚存在孕前指导及孕期保健不够完善、年轻夫妇对营养知识的缺乏,一味强调营养而忽视了营养过度给妊娠带来的严重后果。过多的能量将以脂肪的形式储存于孕妇的腹壁,填充于盆腔及阴道内,造成阴道分娩时宫口扩张减缓、总产程延长、产程异常。另外,由于胎儿过大,造成子宫过度膨胀,影响胎先露下降,导

致原发性或继发性产程乏力,出现产程延长等产程异常。

3. 对胎婴儿的影响

(1)巨大儿:肥胖妇女分娩大于胎龄儿的风险高,是正常体重妇女的 4 倍。若对巨大儿未能充分估计,分娩期间易出现头盆不称、难产、产程延长,可造成新生儿窒息,胎粪吸入,产伤如颅内出血、肝及肾上腺血肿、锁骨骨折、臂丛神经损伤,并可遗留永久的神经功能障碍。

(2)新生儿一时性低血糖:肥胖孕妇分娩的新生儿可出现一时性无症状低血糖。这些新生儿常比正常孕妇的新生儿重,但其头围身长并不增加,而体重指数却增加,说明体内有较大量的脂肪组织,再加上对新生儿不立即哺乳影响了血液循环中的葡萄糖水平,可在出生后 1h 即发生低血糖,但大都不显症状,常在数小时后自行调节而恢复到正常血糖水平。

(3)胎儿宫内死亡:较高的孕前体重可增加孕期胎儿宫内死亡的危险,且肥胖孕妇易合并糖尿病、高血压均易增加胎儿宫内死亡的风险。

(4)增加新生儿低 Apgar 评分、神经管畸形、胎粪吸入、羊水污染的危险。

【预防】

1. 加强孕前宣教与孕期知识普及　减少孕期肥胖发生率是降低妊娠期并发症的措施之一。对准备怀孕的肥胖妇女,孕前应当适当调整体重,孕期注重营养膳食,适当控制营养素及高能量食物的摄入。美国妇产科医师协会(1997)建议,孕前低体重(BMI$<19.8 kg/m^2$)的孕妇,孕期体重以增加 $12.5 \sim 18.0 kg$ 为宜;孕前正常体重(BMI $19.8 \sim 26.0 kg/m^2$)的孕妇,孕期体重以增加 $11.5 \sim 16.0 kg$ 为宜;孕前超重(BMI $26.0 \sim 29.0 kg/m^2$)孕妇,孕期体重增加应控制在 $7.0 \sim 11.5 kg$ 为宜,而孕前肥胖(BMI$>29.0 kg/m^2$)孕妇,整个孕期体重增加不要

超过 7.0kg。尤其是妊娠后期，更要密切配合临床医师的膳食指导，致使每周体重增加 0.3kg 为宜。

2. 孕期及分娩期严密监测　对孕前肥胖及孕期体重增长过度的孕妇妊娠期要加强管理，做好产前检查，分娩期加强观察，密切观察产程进展及胎心音变化情况，应充分估计到巨大儿的可能性，对经阴道分娩困难者应适时剖宫产终止妊娠。术后积极预防感染，并鼓励产妇尽早下床活动，防止血栓性静脉炎的发生。

（严小丽　廖　媛）

第三节　妊娠期高血压疾病

妊娠期高血压疾病（hypertensive disorders in pregnancy，HDP）包括妊娠期高血压、子痫前期、子痫、慢性高血压并发子痫前期及妊娠合并慢性高血压，是严重的妊娠并发症，可伴有全身多脏器、多系统病理改变（表 9-3-1）。国外报道发病率为 7%～12%，我国为 9.4%。该病严重影响母婴健康，是孕、产妇和围生儿患病及死亡的主要原因。

表 9-3-1　妊娠期高血压疾病的主要特征

妊娠期高血压疾病		主要特征
妊娠期高血压		(1)妊娠 20 周以后出现高血压，收缩压≥140mmHg 和（或）舒张压≥90mmHg (2)无尿蛋白 (3)产后 12 周内血压恢复正常 (4)产后才能最终诊断
子痫前期	无严重表现（轻度）	(1)妊娠 20 周后收缩压≥140mmHg 和（或）/舒张压≥90mmHg (2)尿蛋白≥300mg/24h 或定性试验≥（+）
	伴发严重表现（重度）	(1)血压持续升高，收缩压≥160mmHg 和（或）舒张压≥110mmHg (2)尿蛋白≥5.0g/24h 或定性试验≥（+++） (3)血清肌酐＞106μmol/L，除非以前就已有升高，或少尿（24h 尿量＜400ml 或每小时尿量＜17ml） (4)血小板＜100×10^9/L (5)血管内溶血、贫血、黄疸或血 LDH 升高 (6)ALT 或 AST 升高 (7)持续性头痛或其他大脑或视觉障碍 (8)持续性上腹痛或右上腹痛 (9)低蛋白血症伴胸腔积液或腹水 (10)心力衰竭，肺水肿 (11)胎儿胎盘受累，如 FGR、羊水过少、胎盘早剥等
子痫[*]		子痫前期孕妇发生的抽搐不能用其他原因解释

（续 表）

妊娠期高血压疾病	主 要 特 征
慢性高血压并发子痫前期	（1）高血压孕妇妊娠20周前无尿蛋白，若出现尿蛋白≥300mg/24h （2）妊娠20周前有高血压和蛋白尿的孕妇，其尿蛋白或血压突然升高或血小板计数＜100×10⁹/L
妊娠合并慢性高血压	（1）妊娠20周前收缩压≥140mmHg和（或）舒张压≥90mmHg或妊娠20周前即诊断 （2）或妊娠20周后首次诊断的高血压，产后12周后仍持续存在

　　* 子痫，是子痫前期患者发生的不能由其他原因解释的抽搐。子痫抽搐进展迅速，前驱症状短暂，表现为抽搐、面部充血、口吐白沫、深昏迷；随之深部肌肉僵硬，很快发展成典型的全身高张阵挛惊厥、有节律的肌肉收缩和紧张，持续为1～1.5min，其间患者无呼吸动作；此后抽搐停止，呼吸恢复，但患者仍昏迷，最后意识恢复，但困惑、易激惹、烦躁。子痫可发生于产前、产时或产后，通常产前子痫占71%，产时子痫与产后子痫占29%。有发生于产后48h以后的抽搐，对初产妇而言，最长可能发生于产后10d

一、妊娠高血压

　　【病因】　多年来，妊娠期高血压疾病的病因和发病机制尚未完全阐明，但随着分子生物学的发展，其病因研究有了许多新的进展，其高危因素可分为以下四个方面。

　　1. 本次妊娠相关因素　染色体异常、葡萄胎、多胎妊娠、胎儿水肿、接受赠卵或供精者受精。

　　2. 母体因素　初产妇、年龄＞35岁或＜20岁、黑种人、有高血压特别是妊娠期高血压疾病家族史者、既往妊娠有子痫前期史、合并可能导致微血管病变的疾病（糖尿病、慢性高血压、血管和结缔组织病、肾病）、体型矮胖者［即体重指数，体重（kg）/身高（cm）²×100＞0.24者］、营养不良（中至重度贫血、低蛋白血症者）、精神紧张、运动过度者。

　　3. 与胎儿的父亲有关的因素　初父亲、既往配偶妊娠期患子痫前期史。

　　4. 环境因素　寒冷季节或气温变化过大，特别是气压升高时。

　　【发病机制】　目前认为，导致妊娠期高血压疾病的病因主要有四种学说。

　　1. 免疫学说　正常妊娠维持有赖于母体和胎儿间免疫平衡的建立与稳定，妊娠期高血压疾病可能与其免疫耐受异常有关，其原因有：①精子抗原低暴露，如初孕疾病和初父亲疾病；②同种异体抗原超负荷；③滋养细胞HLA-G表达异常；④T淋巴细胞亚型的改变：CD4/CD8增加及TS细胞数量和功能下降，TH1/TH2比率向TH1偏移。

　　2. 胎盘或滋养细胞缺血学说——胎盘浅着床　滋养细胞浸润能力下降导致胎盘或滋养细胞缺血，其原因在于子宫螺旋小动脉生理重铸过程障碍，表现为螺旋小动脉重铸的数量明显减少，并且重铸的深度大部分仅限于蜕膜段螺旋小动脉，因此这些病理现象也称"胎盘浅着床"。

　　3. 血管内皮细胞损伤与氧化应激学说　氧化应激是指体内氧化与抗氧化作用失衡，氧化应激的毒性效应最终可导致中性粒细胞炎性浸润和释放多种物质，如O_2^-·、OH^-、H_2O_2等，引起脂质过氧化反应而导致血管内皮细胞损伤。

　　4. 遗传因素学说　妊娠期高血压疾病存在家族遗传倾向，主要表现为母系遗传，其遗传规律尚有争议，目前倾向于多基因遗传。其易感基因有：免疫调节基因（THF-α、HLA-DR4）、脂类代谢（脂蛋白脂肪酶基因、载脂蛋白基因)、凝血功能(第Ⅴ凝血因子 Leiden、凝血酶原基因多态性、凝血酶原调节蛋白)、血管活性因子、血管紧张素原基因和氧化呼吸链(线粒体基因)相关的基因。

目前,比较公认的妊娠期高血压疾病的主要发病机制倾向于"两阶段学说"。第一阶段是胎盘形成不良,胎盘绒毛滋养细胞侵蚀不良,导致胎盘灌注不足,功能下降;第二阶段是胎盘局部氧化应激反应,诱导胎盘释放各种因子进入母体循环,引起各种临床症状。

【病理变化】 全身小血管痉挛是妊娠期高血压疾病病理生理变化的基础。由于全身小血管痉挛,造成管腔狭窄,周围阻力增大,血管内皮细胞损伤,通透性增加,体液和蛋白质渗漏,引起重要脏器病理组织学变化。

1. 脑 脑血管痉挛,通透性增加,脑水肿、充血、贫血、血栓形成及出血等。影像检查脑皮质呈现高密度,并有脑部斑点状出血,此病理改变与脑梗死区相关,并与昏迷及视力下降、失明有关。大范围脑水肿所致中枢神经系统症状主要表现感觉迟钝、混乱。个别患者可出现昏迷,甚至发生脑疝。

2. 肾 肾小球扩张 20%,内皮细胞肿胀,纤维素沉积于内皮细胞下或肾小球间质。血浆蛋白自肾小球漏出形成蛋白尿。由于血管痉挛,肾血量及肾小球滤过率下降,血浆尿酸和肌酐上升。肾功能严重损害可致少尿及肾衰竭。

3. 肝 子痫前期可出现肝功能异常,转氨酶水平升高,血浆碱性磷酸酶升高。肝动脉周围阻力增加,严重时门静脉周围坏死。肝包膜下血肿形成,亦可发生肝破裂危及母儿生命。

4. 心血管 血管痉挛,血压升高,外周阻力增加,心排出量减少,心血管系统处于

低排高阻状态。内皮细胞活化,血管通透性增高,血管内液进入细胞间质,导致心肌缺血、间质水肿、肺水肿,严重时导致心力衰竭。

5. 血液

(1)容量:血液浓缩,血容量增加不足,血细胞比容上升。

(2)凝血:伴有凝血因子缺乏或变异所致的高凝血状态,重症者可伴有微血管病性溶血,主要表现为血小板减少、肝酶升高、溶血(HELLP 综合征)。

(3)溶血:子痫前期或子痫的微血管病性溶血,可伴有红细胞破坏表现,即碎片状溶血,其特征为溶血、球形红细胞、网织红细胞、血红蛋白尿及血红蛋白症。

6. 内分泌及代谢 血浆孕激素转换酶增加,盐皮质激素、去氧皮质酮升高致钠潴留;蛋白尿使血浆胶体渗透压降低,细胞外液增加,以致水肿。

7. 子宫-胎盘血流灌注 绒毛浅着床及血管痉挛导致胎盘灌注下降,胎盘血管急性动脉粥样硬化,胎盘功能下降,胎儿生长受限,胎儿窘迫。胎盘血管破裂可致胎盘早期剥离,严重时母儿死亡。

【临床表现】 特别是有无头痛、视力改变、上腹或右上腹不适等。

1. 高血压 持续血压升高至收缩压≥140 mmHg 或舒张压≥90mmHg,血压升高至少应出现 2 次以上,间隔≥4h。慢性高血压并发子痫前期可在妊娠 20 周后血压持续上升。测量血压时患者应为坐位,上臂与心脏位于同一水平面;袖带大小合适(长度为上臂周径的 1.5 倍)。

2. 尿蛋白 24h 尿液中蛋白含量≥300mg 或至少相隔 6h 的 2 次随机尿液(应取清洁中段尿测定,避免阴道分泌物污染)中蛋白浓度为 0.1g/L(定性＋)。随机尿蛋白常受尿量、尿比重、尿酸碱度及泌尿系感染等因素的影响。

3.水肿　孕妇体重突然增加≥0.9kg/周或2.7kg/月是子痫前期的信号。水肿特点是自踝部逐渐向上延伸的凹陷性水肿,经休息后不缓解。水肿局限于膝以下为(＋),延及大腿为(＋＋),延及外阴及腹壁为(＋＋＋),全身水肿或伴有腹水为(＋＋＋＋)。

【辅助检查】

1.血液检查　包括全血细胞计数、血红蛋白、血细胞比容、血黏度、凝血功能,根据病情可反复检查。常表现为血液浓缩,呈高凝状态;血细胞比容及血黏度均升高,严重者血小板减少。

2.肝肾功能　肝功能受损时 AST、ALT 升高,低蛋白血症,白/球蛋白比值倒置。肾功能受损时血清肌酐、尿素氮、尿酸升高。重度子痫前期应测定电解质及二氧化碳结合力,以早期发现酸中毒并纠正。

3.尿液检查　尿比重≥1.020 时说明尿液浓缩;尿蛋白定性(＋)时尿蛋白含量300mg/24h;(＋＋)时尿蛋白含量 2g/24h;(＋＋＋＋)时尿蛋白含量 5g/24h。重度者尿蛋白检查应每 2 天 1 次。

4.眼底检查　视网膜小动脉痉挛程度反映全身小血管痉挛的程度,眼底检查对于估计病情和决定处理措施均有重要意义。眼底检查可见视网膜小动脉痉挛(正常眼底小动脉与小静脉粗细比例为 2∶3,该病时可为 1∶2、1∶3,甚至 1∶4),视网膜水肿,絮状渗出或出血,严重时有视网膜脱离。患者可出现视物模糊或失明。

5.其他　视病情轻重行心电图、超声心动图、胎盘功能、多普勒脐动脉血流速测定、胎儿成熟度检查、脑血流图、脑 CT 等检查。

【诊断】　根据病史、临床表现、体征及辅助检查即可做出诊断。

【鉴别诊断】

1.妊娠期高血压疾病　应与慢性肾小球肾炎合并妊娠、慢性高血压合并妊娠相鉴别。

2.子痫　应与癫痫、脑炎、脑肿瘤、脑血管畸形破裂出血、糖尿病高渗性昏迷、低血糖昏迷等相鉴别。

【治疗】　妊娠期高血压疾病治疗护理目标是监测孕、产妇及其胎儿的情况,通过恰当治疗干预措施尽可能阻止病情进一步恶化,最终在保障母亲生命安全的同时,将妊娠延长至胎儿足够成熟的阶段。妊娠期高血压疾病在妊娠期病情复杂、变化快,分娩和产后生理变化及各种不良刺激均可导致病情加重,因此对产前、产时和产后病情进行连续而密切的评估和监测非常重要。在护理妊娠期高血压疾病孕、产妇时,需要将大量的心理社会因素考虑其中,需要与孕、产妇及其家庭讨论母亲和胎儿情况,以及护理计划,并向他们解释疾病及预后。当合并有妊娠期高血压疾病妇女需要入院时,助产士需要了解患者及其家庭需要,尤其是在孕妇感觉家里比医院更舒服的时候。这时,患者很可能会担心其宝宝的健康,所以应鼓励产前访视以减轻患者恐惧和焦虑。需要注意的是,在护理这类孕、产妇的过程中,多学科协作也是保证患者安全的必要手段。

1.产前处理及护理　对于妊娠高血压,一般不需要过早入院治疗,但在生产之前,需要加强监测。28 周之前应每 4 周检查 1 次,28－36 周应每 2 周检查 1 次,之后每周 1 次。每次检查应监测体重、血压、尿蛋白、水肿和胎儿生长情况。监测胎儿生长很重要,妊娠 16－20 周、26－28 周应各做 1 次超声检查,之后每月 1 次直到分娩。若患者出现子痫前期,尤其是重度子痫前期时,应立即入院治疗。

(1)休息与活动:2006 年,一系统评价认为,没有足够证据支持休息和减少活动能预防子痫前期及其并发症的危险。因此,有高危因素的孕妇是否休息取决于个人选择而非疾病需要。但对已经出现子痫前期及其并发症的孕妇,仍然需要休息,保证充足睡眠,但无须绝对卧床休息。对住院患者应保持住院环境安静，避免刺激，保证休息质量，必要时可用地西泮。

（2）饮食：以均衡饮食为主，含充足的蛋白质和热量，但不宜过量，不限制或强迫盐和液体的摄入。有研究表明，当摄入含有足量蛋白质、能量、钙、镁、锌和钠饮食时，子痫前期发生率最低。孕早期饮食纤维摄入可降低子痫前期发生的危险。2007年，关于钙预防妊娠期高血压作用的系统评价认为钙补充对预防妊娠高血压有一定效果。2013年，美国妇产科协会关于妊娠期高血压指南中提到对于基础钙入量不足的孕妇可以补钙（1.5～2g）预防子痫前期。因此对妊娠期高血压疾病，尤其是合并子痫前期的孕妇，均衡饮食是必要的。另外，其他一些营养物质对预防子痫前期的作用也逐渐引起学者的注意。但这些作用效果存在争议。有证据显示，妊娠期预防性使用鱼油可起到抗血小板作用，可预防高血压及子痫前期。但 Makrides 等的研究提示鱼油及其他前列腺素前驱物在预防子痫前期、早产及低出生体重等方面的作用还没有足够的证据支持。还有研究认为抗氧化剂如维生素 C 和维生素 E 的使用，可以降低氧化压力，提高血管内皮功能，因此对预防和控制子痫前期进一步发展有一定作用。但 Villar 等进行的多中心研究发现，使用维生素 C 和维生素 E 并不能预防高危孕妇子痫前期的发生。

（3）体重：与其他参数相结合，体重增加情况对监测子痫前期发展有一定作用。孕妇体重突然增加每周≥0.9kg 或每月 2.7kg 是子痫前期的信号。怀孕最开始时的 BMI（体重指数）是妊娠高血压一项更为有用的预测因子，因为妊娠期高血压患者 BMI 更高。

（4）血压监测及尿液分析：孕妇在家中待产时，应每日监测血压。住院期间，若诊断为子痫前期，则应每 4 小时观察 1 次血压。定期保留 24h 尿蛋白以了解患者肾功能情况。尿蛋白水平提示血管损伤程度，患者出现的尿蛋白、肌酐清除率下降，血清肌酐及尿酸升高均提示肾血流灌注降低。尿液检查还要注意尿比重（＞1.020 示尿液浓缩）及各种管型。

（5）其他评估检查：包括全血细胞分析（包括血红蛋白，血细胞比容，血小板计数）、血浆黏度、全血黏度及血细胞比容（了解有无血液浓缩；正常值：血浆黏度＜1.6，全血黏度＜3.6，血细胞比容＜0.35）及凝血功能、肝功能检查（包括白蛋白水平；注意 HELLP 综合征）、肾功能检查、尿酸（以助鉴别诊断，判断围生儿预后）、电解质及血气分析。除血液检查外，还应进行眼底检查[了解有否动脉痉挛（A/V＜2:3）]，视网膜是否水肿，有否渗出、出血，心电图检查（了解是否有心肌损害和传导异常，以及血钾情况）。此外，视病情轻重行超声心动图、胎盘功能、胎儿成熟度、脑电图、脑 CT 或 MRI 等检查。

①腹部检查：每日需进行腹部检查，任何腹部不适或触痛应该被记录并立即报告医师，因为这些表现可能提示胎盘早期剥离。上腹痛高度提示患者可能发生 HELLP 综合征。

②胎儿评估：应进行一系列生物物理检查来确定胎儿健康。这些检查包括：胎动记录、CTG 监测、连续多次超声扫描以了解胎儿生长情况、评估羊水量及胎儿呼吸运动和（或）多普勒血流分析，以了解胎盘血流情况。

（6）应用硫酸镁：硫酸镁是治疗子痫前期或子痫的首选解痉药物，大量大样本随机对照研究表明硫酸镁治疗重度子痫前期与子痫的益处，但对于是否使用硫酸镁来预防轻度子痫前期或者妊娠期高血压患者抽搐目前还有争议。使用硫酸镁目的主要是控制子痫抽搐及防止再抽搐，预防重度子痫前期发展成为子痫以及子痫前期临产前用药预防抽搐。硫酸镁控制子痫再次发作的效果优于地西泮、苯巴比妥和冬眠合剂等镇静药物。使用方法：负荷剂量 4～6g，在 15～20min 内给予,以 1～2g/h 静脉补液维持,调整浓度维持 1.8～3.0mmol/L,并维持给药至分娩后 24h。应注意监测患者的膝反射、呼吸、尿量,有条件时应监测血镁浓度(患者必须有膝反射存在,尿量＞17ml/h,呼吸频率≥16 次/分,血镁浓度保持在 1.8～3.0mmol/L),以防镁中毒,并备 10％葡萄糖酸钙以解毒用。

(7)抗高血压治疗:是否将抗高血压治疗作为预防措施有争议,因为这样做并没有延长妊娠或改善母亲或胎儿结局。降压的目的是预防子痫、心脑血管意外和胎盘早剥等严重并发症。当收缩压≥160mmHg 和(或)舒张压≥110mmHg 的严重高血压必须降压,收缩压 ≥ 150mmHg 和(或)舒张压 ≥ 100mmHg 的非严重高血压患者建议降压治疗。目标血压:①孕妇无并发脏器功能损伤者,收缩压应控制在 130～155mmHg,舒张压应控制在 80～105mmHg;②孕妇并发脏器功能损伤者,则收缩压控制在 130～139mmHg,舒张压应控制在 80～89mmHg。降压过程力求平稳,不可波动过大,且血压不可低于 130/80mmHg,以保证子宫胎盘血流灌注。在美国,甲基多巴是治疗轻到中度妊娠高血压药物中应用最广泛的,它对孕妇及胎儿均安全有效。β 肾上腺受体阻滞药如阿替洛尔和拉贝洛尔,虽然长期使用可能引起胎儿生长受限,但还是认为在妊娠期使用安全。尽管硝苯地平,钙通道阻滞药的安全性和效果还有待充分评价,但它们已越来越多地用于治疗重度高血压。另外,2007 年关于利尿药预防子痫前期作用的系统评价认为,利尿药不应推荐为预防子痫前期及其并发症的药物。推荐的降压药物如表 9-3-2 所示。

(8)对伴有急性靶器官损害的严重持续的高血压应使用短效静脉给药或持续静脉滴注抗高血压药物,常用的药物及其用法如表 9-3-3 所示。

(9)应用镇静药:在解痉、降压的基础上,配合使用适当的镇静药,可消除患者焦虑和紧张,达到降低血压,缓解症状及预防子痫发作目的。常用的药物有:①地西泮,镇静、抗惊厥、肌肉松弛作用较强,对胎儿和新生儿影响较小;用法为 2.5～5 mg 口服,每日 3 次或 10mg 肌内注射或静脉缓慢推注(必须在 2 min 以上);②冬眠合剂Ⅰ号(哌替啶 100mg,氯丙嗪和异丙嗪各 50mg),可广泛抑制神经系统,有助于解痉降压,控制子痫抽搐;用法为 1/3～1/2 量肌内注射或静脉注射,也可作静脉滴注。

表 9-3-2　推荐的常用降压药物用法及不良反应

药名	用法	不良反应
甲基多巴	特别适用于妊娠合并慢性高血压的孕妇。250mg 口服,每日 3～4 次,每日最高不超过 2g	口渴、瞌睡、溶血、肝酶升高
拉贝洛尔	50～150mg,每日 3～4 次,最大量 2400mg/d	头痛、发抖
硝苯地平	适用于患糖尿病或血管病的妇女,10～20mg 口服,3/d	与硫酸镁有协同作用而导致快速血压降低
ACEI	妊娠期禁用。对产后有糖尿病、肾病或心力衰竭的妇女为一线药物	新生儿肾衰竭、肾性不育、肺发育不全
肼屈嗪	口服 25mg,4/d;最大剂量为 200mg,4/d	类狼疮综合征

表 9-3-3　伴有急性靶器官损害的严重持续高血压常用药物用法及注意事项

药名	用法及注意事项
拉贝洛尔	20mg 静脉注射,10min 后 40mg,最大单次剂量 80mg,直到血压被控制,最大剂量 220mg/d
肼屈嗪	5mg 静脉注射或 10mg 肌内注射,20min 1 次,若静脉注射 20mg 或肌内注射 30mg 仍无效,考虑其他药物
硝普钠	在严密监测下使用,开始时 0.3μg/(kg·min),最大剂量 10μg/(kg·min)。考虑到氰化物的胎儿毒性,最长持续用药时间尚未确定,产前应用不超过 4h
硝酸甘油	强效的短效血管扩张药。开始剂量 10μg/min,如果需要,静脉滴注直到最大剂量 20～50μg/min
尼卡地平	短效的钙通道阻滞药,于硫酸镁合用时引起低血压,静脉注射剂量为 5mg/kg,静脉滴注直到起效或最大剂量 15mg/h

(10)扩容治疗:目前一般不主张应用扩容药,仅用于明显低血容量、血流浓缩(血细胞比容＞0.35,全血黏度比值＞3.6,血浆黏度＞1.6)、严重低蛋白血症的患者,最理想的扩容药为人体白蛋白,用于低蛋白血症患者,如合并贫血,则输全血或血浆。注意必须在解痉基础上扩容,扩容时应密切注意心肺功能及临床症状、体征,以及注意是否存在扩容的禁忌证如早期心力衰竭、全身水肿、肾功能不全等。

(11)利尿治疗:不主张采取常规利尿,仅在有指征时才给予利尿治疗。应用指征:①急性心力衰竭、肺水肿;②全身水肿;③血容量过高,伴有潜在肺水肿危险者。常用药物:呋塞米 10～20mg 静脉缓推,或口服药物。

(12)抗凝药物:因为子痫前期至少部分是由于进行性母体和胎盘内皮细胞损伤和血小板高聚集性引起,所以认为使用抗凝药或抗血小板物质可预防子痫前期及胎儿生长受限的发生。阿司匹林被认为可抑制血小板聚集物质血栓素 A_2 的产生。CLASP实验得出的结论是使用低剂量阿司匹林对有早期发生子痫前期危险的妇女有利。另一项随机对照试验也发现胎盘血管显示有子痫前期发生危险的妇女,在妊娠 14-16周使用小剂量阿司匹林可预防子痫前期发

作。但一项由 ECPPA 合作团队实施的大型随机对照试验发现,对高危妇女使用阿司匹林治疗,可预防部分早产,但该研究没有描述其他好处。2009 年,关于阿司匹林预防子痫前期系统评价发现:子宫动脉多普勒扫描结果发现有异常胎盘者,在其孕早期使用阿司匹林治疗是降低子痫前期发生率及其不良结局的有效方法。

2. 产时处理及护理　在整个产程中,子痫前期随时可能加重,因此助产士需一直陪伴产妇,并仔细观察产妇及胎儿情况。发现异常,及时进行医疗帮助。同时要关心患者的基础护理,使产妇尽可能感到舒适。相比于妊娠高血压或轻度子痫前期,合并重度子痫前期的产妇需要更多的重症监护。

(1)生命体征监测:血压每 30 分钟监测 1 次,若为重度子痫前期的患者,需 15～20min 监测 1 次。由于子痫前期患者有可能潜在发生快速血流动力学改变,许多学者建议监测 MAP(平均动脉压)。MAP 可以人工计算,也可使用自动血压记录器如 Dinamap。尽管手动监测的舒张压是反映高血压水平更好的指标,但 MAP 能反映组织灌注压及低血容量水平。对重度子痫前期的产妇,还需要监测呼吸频率(＞14/min)和指脉搏。指脉搏是无创性的,能反映血氧饱和度

及产妇缺氧情况。应每小时监测体温。对重度子痫前期患者,检查眼底可提示脑水肿情况,而脑激惹可通过反射亢进或阵挛程度来进行评估。

(2)体液平衡:子痫前期患者血管内空间缩小,同时伴有体液紊乱,可导致循环负荷过重、肺水肿、成人呼吸窘迫综合征甚至死亡。对重度子痫前期患者,应监测中心静脉压(CVP)以有效地评估患者体液状态。每小时监测中心静脉压一次。当中心静脉压>10cmH_2O时,应考虑给予呋塞米20mg。静脉滴注考虑使用容量泵,将输液速度控制在100ml/h以内。慎用缩宫素,因为该药具有抗利尿作用。助产士应密切观察患者尿量,定期尿分析以监测有无尿蛋白、尿酮及葡萄糖。重度子痫前期的产妇需安置保留尿管,每小时监测尿量;尿量>30ml/h提示肾功能良好。

(3)减轻疼痛:硬膜外麻醉分娩镇痛,同时利于中转剖宫产手术。需要注意的是在硬膜外麻醉之前,应保证患者凝血功能正常、血小板计数>100×10^9/L。

(4)胎儿状况监测:密切监测胎心率,当出现异常时,须立即报告医师并给予相应处理。

(5)分娩计划:可选择经阴道分娩,但若在产程各阶段中出现胎儿窘迫或孕妇病情快速恶化(包括快速进行性血小板减少、肝功能异常进行性加重、子痫持续发作和顽固恶性高血压),需要采取剖宫产结束妊娠。2015年《妊娠期高血压疾病诊治指南》中提出妊娠期高血压、轻度子痫前期孕妇可期待至37周以后。从第二产程开始,助产士应通知产科医师及儿科医师,同时继续监护产妇并协助其分娩。根据产妇及胎儿情况决定是否需要缩短第二产程;如果需要,产科医师可使用产钳或胎吸等措施。第三产程中,缩宫素是首选药物。前列腺素制剂类药物会导致外周血管收缩,使血压升高,通常不用于产程的任何阶段。

3.产后处理及护理 产后24h内,至少需要每1～2小时监测产妇情况1次,因为这段时间内,产妇仍有发生子痫的潜在危险。硫酸镁静脉滴注应持续应用至产后24～48h。Sibai等报道,有27%的首次子痫发生在产后,其中一半发生在分娩48h后。

二、子 痫

在发达国家,尤其是在有良好产前护理设施的国家或地区,子痫发生率很低。例如,欧洲及其他发达国家报道子痫发生率为1/2000～1/3000,英国为4.9/10 000。在发展中国家,发生率从1/100～1/700。通常子痫前期被诊断后,就会采取措施预防子痫发生,但有时子痫前期进展快速,在采取预防措施之前,子痫就随之发生了。这种情况下子痫前期就被称为"暴发型"。子痫会增高孕、产妇及围生儿发病率及死亡率,出现严重并发症如肺水肿、肝肾衰竭、DIC、HELLP综合征及脑出血。

【临床表现】 子痫与子痫前期密切相关,多发生于子痫前期加重时,但也可发生于无尿蛋白,血压仅轻度升高时。子痫发作时,抽搐伴阵发性惊厥,24.3%的患者有神经系统异常的表现。

【治疗】

1.抗惊厥治疗 对子痫妇女的治疗,讨论的焦点在于使用最恰当的解痉药物控制抽搐。硫酸镁、地西泮及苯妥英钠是控制子痫应用最广泛的药物。地西泮被用于控制其他类型的癫痫,并有镇静效果。苯妥英钠对控制抽搐很有效,因为它没有镇静作用,所以被推荐用于子痫。硫酸镁被认为有助于血管扩张,因此可降低脑缺血的发生。一个子痫研究合作小组将1678例子痫患者随机分成3组,并分别给予硫酸镁、苯妥英钠、地西泮3种抗惊厥药物。

结果显示应用硫酸镁的患者比应用地西泮或苯妥英钠的患者,子痫发作率降低了,孕妇死亡率也降低了。MAGPIE试验也证明了硫酸镁能有效降低子痫及子痫前期妇女的危险。因此,硫酸镁是子痫患者抗惊厥治疗的首选药物。分娩前、后抗惊厥是基本治疗。硫酸镁控制子痫再次发作的效果优于地西泮、苯巴比妥及冬眠合剂。硫酸镁的应用方法是:首次负荷剂量4g,缓慢静脉注射,时间不少于15min,然后以每小时1～2g的速度静脉滴注,以保持血浆内镁的浓度在1.8～3.0mmol/L。复发性子痫的治疗可达到2g/h的速度。若所在医院实验室不能尽快检测血镁浓度,应以有无深部腱反射、尿量及呼吸次数来调节静脉滴注速度。在硫酸镁输注期间,应监测孕、产妇的血压,同时还应监测以下指标:①定时检查膝反射,膝反射必须存在;②呼吸≥16/min;③记录尿量,尿量≥400ml/24h或≥17ml/h。因为镁是经肾近曲小管排泄,当镁含量超过排泄极限时,可造成肾血流减少和肾小球滤过率降低,表现为尿量减少,此时应减慢硫酸镁滴速。当尿量少于每小时50ml时,应查血镁浓度,此时血镁浓度有助于临床医师调整硫酸镁滴速。血镁浓度高于5～7.5mmol/L,可发生呼吸抑制或暂停。一旦出现呼吸抑制,应立即给予10%葡萄糖酸钙溶液10ml缓慢静脉注射,时间不少于3min,以对抗镁毒性。

2. **高血压治疗** 严重高血压被定义为:血压高于160/110mmHg或平均动脉压≥125mmHg。肼屈嗪是快速控制高血压最有效的药物,以5mg的速度缓慢静脉滴注,每20分钟可重复用药1次,最大量每日20mg。拉贝洛尔20mg静脉注射,10min后40mg,单次最大剂量80mg,直到血压被控制或最大剂量220mg/d。

3. **体液平衡** 对子痫妇女必须采取措施以防止其出现体液超负荷情况。

4. **麻醉** 因为子痫妇女病情变化相当大,所以麻醉方式选择非常棘手。一般说来,对意识、血流动力学稳定及合作的孕妇,推荐采用椎管内麻醉。

【护理】

1. **产前护理**

(1)减少刺激,保证休息,预防抽搐:将患者安排于单人房间,保证充足睡眠,减少声光刺激,限制探视,医护动作轻柔,避免因外部刺激而诱发抽搐。

(2)抽搐发生时专人护理,防止意外伤害:发生子痫时,患者取平卧或左侧卧位,头偏向一侧,以防黏液吸入呼吸道,必要时用吸引器吸出喉部黏液或呕吐物以免发生窒息;防止舌咬伤:正确使用开口器放入患者上下臼齿之间,用舌钳固定舌头防止舌咬伤及舌后坠。拉起床档,以免坠床。禁食水。

(3)控制抽搐:遵医嘱使用药物控制抽搐,首选硫酸镁,必要时使用镇静降压药物,硫酸镁禁止肌内注射,剧烈疼痛会诱发再次抽搐。

(4)严密监护:密切监测生命体征变化,吸氧,左侧卧位改善胎盘灌注,留置尿管同时记录出入量。遵医嘱做好血液、尿液等生化检查,注意观察瞳孔变化、肺部呼吸音变化,及膝腱反射,以便及早发现脑出血、肺水肿、肾功能不全及硫酸镁中毒的征兆;持续胎心监护观察有无宫缩,胎儿宫内缺氧状况并判断是否临产,观察阴道出血情况并识别胎盘早剥征象。

(5)做好终止妊娠准备。

2. **产褥期护理**

(1)产后24～48h仍有发生子痫可能,须继续遵医嘱使用硫酸镁24～48h,测量血压每4小时1次。大量使用硫酸镁后,产后易发生子宫收缩乏力,故应密切观察子宫复旧及阴道出血情况,严防产后出血。

（2）饮食以易消化饮食为主，高蛋白、高热量、高维生素饮食，水肿患者限制盐的摄入。

（3）注意心理护理，适当增加家属探视及新生儿接触，避免产后抑郁，提供必要的心理支持。

【预防】　主要问题是其发生原因不明。有人提出高血压（可能不严重）与脑部疾病之间的联系；Vaughn 和 Delanty 提出子痫与高血压脑病之间临床表现相似。然而，一个重要发现是，高血压并不必然是子痫发生的前驱症状，但几乎总是在子痫发作后更加明显。发现和处理即将发作的子痫变得更加困难，因为不像其他类型的癫痫，子痫前驱症状并不总是在抽搐之前出现。妊娠各个阶段子痫发生率有一定变化。在英国，38％发生于产前，18％发生于产时，而有44％发生于产后。对暴发型子痫前期或子痫患者，在采取措施使病情稳定之后应尽快结束妊娠。

三、HELLP 综合征

HELLP 综合征，即溶血性贫血（haemolysis，H）、肝酶升高（elevated liver enzymes，EL）及血小板减少（low platelet count，LP）综合征，是由 Weinstein 于 1982 年提出，是妊娠期高血压疾病严重并发症之一，妊娠期这种并发症与明显的孕、产妇及围生儿发病率、死亡率相关。在所有活产中，这种疾病的发生率被报道为 0.17％~0.85％。不到 10％的重度子痫前期患者伴发 HELLP 综合征。严重的孕、产妇死亡可能由 DIC、急性肾衰竭、肺水肿及肝包膜下出血所致。产妇合并有 HELLP 综合征的新生儿通常孕周很小，并有发生围生期窒息的危险。

【临床表现】　HELLP 综合征在孕 32—34 周时表现最典型，并且有 30％病例发生于产后。患者通常会感到疲乏、上腹或右上腹痛、恶心及呕吐；一些患者会出现类似非特异

性病毒感染症状。高血压或蛋白尿可能不出现，或仅出现轻微异常。

【诊断】　有上述表现的孕妇在不考虑母体血压的情况下，应进行全血细胞计数、血小板计数及肝功能检查。若出现溶血并伴有乳酸脱氢酶（LDH）的升高、胆红素水平升高、血小板下降（$<100\times10^9$/L）及肝转氨酶（AST、ALT 及 GGT）升高可诊断为 HELLP 综合征。

【并发症】　与子痫前期相比，HELLP 综合征出现高血压、蛋白尿、血栓形成倾向、肥胖、高血糖的可能更小，更容易出现频繁的子痫。虽然肝包膜下出血或肝破裂发生的可能性很小，但却是 HELLP 综合征潜在的致死性并发症。这种情况通常与持续数小时的严重上腹痛同时出现，患者还会出现颈肩痛。因此，需要对肝脏进一步检查以评估肝损伤程度。外科干预、肝移植，或两者一起主要用于防治出血性休克及肝衰竭。

【治疗】　合并 HELLP 综合征妇女应收入重症监护室或高危病房。小于孕 34 周者采用非手术治疗，应考虑应用抗高血压药物。HELLP 综合征应在重度子痫前期治疗的基础上进行，其他治疗措施包括：①输入血小板和使用肾上腺皮质激素。血小板$>50\times10^9$/L 且不存在过度失血或血小板功能异常时，不建议预防性输注血小板；血小板$<50\times10^9$/L，可考虑肾上腺皮质激素治疗；若血小板$<50\times10^9$/L，且血小板计数迅速下降或存在凝血功能障碍时应考虑输血小板；血小板$<20\times10^9$/L 时，阴道分娩前强烈建议输血小板，剖宫产术前建议输血小板。②目前尚无足够证据评估血浆置换或血液透析在 HELLP 综合征治疗中的作用。产前接受高剂量皮质激素的患者在实验室检查及临床参数上会出现稳定而明显的改善提高。足月妊娠、34—37 周妊娠但确定胎儿已成

熟、胎儿窘迫或孕妇病情恶化者,建议结束妊娠。

四、妊娠合并慢性高血压

【原因】

1. 可能是一长期的问题,在妊娠开始之前就出现,如原发性高血压,在妊娠期高血压疾病中占 5%,在慢性高血压中占 92%～94%。

2. 继发于已存在的疾病,如肾病、SLE、主动脉狭窄、库欣综合征或嗜铬细胞瘤等。

【诊断】 妊娠 20 周之前至少有两次间隔 4h 以上测量血压时高于 140/90mmHg,提示高血压与妊娠无关,为慢性高血压。由于妊娠期血压变化,对妊娠后期血压升高而又无基线血压测定值的孕妇,很难做出慢性高血压的诊断。此外,Sibai 发现,在孕期慢性高血压的孕妇比血压正常孕妇的血压下降程度更大。因此,除非在孕前或孕早期就出现高血压,慢性高血压很容易被漏诊。

【辅助检查】 由于血压正常的孕妇偶尔也会出现血压升高,助产士应进行连续血压测量和记录来判断孕、产妇真正的血压情况。体格检查可发现慢性高血压对孕、产妇的长期效应,如视网膜病变、缺血性心脏病及肾损害。肾功能检查也很重要,因为可能影响到妊娠期临床干预的选择。血尿酸盐水平有助于区分子痫前期与慢性高血压,后者在早期不会上升,而后期则会升高。

必须产前保健及入院时评估。助产士需要询问孕妇的社会背景,了解其生理及心理需要,提供必要的支持。

【并发症】 合并轻度慢性高血压者围生结局良好。但研究发现慢性高血压合并妊娠者,胎儿生长受限的发生率更高。如果合并有慢性高血压的孕妇在孕期仍继续吸烟,其子痫前期的发生率会上升。而重度慢性高血

压或合并子痫前期者,其围生期发病率及死亡率增高。其他并发症还包括肾衰竭、脑出血。另外,嗜铬细胞瘤不进行治疗,孕、产妇死亡率会很高。

【治疗】

1. 轻度慢性高血压 轻度慢性高血压定义为收缩压 < 160mmHg、舒张压 < 110mmHg 者。轻度慢性高血压孕妇在产前不需要入院治疗,但要做好产前检查及保健,以及时发现有无子痫前期。

2. 重度慢性高血压

(1)当血压≥160/110mmHg 时,可诊断为重度慢性高血压,需要由产科团队及内科医师一起对孕妇进行治疗护理。评价肾功能、肝功能及心功能。心功能评价需注意有无任何心律不齐或左心室肥大,这提示高血压发病时间长或控制不理想,或两者皆是。肾功能是通过血肌酐和尿蛋白定量进行评价。如果两者均异常,妇女在妊娠期间发生不良事件风险增加。

(2)抗高血压药物常用于预防慢性高血压孕妇并发症发生,但其对胎儿影响未得到证实。从理论上来说,血压低会降低子宫胎盘灌注,对胎儿有一定危害。另外,对孕妇进行慢性高血压的治疗研究显示,并发子痫前期的发病率并未降低。因此,对患有轻到中度持续性慢性高血压的妇女,如果孕前需要接受降压药治疗,怀孕后大多也需要接受降压治疗。使用最多的降压药是甲基多巴及拉贝洛尔。还可以使用硝苯地平及肼屈嗪。另外,可给予一定的镇静药,减轻孕妇的焦虑,帮助休息。同时,助产士可应用沟通交流技巧及动用一定资源满足孕妇社会需求来减轻其焦虑。

(3)对合并嗜铬细胞瘤的孕妇,应在妊娠期间使用恰当的抗高血压药物,并于产后切除肿瘤。对合并慢性高血压的孕妇,持续监测胎儿健康状况及胎盘功能是必不可少

的。这些监测包括：持续生长发育监测、采用多普勒技术监测胎盘血流情况。如果母体或胎儿情况出现异常，应收入院治疗。出生时间的安排要依据母体及胎儿的情况而定。如果早产不可避免，经阴道引产优于剖宫产。

（4）产后需再次评估产妇肾功能，而且内科医师需了解产妇高血压的长期治疗情况。产妇可能需要用抗高血压药物，而这些药物可进入母乳中，有研究显示，甲基多

巴、肼屈嗪或 β 受体阻滞药对婴儿不会产生短期不良反应。另外，助产士在协助产妇制订家庭计划时，应注意口服避孕药会产生高血压反应。

五、处 理 流 程

1. 无严重表现的轻度妊娠高血压或子痫前期的处理流程　见图 9-3-1。

2. ＜34 周的重度子痫前期处理流程见图 9-3-2。

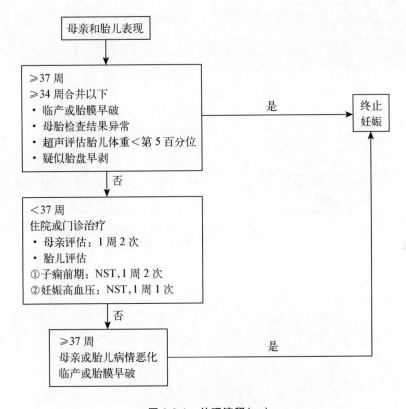

图 9-3-1　处理流程（一）

（2013 年，美国妇产科协会推荐）

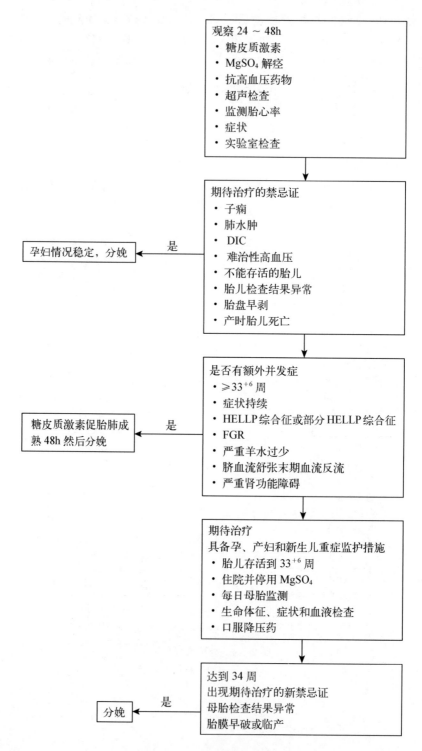

观察 24～48h
- 糖皮质激素
- MgSO₄ 解痉
- 抗高血压药物
- 超声检查
- 监测胎心率
- 症状
- 实验室检查

期待治疗的禁忌证
- 子痫
- 肺水肿
- DIC
- 难治性高血压
- 不能存活的胎儿
- 胎儿检查结果异常
- 胎盘早剥
- 产时胎儿死亡

孕妇情况稳定，分娩 ←是

是否有额外并发症
- ≥33⁺⁶ 周
- 症状持续
- HELLP综合征或部分HELLP综合征
- FGR
- 严重羊水过少
- 脐血流舒张末期血流反流
- 严重肾功能障碍

糖皮质激素促胎肺成熟48h然后分娩 ←是

期待治疗
具备孕、产妇和新生儿重症监护措施
- 胎儿存活到33⁺⁶ 周
- 住院并停用 MgSO₄
- 每日母胎监测
- 生命体征、症状和血液检查
- 口服降压药

达到 34 周
出现期待治疗的新禁忌证
母胎检查结果异常
胎膜早破或临产

分娩 ←是

图 9-3-2　处理流程(二)

(2013 年,美国妇产科协会推荐)

(任建华　何国琳　刘兴会　李　静)

第四节　多 胎 妊 娠

一次妊娠有两个或两个以上的胎儿,称多胎妊娠(multiple pregnancy)。在多胎妊娠中以双胎妊娠多见,3 胎以上妊娠少见。其发生与种族、遗传、胎次等有关。近年来,由于辅助生育技术的广泛应用,多胎妊娠发生率明显上升。多胎妊娠时,孕、产妇并发症增多,早产发生率与围生儿死亡率增高,属高危妊娠。对多胎妊娠早期诊断,加强产前保健,规范围生期处理,防治并发症,对母婴安全十分重要。

多胎妊娠属高危妊娠,本节主要讨论双胎妊娠。

【类型】　双胎妊娠有双卵双胎及单卵双胎两种,单卵双胎占双胎妊娠的 30%,双卵双胎占 70%。

1. 双卵双胎　由两个卵子分别受精形成双胎妊娠,称双卵双胎。双卵双胎所形成的两个胎儿基因不同,故胎儿性别、血型可以不同,容貌如同一个家庭中的兄弟姐妹相似。两个受精卵分别着床,形成两个独立的胎盘及胎囊,发育过程中可以紧靠与融合在一起,但两者间血液循环不相通。两个羊膜囊间的中隔由两层羊膜及两层绒毛膜组成,有时两层绒毛膜可融成一层(图 9-4-1)。

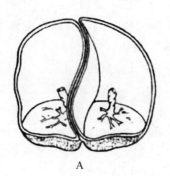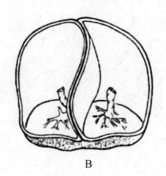

图 9-4-1　双卵双胎的胎盘(A)及胎膜(B)

2. 单卵双胎　由一个受精卵分裂而成的双胎,称单卵双胎。单卵双胎形成的原因不明。两个胎儿来源于一个受精卵,胎儿的基因完全相同,因此性别、血型、容貌等相同。由于受精卵发生分裂的时间不同,单卵双胎的胎盘和胎膜可有 4 种不同类型(图 9-4-2)。

(1)双羊膜囊双绒毛膜单卵双胎(图 9-4-2A):在受精后 72h 内分裂,复制成两个独立的受精卵,形成两个胚囊,有两套胎盘胎膜。如同双卵双胎。此型占单卵双胎的 30% 左右。

(2)双羊膜囊单绒毛膜单卵双胎(图 9-4-2B):在受精 72h 后至 8d 内分裂,胚胎发育处于囊胚期,已分化出滋养细胞,羊膜囊未形成,故两个胎儿具有共同的胎盘及绒毛膜,但有各自的羊膜囊,两个囊间的中隔为两层羊膜。此型占单卵双胎的 68%。

(3)单羊膜囊单绒毛膜单卵双胎(图 9-4-2C):在受精后 9~13d 内分裂,此时羊膜囊已形成。两个胎儿共有一个胎盘,共存于一个羊膜腔内。此型仅占单卵双胎 1%。

(4)连体双胎(图 9-4-3):受精卵在受精 13d 后分裂,此时原始胚盘已形成,机体不能完全分裂成两部分,将导致不同程度、不同形式的连体双胎。

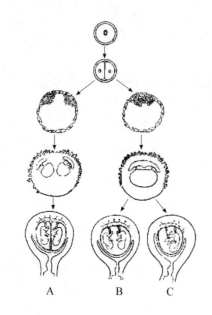

图 9-4-2　单卵双胎发生模式

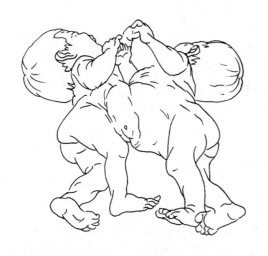

图 9-4-3　连体儿

【临床表现】　腹部增大快,早孕反应重。家族可有多胎妊娠史,或妊娠前接受过促排卵治疗。子宫大于停经月份,体重增加迅速,腹部增大明显,致使孕妇有明显的腹胀不适;过度增大的子宫向上推挤横膈,孕晚期孕妇肺活量大大减少,常有呼吸困难;增大的子宫压迫下腔静脉,血液回流受阻,可有下肢及腹壁水肿和静脉曲张。

产科检查见子宫比孕周大,羊水量较多;妊娠中晚期腹部可触及多个小肢体、两个胎头或三个胎极,且胎头较小,与子宫大小不成比例;在不同部位可听到两个不同频率的胎心音,两个胎心率相差 10 次或 10 次以上;或两胎心区之间隔有无音区。

【辅助检查】

1. 超声检查　可以早期诊断双胎。妊娠 6—7 周时,可见两个妊娠囊;妊娠 9 周时可见到两个原始心管搏动;妊娠 13 周后可清楚显示两个胎头光环及各自拥有的脊柱、躯干、肢体等。超声还可筛查胎儿结构畸形,如联体双胎、开放性神经管畸形等。也有助于双胎类型的确定。

2. 多普勒胎心仪　妊娠 12 周后听到两个频率不同的胎心音。

【诊断】　根据临床表现,特别是辅助检查结果。

【并发症】

1. 孕妇并发症

(1)贫血:双胎营养需求量增多,铁和叶酸缺乏常出现缺铁性贫血及巨细胞贫血。

(2)妊娠期高血压疾病:双胎合并妊娠期高血压疾病可高达 40%,且发病早,程度重。

(3)妊娠期肝内胆汁淤积症:发生率是单胎的 2 倍。

(4)低置胎盘、前置胎盘:双胎因胎盘面积大,则低置胎盘、前置胎盘发生率增高。

(5)羊水过多:在单绒毛膜双胎或合并胎儿畸形时多见。助产士应关注和重视孕妇关于腹部不适等主诉,及时发现羊水过多。羊水过多增加胎膜早破和早产的风险。

(6)胎膜早破及脐带脱垂:由于胎位异常及羊水过多,子宫腔内压力增高,易发生胎膜早破,致脐带脱垂。

(7)产程延长:由于子宫过度膨大,肌纤维过度延伸,易发生原发性子宫收缩乏力,第一产程延长。第 1 个胎儿娩出后,易出现继发性宫缩乏力,导致第 2 个胎儿延时娩出。

(8)胎盘早期剥离:第 1 个胎儿娩出后,宫腔容积突然减小,宫腔压力骤减,胎盘附着面积随之缩小,容易发生胎盘早期剥离,使第 2 个胎儿处于濒危状态;另外双胎妊娠常合并羊水过多,当羊水排出后,宫腔容积缩小,也能发生胎盘早期剥离。

(9)产后出血:胎儿娩出后,过度扩张的子宫容易出现宫缩乏力,引起产后出血。

2. 胎儿及围生儿并发症

(1)胎头交锁及胎头碰撞:若第 1 胎儿为臀先露、第 2 胎儿为头先露,分娩时第 1 胎儿头部尚未娩出,第 2 胎儿的头部已降入骨盆腔内,两个胎头的颈交锁在一起,造成难产,称胎头交锁;两个均为头先露的胎头同时入盆,相互碰撞造成阻塞性难产称胎头碰撞。此外,分娩期当第 1 个胎儿娩出后,子宫空间大,使第 2 个胎儿容易转为横位。

(2)双胎输血综合征(TTTS):见于双羊膜囊单绒毛膜单卵双胎。当两个胎儿的血供通过胎盘间的动脉-静脉吻合而相通时,则引起双胎输血综合征。即一个胎儿(受血儿)接受另一个胎儿(供血儿)大量血液,致使受血胎儿血量增多,心脏肥大,体重增长快,因尿多而羊水量多;供血胎儿则相反,出现贫血、脱水、心脏小、体重轻,羊水量少,严重时可因营养缺乏、缺氧死亡。受血胎儿亦可因血量过多而在出生后,死于先天性心衰。输血综合征临床病情严重程度与供受血儿动脉压差有关,动脉压差越高,输血综合征越重。既往当双胎间体重差达到或超过 20%,血红蛋白差＞50g/L,提示双胎输血综合征这一诊断已被摒弃。目前国际上对 TTTS 诊断主要依据:①单绒毛膜性双胎;②双胎出现羊水量改变,一胎羊水池最大深度大于 8cm(20 周后大于 10cm)另一胎儿小于 2cm 即可诊断。

(3)脐带异常:单羊膜囊双胎易发生脐带互相缠绕、扭转而致胎儿死亡。由于胎位不正、羊水过多,胎膜早破时脐带脱垂也常见。

(4)早产:双胎妊娠胎膜早破率高,且容易合并母儿并发症,故早产率高,围生儿死亡率也高。

(5)选择性胎儿生长受限(selective FGR,sFGR):目前诊断主要是根据 sFGR 胎儿体重估测位于该孕周第 10 百分位以下,两胎儿体重相差 25% 以上,其发病原因主要为胎盘分配不均。

(6)胎儿畸形:双胎畸形发生率是单胎的两倍。多见于单卵双胎,包括联体双胎、胎儿无心、胎中胎等。

【孕期保健】

1. 补充足够营养　加强营养,进食足够的热量、蛋白质、维生素及必需脂肪酸等;补充铁剂、叶酸及钙剂等,预防贫血及妊娠高血压疾病。

2. 畸形筛查　妊娠 11—13^{+6} 周通过 B 型超声测量颈部透明层厚度是检测染色体相关疾病的硬指标。并可早期发现部分严重畸形。外周血胎儿 DNA 作为一种无创的手段也可以用于双胎妊娠的非整倍体的筛查。由于较高的假阳性率,不建议单独使用妊娠中期生化血清学方法对双胎妊娠进行唐氏综合征的筛查。双胎的羊水穿刺时间一般≥15 周。此外,20 周左右进行心脏超声排除心脏畸形,若发现严重胎儿畸形应及早终止妊娠。

3. 防治早产　双胎易发生早产,因此防治早产是双胎产前保健的重点。双胎孕妇应增加每天卧床休息时间,减少活动量。及时发现妊娠 34 周以前的早产先兆,给予宫缩抑制药,以减少早产机会。此外,对有明确感染所导致的早产要及早使用抗生素。

4. 防治妊娠期并发症　注意监测血压及尿蛋白,及时发现妊娠高血压疾病;妊娠期间动态监测血胆酸及肝功能变化,及时发现妊娠期肝内胆汁淤积症。

5. 监护胎儿生长发育及胎位变化　定期超声监测胎儿生长。应尽量在早孕时确定是单绒毛膜还是双绒毛膜双胎。单绒毛膜双胎应该每2周做一次超声检查，监测胎儿生长状况，及时发现两个胎儿生长有无双胎输血可能；若发现双胎输血综合征，可在胎儿镜下激光凝固胎盘表面可见的吻合血管支。对双绒毛膜双胎的B超监测与一般单胎相同，妊娠20周左右筛查有无畸形，之后每4周做一次B超。此外，监测胎位对分娩方式的选择具有指导意义。

6. 健康教育　一旦确诊双胎，应将孕妇列入高危妊娠，并及早开展健康教育，使孕妇及其家庭对双胎的风险和防范有充分认识，做好心理和物质准备，迎接双胎降临。建立双胎母乳喂养的信心。

【分娩期处理】　双胎自然临产时期一般认为在37周，而非40周；若超过38周不发作可考虑催生。双胎早产率高，且双胎胎儿由于多种因素往往小于胎龄，因此，双胎妊娠分娩时胎儿相对小，多数能经阴道分娩。只要第1个胎儿是头先露就有经阴道分娩的可能。分娩过程中严密观察产程进展及胎心变化，并做好输液、输血及抢救新生儿的准备。

1. 第一产程处理　理论上讲，双胎第一产程和单胎相同，但是，由于子宫过度膨胀，双胎妊娠发生宫缩乏力风险很高，往往导致产程延长。临产后要严密观察宫缩及产程进展情况。若胎头已衔接，可在潜伏期末行人工破膜，加速产程进展；若出现宫缩乏力，可在严密监护下静脉滴注低浓度缩宫素调整宫缩。双胎分娩风险更高，推荐全程持续胎心监护。产妇可采取侧卧位或半卧位，防止仰卧位低血压。

2. 第二产程处理

(1)为减轻胎头受压，可适时行会阴侧切术。

(2)第1个胎儿娩出不宜过快，以免发生胎盘早期剥离。

(3)当第1个胎儿娩出，应立即断脐，并

夹紧胎盘侧脐带以防止第2个胎儿失血；同时助手立即记录娩出时间和性别，在和产妇或新生儿父亲一起确认后，给新生儿戴上识别手带。在相应的脐带断端上也应做好"第1胎"的标记。

(4)第1个胎儿娩出后，助手应在腹部固定第二个胎儿为纵产式。如果不是纵产式，应试着行外倒转术。

(5)第1个胎儿娩出后，应关注第2个胎儿的胎心变化和阴道流血情况，及时发现异常。若为单羊膜囊双胎，由于第2个胎儿尚未衔接，脐带可随第1胎娩出脱出阴道内；或者双羊膜囊双胎，第2胎先露未衔接时破膜也容易发生脐带脱垂。此外，第1个胎儿娩出后，子宫收缩导致胎盘附着面积减小，可能发生胎盘早期剥离。第2个胎儿缺氧的风险升高，应加强监护。

(6)如果第2个胎儿没有宫内窘迫的表现，可以允许在第1个胎儿娩出后45min内完成分娩。可通过推压宫底使第2个胎儿的胎先露部进入骨盆；若等待15min无宫缩，可予人工破膜，并予低剂量缩宫素加强宫缩。当第2个胎儿先露部在阴道内可见时，可指导产妇用力，加速分娩过程。

(7)一旦第2个胎儿有胎儿缺氧的表现、出现胎盘早期剥离或脐带脱垂，则应加快产程，尽快结束分娩。包括应用产钳、臀牵引术，必要时采用剖宫产术。

(8)第2个胎儿的前肩娩出后可静脉或肌内注射子宫收缩药。将胎儿和脐带分别做好"第2胎"的标记。

3. 第三产程处理　当宫缩药起效后，同时轻轻牵拉两条脐带，胎盘一般能顺利娩出。及时排空子宫能预防和控制产后出血。胎盘应仔细检查，包括羊膜腔数量、羊膜腔隔的羊膜和绒毛膜分层情况。以此协助判断单卵双胎还是双卵双胎。必要时行胎盘胎膜病理检查以除外绒毛膜羊膜炎。检查脐带有无异常，包括动静脉数量等。

4. 多科室协助处理 双胎分娩风险性高,需产科、新生儿科和麻醉科医师的协作。双胎早产、预测为低体重儿或考虑胎儿宫内窘迫等异常情况时,需提前通知新生儿科医师和麻醉医师进入产房,待新生儿分娩后及时协助抢救复苏。

5. 营养和热量保障 产程中保证孕妇足够的营养和热量摄入,保持良好体力。关注产妇的身体状况及心理需求,给予足够关怀和鼓励。

6. 剖宫产指征 第1个胎儿为横位或为臀位,有双头交锁或双头碰撞可能者;宫缩乏力致产程延长处理无效者;胎儿窘迫,短期内不能经阴道分娩者;超过26周的联体双胎;有严重的并发症,如重度子痫前期、胎盘早期剥离,需以剖宫产结束分娩。

【产后处理】

1. 预防产后出血 临产时备血;胎儿娩出前建立静脉通道;第2胎儿娩出时,立即使用缩宫素。

2. 预防产后休克 胎儿娩出后腹部应置沙袋,防止腹压骤降所致的循环衰竭。

3. 预防产褥感染 由于双胎并发症多,阴道助产机会增多,加之胎盘附着面积大,孕妇常伴贫血,抵抗力差,故产褥感染机会也较高。术后根据情况,加强营养和监护,必要时使用抗生素预防感染。

【新生儿护理】

1. 新生儿即时处理 双胎出生后的即时处理同单胎。保持体温至关重要,尤其是早产儿和低体重儿。新生儿的识别标记必须清楚,并经新生儿父母确认。有异常情况的新生儿在其父亲陪同下从产房转入新生儿病房;状况良好的新生儿转入母婴病房,由母亲陪伴。

2. 需进一步判断有无双胎输血综合征 如贫血儿血红蛋白低于130g/L或出现低血容量,可考虑输血。而受血胎儿应予重视,因为红细胞增多可造成血黏稠度增加,导致微循环障碍,以放血疗法治疗。

3. 双胎的营养 两个胎儿可以同时或分别哺乳。若为早产儿或小于胎龄儿,由于吸吮力量不足,建议将母乳挤出喂养新生儿。如果母乳不够,可以借助人母乳库获取母乳。母乳比配方奶更适合早产儿,能减少新生儿坏死性小肠炎发生风险。为刺激分泌足够的乳汁,应多让新生儿吸吮。助产士应教会产妇哺乳的技巧,并鼓励其建立双胎母乳喂养的信心。早产儿或小于胎龄儿尚未建立协调的吸吮和吞咽反射者,可采用静脉营养或胃管喂养。密切监测新生儿体重增长。应监测末梢血糖值,防止低血糖发生。

(严小丽)

参考文献

[1] 叶红,段华.自然流产与子宫腔相关因素分析[J].中国综合临床,2016,32(4):312-314.

[2] 中华医学会妇产科学分会产科学组.复发性流产诊治的专家共识[J].中华妇产科杂志,2016,51(1):3-9.

[3] 王玉东.2016年英国皇家妇产科医师学会及早期妊娠学会《异位妊娠的诊断和管理》指南解读[J].中国实用妇科与产科杂志,2017,33(9):916-919.

[4] 中国抗癌协会妇科肿瘤专业委员会.妊娠滋养细胞疾病诊断与治疗指南(第4版)[J].中国实用妇科与产科杂志,2018,34(9):994-1001.

[5] 中华医学会妇产科学分会产科学组.胎盘早剥的临床诊断与处理规范(第1版)[J].中华妇产科杂志,2012,12(47):957-958.

[6] 中华医学会计划生育学分会.剖宫产后中期妊娠胎盘前置状态伴植入终止妊娠的专家共识[J].中华妇产科杂志,2018,53(9):585-589.

[7] 李霞,张师前.美国妇产科医师协会"妊娠期恶心呕吐诊治指南2018版"解读[J].中国实用

妇科与产科杂志,2018,34(4):409-412.

[8] 中华医学会妇产科学分会产科学组.妊娠剧吐的诊断及临床处理专家共识(2015)[J].中华妇产科杂志,2015,50(11):801-804.

[9] 廖媛,严小丽,刘鹤莺,等.重型妊娠剧吐分层管理21例临床病例分析[J].实用妇产科杂志,2018,34(5):380-384.

[10] 曲凤智,孙备,王刚,等.妊娠期急性胰腺炎43例诊治体会[J].中国实用外科杂志,2016,36(11):1233-1237.

[11] 贺梦雅,马玉燕.围生期急性阑尾炎诊治策略[J].实用妇产科杂志,2016,32(1):3-5.

[12] 马媛媛,赵扬玉.围生期急性胆囊炎的诊治决策[J].实用妇产科杂志,2016,32(1):10-12.

[13] 王雪姣,杜鹃.输尿管双J管在22例妊娠期肾绞痛治疗中的应用[J].实用妇产科杂志,2012,28(8):665-668.

[14] 中华医学会儿科学分会血液学组.重型β地中海贫血的诊断和治疗指南(2017年版)[J].中华儿科杂志,2018,56(10):724-729.

[15] 中华医学会血液学分会红细胞疾病学组.非输血依赖型地中海贫血诊断与治疗中国专家共识(2018年版)[J].中华血液学杂志,2018,39(9):705-708.

[16] 谢幸,孔北华,段涛.妇产科学[M].9版.北京:人民卫生出版社,2018.

[17] 李晓青,卢彦平.妊娠中期羊水过少的病因学研究进展[J].中华围产医学杂志,2018,21(12):846-849.

[18] 王立华.羊水过少的诊治进展[J].继续医学教育,2018,32(3):105-107.

[19] 中华医学会妇产科学分会产科学组.胎膜早破的诊断与处理指南(2015)[J].中华妇产科杂志,2015,50(1):3-8.

[20] 中华医学会围产医学分会.妊娠期铁缺乏和缺铁性贫血诊治指南[J].中华围产医学杂志,2014,17(7):451-454.

[21] 中华医学会妇产科学分会.妊娠合并糖尿病诊治指南(2014)[J].中华妇产科杂志,2014,49(8):561-569.

[22] 中华医学会妇产科学分会.前置胎盘的临床诊断与处理指南[J].中华妇产科杂志,2013,48(2):148-150.

[23] 丁峰,孙慧娜,赵艳丽.孕前体重指数对妊娠期糖尿病患者妊娠结局的影响[J].中国病案,2019,21(1):87-88.

[24] 程利南.硫酸镁预防和治疗子痫的用药方案:WHO推荐意见[J].中华全科医师杂志,2018,17(3):247-248.

[25] 中华医学会围产医学分会胎儿医学学组,中华医学会妇产科学分会产科学组.双胎妊娠临床处理指南(第二部分)——双胎妊娠并发症的诊治[J].中华妇产科杂志,2015,50(9):641-647.

[26] 中华人民共和国国家卫生和计划生育委员会.双胎妊娠产前筛查与诊断技术规范[J].中国实用妇科与产科杂志,2017,33(8):810-814.

[27] 中华人民共和国国家卫生和计划生育委员会.胎儿镜激光治疗双胎输血综合征技术规范[J].中国实用妇科与产科杂志,2017,33(7):695-698.

[28] 中华医学会妇产科学分会妊娠期高血压疾病学组.妊娠期高血压期疾病诊治指南(2015)[J].中华妇产科杂志,2015,50(10):721-728.

[29] 中华医学会围产医学分会胎儿医学学组,中华医学会妇产科学分会产科学组.双胎妊娠临床处理指南(第一部分)——双胎妊娠的孕期监护及处理[J].中华妇产科杂志,2015,50(8):561-566.

[30] 解丽梅,廖姗姗,刘彩霞,等.双胎妊娠超声检查技术规范(2017)[J].中国实用妇科与产科杂志,2017,33(8):815-818.

[31] 原鹏波,赵扬玉.双胎妊娠早产的预防和治疗[J].中国实用妇科与产科杂志,2018,34(2):154-158.

[32] Jauniaux E, Alfirevic E, Bhide AG, et al. Placenta Previa and Placenta Accreta: Diagnosis and Management: Green-top Guideline NO. 27a[J]. BJOG,2019,126(1):e1-e48.

[33] Schindler AE, Carp H, Druckmann R, et al. European Progestin Club Guidelines for Prevention and treatment of threatened or recurrent(habitual) miscarriage with progestogens [J]. Gynecol Endocrinol,2015,31(6):447-449.

[34] NICE. guideline, Ectopic pregnancy and mis-

carriage diagnosis and initial management，http://nice. org. uk/guidance/ng126，2019-04-17.

[35] Committee on Practice Bulletins-Gynecology. ACOG Practice Bulletin NO. 191：Tubal ectopic pregnancy［J］. Obstet Gynecol，2018，131(2)：e65-e77.

[36] NCCN，National Comprehensive Cancer Network. Gestational Trophoblastic Disease (2019. V1). http://guide. medlive. cn/，2018-08-09.

[37] Bolze DA，Attia J，Massardier J，et al. Formalised consensus of the European Organisation for Treatment of Trophoblastic Diseases on Management of gestational trophoblastic diseases［J］. Eur J Cancer，2015，51(13)：1725-1731.

[38] Franca Neto AH，Amorim MM，Nóbreqa BM. Acute appendicitis in pregnancy：literature review［J］. Rev Assoc Med Bras，2015，61(2)：170-177.

[39] Aggenbach L，Zeeman GG，Cantineau AE，et al. Impact of appendicitis during pregnancy：No delay in accurate diagnosis and treatment［J］. Int J Surg，2015，15(1)：84-89.

[40] Hiersch L，Yogev Y，Ashwal E，et al. The impact of pregnancy on the accuracy and delay in diagnosis of acute appendicitis［J］. J Mater Fetal Neonatal Med，2014，27(13)：1357-1360.

[41] Goldberg-Stein S，Liu B，Hahn PF，et al. Body CT during pregnancy：utilization trends，examination indications，and fetal radiation doses［J］，AJR Am J Roentgenol，2011，19(6)：146-151.

[42] Sharp HT. The acute abdomen during pregnancy［J］. Clin Obstet Gynecol，2002，45(2)：405-413.

[43] Pearl J，Price R，Richardson W，et al. Guidelines for diagnosis，treatment，and use of laparoscopy for surgical problems during pregnancy［J］. Surg Endosc，2011，25(11)：3479-3492.

[44] Srirangam SJ，Hickerton B，Van Cleynenbreugel B，et al. Management of urinary calculi in pregnancy：a review［J］. J Endourol，2008，22(5)：867-875.

[45] Campbell K，Rowe H，Azzam H，et al. The management of Nausea and Vomiting of pregnancy［J］. J Obstet Gynaecol Can，2016，38(12)：1127-1137.

[46] Api O，Breyman C，Cetiner M，et al. Diagnosis and treatment of iron deficiency anemia during pregnancy and postpartum period［J］. Turk J Obstet Gynecol：Iron deficiency anemia working group consensus report，2015，12(3)：173-181.

[47] Society for Maternal-Fetal Medicine，Dashe JS，Pressman EK，et al. SMFM consult series ♯46：Evaluation and management of polyhydramnios［J］. Am J Obstet Gynecol，2018，219(4)：B2-B8.

[48] ACOG，American College of Obstetricians and Gynecologists. ACOG Dractice Bulletin NO. 201：Pregestational diabetes mellitus［J］. Obstet Gynecol，2018，132(6)：e228-e248.

[49] ADA，American Diabetes Association. Professional practice committee：Standards of Medical Care in Diabetes-2019［J］. Diabetes Care，2019，42(Supplement 1)：S3.

[50] SMFM，Society for Maternal-Fetal Medicine. SMFM Statement：Pharmarmacological treatment of gestational diabetes［J］. Am J Obstet Gynecol，2018，218(5)：B2-B4.

[51] Padayachee C，Coombes JS. Exercise guidelines for gestational diabetes mellitus［J］. World J Diabetes，2015，6(8)：1033-1044.

[52] Commitee on Practice Bulletins-obstetrics. Practice Bulletin NO. 180：Gestational diabetes mellitus［J］. Obstet Gynecol，2017，130(1)：e17-e37.

[53] Schmitz T，Sentilhes L，Lorthe E，et al. Premature rupture rupture of membranes：Guidelines for clinical practice from the French college of Gynaecologists and obstetricians (CNGOF)［J］. Eur J Obstet Gynecol Reprod Biol，2019，236：1-6.

[54] Gallot D. Diagnosis of rupture of fetal mem-

branes:CNGOF preterm premature rupture of membranes guidelines [J]. Gynecol Obstet Fertil Senol,2018,46(12):1022-1028.

[55] Dion DM, Cazanave C, Charlier C. Antibiotic prophylaxis in preterm premature rupture of membranes:CNGOF preterm premature rupture of membranes guidelines[J]. Gynecol Obstet Fertil Senol,2018,46(12):1043-1053.

[56] American College of Obstetricians and Gynecologists. ACOG Committee opinion no. 548: Weight gain during pregnancy[J]. Obstet Gynecol,2013,121(1):210-212.

[57] American College of Obstetricians and Gynecologists. Practice Bulletin NO. 173: Fetal Macrosomia[J]. Obstet Gynecol, 2016, 128 (5):e195-e209.

[58] WHO recommendations: policy of interventionist versus expectant management of severe pre-eclampsia before term. Geneva: World Health Organization, 2018.

[59] Ministry of Health. Diagnosis and Treatment of Hypertension and Pre-eclampsia in Pregnancy in New Zealand: A clincial practice guideline. http://guide. medlive. cn/ , 2018-08-29.

[60] Brown MA, Magee LA, Kenny LC, et al. The hypertensive disorders of pregnancy: ISSHP classification, diagnosis & management recommendations for international practice. Pregnancy Hypertens, 2018,13:291-310.

[61] Glanc P,Nyberq DA,Khati NJ,et al. ACR Appropriateness Criteria ® Multiple Gestations [J]. J Am Coll Radiol,2017,14(11S):S476-S489.

[62] Queensland Clinical Guidelines. Hypertensive disorders of pregnancy. Guideline NO. MN15. 13-V6-R20 . Queensland Health,2016.

[63] ACOG Practice Bulletin No 156: Obesity in Pregnancy. Obstet Gynecol, 2015, 126 (6): e112-126.

[64] ACOG Practice Bulletin NO. 202:Gestational Hypertension and Preeclampsia [J]. Obstet Gynecol,2019,133(1):e1-e25.

[65] Tranquilli AL, Dekker G, Magee L, et al. The classification, diagnosis and management of the hypertensive disorders of pregnancy: A revised statement from the ISSHP[J]. Pregnancy Hypertens,2014,4(2):97-104.

[66] Magee LA, Pels A, Helewa M,et al. Diagnosis, evaluation, and management of the hypertensive disorders of pregnancy[J]. Pregnancy Hypertens,2014,4(2):105-145.

[67] Dasgupta K, Robert RR,Zarnke KB,et al. The 2014 Canadian hypertension education program recommendations for blood pressure measurement, diagnosis, assessment of risk, prevention and treatment of hypertension[J]. Can J Cardiol,2014,30(5):485-501.

[68] Mateus J,Newman R,Sibai BM,et al. Massive urinary protein excretion associated with greater neonatal risk in preeclampsia[J]. AJP Rep, 2017,7(1):e49-e58.

[69] O'Gorman N,Wright D,Poon LC,et al. Multicenter screening for pre-eclampsia by maternal factors and biomarkers at 11-13 weeks' gestation: comparison with NICE guidelines and ACOG recommendations[J]. Ultrasound Obstet Gynecol,2017,49(6):756-760.

[70] Rolnik DL,Wright D,Poon LC,et al. Aspirin versus Placebo in pregnancies at high risk for preterm preeclampsia [J]. N Engl J Med, 2017,377(7):613-622.

[71] Chappell LC,Duckworth S,Seed PT,et al. Diagnostic accuracy of placental growth factor in women with suspected preeclamp-sia: a prospective multicenter study [J]. Circulation, 2013,128(19):2121-2131.

[72] Theilen LH,Fraser A,Hollingshaus MS,et al. All-cause and cause-specific mortality after hypertensive disease of pregnancy [J]. Obstet Gynecol,2016,128(2):238-244.

[73] Lowe S A,Bowye R L,Lost K,et al. The SOMANZ guidelines for the management of hypertensive disorders of pregnancy 2014 [J]. Aust N Z J Obstet Gynaecol,2015,55(1):11-16.

[74] Chauhan SP，Scardo JA，Hayes E，et al. Twins：prevalence，problems，and preterm births[J]. Am J Obstet Gynecol，2010，203 (4)：305-315.

[75] Oepkes D，Sueters M. Antenatal fetal surveillance in multiple pregnancies[J]. Best Pract Res Clin Obstet Gynaecol，2017，38：59-70.

第 10 章　妊娠期感染性疾病与出生缺陷筛查

第一节　感染性疾病

一、阴 道 炎

阴道炎,是阴道黏膜及黏膜下结缔组织的炎症,是妇产科门诊常见疾病。健康妇女,由于解剖学及生理等特点,阴道对病原体侵入有自然防御功能。而孕期机体抵抗力下降,阴道糖原升高,病原体易于侵入,可导致阴道炎症。常见的妊娠期阴道炎有细菌性阴道病、滴虫性阴道炎、外阴阴道假丝酵母菌病等。

【临床表现】

1. 细菌性阴道病　有 10%~50%无症状,有症状者多诉有鱼腥臭味灰白色白带,阴道灼热感、瘙痒。分泌物在阴道壁上易于擦掉,阴道黏膜可无充血、红肿。常与宫颈炎、盆腔炎同时发生,也常与滴虫性阴道炎同时发生,有报道滴虫培养阳性妇女中有 86%妇女合并本症。此外,在妊娠期细菌性阴道病常可引起不良围生期结局如绒毛膜羊膜炎、胎膜早破、早产及剖宫产后或阴道分娩产后子宫内膜感染等。

2. 滴虫性阴道炎　白带增多,可为稀薄浆液状,灰黄色或黄绿色,有时混有血性,20%白带中有泡沫。外阴有瘙痒、灼热,性交痛亦常见,感染累及尿道口时,可有尿痛、尿急,甚至血尿。可见阴道与宫颈黏膜充血水肿,常有散在的红色斑点,或草莓状突起,后穹有大量的白带。滴虫能消耗上皮内糖原,改变阴道内 pH,妨碍乳酸杆菌生长,故易引

起继发性细菌感染,此时白带呈草绿色,有异味。

3. 外阴阴道假丝酵母菌病　白带多,外阴及阴道灼热瘙痒。波及尿道,也可有尿频、尿急、尿痛等。典型的白带呈凝乳状或为片块状,阴道及阴道前庭黏膜高度水肿,覆有白色凝乳状薄膜,呈点状或片状分布,易剥离,其下为受损潮红基底,或形成溃疡,或留下瘀斑,严重者小阴唇肿胀粘连。但白带并不都具有上述典型特征,从水样直至凝乳样白带均可出现,有的完全是一些稀薄清澈的浆液性渗出物,其中常含有白色片状物。

【诊断】

1. 非特异性阴道炎　取分泌物作涂片,用革兰染色镜检,可找到常见的病原菌,而无念珠菌或滴虫存在。

2. 外阴阴道假丝酵母菌病　取分泌物作涂片,用革兰染色,镜下可找到成群革兰阳性浓染的卵圆形孢子,或可见到假菌丝与出芽细胞相连接成链状或分支状。最可靠的方法是进行培养＋药敏检查。

3. 滴虫性阴道炎　取分泌物与已滴在玻璃片上少量温生理盐水调和、镜检。可见活动的阴道毛滴虫。如果特殊病例查不到滴虫,可改用培养法检查,检查结果准确度高。

【治疗】

1. 一般治疗　积极治疗可以消除易感因素。保持外阴清洁干燥,避免搔抓。治疗期间禁止性生活。不宜食用辛辣刺激性食

品。可改变阴道酸碱度:念珠菌生长最适宜的 pH 为 5.5,因此采用碱性溶液冲洗外阴,改变阴道酸碱度,对念珠菌生长繁殖会有抑制作用。可使用 2%~4% 小苏打水冲洗阴道,冲洗后要拭干外阴,保持外阴干燥,以抑制念珠菌的生长。必要时阴道用抗真菌药物。

2. 特殊治疗

(1)滴虫性阴道炎:可给予甲硝唑口服及阴道内放置甲硝唑栓,7~10d 为 1 个疗程,1% 乳酸液冲洗外阴。丈夫也应同时治疗,在治疗期间应避免性生活。此外,患者应注意个人卫生,避免不洁性交和交叉感染。

(2)外阴阴道假丝酵母菌病:阴道放置真菌栓治疗,7~10d 为 1 个疗程。治疗期间避免性生活,勤换内裤,洗涤用具均应用开水烫洗等。

(3)细菌性阴道病:选择孕期可用的 B 类敏感抗生素口服,阴道内放置甲硝唑栓,7~10d 为 1 个疗程。

二、梅　毒

梅毒(syphilis),是由苍白(梅毒)螺旋体引起的慢性、系统性性传播疾病。临床上可表现为一期梅毒、二期梅毒、三期梅毒和潜伏梅毒。是《中华人民共和国传染病防治法》中列为乙类防治管理的病种。

【病原体】　梅毒螺旋体,亦称苍白密螺旋体(treponema pallidum,TP),属密螺旋体属(Genus treponema)。菌体细长,带均匀排列的 6~12 个螺旋,长 5~20μm,平均长 6~10μm,横径 0.15μm,运动较缓慢而有规律,实验室常用染料不易着色,可用暗视野显微镜或相差显微镜观察菌体。

梅毒螺旋体体外存活力低,40℃ 时失去传染力,56℃ 3~5min 煮沸立即死亡。在潮湿的生活用品上可存活数小时,不耐干燥。对肥皂水和常用消毒剂(70% 乙醇、0.1% 苯酚、0.1% 氯化汞等)敏感,耐低温。

【传播途径】

1. 性接触传播　为梅毒的主要传播途径,占其 95% 以上。感染梅毒螺旋体早期传染性最强。随着病期延长传染性越来越小,一般认为感染后 2 年以上性接触就不再有传染性。梅毒螺旋体也可以间接接触传染,如通过接吻、哺乳和通过被患者分泌物污染的衣裤、被褥等日常用品造成传播。

2. 母体传播　患有梅毒的孕妇可通过胎盘传染给胎儿,引起胎儿宫内感染,多发生在妊娠 4 个月以后,导致流产、早产、死胎或分娩胎传梅毒儿。同样,孕妇梅毒病期越短,对胎儿感染机会越大,但感染后 2 年仍可通过胎盘传给胎儿。

【免疫反应】　感染 2 周后产生特异性 IgM 抗体,此型抗体不能通过胎盘。感染后 4 周出现特异性 IgG 抗体,可通过胎盘。完全治愈的早期梅毒可再感染。另外,梅毒螺旋体可破坏人体组织,使组织释放一种抗原性心脂酶,刺激机体产生反应素,用 RPR、USR、VDRL 等方法可检出,在感染梅毒螺旋体后 5~7 周或出现硬下疳后 2~3 周转阳性。

【临床表现】

1. 获得性显性梅毒

(1)一期梅毒:主要表现为梅毒螺旋体造成的皮肤损害,标志性特征为硬下疳(chancre)。好发部位为:尿道口、大小阴唇、阴蒂、宫颈、肛门、肛管等。也可见于唇、舌、乳房等处。硬下疳特点为:感染梅毒后 7~60d 出现,大多数患者硬下疳为单发、无痛无痒、圆形或椭圆形、边界清晰的溃疡,高出皮面,疮面较清洁,有继发感染者分泌物多。触之软骨样硬度。持续时间为 4~6 周,可自愈。

(2)二期梅毒:梅毒螺旋体随血液循环播散,引发多部位损害和多样病灶。主要表现为皮疹和全身症状,可于硬下疳消退后发生或重叠发生。全身症状发生在皮疹出现前,表现为发热、头痛、骨关节酸痛、肝脾肿大、淋巴结大。接着出现梅毒疹,并有反复发生的特点。80%～95%的患者发生梅毒皮疹,为疹型多样和反复发生、广泛而对称、不痛不痒、愈后多不留瘢痕、驱梅治疗迅速消退、皮疹富含梅毒螺旋体。主要疹型有斑疹样、丘疹样、脓疱性梅毒疹及扁平湿疣、掌跖梅毒疹等。

(3)三期梅毒:梅毒螺旋体造成器官不可逆损害。在皮肤可表现为结节性梅毒疹、树胶样肿,有深溃疡形成,萎缩样瘢痕。发生于鼻中隔者则骨质破坏,形成马鞍鼻。在舌部者为穿凿性溃疡,阴道损害为溃疡,可形成膀胱阴道瘘或直肠阴道瘘等。

①心血管梅毒:主要侵犯主动脉弓部位,发生主动脉瓣闭锁不全,即梅毒性心脏病。

②神经梅毒:发生率约10%,多发生于感染 TP 后 10～20 年。可无症状,也可发生梅毒性脑膜炎、脑血管梅毒、脑膜树胶样肿、麻痹性痴呆。

2. 获得性隐性梅毒 感染 TP 后未形成显性梅毒或显性梅毒经一定活动期后症状暂时消退,梅毒血清试验阳性、脑脊液检查正常,获得性隐(潜伏)性梅毒。感染后 2 年内的称为早期潜伏梅毒,感染后 2 年以上的称为晚期潜伏梅毒。

3. 妊娠梅毒 孕期发生或发现活动性梅毒或潜伏梅毒。孕期梅毒损害较轻,发生晚期梅毒及复发机会较少。妊娠梅毒可发生小动脉炎导致胎盘组织坏死,造成流产、早产、死胎。梅毒螺旋体可通过胎盘或脐静脉传给胎儿引起新生儿先天梅毒。也有近 1/6 的梅毒孕妇可分娩健康新生儿。还有一种特殊现象,即未经治疗的梅毒孕妇,在其多次妊娠后,婴儿有渐趋正常的趋势。这只是一般趋势而已,不能因此放松对梅毒孕妇的治疗。

4. 先天性梅毒 又称胎传梅毒。系母体梅毒螺旋体经血流透过胎盘而进入胎儿体内引起胎儿各种病变,因此不发生一期梅毒损害。患者的母亲必须是梅毒患者。可分为

以下几种类型。

(1)早期先天梅毒:患儿出生时即瘦小,出生后 3 周出现症状。表现为全身淋巴结大,无粘连、无痛、质硬。多有梅毒性鼻炎。出生后约 6 周出现皮肤损害。呈水疱-大疱型皮损(梅毒性天疱疮)或斑丘疹、丘疹鳞屑性损害。可发生骨软骨炎、骨膜炎。多有肝、脾肿大。血小板减少和贫血。神经梅毒少见。早期先天性梅毒无硬下疳表现,这是先天梅毒的特征之一。

(2)晚期先天梅毒:多发生在 2 岁以后。一类是早期病变所致的骨、齿、眼、神经及皮肤的永久性损害,如鞍鼻、楔状齿、肝脾肿大、无活动性。另一类是仍具活动性损害所致的临床表现,如间质性角膜炎、神经性聋、脑脊液变化、鼻或腭树胶肿、关节积水、骨膜炎、指炎及皮肤黏膜损害。

(3)先天潜伏梅毒:未经治疗,无临床表现。但血清反应阳性,年龄<2 岁者为早期先天潜伏梅毒,>2 岁者为晚期先天潜伏梅毒。

【检测方法】

1. 暗视野显微镜检 暗视野显微镜检查即是在没有明亮光线的显微镜下直接观察苍白螺旋体,对早期梅毒诊断有十分重要的意义。其特点:一期梅毒苍白螺旋体多在硬下疳的硬结、溃疡的分泌物和渗出液中存在,肿大的淋巴结穿刺也可检出。二期梅毒苍白螺旋体可在全身血液和组织中检出,但以皮肤检出率最高。早期先天性梅毒,可以通过皮肤或黏膜损害处分泌物涂片发现梅毒苍白螺旋体。通过羊膜穿刺术获得孕妇羊水,以其做暗视野显微镜观察,对先天性梅毒有诊断价值。

2. 梅毒血清学检测 梅毒血清学检查对于诊断二期、三期梅毒,以及判定梅毒发展和痊愈,判断药物疗效都有十分重要的意义。梅毒血清学检查包括非梅毒螺旋体血清学试验和梅毒螺旋体血清学试验。前者常用于临

床筛选及判定治疗的效果。后者主要是用于判定试验,但是它不能判定治疗效果,一旦感染梅毒,这一试验将终身阳性。

(1)非梅毒螺旋体血清试验:这类试验的抗原分为心磷脂、卵磷脂和胆固醇的混悬液,用来检测抗心磷脂抗体。由于这些试验具有相同的标准化抗原,所以敏感性相似。常用的有 3 种:①性病研究实验室玻片试验(VDRL);②血清不加热的反应素玻片试验(USR);③快速血浆反应素环状卡片试验(RPR)。可用作临床筛选,并可作定量,用于疗效观察。

(2)梅毒螺旋体血清试验:包括荧光螺旋体抗体吸收试验(FTA-ABS)、梅毒螺旋体血凝试验(TPHA)、梅毒螺旋体制动试验(TPI)等。这类试验特异性高,主要用于诊断试验。

3. 梅毒螺旋体 IgM 抗体检测　梅毒螺旋体 IgM 抗体检测是近年来才有的新的诊断梅毒的方法。IgM 抗体是一种免疫球蛋白,用于诊断梅毒具有敏感性高,能早期诊断,能判定胎儿是否感染梅毒螺旋体等优点。因为 IgM 抗体分子较大,其母体 IgM 抗体不能通过胎盘,如果 TP-IgM 阳性则表示婴儿已被感染。

4. 分子生物学检测　用 PCR 技术从选择的材料扩增选择的螺旋体 DNA 序列,从而使经选择的螺旋体 DNA 拷贝数量增加,能够便于用特异性探针来进行检测,以提高诊断率。

【治疗】　治疗原则是强调早诊断,早治疗,疗程规则,剂量足够。定期临床和实验室随访,性伙伴同查同治。

1. 早期梅毒　一期、二期梅毒及早期潜伏梅毒参考方案如下:非青霉素过敏者用苄星青霉素每次 240 万 U,每周 1 次,共 3 周。青霉素过敏者首选脱敏和脱敏后青霉素治疗。

脱敏无效用红霉素 0.5g,口服,每日 4

次,连用 14d 或头孢曲松钠 1g,肌内注射,每日 1 次,连用 10～14d。

2. 晚期梅毒和分期不明梅毒　苄星青霉素 240 万 U,肌内注射,每周 1 次,共 3 周或普鲁卡因青霉素 120 万 U/d,肌内注射,连续 20d;青霉素过敏者脱敏无效时用红霉素 500mg,口服,每天 4 次,连续 30d。

3. 孕期梅毒

(1)有梅毒病史女性在孕前要进行全面梅毒检查,有过不洁性生活或者曾感染过梅毒的女性在计划妊娠前,需做全面梅毒检测。对于梅毒治疗完成、梅毒症状不明显的已婚女性也要在确定梅毒完全治愈后,才能怀孕。梅毒检测的项目应包括梅毒血清筛查试验(VSR 或 RPR 试验)、梅毒试验以及 FTA-ABS 或 TPHA 试验,其中的任何一种结果为阳性都需要继续进行驱梅治疗。

(2)非青霉素过敏者,青霉素类治疗同非孕妇患者。青霉素过敏者早期梅毒及早期潜伏梅毒,用红霉素 500mg,每天 4 次,连续 15d;晚期梅毒用红霉素每次 500mg,每天 4 次,连续 30d。健康孕妇如果在妊娠期内感染梅毒,这时的血清检查结果可能是阴性的,在妊娠末 3 个月一定要及时给予驱梅治疗。

【随访和预后】　早期梅毒经彻底治疗可痊愈并去除传染性,多数正规治疗的患者 6 个月后 USR、RPR 或 VDRL 试验转成阴性或滴度显著降低,如抗体滴度再升高,应是血清性复发。晚期梅毒治疗可消除组织内炎症,但已破坏的组织不会自然修复,为后遗症。梅毒治疗后第 1 年内应每 3 个月复查血清 1 次,以后每 6 个月 1 次,共 3 年。末次复查包括检查脑脊液。神经梅毒和心血管梅毒应随访终身。

三、乙型病毒性肝炎

妊娠合并病毒性肝炎的总体发病率为 0.8%～17.8%,我国是乙肝高发区。母婴传播仍是乙肝高发的重要原因,其传播途径有宫内传播、围生期传播、生活上密切接触传播。因此,控制 HBV 母婴传播至关重要。

接种乙型肝炎疫苗是预防 HBV 感染的最有效方法。我国卫生部于 1992 年将乙型肝炎疫苗纳入计划免疫管理,对所有新生儿接种乙型肝炎疫苗,但疫苗及其接种费用需由家长支付;自 2002 年起正式纳入计划免疫,对所有新生儿免费接种乙型肝炎疫苗,但需支付接种费;自 2005 年 6 月 1 日起改为全部免费。

乙型肝炎疫苗的接种对象主要是新生儿,乙型肝炎疫苗全程接种共 3 针,按照 0、1、6 个月程序,即接种第 1 针疫苗后,间隔 1 及 6 个月注射第 2 及第 3 针疫苗。新生儿接种乙型肝炎疫苗越早越好,要求在出生后

24h 内接种。单用乙型肝炎疫苗阻断母婴传播的保护率为 87.8%。

对 HBsAg 阳性母亲的新生儿,应在出生后 24 h 内尽早注射乙型肝炎免疫球蛋白(hepatitis B immunoglobulin,HBIG),最好在出生后 12h 内,剂量应≥100U,同时在不同部位接种 10μg 重组酵母乙型肝炎疫苗,可显著提高阻断母婴传播的效果。新生儿在出生 12h 内注射 HBIG 和乙型肝炎疫苗后,可接受 HBsAg 阳性母亲的哺乳。

对 HBsAg 阴性母亲的新生儿可用 5μg 重组酵母;对新生儿时期未接种乙型肝炎疫苗的儿童应进行补种,剂量为 5μg 重组酵母。新生儿 HBV 母婴阻断方案见表 10-1-1。

表 10-1-1　新生儿 HBV 母婴阻断方案

母体情况	胎儿情况	接种方案	随访
孕妇 HBsAg(-)	足月新生儿	疫苗行 3 针方案:即 0、1 个月、6 个月各注射 1 次	无须随访
	早产儿且出生体重≥2000g	疫苗行 3 针方案:即 0、1 个月、6 个月各注射 1 次	最好在 1-2 岁再加强一针疫苗
	早产儿且出生体重<2000g	待新生儿体重增至≥2000g 时,实行疫苗 4 针方案:即出生 24h 内、1-2 个月、2-3 个月、6-7 个月各注射 1 次	可不随访或最后 1 针后 1-6 个月
孕妇 HBsAg(+)	足月新生儿	出生 12h 内(越早越好)注射 HBIG 100~200U;并行 3 针方案:即 0、1 个月、6 个月各注射 1 次	7-12 月龄随访
	早产儿,无论出生时情况及体重	出生 12h 内(越早越好)注射 HBIG。100~200U,3~4 周后重复 1 次;疫苗行 4 针方案:即出生 24h 内、3-4 周、2-3 个月、6-7 个月各注射 1 次	最后 1 针后 1-6 个月

注:引自谢幸,孔北华,段涛.妇产科学.9 版.北京:人民卫生出版社,2018.

随访检测结果有:①HBsAg 阴性,抗-HBs 阳性,且>100mU/ml,说明预防成功,无须特别处理;②HBsAg 阴性,抗-HBs 阳性,但<100mU/ml,表明预防成功,但对疫苗应答反应较弱,可在 2-3 岁加强接种 1

针,以延长保护年限;③HBsAg 和抗-HBs 均阴性(或<10mU/ml),说明没有感染 HBV,但对疫苗无应答,需再次全程接种(3 针方案),然后再复查;④HBsAg 阳性,抗-HBs 阴性,高度提示免疫预防失败;6 个月后复查

HBsAg 仍阳性,可确定预防失败,已为慢性 HBV 感染。

四、艾　滋　病

艾滋病,又称获得性免疫缺陷综合征(acquired immune deficiency syndrome),是人类免疫缺陷病毒(human immunodeficiency virus,HIV)进入人体后,破坏 T 淋巴细胞,主要是辅助性 T 淋巴细胞,使患者体内免疫系统受到严重损害,容易发生条件致病性感染,并且还可以发生少见的恶性肿瘤而导致死亡。

艾滋病病毒母婴传播流行趋势在世界范围内有增无减,据 UNAIDS(United Nations Programme on HIV/AIDS)资料,平均每年有 200 万以上感染妇女分娩,平均每天就有 1600 多个婴儿感染 HIV,主要是经母婴垂直传播引起。在我国艾滋病流行情况亦不容乐观,到 1998 年底 HIV 感染数为 10 676 例,遍及 29 个省市。由于我国性病漏报情况严重,有人推测我国 HIV 感染实际例数已经超过了数十万。孕妇处于一种免疫抑制状态,可能加重 HIV 感染时的 CD4$^+$ 淋巴细胞缺失,加速病情进展和机会性感染,威胁母婴安全。

【传染源】　人是唯一的传染源,无论是患者还是无症状的感染者皆有传染性,而无症状感染者由于不易发现与管理,是更为重要的传染源。艾滋病病毒 HIV 感染常集中在一些特殊人群中,即所谓"高危人群"。HIV 感染的高危人群有男性同性恋者、卖淫妇女、性乱者、吸毒者、经常使用血制品及频繁供血者。

【传播途径】　艾滋病能通过血液、精液和宫颈分泌物传播,其他体液如唾液、脑脊液、泪液、尿液、乳汁中曾分离到 HIV,但不是主要的传播途径。

1. 性传播　艾滋病主要的传播途径,其中包括同性恋及异性间传播。性伴侣越多,感染机会就越大。

2. 血液及血液制品传播　由使用血液制品及输血引起的传播屡有报道,是艾滋病的主要传播方式之一。近年来各国都加强了采供血 HIV 检测,已使这一传播途径得到了有效控制。但由于"窗口期"(window phase)问题尚未解决,更由于采供血管理检测不严,经输血传播仍是艾滋病的一个重要传播途径。

3. 通过注射器及血液器具传播　这方面最重要的是静脉药瘾者之间的传播,这已成为艾滋病的主要传播方式之一。

4. 公共用具传播　如打耳孔、美容用品、剃刀、牙刷等,可损伤皮肤黏膜的一些活动,皆有艾滋病传播的危险性。

5. 母婴传播　如母亲有艾滋病病毒感染,传给胎儿的可能性极大。可由胎盘传播,分娩过程感染及通过母乳传播。

【临床分期】

1. 艾滋病病毒感染期　感染艾滋病病毒后没有任何临床症状,仅血液检查艾滋病病毒抗体阳性。约有 90% 新感染艾滋病病毒的人不发展为艾滋病相关综合征或艾滋病。但当机体抵抗力下降或机体遭到疾病侵袭或创伤时,则会发病。

2. 艾滋病相关综合征期　患者出现腹股沟淋巴结以外的两处以上原因不明的淋巴结大持续 3 个月以上,并出现全身症状,如发热、疲劳、食欲缺乏、消瘦、体重减轻、持续性腹泻、夜间盗汗等,至少有以上两种症状和两项艾滋病实验室检查异常,可以诊断为艾滋病相关综合征。一部分人停留在这种状态,而另一部分患者则发展为严重的艾滋病。

3. 艾滋病期　突出表现为致病性感染,其中包括原虫、真菌、病毒、细菌感染,恶性肿瘤的发生,如卡波西肉瘤(Kaposi 肉瘤)、淋巴瘤等,以及原因不明的细胞免疫缺陷。其临床表现有四种类型。

(1)肺型:表现缺氧、呼吸困难、胸痛和 X

线检查呈弥散性肺部浸润。肺部感染占艾滋病症状的 50%，其中卡氏肺囊虫引起的肺炎占 80%。

（2）中枢神经系统型：约 30% 艾滋病病例出现此型，由病原体感染中枢神经系统或肿瘤、血管并发症及中枢系统的脑损害，出现头痛、意识障碍、痴呆、抽搐以及局灶性和周围神经功能障碍，导致严重后果。

（3）胃肠型：水样便，每天 10～20 次，失水。养分消耗与丢失，体重减轻，衰弱。病原体主要为隐孢子虫。

（4）发热原因不明型：因病原体感染，出现高热、不适、乏力及全身淋巴结大。

【诊断】

1. 艾滋病病毒抗体阳性　并具有下述任何一项者可为实验确诊艾滋病患者。

（1）近期内（3～6 个月）体重减轻 10% 以上，且持续发热达 38℃1 个月以上。

（2）近期内（3～6 个月）体重减轻 10% 以上，且持续腹泻（每日达 3～5 次）1 个月以上。

（3）卡氏肺囊虫肺炎（PCR）。

（4）卡波西肉瘤（KS）。

（5）明显的真菌或其他条件致病感染。

2. 其他　若抗体阳性者体重减轻、发热、腹泻症状接近上述第 1 项时也可为实验确诊艾滋病患者。

（1）CD4/CD8（辅助/抑制）淋巴细胞计数比值<1，CD4 细胞计数下降。

（2）全身淋巴结大。

（3）明显中枢神经系统占位性病变的症状和体征，出现痴呆、辨别能力丧失，或运动神经功能障碍。

【处理】　目前尚无治愈方法，主要采取抗病毒药物治疗和一般支持对症处理。

1. 反转录病毒治疗（antiretroviral therapy，ART）　妊娠期应用 ART 可使 HIV 的母婴传播率由近 30% 降至 2%。具体方案应根据是否接受过 ART、是否耐药、孕周、HIV RNA 水平、CD4$^+$T 淋巴细胞计数等制订。

（1）正在进行 ART HIV 感染妇女妊娠，若病毒抑制效果可、患者能耐受，继续当前治疗；若检测到病毒，可行 HIV 抗反转录病毒药物耐药测试，若在妊娠早期，继续药物治疗。

（2）未接受 ART HIV 感染者，应尽早开始高效联合抗反转录病毒治疗（highly active antiretroviral therapy，HAART），俗称鸡尾酒疗法。如果 CD4$^+$T 淋巴细胞计数高、HIV RNA 水平低，可考虑推迟至妊娠中期开始。

（3）既往曾使用过抗反转录病毒药物但现在已停药者，可行耐药测试，并在之前治疗情况和耐药测试上重新开始 HAART。

（4）HAART 注意事项：避免妊娠早期使用依法韦伦；可使用一种或多种核苷类反转录酶抑制药（NR-TIs），如齐多夫定、拉米夫定、恩曲他滨、泰诺福韦或阿巴可韦等；CD4$^+$T 淋巴细胞计数>250/mm^3 者，应避免使用奈韦拉平。

（5）分娩期处理：若分娩前从未接受过 ART 或 HIV RNA>400 copies/ml，或未知 HIV RNA 水平，可用齐多夫定，首剂 2mg/kg 静脉注射（>1h），然后 1mg/（kg·h）持续静脉滴注至分娩。

2. 其他免疫调节药　α 干扰素、IL-2 等也可应用。

3. 支持对症治疗　加强营养，治疗机会性感染及恶性肿瘤。

4. 产科处理　①尽可能缩短破膜距分娩的时间；②尽量避免进行有创操作，如会阴切开术、人工破膜、胎头吸引器或产钳助产术、胎儿头皮血检测等，以减少胎儿暴露于 HIV 的危险；③建议在妊娠 38 周时选择性剖宫产以降低 HIV 母婴传播；④不推荐 HIV 感染者母乳喂养；⑤对于产后出血建议用催产素和前列腺素类药物，不主张用麦角生物碱类药物，因其可与反转录酶抑制药和蛋白酶抑制药协同促进血管收缩。

【预防】 AIDS 无治愈方法,重在预防。

(1)对已感染 HIV 的妇女进行"不供血,终止妊娠,固定性伴侣,避孕套避孕"的宣教。

(2)艾滋病患者和 HIV 抗体阳性者均不宜妊娠,一旦妊娠应早期终止;如继续妊娠,应告知其风险。

第二节　出生缺陷筛查

出生缺陷(birth defects),又称先天异常(congenital anomalies),是指胚胎或胎儿在发育过程中所发生的结构或功能异常。其定义涉及广泛,疾病种类繁多,包括先天畸形、先天性代谢病、染色体异常、先天性宫内感染所致的异常以及先天发育残疾如盲、聋、智力障碍等。出生缺陷可于出生时表现,也可在生后一段时间才显示出来,如智力障碍。有些出生缺陷如某些先天性代谢病,常需特殊技术方能诊断。

一、发病特点

先天畸形(congenital malformation)是专指以形态结构异常为主要特征的出生缺陷,占出生缺陷的 60%～70%,是最为重要的一类出生缺陷。先天畸形可伴有遗传物质的异常,涉及生殖细胞遗传物质改变,可传给后代,但并不是所有的先天畸形都是由于遗传物质改变所致。故先天畸形和遗传病概念既有内存联系,又有区别。

我国是人口大国,也是出生缺陷和残疾高发国家。出生缺陷自然发生率为 3%～4%,包括了一些肉眼不能发现及在数年内才出现症状的出生缺陷。其中比较严重的出生缺陷约在 1%,包括各种类型的心脏畸形、神经管畸形(无脑儿、脊柱裂等)、四肢畸形,以及严重影响智力并合并畸形的染色体异常等。世界每年约有 790 万名缺陷儿诞生,全球 193 个国家出生缺陷发生率为 3.9%～8.2%。我国每年 3000 万左右的新生儿中约有 80 万名至 120 万名缺陷儿出生,占全部出生人口的 4%～6%,是世界上出生缺陷的高发国家之一。这就意味着我国每 30 秒就有一个缺陷儿出生,而且间隔时间在逐年缩短。在全国 8300 多万残疾人中,由于先天原因造成的残疾占到 21.36%。

一般认为,当一个国家或地区的婴儿死亡率降到 40‰左右时,出生缺陷就成为很重要的公共卫生问题。国外研究表明,随着人均国内生产总值(GDP)的增长,围生儿死亡和婴儿死亡中出生缺陷占的比例会越来越高,两者之间为正相关关系。目前出生缺陷已经成为围生儿死亡的首位原因。

我国每年因神经管畸形造成的直接经济损失超过 2 亿元,唐氏综合征的治疗费超过 20 亿元,先天性心脏病的治疗费高达 120 亿元。另外,出生缺陷不但引起死亡,而且大部分存活下来的出生缺陷儿如果没有死亡,则造成残疾,由此给家庭造成的心理负担和精神痛苦是无法用金钱衡量的。因此,我国出生缺陷的现状已经不仅仅是一个严重的公共卫生问题,而且已成为影响经济发展和人们正常生活的社会问题。

我国北方地区,尤其是中西部欠发达地区高于南方;各地农村和贫困、边远地区、山区高于城镇;冬春季怀孕比夏秋季怀孕发生的概率要高一些。我国河北和太行山区等地,部分煤矿地区缺陷的发生率都较高。一般来说,我国单纯由遗传因素造成的出生缺陷约占 10%,单纯由环境因素造成的出生缺陷约占 25%,其余 2/3 左右是环境因素与遗传因素共同作用的结果。我国出生缺陷高发疾病前 5 位是先天性心脏病、多指(趾)、唇腭裂、神经管畸形和脑积水,但不同地区出生缺陷发生顺位不同,地中海贫血等集中在某些地区高发。据有关资料报道,我国严重出生缺陷患儿中除 20％～30％经早期诊断和治疗可以获得较满意的生活质量外,30％～40％在出生后死亡,约 40％致残。

二、预防措施

预防出生缺陷直接关系到社会经济发展、群众切身利益。出生缺陷时时刻刻都在发生,而广大群众对于预防出生缺陷的知识十分贫乏,缺少防范意识。为减少出生缺陷发生,世界卫生组织(WHO)提出了出生缺陷"三级预防"策略。预防出生缺陷发生的关键是减少出生缺陷的发生机会,时机始于孕前。当前迫切需要在全民中大力普及预防出生缺陷科学知识,积极广泛推动一级预防工作,尽快形成经常性工作机制,有效减少出生缺陷发生的危险因素。

1. 一级预防　是指通过健康教育、选择最佳生育年龄、遗传咨询、孕前保健、合理营养、避免接触放射线和有毒有害物质、预防感染、谨慎用药、戒烟戒酒等孕前阶段综合干预,减少出生缺陷的发生;主要工作内容是围绕婚前、孕前、孕早期开展预防出生缺陷的干预措施。一级预防——消除病因,预防出生缺陷发生。让准妈妈在孕前 3 个月及孕后服用安全可靠有效的孕妇专用的药物或营养素。近年来推广妇女在孕前 3 个月至整个孕期,增补含 0.4mg 叶酸的斯利安、叶酸片或服用除含单纯 0.4mg 叶酸外还含有孕妇必须补充的多种维生素和微量元素,有条件的可延续到哺乳期结束。服用这些产品预防神经管畸形达 85％;胎儿唇腭裂达 50％;先天性心脏病达 35％;其他体表重大畸形达 15％;促进胎儿神经系统发育,降低婴儿死亡率;减轻怀孕早期孕妇呕吐等妊娠反应;预防孕妇、乳母及胎儿贫血。

2. 二级预防　是指通过孕期筛查和产前诊断识别胎儿的严重先天缺陷,早期发现、早期干预,减少缺陷儿的出生。在孕期,定期做好孕期保健检查。如利用 B 超技术发现胎儿结构异常,唐氏筛查对神经管畸形的初筛等,及时发现胎儿异常,必要时终止妊娠,以减少严重缺陷胎儿的出生。如唐氏综合征中,虽目前尚不能预防 21-三体的形成,但可对孕妇进行血清 AFP、hCG 筛查 Down 综合征,进行产前羊水检查确诊可预防唐氏综合征的出生。

3. 三级预防　是指对新生儿疾病的早期筛查,早期诊断,及时治疗,避免或减轻致残,提高患儿生活质量。三级预防——出生缺陷儿的治疗和康复。严重的缺陷儿往往在胎儿期或出生后不久死亡。有部分则存活下来。如脊柱裂(包括脑脊膜膨出),应适时施以手术,改善或恢复机体功能,使其尽早康复。

在上述三级预防策略中,一级预防最为重要,一级预防是最积极的,也是最经济的。一级预防是主动、有效、无痛苦的预防措施。根据部门职责分工,人口和计划生育系统在开展预防出生缺陷工作中,要以一级预防工作为主,从源头抓起,从一般人群做起,有效减少出生缺陷发生。

三、产前诊断

产前诊断(prenatal diagnosis)又称宫内诊断(intrauterine diagnosis),或出生前诊断(antenatal diagnosis),是预测胎儿出生前是否患有某些遗传性疾病或先天畸形的技术方法,是优生优育的重要措施。产前诊断方法包括两大类,即侵入性产前诊断和非侵入性产前诊断。前者主要包括羊膜腔穿刺、绒毛取样、脐血取样、胎儿镜和胎儿活检等;后者则包括超声波检查和母体外周血胎儿细胞检测。尽管侵入性产前诊断方法有可能对母体或胎儿产生不同程度的损害,但是由于这些损害都可以通过操作技术的改进和经验的积累并在先进设备(超声波仪)的配合下予以避免,或使之减轻到最低限度,因此目前产前诊断仍然以侵入性诊断为主,并以羊膜腔穿刺和脐血穿刺两种方法最为常用。

(一)超声检查

此检查无创,但对超声仪要求高、对医师专业水平要求高。产前诊断超声可以发现所有胎儿畸形的80%左右,但是一位合格的产前诊断超声医师需要经过多年的培养和实践才能达到这一要求。全世界范围内,产科超声检查都是以二维超声(2D)切面为基础的。但三、四维并不能用于系统超声筛查,系统超声检查主要应用的仍然是二维超声。在二维超声发现可疑需要立体成像时,可启动三维或四维功能,例如面部、肢体等表面成像。

1.**常规超声检查**　对胎儿大体结构检查,主要做胎儿大小、胎盘、羊水的测量,只有明显的结构畸形才能被偶然发现;对胎儿严重致死性畸形进行粗略的筛查,《产前诊断技术管理条例》规定于妊娠18-24周应诊断的致死性畸形包括无脑儿,严重的脑膨出,严重的开放性脊柱裂,严重胸、腹壁缺损内脏外翻,单腔心,致死性软骨发育不全。须及时终止妊娠。

2.**系统超声检查**(targeted imaging for fetal anomalies,TIFFA)　以检测胎儿畸形为目的,做胎儿解剖结构检查,要求获得以下标准切面。

(1)头部:经侧脑室及丘脑的横切面、经小脑切面。

(2)心脏:四腔心切面,三血管切面,左、右心室流出道切面,主动脉弓及导管弓切面。

(3)脊椎:颈、胸、腰骶尾椎纵切面。

(4)腹部:双肾纵横切面、胃泡脐静脉切面、胆囊脐静脉切面,膀胱及两条脐动脉切面。

(5)胸部:胸腔横切面显示心轴、心胸比例,横膈切面。

(6)颜面:唇冠状切面,颜面部正中矢状切面,眼球及牙槽突横切面。

3.**检查频次和时机**　因胎儿机构畸形可随着胎儿的长大而表现更明显,因此一次超声检查不能检查所有的结构畸形。1次妊娠最少需要进行几次超声检查。第1次确定孕周:早孕期超声检查可以确切了解胎儿的个数,部分胎儿畸形及双胎的绒毛膜性。第2次大畸形筛查:在妊娠24周左右进行,可以发现80%左右的胎儿畸形。第3次生长发育检测:在妊娠32周左右进行,可以发现部分漏诊的胎儿畸形并监测胎儿生长发育。而胎儿畸形检查应有严格的时间性。11-13^{+6}周主要检查早期出现的大结构畸形,如无脑儿、肢体缺如、脑膜脑膨出、腹壁缺损等,并估算孕周,测量 NT,判断双胎的绒毛膜性;18-28周做系统筛查胎儿畸形,22-32周是超声心动图检查较好的时机。

4.**胎儿缺陷或畸形检出效果**　仅约50%的21-三体和80%的18-三体或13-三体在妊娠20周时可以发现有结构畸形,因此超声不能代替羊膜腔穿刺来发现染色体异常的胎儿。胎儿颈部透明带(NT)增加不仅提示染色体异常概率增加,也预示结构异常流产发生风险增加。超声检查发现胎儿一种结构异常时,染色体异常率为10%~20%;发现胎儿多种结构异常时,染色体异常率为30%~40%。FGR胎儿中,5%~10%有结构异常。羊水过多和羊水过少时,胎儿异常的概率为13%和15%。超声发现的胎儿畸形中,有79%~85%为单发畸形,15%~21%为多发畸形。

5.**胎儿缺陷或畸形类型及判断**　不同种类的胎儿畸形可以在不同孕周形成并表现出来,熟悉胎儿发育异常的出现规律有助于对胎儿异常做出正确的产前诊断及诠释。胎儿畸形形成其形态学改变的时间规律可分为以下五类。

Ⅰ类:早期出现并持续存在的畸形。一些严重或胚胎早期形成的发育异常在妊娠早期出现,以后不会改变,只要超声能分辨的病变,在任何孕周都可以发现和诊断,如无脑儿、联体双胎等。

Ⅱ类:一过性异常。可以在早期出现,观察过程中消失,多是由于染色体缺陷导致的胎儿体内液体代谢紊乱而形成,如胎儿颈项部皮下透明层增厚(NT)、脑室扩张、脉络膜囊肿等。

Ⅲ类:不定时出现的异常。有些胎儿畸形虽然病变相同,但可以在不同孕周出现,例如胎儿脑积水、膈疝、肿瘤等,最早可以发生在妊娠中期前段,最迟可在足月才出现。

Ⅳ类:不同时期异常表现不同。由于病程发展变化,声像图在整个孕期发生改变。例如胎粪性腹膜炎,肠穿孔前表现为肠管扩张,穿孔后出现腹水,后期出现腹腔内钙化灶。

Ⅴ类:迟发性病变。一些形态或功能异常在妊娠后期才出现,例如宫内感染所致的脑液化,尿路梗阻所致的肾盂积液等。

Ⅵ类:需结合孕周才能判断的异常。正常胎儿器官结构在不同生长发育阶段可有不同声像表现,例如小脑蚓部在16周左右才出现,18周以前难以诊断蚓部缺失。中孕期前段侧脑室仍占据大部分大脑半球,不能诊为脑积水。同样的声像改变在某些孕周为正常,而在另一些孕周则属异常,例如8—12周出现的生理性中肠疝,肠管在腹壁范围外,但不能诊为异常。

6. 影响检出率的因素 超声检查的基础是胎儿形态和结构的解剖学异常,超声对于严重的胎儿畸形的诊断不容易漏诊。较小的组织畸形由于解剖学改变不明显以及受胎龄、胎儿体位与姿势等影响,超声检查对室间隔缺损或房间隔缺损、单纯腭裂、尿道下裂、隐睾、副耳、多指(趾)、并指(趾)或缺指(趾)等类型胎儿缺陷难以进行准确的宫内诊断。作为影像学检查,超声具有仪器本身的局限性和依赖性,超声医师个人经验和专业知识,以及胎儿本身以及母体方面的许多因素都会

影响畸形胎儿在产前的检出率。1993年,美国妇产科医师协会强调无论使用哪种超声设备,亦不管在妊娠哪一阶段,即使让最有经验的超声专家进行彻底的检查,期望所有的胎儿畸形都被检测出来是不现实和不合情理的。

7. 注意事项 胎儿畸形种类繁多,大体形态学改变越大超声诊断越容易。根据畸形检测的特点,即使充分详细的超声检查都不能对所有种类的畸形进行排除性诊断,许多微小病变或某些特殊部位的异常仅在怀疑胎儿可能存在这些畸形时才有可能被检出。另外,以检测胎儿畸形为目的的超声检查时间性强,对仪器要求高,费时长,对操作医师的专业水平要求更高,孕妇和产科医师对此必须有充分的了解。

(二)绒毛采样

绒毛滋养层细胞是受精卵有丝分裂的衍生物,准确反映了胎儿的遗传特性。妊娠早期的绒毛细胞有较高的有丝分裂活性,可以作为早期检出胎儿的染色体异常的材料。流产率为2.5%～3%。

1. 基本原则

(1)绒毛组织活检只适合于有医学指征而无禁忌证者。

(2)有出血倾向(血小板＜70×10^9/L,凝血功能检查有异常)不宜施行。

(3)盆腔或宫腔感染不宜施行。

(4)先兆流产不宜施行。

(5)按知情同意、孕妇自愿的原则,医师只对已签署知情同意书的孕妇做绒毛组织活检术。

(6)穿刺必须在有条件对穿刺中发生异常情况进行医学处理的环境中进行。

(7)同一天穿刺一般不超过两次,若穿刺失败,可在1～2周后复查,考虑重取。

(8)用于绒毛细胞遗传学检查时,合适的穿刺孕周为9—11周。

(9)不同诊断目的所需的组织量不同,染

色体分析约需绒毛 10mg,DNA 分析 5mg 即可满足产前诊断的需要。

2. 程序

(1)穿刺前认真核对适应证、妊娠周数、子宫大小,有无穿刺禁忌证。

(2)与孕妇家属谈话,签署知情同意书。

(3)术前测体温,两次体温在 37.5℃ 以上者,穿刺暂缓。

(4)孕妇排空膀胱,取仰卧位,常规消毒铺巾。

(5)双针活检系统由一根长 15cm、外径 1.2mm 的 18 号引导套针,及一根长 20cm、外径 0.8mm 的 22 号活检针组成。

(6)B 超检查胎囊、胎芽大小及胎心搏动,在严格无菌操作情况下,进行经腹壁绒毛活检。

(7)先将引导套管经腹壁及子宫穿刺进入胎盘绒毛边缘部分,拔出针芯,将活检针经引导套针送入胎盘绒毛组织,连接含 2～4ml 生理盐水的 20ml 注射器,以 10ml 负压,移动活检针吸取绒毛组织。

3. 注意事项

(1)严格无菌操作,避免细菌侵入宫内。

(2)手术前,要进行超声检查以确定胎儿的情况:①检测胚胎长度和胎囊大小;②胎儿存活的确定;③排除多胎妊娠;④胎盘、卵黄囊、子宫定位。

(三)羊膜腔穿刺

羊水细胞培养是利用胎儿脱落于羊水中的少量活细胞,在体外培养的条件下使活细胞贴壁生长、繁殖,然后加入秋水仙碱终止细胞分裂,收集分裂的细胞,制成染色体标本,以分析胎儿染色体是否有畸变。同时孕中期羊水是胎尿、代谢物、分泌物等成分的混合物,通过羊水的生物化学检测可评估胎儿安全状态与有无某些先天缺陷,如羊水渗透压测定、羊水酶类测定、羊水酯类和糖类测定等。羊膜腔穿刺通常在孕 16～24 周,此期间采集羊水细胞数量多,细胞体外培养生长活力强,所得到的细胞分裂相也多,便于分析。

1. 适应证 母婴保健法中规定产前诊断的对象如下。

(1)有可能分娩出严重遗传性疾病和先天性畸形的孕妇。

(2)夫妇一方为某种遗传病患者或曾分娩过某种遗传病患儿,有 X 连锁隐性遗传病家族史的,如果孕妇为 X 连锁隐性致病基因携带者,则所生后代中男性有 50% 发病,女性无一发病。

(3)夫妇任何一方为染色体异常(如染色体平稳易位和倒位携带者),下一代出生染色体异常儿的发病率可高达 5%～10%,平衡易位的遗传危险性更大。

(4)早孕阶段曾服用致畸药物;或曾有病毒感染史等致畸情况。明确有致畸作用的有巨细胞病毒、流感病毒、风疹病毒、疱疹病毒等,其中以风疹、巨细胞病毒危害最大。

(5)羊水过多或过少。羊水过多的孕妇中,约 25% 合并胎儿畸形、神经管畸形、上消化道畸形。

(6)母体血清筛查阳性。

(7)异常超声波检查结果。

(8)高龄孕妇:分娩时 35 岁以上的孕妇。

2. 禁忌证

(1)妊娠<16 周(因子宫小,羊水少)或超过 24 周,虽然细胞数目多,但活细胞占的比例少,因为在体外培养细胞的增殖主要是羊水内活细胞的增殖。在妊娠 14-16 周,羊水中每毫升有细胞 1000～2000 个,涂片时可见大量扁平的多边上皮细胞,核小且固缩的死细胞,而存活的细胞只占 20%～25%。24 周后活细胞仅占百分之几,成功率低。

(2)适应证不明确的孕妇。如前一次分娩出一个原因不明的先天畸形儿者,此次应先查明原因,再有针对性地做羊水穿刺行胎儿染色体检查。

(3)先兆流产或稽留流产史孕妇不应做羊水穿刺。

（4）盆腔内有感染现象或宫内有感染现象者不宜做羊水穿刺。

3. 操作步骤

（1）穿刺前认真核对适应证、妊娠周数、子宫大小、有无穿刺禁忌证。

（2）与孕妇或其家属谈话，签署知情同意书。

（3）术前测量体温，两次体温在 37.5℃ 以上者，暂缓穿刺。

（4）孕妇排空膀胱，取仰卧位，常规消毒铺巾。

（5）行 B 超检查，确定胎儿大小、胎儿胎盘位置、进针位置（尽量避开胎盘）及深度。

（6）羊水采集：穿刺前准备完全与腹部手术相同，超声探头可套以消毒套，与腹部皮肤之间应用消毒的接触剂。在严格无菌下，用专用穿刺针经腹壁、子宫壁进入羊膜腔。无菌注射器缓慢抽出羊水 20～30ml 用于各项检查，然后插入针芯，拔出针头，针眼处盖以消毒纱布并适当压迫几分钟，勿使羊水外溢。

（7）羊水采集瓶或培养瓶，需标明标本编号、孕妇姓名及取样日期等。

（8）穿刺结束后 B 超观察胎心及穿刺部位有无出血情况。

（9）穿刺后观察孕妇 1h 左右，听胎心，观察有无宫缩。若有宫缩，应立即给予保胎药。若怀疑羊膜囊内或胎体出血，可用羊膜镜观察证实，并静脉给予止血药。如无异常情况，告知注意保持敷料干燥 3d，适当休息，若有腹痛、阴道出血、阴道流液等不适随诊，并禁止性生活 2 周。

4. 注意事项

（1）穿刺失败：文献报道穿刺失败率 0.5%～1.0%。

（2）羊水带血：如抽出血性羊水，则表示针尖斜面一部分在宫壁，此时可将针头轻轻向内，同时弃去针管内血性羊水，换一针筒再抽，就可得到淡黄色、透明的羊水。如果羊水始终带血，则有可能针尖扎着胎体或胎盘的血管。

（3）并发症：极少见孕中期羊膜腔穿刺的母体并发症。大样本量的研究证实，羊膜腔穿刺不增加先天缺陷的发生率，但有报道同种免疫溶血性疾病发生率增加，故主张对 Rh 阴性血型孕妇产生抗 Rh 抗体者，羊膜腔穿刺后 72h 内注射 RhD 免疫球蛋白。

（4）感染：羊膜穿刺虽然操作简单，但由于针头直接进入羊膜腔，如果带进细菌，会引起感染，造成胎儿死亡及其并发症。因此，操作应严格防止感染。

（5）胎儿丢失：据多年来国外多个中心大样本量的统计，在排除了 2% 的胎儿自然背景丢失率后，超声引导下进行羊膜腔穿刺术的胎儿丢失率为 0.5%～1%，一般认为在 0.5%左右。

（四）胎儿血采样

采用胎儿脐血作为产前了解胎儿是否先天缺陷及评估胎儿在宫内状况，是从 1972 年 Valenti 首先使用改良的儿科膀胱镜在中期妊娠患者行子宫切开术插入羊膜腔，成功地获得胎儿脐血标本开始。

1. 适应证

（1）快速核型分析：胎血细胞培养只需 48h 即可进行染色体制备，可对绒毛及羊水培养出现的假嵌合体或培养失败进行校正或补救诊断。

（2）胎儿宫内感染的诊断通过对胎血清特异性 IgM 抗体测定可对 TORCH 病原体感染进行宫内诊断，在 21—22 周后进行。随着分子生物学技术发展，应用 PCR 扩增病原体 DNA 或 RNA 进行各种不同感染的诊断将不受孕周的限制。

（3）胎儿血液系统疾病的产前诊断与风险估计如溶血性贫血、自体免疫性血小板减少性紫癜、血友病以及地中海贫血等。

（4）胎儿宫内生长迟缓（IUGR）监测与胎儿宫内状况评估。

（5）可利用脐血管穿刺术对胎儿溶血进

行宫内输血治疗。

2. 禁忌证

(1)大多数并发症均为短暂性及非致命性,而与之相关的胎儿流产率为 1%～2%。

(2)适应证不明确的孕妇,如前一次分娩一原因不明的先天畸形儿者,此次应先查找原因,再针对性地做胎儿脐血穿刺。

(3)有先兆流产和稽留流产史的孕妇不应做胎儿脐血穿刺。

(4)盆腔内有感染情况者和宫腔内有感染情况者不宜做穿刺。

3. 穿刺时机

(1)脐血管穿刺在妊娠 18 周至足月妊娠均可进行。

(2)<18 孕周,脐带直径多<0.5cm,穿刺较为困难。相反在晚孕期脐带较粗穿刺相对容易。

(3)对位于后壁的胎盘,胎儿躯体常妨碍穿刺针进入而不易穿刺成功。

(4)目前认为妊娠 20—24 周为最佳穿刺时期。

4. 操作步骤

(1)孕妇排空膀胱,取仰卧位,术前 B 超常规观察胎儿情况。

(2)定位胎盘及脐带入胎盘处,并测量脐带直径。

(3)选择穿刺点最好位置是脐带入胎盘根部约 2cm 处也可在游离段穿刺。

(4)腹部常规消毒,无须麻醉,换取消毒穿刺探头,选择穿刺点并固定。

(5)经 B 超引导下快速进入腹壁及宫腔后冲击式刺入脐带。

(6)当针尖触及脐带时,常能感到一点阻力,此时需采取“冲击式”穿刺法,严格掌握穿刺力度。然后拔出针芯,连接注射器根据需要抽取需要量脐血,穿刺血量一般在 1～3ml。同一时间穿刺不超过两次。

(7)拔针后立即观察脐带刺穿点有无渗血并记录胎心情况。

(8)术后第 2 天,再次 B 超复查胎儿情况及穿刺点有无血肿形成。

5. 常见并发症处置原则

(1)穿刺部位出血:穿刺针取出后,B 超立即观察脐带穿刺点出血、胎心率情况;出血时间短于 1min,很快停止,且胎心无明显异常,不做特殊处理;出血时间超过 1min,需 B 超持续观察,直至出血停止;术后胎心监护 20min;出血不止,超过 5～10min,胎心监护出现胎心持续过缓,需立即予以处理。

(2)胎心异常:胎儿心动过缓是较重的并发症,严重时可导致胎儿死亡,其发生多与子宫收缩、脐带痉挛、刺中脐动脉或抽取胎儿脐血过多导致胎儿血容量急剧下降有关。穿刺时可选用较细(如 22G)、有一定硬度、针尖锋利且在超声下易显示的穿刺针。同时进针力度也要加以控制,要以有节制的冲击力进针,避免粗暴操作,造成脐带撕裂,严格控制进针次数和穿刺时间,进针次数不应多于 3 次。次数过多,可造成持续性子宫收缩。出现胎儿心动过缓,应立即停止穿刺。并嘱孕妇左侧卧位及吸氧,给予静脉输注晶体液,同时超声监测脐血流变化及脐带穿刺部位出血情况,通常 1～3min 后可恢复正常心率。

(3)先兆早产:穿刺过程中出现宫缩,立即停止穿刺;根据宫缩情况,应用宫缩抑制药。

(五)胎儿镜检查

胎儿镜自 1970 年开始应用于临床,对于疑诊表现发育异常的胎儿进行产前检查与诊断,主要用于眼皮肤白化病、尿道下裂的产前诊断及胎儿皮肤、毛发、肌肉、肝脏组织活检及脐血管穿刺获取胎儿血样或宫内输血等。

【适应证】

(1)曾生育过眼皮肤白化病患儿。

(2)有眼皮肤白化病家族史。

(3)超声检查疑诊尿道下裂者。

（4）产前诊断需要获取胎儿皮肤、毛发、肌肉、肝脏组织活检。

（5）超声引导下宫内输血失败者。

【禁忌证】

（1）穿刺时具有先兆流产症状者。

（2）体温（腋温）高于 37.5℃。

（3）有出血倾向（血小板 $\leqslant 70 \times 10^9$/L，凝血功能检查有异常）。

（4）有全身感染、急性盆腔或宫腔感染征象。

（5）无明显指征的单纯性别鉴定。

【术前准备】

（1）穿刺前认真核对适应证、妊娠周数、子宫大小、有无穿刺禁忌证。

（2）白化病检查时间以孕 23—26 周为宜。

（3）与孕妇或家属谈话，签署知情同意书，向孕妇及家属详细交代术中及术后可能发生的各种并发症，胎儿镜检查的局限性及因胎儿位置、活动等引起的不可预知性。

（4）术前查血常规、凝血象，WBC、PLT 及凝血功能正常者方可手术；按有创操作术前查血型（ABO＋RH）、HIV、TP、HCV、HBV 全套。

（5）术前测量体温，腋温低于 37.5℃者方可手术。两次体温在 37.5℃以上者，手术暂缓。

（6）准备好胎儿镜检查并发症抢救所需的药品。

（7）必要时术前 1 日开始口服黄体酮片 10mg，每 8 小时 1 次，以减少子宫对外界刺激的敏感性，降低流产风险。

（8）术前超声检查了解胎盘、脐带附着及胎儿的位置，羊水情况，以初步确定手术穿刺部位；测量宫颈管长度及 fFN 检测，预测流产的风险。

（9）若无青霉素过敏者，术前青霉素皮试，阴性者，术前 0.5h 青霉素 400 万 U，静脉滴注。

【操作步骤】

（1）孕妇排空膀胱，取膀胱截石位，必要时行左侧倾斜 15°以防止仰卧位低血压综合征。

（2）再次超声检查了解胎儿情况、胎盘及脐带附着部位、羊水情况，以便确定穿刺部位。

（3）常规消毒术野皮肤，消毒范围，上至双乳下线，双侧腋中线，下至大腿上 1/3，铺无菌巾。留置一次性尿管。

（4）检查胎儿镜各组件是否在正常状态。包括光源、主机、镜头、导光束、显示器及录像系统。镜头对焦、对白。

（5）于选择的穿刺部位行局部麻醉，麻醉药物 123 方案：罗哌卡因 1 支（10ml）＋2％盐酸利多卡因 2 支（共 10ml）＋生理盐水 3 支（共 30ml）混匀备用。

（6）采用 22G 羊膜腔穿刺针抽取羊水 20ml 行细胞培养染色体检查。

（7）11 号剪刀片切开穿刺点的皮肤及皮下组织。

（8）在实时超声引导下将穿刺鞘或 Trocar 垂直皮肤刺破筋膜、子宫浆肌层及胎膜，进入羊膜腔，拔出 Trocar 芯，可见羊水流出。

（9）将胎儿镜自穿刺鞘的镜孔置入羊膜腔，在实时超声引导下检查胎儿，若检查白化病，寻找胎儿头部，尤其是顶部、颞部及枕部了解胎儿毛发颜色；若检查尿道下裂，则寻找胎儿外阴部；若活检组织，寻找需活检部位，如胎儿下肢并定位腓肠肌部位，将活检钳经 Trocar 操作孔置入羊膜腔在胎儿镜监视下钳取胎儿皮肤或肌肉组织送检。

（10）术毕，取出胎儿镜，将穿刺鞘芯或 Trocar 芯插入穿刺鞘及 Trocar，在超声引导下取出穿刺鞘或 Trocar，局部按压防羊水渗漏。3mm 以上切口采用 0/3 或 0/4 可吸收线皮下及皮内缝合，伤口贴无菌敷料。观察孕妇 30min 左右，如无异常，告知注意事项后将病人送回病房。

(六)母血胎儿细胞分析

1. 在妊娠期,一些胎儿细胞会通过胎盘少量地进入母体血液循环系统,其中最常见的是有核红细胞。有核红细胞会较大量地出现在胎儿血液循环系统里,而在成人血液里被发现的机会非常罕见,应用细胞富集(cell-sorting)技术,可以在孕早期(6-8 孕周)将胎儿有核红细从母体血液中提取出来,然后通过检测胎儿细胞特异性受体来检测胎儿细胞。获得的胎儿细胞可用于基因诊断,或采用荧光原位杂交技术诊断染色体异常。

虽然利用母血中的胎儿细胞产前诊断是无创性的技术,但是,目前,还不能取代传统的侵入性的取材技术在临床的广泛应用。

2. 1997 年,Lo 等用 PCR 技术扩增出孕妇外周血 Y 染色体特异序列,首次证明了孕妇外周血清和血浆中存在游离胎儿 DNA,性别诊断正确率分别为 80% 和 70%。而后采用实时定量 PCR 技术检测母体血清和血浆中胎儿 DNA 的浓度,发现母体血浆中存在高浓度的胎儿 DNA。同胎儿细胞相比,孕妇外周血游离胎儿 DNA 浓度高,在孕 7 周即可测得,浓度随孕周的进展而增加,至 32 周达高峰。

孕妇外周血中胎儿游离 DNA 的应用包括胎儿性别诊断、某些细胞遗传和常染色体隐性遗传疾病和个别单基因疾病诊断。

(王　丹　潘　颜　严小丽)

参 考 文 献

[1] 杨慧霞.妊娠期感染性疾病诊治策略[J].中国实用妇科与产科杂志,2016,32(6):499-501.

[2] 樊尚荣,黎婷.2015 年美国疾病控制中心阴道感染诊断和治疗指南[J].中国全科医学,2015,18(25):3046-3049.

[3] 王辰,王慧慧,李焕荣,等.《2018 欧洲国际性病控制联盟/世界卫生组织关于阴道分泌物(阴道炎症)管理指南》解读[J].中国实用妇科与产科杂志,2018,34(12):1360-1365.

[4] 中国中西医结合学会皮肤性病专业委员会性病学组.梅毒血清固定临床处理专家共识梅毒血清固定临床处理专家共识[J].中华皮肤科杂志,2015,48(11):753-755.

[5] 中国疾病预防控制中心,中华医学会皮肤性病学分会,中国医师协会皮肤科医师分会.梅毒、淋病、生殖器疱疹、生殖道沙眼衣原体感染诊疗指南(2014)[J].中华皮肤科杂志,2014,47(5):365-372.

[6] 中华医学会肝病学分会,感染乙型肝炎病毒的育龄女性临床管理共识[J].中国病毒病杂志,2018,8(3):164-169.

[7] 中华医学会胸心血管外科学分会,中国心脏出生缺陷围产期诊断和临床评估处置专家共识[J].中华小儿外科杂志,2018,39(3):163-170,195.

[8] 王博识,张立明.出生缺陷一级预防工作模式的实践与思考[J].中国计划生育学杂志,2010,18(6):324-325,379.

[9] 吕时铭.产前诊断实验技术的临床选择[J].中华检验医学杂志,2015,38(8):505-507.

[10] 吴怡,王彦林,韩旭,等.胎儿畸形与染色体异常的关系[J].中国实用妇科与产科杂志,2013,29(10):808-812.

[11] 郑芳秀,史烨,陆蓓亦,等.不同羊膜腔穿刺指征的胎儿染色体异常核型分析[J].中国现代医学杂志,2018,28(23):125-127.

[12] 王燕侠,杜玉开,仇杰.利用母血胎儿游离 DNA 检测胎儿遗传信息的应用进展[J].中华围产医学杂志,2013,16(2):118-121.

[13] U. S, Preventive Services Task Force, Curry SJ, Krist AH, et al. Screening for Syphilis Infection in Pregnant Women: US Preventive Services Task Force Reaffirmation Recommendation Statement [J], JAMA, 2018, 320(9):911-917.

[14] WHO, The World Health Organization, Treatment of Treponema pallidum (syphilis), www. who. int/reproductive health/publica-

tions/rtis/syphilis-treatment-guidelines/en/,
2016-8-29.

[15] Castillo E,Murphy K,van Schalkwyk J. NO.
342-Hepatitis B and Pregnancy[J]. J Obstet
Gynaecol Can,2017,39(3):181-190.

[16] British HIV Association. British HIV Associ-
ation guidelines for the management of HIV in
pregnancy and postpartum 2018 [J]. HIV
Med,2019,20 Suppl 3:s2-s85.

第 11 章　产前腹部体检、骨盆测量与胎儿评估

第一节　腹　部　体　检

腹部检查的目的主要是为了判断胎儿在宫内生长发育情况是否与孕周相符,同时观察妊娠的特殊征象、估计胎儿大小、听诊胎心音、判断胎位、发现妊娠的异常情况等。进行腹部检查前,嘱孕妇排空膀胱,取仰卧位,头部稍垫高,双腿屈曲分开,双手放于身体两侧,尽量放松腹部肌肉。腹部检查过程中,孕妇会感到紧张和不舒适,检查者应主动与孕妇进行交流以缓解其紧张情绪。

一、望　　诊

通过望诊,可以估计胎儿大小,但是如果孕妇膀胱未排空或孕妇较肥胖则可能影响对胎儿大小的判断。望诊时应注意腹部外形、大小及皮肤颜色等。初产妇子宫外形常呈椭圆形而经产妇则无此特点;纵产式时子宫纵轴直径大于横轴,横产式时子宫纵轴直径小于横轴;皮肤会出现粉红色的妊娠纹,经产妇妊娠纹则为银灰色,腹白线可见色素沉着。望诊时还可见到胎儿背部或肢体,也可观察胎动。胎儿和骨盆不相适应时可能出现悬垂腹等。

二、触　　诊

检查前,检查者应洗净双手并保持双手暖和,以免引起孕妇宫缩并使孕妇感觉不舒适。检查者双手放松,应用指腹而非指尖轻轻在孕妇腹部滑动进行检查。

(一)腹围与宫底高度

用软尺经孕妇脐部绕腹一周所测得的数值即为腹围。妊娠后期,孕妇腹围每周平均增长约 0.8cm。检查宫底高度的方法为检查者将手放于孕妇剑突下,向下移动直到触到子宫底。妊娠满 12 周时子宫底位于耻骨联合上 2~3 横指,满 16 周时位于脐耻之间,满 20 周时位于脐下 1 横指,满 24 周时位于脐上 1 横指,满 28 周时位于脐上 3 横指,满 32 周时位于脐与剑突之间,满 36 周时位于剑突下 2 横指,满 40 周时位于脐与剑突之间或略高(图 11-1-1)。

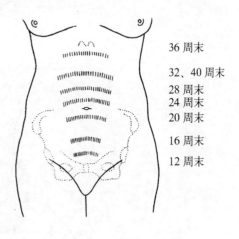

| 36 周末 |
| 32、40 周末 |
| 28 周末 |
| 24 周末 |
| 20 周末 |
| 16 周末 |
| 12 周末 |

图 11-1-1　妊娠周数与宫底高度

(二)胎产式、胎先露、胎方位

通过四步触诊法可判断胎产式、胎先露、胎方位及胎先露是否衔接(图 11-1-2),在做

前3步手法时,检查者面对孕妇,做第4步手法时,检查者面对孕妇双足。

第1步 检查者双手置于孕妇宫底部以触摸宫底高度,估计胎儿大小是否与妊娠周数相符;然后以双手指腹相对交替轻推以判断宫底部的胎儿部分。如果为胎头则硬而有浮球感,如为胎臀则大而软且形状不规则。

第2步 检查者双手分别置于孕妇腹部左右两侧,其中一手固定而另一手轻轻深按检查,然后两手交替。触到平坦而饱满的部分则为胎背,可确定胎背的朝向;凹凸不平的部分则是胎儿的肢体。

第3步 检查者右手拇指与其余四指分开,置于孕妇耻骨联合上方并握住胎先露部,判断先露部为胎头还是胎臀,同时左右推动

以确定是否衔接。如果胎先露部仍然浮动,表示尚未衔接,如已衔接则不能推动先露部。

第4步 检查者面对孕妇双足方向,以左右两手分别置于胎先露的两侧,向骨盆入口方向往下深按,以进一步确定胎先露及胎先露入盆的程度。

三、听 诊

听诊胎心音是腹部检查的一项重要内容。妊娠18—20周时,在孕妇腹壁可听到胎心音,妊娠晚期一般在靠近胎背上方的孕妇腹壁听得最清楚。枕先露时在孕妇的脐左/右下方听得最清楚,臀先露时在孕妇的脐左/右上方听得最清楚;肩先露时在靠近脐部下方听得最清楚。正常胎心率为110～160/min(图11-1-3)。

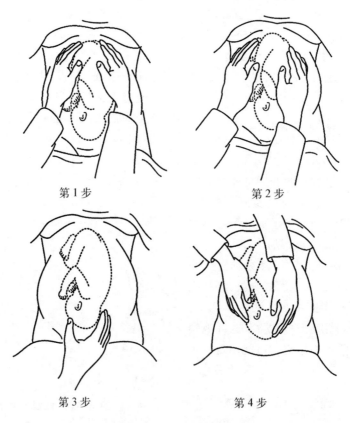

第1步　　　　　　第2步

第3步　　　　　　第4步

图11-1-2 四步触诊法

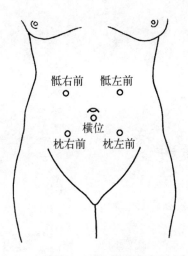

图 11-1-3　不同胎方位胎心音听诊位置

第二节　骨盆测量

一、骨盆外测量

最新指南表明,骨盆外测量并不能预测产时头盆不称,因此妊娠期不需要常规检查骨盆外测量,妊娠晚期测量骨盆出口即可。

1. **坐骨结节间径或出口横径**　孕妇取仰卧位,双腿尽量向腹部弯曲,两手抱膝,测量两侧坐骨结节内侧缘之间的距离(图 11-2-1),

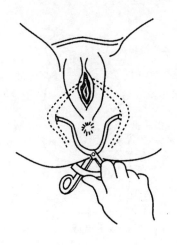

图 11-2-1　测量坐骨结节间径或出口横径

正常值为 8.5～9.5cm。也可用检查者的手拳测量,如果能容纳成人横置手拳则属正常。

2. **出口后矢状径**　为坐骨结节间径中点至骶骨尖端的距离。检查者需用戴手套的右手示指伸入孕妇肛门向骶骨方向,拇指则置于孕妇体外骶尾部,两指共同找到骶骨尖端,用骨盆出口测量器一端放在坐骨结节间径的中点,另一端放在骶骨尖端处,即可测得后矢状径长度(图 11-2-2),正常值为 8～9cm。如果出口后矢状径值较大则可弥补稍小的坐骨结节间径;如果出口后矢状径值与坐骨结节间径值之和>15cm,表明骨盆出口狭窄不明显。

3. **耻骨弓角度**　检查者双手拇指指尖斜着对拢,放在耻骨联合下缘,两拇指分别放在两侧耻骨降支上,测得两拇指之间的角度(图 11-2-3)即为耻骨弓角度,正常值为 90°,<80°为异常。此角度反映骨盆出口横径的宽度。

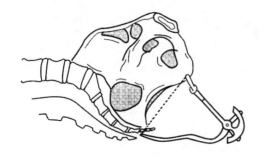

图 11-2-2 测量骨盆出口后矢状径

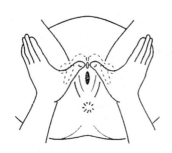

图 11-2-3 测量耻骨弓角度

二、骨盆内测量

经阴道测量骨盆内径能较准确地判断骨盆大小，可筛查出不能经阴道分娩的产妇。测量时，孕妇需取膀胱截石位，消毒外阴部，检查者需戴消毒手套并涂润滑油。主要测量的径线有对角径、坐骨棘间径、坐骨切迹宽度。

1. 对角径 自耻骨联合下缘至骶岬上缘中点之间的距离。检查者将一手示指和中指伸入阴道，中指指尖触到骶岬上缘中点，示指上缘紧贴耻骨联合下缘，另一手示指标记好此接触点，抽出阴道内手指，测量中指尖至示指上标记点之间的距离（图 11-2-4），正常值为 12.5～13cm，如果中指尖触不到骶岬上缘则表示对角径＞12.5cm。对角径减去 1.5～2cm 即为真结合径值（正常值 11cm）。

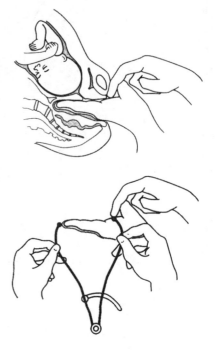

图 11-2-4 测量对角径

2. 坐骨棘间径或中骨盆横径 两侧坐骨棘之间的距离。检查者将一手示指和中指伸入孕妇阴道，分别触及两侧坐骨棘，估计其间的距离（图 11-2-5），正常值 10cm。坐骨棘间径/中骨盆横径是中骨盆最短的径线，此径线过小可影响分娩过程中胎头的下降。

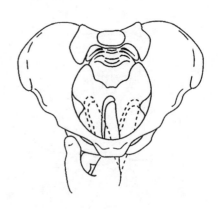

图 11-2-5 测量坐骨棘间径/中骨盆横径

3. 坐骨切迹宽度　坐骨棘与骶骨下部之间的距离，即骶棘韧带宽度，代表中骨盆后矢状径。检查者将一手的示指伸入孕妇阴道并置于韧带上移动，估计坐骨切迹宽度（图 11-2-6），若能容纳 3 横指即 5～5.5cm 则正常，否则属中骨盆狭窄。

4. 骶尾关节活动度　检查者以示指轻按尾骨、摇动，观察骶尾关节是否活动。骶尾关节固定，其尾骨椎化，使骶尾末端形成钩状即钩型骶骨，可使出口前后径缩短。

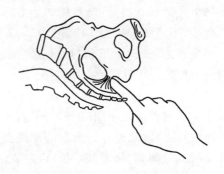

图 11-2-6　测量坐骨切迹宽度

第三节　胎儿监测与评估

一、胎儿宫内情况

妊娠期间，助产士应根据产前检查结果及从孕妇处获得的信息对胎儿在宫内生长发育情况进行评估，这对于安全妊娠和分娩具有重要意义。

(一)妊娠早期

进行妇科检查，确定子宫大小是否与孕周相符；B 超检查可提供胎儿状况的重要信息，妊娠早期测量妊娠囊、顶臀长并结合 hCG 值是估计孕周比较准确的方法。最早在孕 5 周时见到妊娠囊；超声多普勒最早在孕 7 周时能探测到胎心音。

(二)妊娠中晚期

1. 宫底高度　根据宫底高度判断胎儿大小是否与孕周相符。

2. B 超检查　测量胎头双顶径值、腹围及股骨长度，可对胎儿宫内生长及发育情况进行评估。妊娠 18-20 周产前超声检查可发现胎儿畸形。胎头双顶径值从妊娠 22 周起每周增加 0.22cm；于妊娠 20、24、28 周行产前检查时监测胎心率。

3. 胎动计数　胎动计数是评价胎儿在宫内状况的最简便而有效的方法之一，是孕妇自我监护胎儿宫内安危的一种手段。随着妊娠周数的增加，胎动逐渐增强，至妊娠足月时又因羊水量的减少和空间减小而逐渐减弱。孕妇于妊娠 18-20 周开始可自觉胎动，每小时 3～5 次。12h 胎动计数在 30 次以上表明胎儿情况良好，10 次以下提示胎儿有缺氧。

4. 胎心音　听诊胎心音是判断胎儿宫内情况的简单有效的方法之一。妊娠 18-20 周时，在孕妇腹壁可听到胎心音，正常胎心率为 110～160/min。

5. 连续胎儿电子监护　可连续观察并记录胎心率的动态变化，也可了解胎心与胎动及宫缩之间的关系，估计胎儿宫内安危情况。

(1)基线胎心率：在无宫缩或宫缩间歇期间记录的胎心率，需持续观察 10min 以上。正常足月胎儿的胎心率波动在 110～160/min，＞160/min 并持续 10min 称为心动过速，＜110/min 并持续 10min 称为心动过缓。正常情况下，胎心率基线有 6～25/min 的波动。这种周期性的波动为基线的变异，反映胎儿的脑活动，是提示胎儿总体情况的重要线索，但胎儿睡眠、镇痛药、麻醉药、镇静药等可导致其降低或静止。

(2)胎心率一过性变化：受胎动、宫缩、声响等刺激，胎心率可发生暂时性的增快或减慢，随后又恢复到基线水平，是判断胎儿宫内安危的重要指标。加速：指宫缩时胎心率基线暂时增加 15/min 以上，持续＞15s，是胎儿宫内良好的表现，但不超过 2min。减速：指随宫缩出现的暂时性胎心率减慢。

①早期减速（early deceleration，ED）：胎心减速与子宫收缩几乎同时开始，子宫收缩后迅速恢复正常，减速开始到胎心率最低点时间≥30s，时间短，恢复快（图 11-3-1）。一般发生于第一产程后期，与宫缩时胎头受压，脑血流量一过性减少有关，不受孕妇体位及吸氧而改变。

②变异减速（variable deceleration，VD）：减速开始到最低点时间＜30s，胎心率下降≥15/min，持续时间≥15s，但＜2min。宫缩开始后胎心率不一定减速，胎心率减速与宫缩之间无恒定关系。然而一旦出现则下降迅速且下降幅度大（＞70/min），持续时间不定，恢复快（图 11-3-2）。一般认为与子宫收缩时脐带受压兴奋迷走神经有关，嘱孕妇左侧卧位可减轻症状。

③晚期减速（late deceleration，LD）：子宫收缩开始后一段时间才出现胎心率减慢，减速开始到胎心率最低点的时间≥30s，持续时间长，恢复慢（图 11-3-3）。一般认为是胎儿宫内缺氧的表现，应予以高度重视。

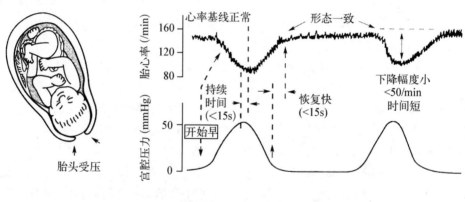

图 11-3-1　早期减速

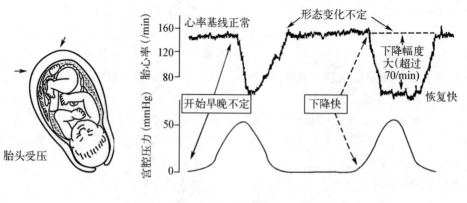

图 11-3-2　变异减速

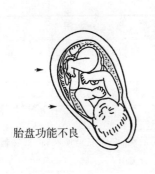

胎盘功能不良

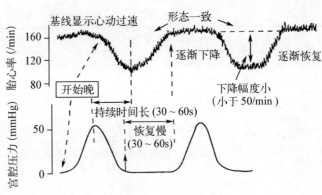

图 11-3-3　晚期减速

（3）预测胎儿宫内储备能力

①无应激试验（non stress test，NST）：是指在无宫缩、无外界负荷刺激的情况下，观察和记录胎儿胎心率和宫缩图的一种试验。本试验以胎动时伴有一过性胎心率加快为基础，通过观察胎动时胎心率变化来了解胎儿的储备能力。连续监测20min，孕妇取坐位或侧卧位，一般监护20min，由于胎儿存在睡眠周期，NST 可能需要监测 40min，如果有 2 次以上胎动并伴胎心率加速＞10/min，持续时间＞10s为正常，称为反应型；胎动与胎心加速少于前述值，称为无反应型，对 NST 无反应型图形的处理应根据监护图形的基线、变异、有无减退、是否存在宫缩及是否应用可能对监护图形产生影响的药物（如硫酸镁），并结合孕周、胎动及临床情况等决定复查监护，采用宫缩应激试验或超声等进一步对胎儿宫内状态进行评估。

②宫缩应激试验/缩宫素激惹试验（contraction stress test /oxytocin challenge test，CST/OCT）：是通过子宫收缩造成胎盘一过性缺氧的负荷试验，可用于检测胎儿宫内储备能力。用胎儿监护仪连续描绘宫缩与胎心率共10min 作为基数，无宫缩则用缩宫素诱导规律子宫收缩。如果 50％以上宫缩后出现减速（即使宫缩频率每 10 分钟＜3 次）晚期减速，胎心率基线变异减少，胎动后无胎心率增快，为 OCT 阳性。反之为阴性。阳性提示胎盘功能减退，阴性则提示胎盘功能良好，1 周内无胎儿死亡的危险。

6. 羊膜镜检查　应用羊膜镜观察羊水情况。正常羊水为乳白色或淡青色，混有胎脂。如果混有胎粪为黄绿色甚至棕黄色。

7. 胎儿生物物理监测　1980 年，Manning 利用胎儿电子监护仪和 B 超联合检测胎儿宫内缺氧和胎儿酸中毒情况（表 11-3-1）。Manning 评分法满分为 10 分，10～8 分无急、慢性缺氧，8～6 分可能有急性或慢性缺氧，6～4 分有急性或慢性缺氧，4～2 分有急性缺氧伴慢性缺氧，0 分有急、慢性缺氧。

8. 胎盘功能检查　通过测量孕妇尿或血清中某些物质的含量检查胎盘功能，从而间接判断胎儿宫内状态，早期发现隐性胎儿窘迫。

（1）孕妇尿中雌三醇值：＞15mg/24h 尿为正常，10～15mg/24h 尿为警戒值，＜10mg/24h 尿为危险值。若妊娠后期多次检测都＜10mg/24h 尿则表示胎盘功能低下。也可用孕妇随意尿测定雌激素/肌酐（E/C）比值，如＞15 为正常值，10～15 为警戒值，＜10 为危险值。

（2）孕妇血清胎盘生乳素（HPL）值：采用放射免疫法。妊娠足月时该值为 4～11mg/L，＜4 mg/L 或突然下降 50％提示胎盘功能低下。

表 11-3-1　Manning 评分法

项目	2分(正常)	0分(异常)
无应激试验(20min)	≥2次胎动伴胎心加速≥15/min,持续≥15s	<2次胎动伴胎心加速<15/min,持续<15s
胎儿呼吸运动(30min)	≥1次,持续≥30s	无;或持续<30s
胎动(30min)	≥3次躯干和肢体活动(连续出现计1次)	≤2次躯干和肢体活动
肌张力	≥1次躯干和肢体伸展复屈,手指摊开合拢	无活动;肢体完全伸展;伸展缓慢,部分复屈
羊水量	羊水暗区垂直直径≥2cm	无;或最大暗区垂直直径<2cm

(3)孕妇血清中妊娠特异性 β-糖蛋白值:妊娠足月时,若该值<170 mg/L,提示胎盘功能低下。

(4)孕妇阴道脱落细胞检查:如果舟状细胞成堆、无表层细胞、嗜伊红细胞指数<10%、致密核少者,提示胎盘功能良好;如果舟状细胞极少或消失、有外底层细胞出现、嗜伊红细胞指数>10%、致密核多者,则提示胎盘功能减退。

(5)胎动、胎儿电子监护仪与 B 超联合生物物理监测,可提示胎盘功能。

二、胎儿成熟度

胎儿成熟度监测的方法除了计算胎龄、测量宫高和腹围以及 B 超检查测定胎儿大小外,还可根据条件通过羊膜腔穿刺抽取羊水进行以下检测。

1. 卵磷脂/鞘磷脂比值(L/S)　若该值>2,则表示胎儿肺已成熟。

2. 羊水泡沫试验　是一种快速测定羊水中表面活性物质的方法。通过羊膜腔穿刺抽取羊水,放入两试管中,若两试管羊水液面均有完整的泡沫环为阳性,相当于 L/S>2,提示胎儿肺成熟。

3. 羊水肌酐值　若该值≥176.8μmol/L,则提示胎儿肾已成熟。

4. 羊水胆红素类物质　若用 ΔOD_{450} 测该值<0.02,表示胎儿肝已成熟。

5. 羊水淀粉酶值　碘显色法测该值≥450U/L,表示胎儿唾液腺已成熟。

6. 羊水含脂肪细胞出现率　该值达20%,表示胎儿皮肤已成熟。

三、胎儿先天畸形及遗传性疾病

1. 胎儿遗传学检查　在妊娠早期取绒毛或在妊娠16-20周时取羊水或脐血,也可取孕妇外周血分离胎儿细胞作遗传学检查,以了解胎儿染色体的数目与结构的改变。

2. 胎儿影像学检查　妊娠18-20周时进行产前超声筛查,可发现部分胎儿畸形。

3. 羊水中酶、蛋白测定　测定羊水中的酶可诊断代谢性缺陷病,测定羊水中甲胎蛋白可诊断开放性神经管缺陷。

4. 内镜检查　用胎儿镜可直接观察胎儿体表畸形。

(邓　黎)

参 考 文 献

[1]　余昕烨,漆洪波.骨盆内外测量方法及必要性探讨[J].中国实用妇科与产科杂志,2015,31

(2):109-112.

[2]　谢幸,孔北华,段涛.妇产科学[M].9 版.北京:

人民卫生出版社,2018:48-56.

[3]　王子莲,陈海天,王晶.产时电子胎心监护的应用[J].实用妇产科杂志,2019,35(1):10-12.

[4]　中华医学会围产医学分会.电子胎心监护应用专家共识[J].中华围产医学杂志,2015,18(7):486-490.

[5]　李博雅,杨慧霞.胎儿监测方法及评价[J].中华围产医学杂志,2016,19(6):442.

第12章 正 常 分 娩

妊娠≥28周,胎儿及其附属物从临产发动至从母体全部自然娩出的过程为分娩。总产程,即分娩全过程是指从开始出现规律宫缩直到胎儿胎盘娩出。临床将产程分三部分:第一产程(宫颈扩张期),即从规律宫缩开始出现,到宫口开全;潜伏期:临产出现规律宫缩到宫口开大6cm,初产妇>20h或经产妇>14h称为潜伏期延长。第二产程(胎儿娩出期),即从宫口开全到胎儿娩出;未实施硬膜外麻醉者,初产妇最长不应超过3h,经产妇不应超过2h,实施硬膜外麻醉镇痛者,可在此基础上延长1h,即初产妇最长不超过4h,经产妇不超过3h。第三产程(胎盘娩出期),即从胎儿娩出到胎盘娩出,初产妇与经产妇时间相同,需5~15min,不超过30min。

第一节 概 述

一、分娩动因及其机制

分娩动因复杂,目前尚无一学说或理论能够完整阐明人类分娩启动,目前比较有代表性的有神经介质学说、机械学说、激素控制学说等。目前,对分娩机制研究有不少进展,主要是从分子生物学角度、胎儿成熟、母体排斥等方面,但有待进一步研究完善。

1. 神经介质学说 子宫主要受自主神经支配,交感神经能兴奋子宫肌层肾上腺素能受体促使子宫收缩,但自主神经在分娩发动中作用尚不明了。

2. 机械学说 妊娠进展,子宫容积不断增加,子宫峡部逐渐被拉长形成子宫下段。由于宫腔压力增加子宫下段和宫颈被动伸展,与附着其上的蜕膜发生相对错位,可能激活蜕膜,引起一系列变化,启动分娩。宫颈成熟和子宫下段形成与发育是分娩发动的必要条件。

3. 激素控制学说 激素控制理论是目前最有影响的学说,参与子宫活动调节的激素很多,但其相互关系十分复杂。与分娩发动有关的激素学说包括孕激素学说、缩宫素学说、前列腺素学说等。

二、影响分娩的因素

影响分娩的四大因素:产力、产道、胎儿和精神因素。

(一)产力

产力,即将胎儿及其附属物由子宫排出的动力,包括子宫收缩力,腹肌、膈肌收缩力,肛提肌收缩力。

1. 子宫收缩力(宫缩) 起主导作用,具有节律性、对称性、极性、缩复作用四大特点。

(1)节律性:不随意、有规律的阵发性收缩伴疼痛。

(2)对称性:正常宫缩时,宫缩由两侧宫角向宫底集中后向下段扩散,然后均匀、协调的宫缩遍及全子宫。特点:两侧宫角(起搏点)→宫底中线→宫体→宫颈。

(3)极性:宫缩时宫底部肌肉收缩最强、最持久,向下逐渐变弱。

(4)缩复作用:子宫肌纤维每次收缩后变

短变粗,不能恢复至原来的长度。作用:使宫腔逐渐变小,从而使胎儿先露逐渐下降,宫颈管慢慢展平,有利于产后子宫复旧(图 12-1-1,图 12-1-2)。

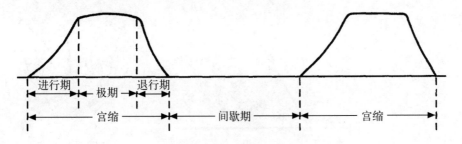

图 12-1-1　临产后正常宫缩节律

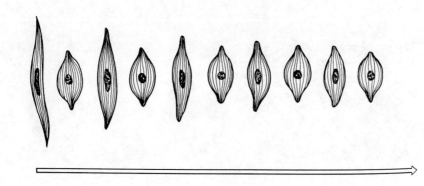

图 12-1-2　子宫缩复作用

2. 腹肌和膈肌的收缩力(腹压)　第二产程时,先露下降压迫骨盆底及直肠,反射性引起肌肉收缩,出现排便感及屏气。

3. 盆底肛提肌收缩力　宫口开全后,帮助完成分娩机制及胎盘娩出,有助于胎儿内旋转、胎头仰伸。

(二)产道

产道,即胎儿娩出的通道,可分为骨产道和软产道。

1. 骨产道(真骨盆)　由骶骨、两侧髂骨、耻骨、坐骨及其相互连接的韧带组成。骨产道各平面径线、骨盆倾斜度、骨盆类型均对分娩有影响(图 12-1-3)。骨盆任一平面或任一径线异常将导致难产,严重时危及母儿生命(图 12-1-4)。骨产道异常将出现:①足月胎儿分娩受阻、嵌顿在骨盆内;②产程延长、

子宫破裂、胎死宫内或产后出血。

2. 软产道　由子宫下段、子宫颈、阴道和骨盆底软组织组成。子宫峡部未孕时长1cm,妊娠后逐渐拉长,至妊娠末期形成子宫下段。临产后,因子宫缩复作用,下段可达7～10cm,成为软产道的一部分。

(1)生理缩复环:由于子宫肌纤维的缩复作用,子宫上段肌壁越来越厚,子宫下段肌壁被牵拉越来越薄。由于子宫上下段肌壁厚薄不同,在两者间子宫内面有一环状隆起,称生理缩复环。当宫口开全时生理缩复环一般位于耻骨联合上 6～7cm,发现生理性缩复环时应注意与病理性缩复环鉴别。子宫下段是剖宫产子宫切口最常选择的部位(图 12-1-5)。

(2)宫颈变化:临产后宫颈将发生系列变化。临产前宫颈管长 2～3cm;临产后宫缩牵

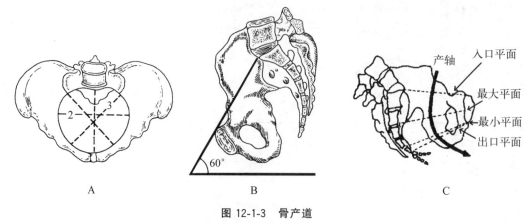

图 12-1-3 骨产道

A. 正常骨盆入口平面(1. 前后径 11cm;2. 横径 13cm;3. 斜径 12.75cm);B. 骨盆平面;C. 产轴

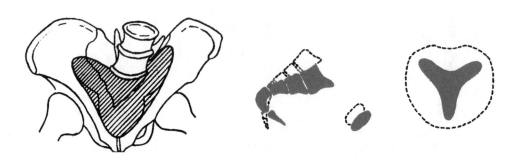

图 12-1-4 异常骨盆

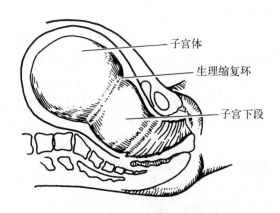

图 12-1-5 子宫生理性缩复环

拉、前羊膜囊突出、胎先露下降使宫颈扩张成为漏斗状。随产程进展宫颈管逐渐缩短直至消失(展平)。初产妇一般是宫颈管先缩短然后扩张;经产妇是宫颈管短缩与宫口扩张同时进行。临产前,初产妇宫颈外口仅容一指尖,经产妇能容一指,宫口开全时达 10cm(图12-1-6,图 12-1-7)。

(3)阴道、会阴、盆底组织变化:前羊膜囊、胎先露使阴道黏膜皱襞展平、腔道加宽,会阴体变薄,先露部下降压迫盆底,会阴体由5cm 厚变成 2~4mm 薄的组织。

(三)胎儿

在分娩过程中胎儿能否顺利通过产道,除产力和产道因素外,还取决于胎儿大小、胎位及有无畸形。

1. 胎儿大小 是决定分娩难易的重要因素之一。胎头是胎体最大部分,是胎儿通过产道最困难部分,胎儿过大致胎头径线大时,尽管骨盆正常大,也可引起相对性头盆不称形成难产。

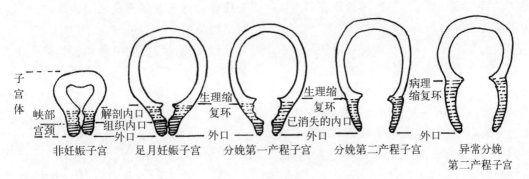

图 12-1-6 宫颈变化

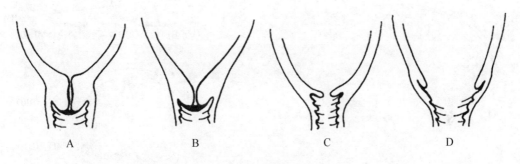

图 12-1-7 宫颈扩张

A. 产前状态；B. 早期已扩张 30%；C. 100%扩张；D. 充分扩张

2. 胎儿头颅骨性标记　胎儿颅骨由顶、额、颞骨各两块和一块枕骨组成。颅骨间缝隙为颅缝。颅缝交界处空隙较大部分为囟门，故胎头有一定可塑性。在分娩过程中，通过颅缝轻度重叠使头颅变形，缩小头颅体积，有利于胎头娩出。颅缝和囟门是确定胎位的重要标志，与分娩相关重要解剖标记如下（图12-1-8）。

（1）颅缝：矢状缝为两顶骨间，冠状缝为顶骨与额骨间，"人"字缝为枕骨与顶骨间，颞缝为颞骨与顶骨间，额缝为两额骨间。

（2）囟门：两颅缝交界空隙较大处称囟门。前囟（大囟门）位于胎头前方，呈菱形；后囟（小囟门）位于胎头后方，呈三角形。

3. 胎头塑形　胎头为通过骨盆通道而发生形状上变化。临床上根据胎头塑形严重程度对塑形分类，其由胎儿头骨边缘的相互关系决定。通过检查胎儿矢状缝处两顶骨关

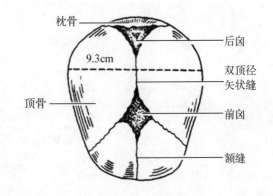

图 12-1-8 胎头解剖标记

系或枕骨和顶骨在后囟处的关系进行判断。胎头塑形分类如下。

（1）胎头无塑形：各颅骨正常分离。

（2）胎头塑形"＋"：颅骨相互接触。

（3）胎头塑形"＋＋"：颅骨重叠但手指压力可以轻易分离。

（4）胎头塑形"＋＋＋":颅骨重叠手指压力不能将之分离。

胎头"＋"和"＋＋"级塑形可能能从阴道分娩,但"＋＋＋"级塑形提示相对头盆不称,特别是矢状缝和后囟同时发生情况下。需要特别注意的是,分娩是一动态过程,头颅塑形不会一成不变。一旦发现头颅塑形应动态观察,结合产程进展、胎心等情况综合判断,决定处理方案(图 12-1-9)。

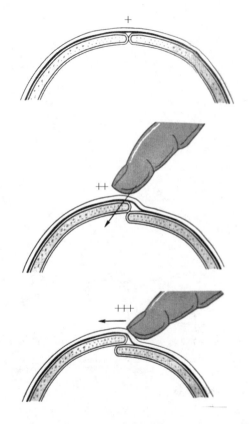

图 12-1-9　胎头塑形分级

4. 胎头径线　见图 12-1-10。

（1）双顶径:两侧枕骨隆突间距,平均9.3cm,胎头最大横径,临床通过 B 超测量此值预测胎儿大小。

（2）枕额径:为鼻根至枕骨隆突的距离,胎头以此径衔接,妊娠足月时平均值约为11.3cm。

（3）枕下前囟径:又称小斜径,前囟中央至枕骨隆突下方相连处之间距离,妊娠足月时平均值约为 9.5cm。

（4）枕颏径:前囟中央到枕骨隆突下方,又称大斜径,妊娠足月平均值约为 13.3cm。

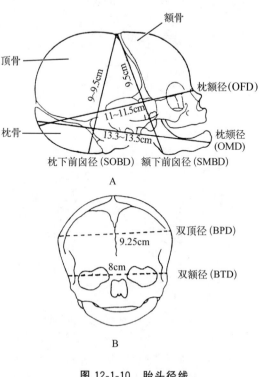

图 12-1-10　胎头径线
A. 右侧面观;B. 正面观

5. 胎儿畸形　胎儿某一部分发育异常,如脑积水、连体儿等。由于胎头或胎体异常,通过产道常发生困难,影响胎儿顺利娩出。分娩前对胎儿能否阴道分娩时应及时评估,对致死性胎儿发育异常者必要时采用穿颅(严重颅脑畸形)、碎胎,对一些无法从产道娩出胎儿异常(连体双胎、胎儿体表肿瘤)需剖腹取胎等,图示脑积水胎儿 B 超检查结果及脑积水婴儿典型体征(图 12-1-11)。

(四)精神、心理因素

分娩虽是生理现象,但分娩对于产妇是一种持久而强烈的应激源。分娩应激分为生理应激、精神心理应激等。产妇精神心理因素能够影响机体内平衡、适应力等。产妇

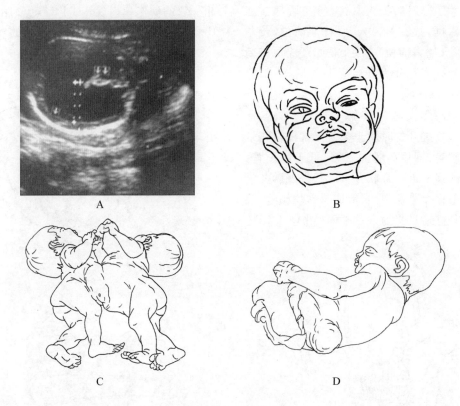

图 12-1-11 畸形儿
A. 脑积水胎儿超声检查；B. 脑积水新生儿；C. 连体胎儿；D. 畸形胎儿

情绪改变使机体产生一系列变化，如心率加快、呼吸急促、肺内气体交换不足，致使缺氧、宫口扩张缓慢、胎先露部下降受阻等。精神心理因素影响分娩，过度焦虑可导致难产发生。英产科医师 Read 提出：要自然分娩须先消除恐惧、紧张心理，分娩期心理干预非常重要，其包括产房环境介绍、向产妇讲解分娩过程及相应的医疗措施、及时告知产程进展、耐心解释产妇提出的问题、适当应用抚摸等肢体语言等。从产前即开始系统心理干预，医护人员、孕、产妇及家属积极参与，将有效增加阴道分娩率、减少医疗干预，降低围生期各种母婴并发症，提高孕、产妇满意度。

三、枕先露分娩机制

分娩机制，是指胎儿先露部随着骨盆各平面不同形态，进行一连串适应性转动，胎儿以最小径线通过产道的全过程。临床上枕先露占 95% 以上，又以枕左前位最多见，故以枕先露分娩机制为例说明。

在分娩过程中，下降动作贯穿于分娩始末，胎先露下降程度是衡量产程进展的主要指标之一。胎头下降间断进行，宫缩时胎头下降，间隙时略回缩，血液循环得以恢复。分娩过程（枕左前位分娩机制为例）主要有：衔接→下降→俯屈→内旋转→仰伸→复位及外旋转→胎肩及胎儿娩出。

(一)胎头与骨盆衔接

胎头双顶径进入骨盆入口平面，胎头颅骨最低点接近或达到坐骨棘水平。在正常情况下，胎头以半俯屈状态枕额径进入骨盆入口。由于枕额径大于骨盆入口前后径，胎头多衔接于入口平面横径或斜径上。因入口面横径最大，且大于斜径，因此以枕横位入盆为最多见。部分以斜径入盆,左斜径后部被乙状结肠占据,故右斜径入盆(枕左前位)较左斜径入盆(枕右前位)多见,常见以枕左前衔接。经产妇多在分娩开始后胎头衔接,部分初产妇在预产期前1～2周内衔接。若初产妇已临产而胎头仍未衔接,应警惕有头盆不称可能。分娩开始时胎头多处于枕横位略带后不均倾势,即后顶骨先下降、低于前顶骨,矢状缝前移靠近耻骨联合。产程进展胎儿矢状缝逐渐移至骨盆中间,形成头盆均倾势,此时双顶径已通过骨盆入口平面(图 12-1-12)。

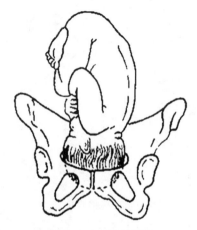

图 12-1-12　胎头衔接

(二)下降

胎头沿骨盆轴前进的动作,下降动作贯穿于分娩全过程。随宫缩间歇性下降,并贯穿于整个分娩全过程。下降为产程进展的重要标志(图 12-1-13)。

(三)俯屈

当胎头以枕额径进入骨盆腔后,继续下降至骨盆底时,遇到宫颈、盆壁及盆底的阻力时,发生俯屈,下颏接近胸部,变胎头衔接时的枕额周径(平均 34.8cm)为枕下前囟周径(平均 32.6cm)以最小径线适应产道,有利于胎头继续下降(图 12-1-14)。

(四)内旋转

胎头到达中骨盆为适应骨盆纵轴而旋转,使其矢状缝与中骨盆及骨盆出口前后径

相一致的动作称内旋转。内旋转使胎头适应中骨盆及骨盆出口前后径于横径的特点,有

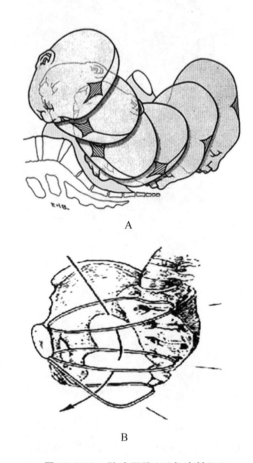

图 12-1-13　胎头下降(A)与产轴(B)

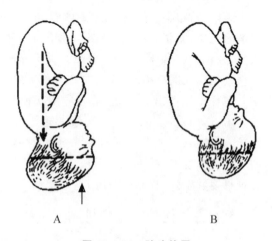

图 12-1-14　胎头俯屈

利于胎头下降。内旋转至中骨盆平面开始至出口平面完成。于第一产程末完成内旋转（图 12-1-15）。

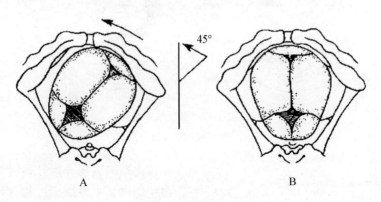

图 12-1-15 内旋状态

(五)仰伸

完成内旋转后,当胎头下降达阴道外口时,宫缩和腹压继续迫使胎头下降,而肛提肌收缩力又将胎头向前推进。两者的共同作用(合力)使胎头沿骨盆轴下段向下向前的方向转向前,胎头枕骨下部达耻骨联合下缘时,以耻骨弓为支点,使胎头逐渐仰伸,胎头的顶、额、鼻、口、颏相继娩出(图 12-1-16)。

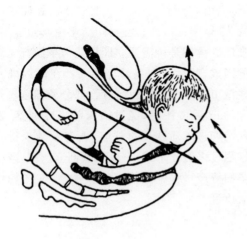

图 12-1-16 胎头仰伸

(六)复位及外旋转

1. 复位 胎头娩出时即进行复位,枕左位者胎头枕部转向左侧,胎儿双肩径沿骨盆入口左斜径(或右斜径)下降。胎头娩出后,为使胎头与胎肩恢复正常关系,胎头枕部向左(或右)旋转 45°。

2. 外旋转 胎肩在盆腔内继续下降,前(右)肩向前、向中线旋转 45°时,胎儿双肩径转成与骨盆出口前后径一致的方向,胎头枕部需在外继续向左(右)旋 45°(图 12-1-17)。

(七)胎儿娩出

胎头完成外旋转后,胎儿前(右)肩在耻骨弓下先娩出,随即后(左)肩从会阴前缘娩出,胎儿双肩娩出后,胎体及胎儿下肢随之取侧位顺利娩出;至此,胎儿娩出过程全部完成。必须指出:分娩机制中将各动作分别介绍,但在分娩过程中却是连续进行,下降动作始终贯穿于分娩全过程。

以上是一般大小胎儿以枕先露通过正常女型骨盆的机制。事实上每个孕妇骨盆形态、大小都存在着差别,胎头形状、径线和方位亦各不相同,因此胎先露通过骨盆时都有一连串适应其特定条件的动作。通过典型例子理解分娩机制,起到举一反三、灵活应用。

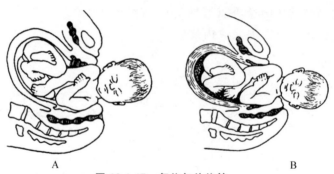

图 12-1-17　复位与外旋转

A. 胎头外旋转；B. 前肩娩出

四、先 兆 临 产

分娩发动前出现系列症状，预示孕妇不久将临产。

1. 假临产（false labor）　宫缩持续时间短、间歇时间长、不规律，宫缩强度不增加，常在夜间出现、清晨消失，宫缩引起下腹部轻微胀痛，宫颈管不短缩，宫口扩张不明显，给予镇静药后宫缩消失。

2. 胎儿下降感（lightening）　胎先露部下降进入骨盆入口使宫底下降，多数初产妇感到上腹部较前舒适，进食量增多，呼吸较轻快，常有尿频症状。

3. 见红（bloody show）　在分娩发动前24～48h，因宫颈内口附近胎膜与该处子宫壁分离，毛细血管破裂经阴道排出少量血液，与宫颈管内黏液相混排出，称见红，是分娩即将开始较可靠征象。若阴道流血量多，超过平时月经量，应考虑妊娠异常出血，如前置胎盘等。

五、临　　产

1. 临产开始标志　①子宫收缩规律且逐渐增强，持续30s或以上，间歇5～6min；②宫颈进行性扩张；③胎先露进行性下降。

临床上准确确定分娩开始时间较困难，多数由孕妇回忆主诉决定产程开始的时间，不易与假临产区别，真假临产鉴别不能单纯根据孕妇自觉症状，因为不同人对疼痛敏感程度不一，必要时医务人员需对孕妇进行认真、连续观察，每次时间至少10min以上。应坚持床旁数宫缩，因单纯应用胎心监护仪可能因探头位置、固定松紧等因素导致判断失误，产程开始是宫缩规律渐强，同时伴有宫颈进行性扩张。建议将检查情况及时合理与孕妇及家属解释，减少不必要紧张、焦虑，促进自然分娩。

2. 临产处理　确定临产后应对孕妇及胎儿进行全面评估，在无阴道分娩禁忌情况下，应由妇产科专业人员监护，严密观察产程，进行阴道试产；注意休息，避免剧烈运动。临产后孕妇是否需要立即住院与孕妇有无高危因素、就诊便利条件等相关。在国内外一些城市，在医护人员评估后，部分孕妇宫口开大3cm后再住院，经过临床前瞻性观察，发现孕妇进入活跃期再住院，能有效减少待产过程过多医疗干预，有效降低剖宫产率，减少孕妇待产过程中焦虑、恐慌，提高孕、产妇生活质量。

（李红雨）

第二节　分娩镇痛

一、主要机制及产时疼痛的危害

感受到疼痛的方式反映了个人的情绪、动机、认知、社会和文化环境等因素。许多女性(尤其是初产妇)认为临产疼痛很严重或无法忍受,产时疼痛也是产后抑郁的危险因素之一。美国妇产科医师学会(ACOG)认为妊娠女性只要提出分娩镇痛需求就足以成为临产镇痛的医学指征。

(一)产时疼痛的机制

在不同产程介导疼痛的机制是有区别的。

1. 第一产程　这一阶段的疼痛发生于宫缩期间,为内脏痛或痉挛样痛,来源于子宫和宫颈,原因是子宫和宫颈机械性刺激感受器扩张,以及子宫和宫颈组织缺血。疼痛信号在穿过 T_{10}、T_{11}、T_{12} 和 L_1 部位的白色交通支后进入脊髓。除了子宫,临产疼痛也会牵涉到腹壁、腰骶部、髂嵴、臀部和股部。

过渡阶段是指由第一产程晚期(宫颈扩张 7～10cm)进入第二产程。过渡阶段因为产妇开始感觉到阴道扩张引起的躯体痛,所以伴有更强的伤害性感受传入。

2. 第二产程　阴道、会阴和盆底扩张和骨盆韧带牵拉引起的躯体痛是第二产程的标志。疼痛信号通过组成阴部神经的 3 组骶神经(S_2、S_3 和 S_4)传导到脊髓。第二产程疼痛比第一产程更剧烈,其特点是结合了子宫收缩和宫颈牵拉引起的内脏痛,以及阴道和会阴组织扩张引起的躯体痛。此外,胎先露部下降到骨盆出口时,产妇感到直肠受压,以及迫切想要"向下用力"和娩出胎儿。因此,将第一产程中使用的疼痛治疗方法与阴部神经阻滞相结合或麻醉平面扩展到 T_{10}～S_4 的硬膜外阻滞,可以实现第二产程的镇痛。

(二)产时疼痛的危害

临产时的疼痛除了会造成情绪压力和痛苦,还会引起生理变化。这些变化会对产妇的多个系统甚至包括胎儿产生影响。

过度通气:临产疼痛始终伴有过度通气。动脉 CO_2 分压常常＜20mmHg,严重的低碳酸血症可抑制宫缩间期的呼吸驱动,导致产妇出现低氧血症、头晕目眩,极少情况下还可导致意识丧失。可出现呼吸性碱中毒,从而损害从母亲至胎儿循环的胎盘氧传递。碱中毒会使氧合血红蛋白解离曲线左移,增加氧气与母亲血红蛋白的亲和力,因此,解离并向胎儿传输的氧减少。母亲碱中毒还可通过子宫-胎盘血管收缩(减少子宫血流),减少胎儿可利用的氧。健康产妇在正常妊娠时,通常能很好地耐受这些变化。

在宫缩时可观察到母亲经皮 PO_2 分压低至 44mmHg。硬膜外镇痛会逆转疼痛引起的不良通气影响,并增加母亲和胎儿的氧分压,这可能有利胎儿和母亲。

神经体液影响:应激和疼痛引起的神经体液反应,可对胎盘灌注和胎儿氧合造成不良影响。在绵羊中进行的研究显示,疼痛会增加循环中的儿茶酚胺,并且显著减少对子宫的血供。妊娠灵长类动物的研究显示,应激和疼痛会降低胎儿氧合、导致胎儿酸中毒及降低胎儿心率。人类母亲激惹状态和焦虑导致的循环中肾上腺素水平增加,对胎儿心率有不良影响。硬膜外镇痛会降低母亲循环中的肾上腺素浓度,这很可能是通过减轻母亲疼痛和焦虑而起作用,这有利于有某些并发症的患者,如一些心脏病变、子痫前期。硬膜外镇痛也会降低血浆 β-内啡肽和皮质醇水平。

分娩疼痛,焦虑和情绪应激还会增加胃泌素的释放,抑制胃肠道的节段、节段间反射和尿动力。这会相应地导致胃液酸度和胃容积增加及膀胱排空延迟。

心理影响:未得到缓解的疼痛可能也是导致产后心理创伤的重要因素。在分娩过程中经历未得到有效缓解疼痛的女性更可能出现产后抑郁。研究显示产后抑郁的发生率与急性产后疼痛的严重程度相关,而非分娩方式。

二、常 用 方 法

理想的分娩镇痛应具备:①能确切完善地解除产妇疼痛;②能满足整个产程镇痛的要求;③不影响宫缩和产妇的行走;④对母婴健康无影响;⑤产妇能清醒配合分娩过程;⑥有异常情况可满足手术麻醉的需要。

治疗分娩疼痛的方法大体上分为全身性和区域性。全身性用药途径包括静脉给药、肌内注射和吸入。区域麻醉措施(椎管内)包括硬膜外镇痛、脊麻和脊麻-硬膜外联合阻滞,这些是分娩过程中最常用的镇痛方法。普遍认为椎管内给药是唯一有效缓解临产和分娩疼痛的方法。如有临产椎管内镇痛的绝对禁忌证时,双侧阴部神经阻滞能减轻第二产程期间阴道和会阴扩张所产生的疼痛。阴部神经阻滞还可用于低位产钳助产时的镇痛。

硬膜外镇痛具有临床镇痛效果确切、便于调控、对母婴影响小、产妇清醒能主动配合、满意度高等优点,是目前应用最为广泛的分娩镇痛方法之一,并且当分娩过程中发生异常情况需实施紧急剖宫产时,可直接用于剖宫产麻醉,因此是分娩镇痛的首选方法。常选择 $L_{2\sim3}$ 或 $L_{3\sim4}$ 间隙进行硬膜外穿刺,向头端置入硬膜外导管。连接无菌注射器轻柔回抽确认无血液和脑脊液流出后,经硬膜外导管注入试验剂量1%~1.5%利多卡因3~5ml(总量≤50mg),观察3~5min,排除导管置入血管或蛛网膜下腔的可能;注入首剂量6~15ml低浓度局麻药(如0.0625%~

0.125%的丁哌卡因或0.08%~0.2%的罗哌卡因)。在硬膜外镇痛药中联用局麻药和阿片类药物(如1~3μg/ml的芬太尼或0.2~0.5μg/ml舒芬太尼)可降低两种药物的用量,改善镇痛效果,且镇痛起效更快。患者自控给药联合持续背景输注或程序化脉冲式硬膜外腔给药是较好的选择。根据疼痛程度调整镇痛泵的设置(4~10ml/h)。爆发性疼痛也可由麻醉医生快速推注一定剂量的药液予以缓解。

许多研究为潜伏期分娩镇痛的应用提供了充分的依据,即在宫口扩张到1~3cm时实施分娩镇痛并不延长产程,也不增加剖宫产率。此外,目前将第二产程延长的概念从第二产程超过2h更新为3h;最新的美国产科麻醉指南提出只要规律宫缩开始并且产妇要求镇痛的前提下即可给予分娩镇痛。目前,已有大量临床研究及荟萃分析表明潜伏期开始椎管内镇痛并不增加剖宫产率,也不延长第一产程。所以不再以产妇宫口大小作为分娩镇痛开始的时机,产妇进入产房后只要有镇痛需求即可实施。

椎管内镇痛的禁忌证:①产妇不同意,拒绝签署知情同意书者。②存在椎管内阻滞禁忌证者,如凝血功能异常、穿刺部位感染或损伤、低血容量或低血压、颅内压增高、脊柱病变或严重脊柱畸形,神经系统疾病或神经病变等。③对局部麻醉药及阿片类药物过敏者。④产妇无法配合进行穿刺的情况。

三、常见临床问题

1. **低血压** 开始椎管内麻醉行剖宫产时,避免低血压的实用方法是在诱导/椎管内置管的同时快速静脉输注晶体液(500~1000ml),联合血管加压药。在开始椎管内分娩镇痛后,通常使患者处于子宫左倾位,避免压迫主动脉-下腔静脉,并根据产妇的心率选择升压药物,如低血压同时心率缓慢应选择麻黄碱;如果产妇低血压同时心率增快可选择去氧肾上腺素,合并妊娠高血压者慎用。

2. 胎儿心率减速 产程进展有复杂性和多变性,胎儿心率减速及宫缩乏力有多种原因导致,按产科常规处理。可立即吸氧,调整产妇体位,排除镇痛平面过高、全脊麻等引起的低血压(即使产妇血压正常),加快静脉输液,暂停催产素。

3. 镇痛不全 ①排除其他因素导致的疼痛(如膀胱膨胀、宫缩过强、子宫破裂等)。②导管因素。检查导管位置情况,如硬膜外导管脱出,应重新穿刺置管;如导管打折或受压,调整硬膜外导管位置或应用抗压性硬膜外导管,避免导管受压影响镇痛药的进入。③神经阻滞范围不足或者仅有单侧神经阻滞,调整镇痛液容量或导管位置;若处理无效,重新穿刺置管。④调整镇痛液浓度或剂量。

4. 分娩镇痛后发热 根据文献和临床观察,硬膜外镇痛可能使分娩期发热率上升,产科医师或助产师根据母婴监测情况处理(如物理降温、抗感染、药物降温等),必须有降温措施,在无胎心及产妇其他异常情况下可以继续镇痛阴道分娩。如发生胎心变化及产妇异常情况应立即实施剖宫产手术。

5. 硬脊膜意外穿破 按蛛网膜下腔注药方案注药镇痛或重新选择上一间隙穿刺行硬膜外镇痛,首次剂量分次注药,严密观察生命体征变化,备好急救物品、药品,加强镇痛期间管理。特别在产妇改剖宫产情况下,做好交接班,最好有明显的标记,以免注入高浓度剂量局麻药时,发生全脊麻危险。

6. 尿潴留、瘙痒 一般是阿片类药物不良反应。鼓励产妇下床小便或导尿,掌握阿片类药适合剂量。一般情况下为一过性,无须处理。症状持续,应密切观察,请相关科室会诊。

7. 局部麻醉药全身中毒反应 如果产妇出现了局部麻醉药中枢神经系统中毒的症状和体征,应立即停止注入局部麻醉药物,使用较低剂量的苯二氮䓬类药物治疗抽搐发作;同时给氧,对产妇进行保护。如出现局部麻醉药心血管毒性反应,应启动复苏流程;静脉用 20% 脂肪乳剂是局部麻醉药心血管毒性反应的有效解毒剂,可及时使用。根据产妇和胎儿情况,必要时考虑行紧急剖宫产终止妊娠,并开始新生儿复苏。

(鲁开智)

第三节 第一产程临床经过及处理

【临床表现】 表现为有规律宫缩、宫口扩张、胎头下降、胎膜破裂。

1. 规律宫缩 俗称"阵痛",产程开始时,宫缩持续时间较短(约 30s)且弱,间隔时间较长(5～6min)。随产程进展,持续时间渐长(50～60s)且强度增加,间歇期渐短(2～3min)。当宫口近开全时,宫缩持续时间可长达 1min 或以上,间隙期仅 1～2min。

2. 宫口扩张 当宫缩渐频且不断增强时,宫颈管逐渐短缩直至消失,宫口逐渐扩张。宫口扩张可分两期:潜伏期及活跃期。宫口于潜伏期扩张速度较慢,进入活跃期后宫口扩张速度加快。若不能如期扩张,应积极寻找原因,常见原因有:宫缩乏力、胎位不正、头盆不称等。当宫口开全(10cm)时,宫口边缘消失,子宫下段及阴道形成宽阔腔道即产道。

(1)药物影响:麻醉及镇静药对宫口扩张有影响,使用硬膜外给药镇痛比全身给予镇静药影响更大,可以缩短宫口开全时间,且不增加剖宫产率。分娩镇痛对子宫收缩力、产程影响如何仍有争议。Sharma 等对 5 项研究结果进行 Meta 分析认为椎管内阻滞分娩镇痛可能增加缩宫素用量、延长产程等。

(2)宫颈水肿:分娩较常见异常现象,常

发生在第一产程,与滞产、头盆不称、骨盆狭窄、胎方位异常有关。宫颈水肿的发生与宫颈的组织成分和骨盆的解剖结构相关,临产后随着宫颈扩张和胎先露下降,如宫颈前唇夹在胎头和耻骨联合两个骨性组织之间,孕妇过早屏气,未完全扩张的宫颈过度受压,血液回流受阻,易发生水肿与充血,发现宫颈水肿应及时查找原因,积极处理。

诊断宫颈水肿应再次评估是否有剖宫产指征,如能继续阴道试产,可根据情况进行对症处理,如宫颈局部应用麻醉药物或血管扩张药物(山莨菪碱、利多卡因等);宫口近开全,胎头下降满意,可在宫缩间歇时,轻轻上推水肿宫颈,宫颈超过胎头,如产力较好,胎头可逐渐下降,经阴道自然分娩。

3. 胎头下降　以胎儿颅骨最低点与骨盆坐骨棘平面关系为标志进行评估。一般在宫口开大 4~5cm 时,胎头骨质部分最低点应达坐骨棘水平。胎头能否顺利下降是决定能否经阴道分娩的重要观察指标。通过阴道检查能判断胎头下降程度,以明确胎头颅骨最低点的位置,并能协助判断胎位(图 12-3-1)。

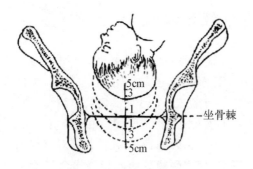

图 12-3-1　胎头下降评估

4. 前羊膜囊　胎膜破裂(简称破膜)宫缩时,子宫羊膜腔内压力增高,胎先露部下降,将羊水阻断为前后两部,在胎先露部前面的羊水量不多约 100ml 称前羊水,其有助于

扩张宫口。当羊膜腔压力增加到一定程度时胎膜自然破裂。破膜多发生在宫口近开全时(图 12-3-2)。

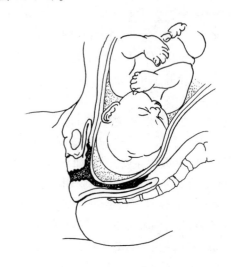

图 12-3-2　前羊膜囊

【临床评估】

1. 妊娠后期评估　初产妇在分娩前1~2周胎头下降入盆,宫底下降,减轻了对孕妇心、肺、胃压迫,孕妇轻松感,但因子宫压迫盆底,孕妇行走较困难,可能出现腰背部疼痛,阴道分泌物增加等变化。孕晚期出现不规律宫缩、宫颈变软、易于扩张。妊娠后期孕妇情绪变化较大,或热切期盼或恐惧,应该给予心理辅导,安全度过这段时期。在先兆临产或潜伏期,不限制孕妇活动空间,鼓励做一些力所能及事情。避免长时间仰卧体位。变换体位时要慢且稳,不过度弯腰或突然增加腹压。鼓励正常孕妇在院外观察,在交通便利及医师或医护人员指导下,有家人陪伴,能有效促进自然分娩,对孕妇和胎儿都有益。

2. 临产评估

(1)临产开始时间在很多情况下无法准确确定。在潜伏期,宫缩特征大多为下腹部即耻骨联合上阵发性不适或轻度疼痛,大多数孕妇都能很好耐受。

(2)在先兆临产期,有些孕妇无任何感觉,但胎心监护图可显示有较强宫腔压力波峰,能有效地促进宫颈成熟,使孕妇临产和分娩。当不规律宫缩长达 2d 或更长时间,宫颈无明显进展,且宫缩已经影响到孕妇生活、休息和睡眠时,无论诊断是否临产,需再次评估头盆及宫颈状况。分娩中保持孕妇精神和体力非常重要,医护人员应给予孕妇更多情感

心理支持,必要时可用镇静药。

(3)宫颈成熟度:孕妇是否能分娩宫颈因素很关键。少数宫颈坚韧者,需要有效、安全的方法促进宫颈成熟。宫颈成熟度评估重要指标如下,评分<6 分者引产成功率低,≥6 引产成功率高(表 12-3-1)。

表 12-3-1　宫颈 Bishop 评分

观察指标	分　值			
	0	1	2	3
宫口扩张(cm)	0	1～2	3～4	≥5
容受(%)	0～30	40～50	60～70	80～100
先露位置	-3	-2	-1～0	+1～+2
宫颈硬度	硬	中	软	
宫口位置	后	中	前	

【孕期保健手册回顾】　每次接诊孕产妇时均应仔细阅读保健手册。包括保健手册中产前检查记录,回顾孕期检查全部检验结果。重点包括以下内容。

1. 保健手册书面记录　病历回顾(有无家族性遗传病史)。核实预产期,孕期血压、体重变化等。

2. 月经史　对月经紊乱女性,应注意预产期推算可能不准,并重点注明。

3. 孕产史　重点关注有无不良孕产史(有无畸形儿、死胎、死产等)。

4. 辅助检查结果

(1)孕期常规检查项目:血常规、凝血功能、尿常规+分析检查结果;孕期糖尿病筛查、心电图(孕早、晚期 2 次结果)、ABO 及 Rh 血型、乙肝、梅毒、艾滋病筛查,孕中晚期 B 超检查结果(特别关注 B 超胎儿发育异常检查情况,近 1 周 B 超结果)等。

(2)孕期胎儿出生缺陷筛查项目:孕早期 NT 值、胎儿鼻骨发育情况,是否有重大异常(单心腔、腹裂等)、孕中期唐氏筛查、无创产前基因检查、是否行羊水穿刺(35 岁以上孕妇、唐氏筛查高危的孕妇等)检查胎儿染色体

等、孕中期系统超声检查结果等。

(3)孕期特殊检查项目:孕期并发症(妊娠期高血压疾病、妊娠期糖尿病、妊娠期胎盘、脐带异常等);孕期并发症(心脏病、糖尿病、肝内胆汁淤积综合征、甲状腺功能异常等);孕妇有无感染性疾病(乙肝表面抗原检查、梅毒、HIV 筛查结果)等。

应重点记录重要辅助检查结果,如血常规、血糖、凝血三项、血型(特别是 Rh 阴性血型)等;在住院待产记录首页指定位置、以醒目标记记录所有重点检验结果是否检查及异常结果内容,未按要求行产前保健者应注明,并同时知情同意、告知孕妇及家属可能会延误相关疾病早期发现及处理,同时签字备案。

【观察与处理】

1. 检测宫缩、胎心监护　监测子宫收缩最简单的方法是由医护人员手掌放于孕妇近宫底腹壁上,宫缩时宫体部隆起变硬,间歇期松弛变软。定时连续观察宫缩持续时间、强度、规律性及间歇期时间,并及时记录。目前很多医院采用胎儿监护仪描记胎心、宫缩、胎动,胎儿监护仪监测胎心,其主要优点是不受宫缩影响,能连续观察并记录胎心率动态变

化,记录宫缩、胎动与胎心的关系,从而了解胎儿宫内状况。用胎儿监护仪描记宫缩曲线,能看出宫缩强度、频率和每次宫缩持续时间,较全面反映宫缩的客观指标,但利用仪器描记宫缩易受宫缩探头位置、固定方法影响,特别是医务人员经验不足或不能在床旁观察监视时,易导致错误判断,因此,应强调医护人员床旁监测的重要性(图 12-3-3)。

潜伏期在宫缩间歇时每隔 1~2h 听胎心 1 次。进入活跃期后,宫缩频繁时应 15~20min 听 1 次,每次听取胎心后均应及时记录。

2. 宫口扩张及胎先露下降　经阴道指诊检查宫口扩张和胎先露下降情况。消毒外阴,通过示指和中指直接触摸了解骨盆、产道情况,了解宫颈管消退和宫口扩张情况、胎先露高低、确定胎方位、胎先露下方有无脐带,并进行 Bishop 宫颈成熟度评分。

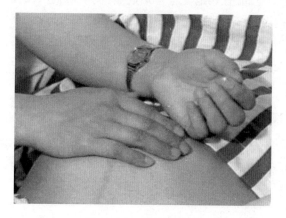

图 12-3-3　床旁数宫缩

胎头于活跃期下降加快,平均每小时下降 0.86cm。胎头下降情况有两种评估方法图 12-3-4:①腹部触诊在骨盆入口平面(真假骨盆分界)上方可触及的剩余胎头部分,以国

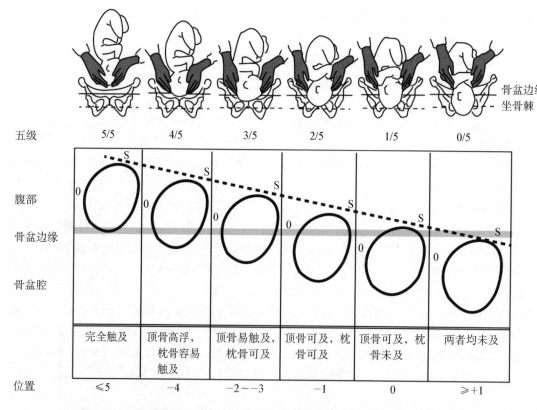

五级	5/5	4/5	3/5	2/5	1/5	0/5
腹部 骨盆边缘 骨盆腔	完全触及	顶骨高浮,枕骨容易触及	顶骨易触及,枕骨可及	顶骨可及,枕骨可及	顶骨可及,枕骨未及	两者均未及
位置	≤5	-4	-2~-3	-1	0	≥+1

图 12-3-4　胎头在骨盆缘上 5 级分类的临床评估以及其与胎头下降位置的关系

(段涛,杨慧霞主译《产科手术学》,人民卫生出版社,2009 年 6 月)

际五分法表示,用于初步判断:双手掌置于胎头两侧,触及骨盆入口平面时,双手指尖可在胎头下方彼此触及为剩余 5/5;双手掌指尖在胎头两侧有汇聚但不能彼此触及为剩余 4/5;双手掌在胎头两侧平行为剩余 3/5;双手掌在胎头两侧呈外展为剩余 2/5;双手掌在胎头两侧呈外展且手腕可彼此触及为剩余 1/5。②胎儿颅骨最低点与平坐骨棘平面的关系:阴道检查可触及坐骨棘,胎头颅骨最低点平坐骨棘时,以"0"表示;在坐骨棘平面上 1cm 时,以"−1"表示;在坐骨棘平面下 1cm 时,以"+1"表示,余依次类推。

3. 胎膜破裂　一旦胎膜破裂,应立即监测胎心,并观察羊水性状(颜色和流出量),记录破膜时间,测量体温。胎膜破裂时,若有胎心异常,应立即阴道检查排除脐带脱垂。破膜后应每 2 小时测量产妇体温,注意排查绒毛膜羊膜炎,根据临床指标决定是否启用抗生素预防或治疗感染。若无感染征象,破膜超过 12h 尚未分娩可给予抗生素预防感染。

4. 第一产程中常规护理

(1)精神安慰:孕妇精神状态能影响宫缩和产程进展。特别是初产妇。助产人员应安慰孕妇并耐心讲解分娩生理过程,增强孕妇自然分娩信心,调动孕妇积极性,并与助产人员密切合作,以顺利分娩。可以指导孕妇在宫缩时深呼吸,或用双手轻揉下腹部等。目前,国内外一些医院开展产前瑜伽、产前呼吸操(产前拉玛泽训练操),能有效缓解分娩中紧张情绪,对低危孕妇不建议限制行动,不建议持续胎心监护,因以上措施增加孕产妇紧张焦虑情绪,母婴安全并未有效提高。

(2)血压及饮食:低危孕妇第一产程期间,应每隔 4~6h 测量 1 次血压。若发现血压升高,应根据病情增加测量次数,必要时行床旁心电监护,及时通报上级医生,并做好记录,给予相应处理。待产过程中应鼓励产妇少量多次进食,宜采用高热量易消化食物,注意摄入足够水分,以保证精力和体力充沛。

对有产科合并症、并发症孕妇(如妊娠糖尿病、妊娠羊水偏少、轻型妊娠期肝内胆汁淤积症等),应根据孕妇具体情况制订待产分娩计划,强调特殊注意事项,关注孕妇主诉、体征,密切监护、发现异常,及时处理。

(3)活动与休息:临产后,若宫缩不强,未破膜,应鼓励孕妇尽量活动,适当运动能加速产程进展,减少产程中出现紧张焦虑情绪,提高顺产率。若初产妇宫口近开全,或经产妇宫口已扩张 4cm 时,应做好接生准备,有专人监护,以免在未准备下胎儿娩出,婴儿、产妇发生产伤。

(4)排尿与排便:临产后,应鼓励孕妇每 2~4h 排尿 1 次,以免膀胱充盈影响宫缩及胎头下降,必要时导尿。

(5)指肛检查:因指肛检查孕妇不适感强,增加感染机会,同时不容易检查清楚,现在国内外很多医院已废除。指肛检查临产后进行,次数不应过多。根据产程进展情况决定检查次数,前置胎盘严禁肛查。指肛检查应了解宫颈软硬程度、厚薄,宫口扩张程度(其直径以 cm 计算),是否破膜,骨盆腔大小,确定胎位及胎头下降程度等。

(6)阴道检查:目前国内外广泛应用评估产程进展情况,应消毒后进行,不增加感染机会。阴道检查除能了解宫口扩张程度、胎先露下降、内骨盆情况外,能直接摸清胎头,并能查明矢状缝及囟门明确胎位,对分娩方式判定有重要意义(图 12-3-5)。

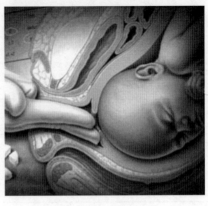

图 12-3-5　阴道检查

【医疗文书记录】 医疗文书记录应及时、客观、准确、如实地记录。应建立统一、全面、规范的病历格式,并对相关人员进行培训(附:重庆市产科统一医疗文书)。

附:重庆市产科统一医疗文书

1. 待产记录

姓名: 年龄: 病区: 床号: 住院号:

日 期	时 间	血压 /mmHg	胎动计数(￣/12h)	胎心(￣/min)	肛(阴道)检查					子 宫 收 缩			观 察 处 理	签名
					胎方位	先露高低	宫颈扩张	胎膜	羊水性状	强度	持续时间(s)	间歇时间(min)		

2. 临产记录

姓名: 年龄: 病区: 床号: 住院号:

入待产室初诊记录

日期	时间	血压	体温	脉搏	胎心	胎先露	先露高低	胎膜	宫口	宫缩	其他	检查者

产程记录

日 期	时 间	体 温	血 压	脉 搏	胎心(￣/min)	先露高低	宫口直径(cm)	胎膜羊水	宫缩			观察及处理记录	检查者
									强度	持续时间(s)	间歇时间(min)		

特殊情况记录:

3. 药物引产记录

姓名:　　　　年龄:　　　　病区:　　　　床号:　　　　住院号:

Bishop 宫颈成熟度评分:累计评分＿＿＿＿＿分

观察指标	分　值			
	0	1	2	3
宫颈扩张(cm)	0	1～2	3～4	≥5
宫颈管退缩(%)	0～30	40～50	60～70	≥80
先露高低(cm)	−3	−2	−1 或 0	+1 或+2
宫颈硬度	硬	中	软	
宫口位置	朝后	居中	朝前	

注:将检查结果在相应栏内画"√",累计宫颈评分,可估计试产成功率。评分≥9分表明宫颈容受,试产均成功;≤3分均失败

日期:　　年　　月　　日　　　　引产指征:　　　　引产方法:

时间	血压 (mmHg)	脉搏 (/min)	胎心 (/min)	宫缩			宫口直径 (cm)	先露高低	羊水情况	药物浓度、滴速及处理	签　名
				强度	持续	间隔					

药物使用总量:

4. 分娩记录

姓名：　　　　年龄：　　　　病区：　　　　　　床号：　　　　　　住院号：

临产时间	年　月　日　时　分	羊	破膜时间　月　日　时　分　自然　人工
宫口开全	年　月　日　时　分	水	量　　ml,性状,0度、Ⅰ度、Ⅱ度、Ⅲ度
胎儿娩出	年　月　日　时　分	胎	顺产　臀助产　臀牵引(单全足位)　内倒转
胎盘娩出	年　月　日　时　分	儿	其他
产　程	1　　2　　3　　　总　程	娩	胎方位产瘤大小　cm 部位
		出	
会阴裂伤	0度、Ⅰ度、Ⅱ度、Ⅲ度　切口侧正中	胎	大小　cm 自然(人工)剥离
	缝合　皮内　外缝　针　麻醉　局阻		完整不完整胎膜残留有　无
宫颈裂伤	无　　cm　部位　点	盘	胎膜破裂部位徒手清宫器械清宫副胎盘
	缝合连续间断针	脐	长　cm绕周真结假结胶质　轻　重
阴道裂伤	无　左　右　cm　血肿　　cm	带	附着 中央 侧方 边缘 羊膜 单脐 其他
宫　缩	好　欠佳　差　出产房宫高　　cm	新	性别：　体重　　g　　身长　　cm
产后血压	/1h　　/2h	生	畸形 死胎 死产 新生儿死亡时间 月 日 时 分
产后脉搏	产时　/min,1h　/min 2h　/min	儿	死因：
产后出血	产时　ml,1h　ml,2h　ml	新	呼吸道吸出　ml,性状：
	总量　ml　测量方法：	生	气管插管吸出　　ml,性状：
		儿	吸氧正压给氧胸外按压
产时用药		抢救	抢救药物
产后用药		母乳喂养指导	早吸吮　分　皮肤接触　分

特殊情况		新生儿评分			
		项　目	1min	5min	10min
		心　率			
		呼　吸			
诊断		喉反射			
		肌张力			
		肤　色			
		总　分			

出产房时间　护送人　接生者　记录者　记录时间

5. 第 4 产程及产后观察记录

姓名： 年龄： 病区： 床号： 住院号：

分娩日期： 年 月 日 时 分 出室时间： 年 月 日 时 分							
分娩方式:顺产 产钳 胎吸 分娩镇痛:无 有							
会阴伤口:撕裂 切开 皮内缝合 外缝 针 其他							
产后 时间	血压 （mmHg）	脉搏 （/min）	宫底	出血量 （ml）	膀胱充盈	其他	签名
15min	/						
30min	/						
1h	/						
2h	/						
产程 2h 累计出血总量　　　ml							
与病房护士交班:清楚 □ 产房护士签名 病房护士签名							

产后观察记录

日期	产后天数	体温	脉搏	血压	宫高	一般情况	自觉症状	乳房			恶露			会阴	小便	特殊情况记录	签名
								乳量	胀度	乳头	量	色	味				

会阴伤口拆线： 年 月 日 未拆

愈合情况:Ⅱ/甲 Ⅱ/乙 Ⅱ/丙 拆线者：

特殊情况：

6. 新生儿记录

母亲姓名：　　　　　母亲年龄：　　　　病区：　　　　床号：　　　　住院号：

婴儿性别：　孕周：　孕次：　产次：	入室时间：　年　月　日　时　分
出生时间：　年　月　日　时　分	身长：　cm,体重：　g,头围：　cm,胸围：　cm
分娩方式:顺产 胎吸 产钳 剖宫产 臀牵引 臀助产	一般情况：好 中 差 哭声:响亮 中等 细弱 尖叫
总产程：　时　分 第二产程：　时　分	面色:红润 青紫 苍白皮肤:红润 青紫 苍白 皮疹 脱皮
羊水　ml,0度 Ⅰ度 Ⅱ度 Ⅲ度 胎膜早破 有 无	指甲 足跖纹理 四肢活动:有力 中等 少动 微弱
破膜距生产时间：　时　分	前臂弹回 "围巾"征 腘窝角
胎 盘:正常前置,早剥其他	头部变形:无 轻 中 重 产瘤：　cm　　血肿：　cm　　顶 枕 颞
脐 带：　cm 绕　周 结扎:绕扎 气门芯 钳夹	前囟：　cm　　张力颅骨软化　骨缝　颅骨凹陷
	眼神:灵活　无凝视　凝视眼耳鼻：

新 生 儿 评 分

项 目	1min	5min	10min	
心 率				
呼 吸				
喉反射				
肌张力				
肤 色				
总 分				

呼吸:规则 欠规则 不规则　/min,胸廓:无异常 畸形
呻吟 吐沫 唇周发绀 鼻扇 "三凹"征
心率：　/min 律齐 不规则心音　杂音
腹部：软 胀肠型 有 无　脐渗血 有 无
肝肋下：　cm,脾肋下：　cm
肛门、生殖器：
原始反射:拥抱反射 觅食反射 吸吮反射
髋关节检查:双大腿皮纹 Allis 征 蛙式试验

母亲孕期产时并发症及用药	出生缺陷：
	母乳喂养指导:早吸吮　分　皮肤接触　分
	婴儿右足印
出生前胎儿情况	
复苏方法:(呼吸道 气管插管)吸出 ml 吸出物性状	
吸氧 正压通气 胸外按压 气管插管 用药：	
特殊处理：	
诊断：	
接生者：　　儿科医师签名：	母亲左拇指印

7. *产科护理记录单(产前)(第　　页)*

姓名：　　　年龄：　　　病区：　　　床号：　　　住院号：

日期	时间	血压 (mmHg)	脉搏 (/min)	意识	饮食	活动	睡眠	皮肤	情绪	教育	健康	特殊记录	签名

8. *产科护理记录单(产后)(第　　页)*

姓名：　　　年龄：　　　病区：　　　床号：　　　住院号：

分娩时间：＿＿＿年　月　日　　时＿＿＿分　　分娩方式：顺产、产钳、胎吸、剖腹产

日期	时间	血压 (mmHg)	体温 (℃)	脉搏 (/min)	宫底 高度	出血 (ml)	尿管	乳房	乳头 皲裂	饮食 级别	特殊记录	签名

9. 产科阴道检查记录

姓名：　　　　　年龄：　　　　　病区：　　　　　床号：　　　　　住院号：

阴道检查指征：
外阴消毒：导尿　ml颜色
外阴及骨盆情况：外阴阴道耻骨弓角度
骨盆侧壁　坐骨棘内突　Ⅰ　Ⅱ　Ⅲ　坐骨棘间径　cm　坐骨切迹宽度　cm
对角径　cm
骶尾关节　出口前后径　cm
宫口、胎儿情况：宫口开张　cm　方向　前　中　后　硬度　硬　中　软　水肿
宫缩时宫口开大　cm
胎膜　未破　已破　人工破膜　羊水　ml性状　清亮　粪染Ⅰ、Ⅱ、Ⅲ
胎先露　胎先露高低　胎方位　产瘤颅骨
宫缩时先露高低　胎心音　估计胎儿体重　kg
先露最大横径入盆　未入盆
头位评分：骨盆　分　胎儿大小　分　胎头位置　分　产力　分
总分　分
诊断：
处理意见：
检查医师：

10.产科住院患者知情同意书

姓名： 年龄： 病区： 床号： 住院号：

入院日期：

入院诊断：

目前产妇及胎儿状况评估(正常、产科并发症、其他科疾患、实验室及特殊检查异常所见)

住院期间(包括分娩前、分娩时、分娩后)绝大多数正常孕妇过程顺利,母子平安出院。

　　1.偶有以下情况发生

　　(1)突然胎动消失、胎心变化、继而胎心消失。

　　(2)各种因素导致宫缩过强,可发生胎儿宫内缺氧,导致新生儿窒息,新生儿吸入性肺炎,新生儿颅内出血,甚至新生儿死亡。

　　(3)产后有可能产生产后大出血、产后感染等严重并发症。

　　2.分娩过程　是一复杂的变化过程,可能出现意外,导致难产。对于各种产科并发症,产科医师均会依据病情做出相应、恰当的处理(包括各种药物治疗、引产、催产、产钳助产、胎头吸引助产、剖宫产、臀牵引等)。手术产也会有一定的并发症,如会阴裂伤、产妇出血、伤口愈合不良、伤口感染、发热、麻醉意外、脏器损伤、羊水栓塞、新生儿窒息、畸形、颅内出血、骨折等。

　　3.其他　妇产科医师全面负责孕、产妇在产前、产中及产后的各种病情(包括突发病情)。一旦发生危及母婴生命的情况,我们将尽责、尽力投入抢救。尽管如此,胎婴儿还是有一定的死亡率,个别情况下还可能发生孕、产妇的死亡,不能保证百分之百地抢救成功。产妇住院期间病情的变化,产科医师将与家属及时联系。但当母婴病情发生突然变化,医师有权做出处理决定。

　　请孕、产妇和家属给予理解和支持,服从医院处理。

产妇或直系亲属签字：

联系电话：(日)

　　　　　(夜)

医师

年_____月_____日

(李红雨　常　青)

第四节　第二产程临床经过及处理

第二产程(second stage of labour),又称胎儿娩出期。从宫口完全扩张到胎儿娩出的过程。第二产程的持续时间取决于胎儿大小,骨盆情况或因麻醉作用导致产力减弱等。第二产程的正确评估和处理对母儿结局至关重要。

鉴于第二产程时限过长与母胎不良结局增加相关,因此第二产程的处理不应只考虑时限长短,更应重点关注胎心监护、宫缩、胎头下降、有无头盆不称、产妇的一般情况。

【临床评估】　进入第二产程后,产妇会

出现一系列的征象,当有以下表现时,应行阴道检查了解宫颈扩张及胎先露下降情况,明确产程进展的阶段并行相应处理。

1. **屏气用力感** 可能是宫颈完全扩张后的征象,也可能是下降的先露部压迫盆底后出现的反应。

2. **前羊水破裂** 破膜可在分娩期的任何时候发生,第二产程时胎膜多已自然破裂,若仍未破膜,影响胎头下降,应行人工破膜。破膜应在胎头已完全衔接后,宫缩间歇进行,破膜前后均应听取胎心音并观察羊水情况及产妇的一般情况,产房应常备羊水栓塞的抢救药品及设备。破膜后,宫缩常暂时停止,产妇略感舒适,随后重现宫缩且较前增强,每次持续1min或更长,间歇1~2min(详见第13章第四节"人工破膜")。

3. **肛门松弛扩张及皮纹出现** 见图12-4-1。

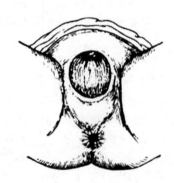

图 12-4-1　宫口开全后肛门松弛及皮纹出现

4. **米氏菱形窝**(the rhomboid of Michealis)**的显现** 在产妇的背部显现,可能是一个生理反应,使Carus曲线(骨盆腔的轴线)变长变直,更适应胎儿通过产道(图12-4-2)。

5. **阴道流血量的增多** 第一产程末期随着宫颈的迅速扩张,胎膜边缘破裂出现阴道流血量的增多,需与胎盘剥离鉴别,收集出血量并精确计量,听取胎心音及行胎儿监护,观察产妇的一般情况及生命体征,在宫缩间歇期触诊子宫有无压痛,记录宫缩及宫缩间

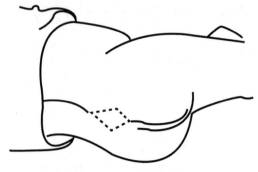

图 12-4-2　米氏菱形窝

歇的持续时间及强度等。

6. **胎心率的变化** 第二产程时,子宫收缩及产妇向下用力使胎盘灌注明显减少。胎儿通过产道下降,使宫内容积减少,可能发生胎盘早期剥离,危及胎儿健康。胎儿下降还可能使缠绕胎儿的脐带变紧,从而阻碍脐带的血流。上述情况都可能出现胎心率的变化,应密切观察胎心音并行胎儿监护。

7. **先露部显现** 随着产程进展,出现胎头拨露和胎头着冠。当胎头降至骨盆出口压迫盆底组织时,产妇有排便感,不自主地向下屏气。随产程进展,会阴体渐膨隆和变薄,肛门括约肌松弛。宫缩时胎头露出于阴道口,露出部分逐渐增大,宫缩间歇期,胎头又缩回阴道内,称为胎头拨露。当胎头双顶径越过骨盆出口,宫缩间歇期胎头不再回缩,称为胎头着冠。此时会阴极度扩张,产程继续进展(图12-4-3A)。应与严重的胎头水肿及胎头过度变形时出现的假象鉴别,胎头水肿形成的产瘤或严重塑形的胎头可在宫颈尚未完全扩张或胎头下降不理想时在会阴部显现(图12-4-3B、C),经阴道检查胎头双顶及胎耳的部位,借以判断胎头下降水平较准确,而肛查容易误判,阴道检查同时能准确判断宫颈有无水肿以及判断胎方位。当为臀先露时,先露部(胎足或胎臀)也可在宫颈开全之前出现在会阴部。此外较少见的是脱垂的宫颈。如产程进展顺利,此后胎头枕骨于耻骨弓下露出,出现仰伸动作,胎儿额、鼻、口、颏部相继

娩出。胎头娩出后,接着出现胎头复位和外旋转,随后前肩和后肩也相继娩出,胎体很快顺利娩出,后羊水随之涌出。

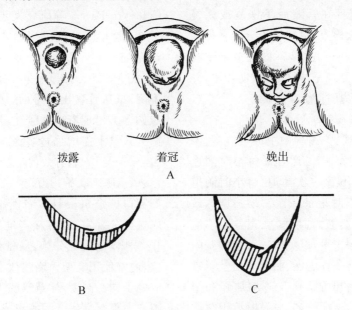

拨露　　　着冠　　　娩出
A

B　　　　　　C

图 12-4-3　胎头娩出、水肿及颅骨重叠
A. 胎头娩出;B. 正常颅骨重叠与水肿;C. 颅骨过度重叠与水肿

【观察与处理】

1. 密切监测胎儿情况及产程进展　注意子宫收缩的强度、频率和宫缩间歇期子宫能否全部松弛,通过观察孕妇反应和定期触诊进行评估,警惕强直性子宫收缩和病理缩复环出现,宫缩之后需要胎心听诊 1min 以上,至少每 5 分钟 1 次。注意胎头下降情况。第二产程当孕妇出现宫缩乏力,必要时使用缩宫素加强宫缩。

研究发现,初产妇第二产程持续时间平均为 3.6h(硬膜外镇痛)、2.8h(未镇痛)。胎心、羊水外观正常,孕妇无其他异常,建议不要过多地干预产程进展。

第一产程末及第二产程出现胎头下降延缓或者停滞,应及时查找原因,避免胎头长时间受压,引起胎儿窘迫、颅内出血等并发症发生。如胎儿在第二产程下降不理想,可以尝试孕妇增加产道重力的体位,如坐位或蹲位等,但持续时间不宜过长。如果是脐带过短或者因脐带缠绕造成的脐带相对过短,胎头可能在中骨盆平面与出口平面受阻,出现胎心异常。若为持续性枕横位或枕后位,可考虑徒手旋转胎头至枕前位(图 12-4-4),胎头继续下降,当胎头骨质部分下降到 +3 以下,无头盆不称,经阴道检查可扪及胎耳,可自然分娩。必要时行低位产钳及胎头吸引助产,若胎头下降 ≤+2,应及时行剖宫产术。第二产程宫缩频而强,需密切监测胎儿有无急性缺氧症状,应每 5 分钟听 1 次胎心,有条件可

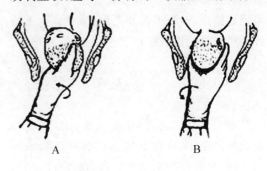

A　　　　　　B

图 12-4-4　徒手旋转胎头

连续应用胎儿电子监护仪监测,应注意观察胎心与宫缩的关系,还应随时了解羊水情况,如出现胎心变慢且在宫缩后不恢复或恢复慢,应立即行阴道检查,尽快结束分娩。但在无异常情况的分娩过程中,不做过多干预将有利于增加阴道分娩率,降低器械助产率,并缩短产妇屏气用力时间。

2. 孕妇护理及腹压用力

(1)孕妇护理:关注孕妇主诉,密切监测生命体征变化,建议第二产程需每小时测血压和脉搏,继续 4h 测一次体温,每小时阴道检查 1 次,每半小时记录一次宫缩强度。鼓励孕妇及时排空膀胱,如因膀胱充盈而不能自行排尿,应行导尿术,以免因充盈之膀胱阻碍胎头下降、影响产程进展、胎盘娩出及子宫收缩等,导致产后出血。由于阵缩加强和孕妇屏气用力,产妇出汗较多,应及时擦干孕妇身体的汗水,以免受凉。建议孕妇进食少量温开水或易消化食物。孕妇在第二产程可以使用斜卧位、半卧位或其他舒适体位,以有利产程观察为宜。

(2)腹压用力:不要因过分强调第二产程时间限制、使用指导性推娩方法(Valsalva pushing),建议使用自主推娩方法(spontaneous pushing)。指导性推娩方法(即指导孕妇屏气)是指医务人员根据胎心电子监护显示的宫缩情况做指示,在第二产程指导孕妇深吸一口气,用尽力气长长的自主向下用腹压,不呼气不发声,之后再重复吸气屏气,直至宫缩结束。指导性推娩方法一定程度上可缩短第二产程,但其缺点包括:孕妇由于持续的肌肉收缩造成肌肉氧供减少,缺血增加,

产妇疲惫,肌肉收缩能力减弱,人工助产率增加;且胎儿氧气供给减少,脐血 pH 降低。Caldeyro-Barcia 等研究发现,当孕妇屏气超过 9s,胎心监护可出现胎心晚期减速,屏气达到 15~18s,胎儿会出现缺氧造成的 pH 变化、Apgar 评分低等后果。第二产程,当胎头下降,抵达骨盆出口平面,因胎头压迫直肠,孕妇多会出现不自主屏气,并向下增加腹压,医务人员不需增加过多医疗干预,提倡给予关心、关爱,方能有效促进自然分娩。

3. 接产准备 当初产妇宫口开全,经产妇宫口扩张 6cm 且宫缩规律有力时,应将产妇送至分娩室,做好接产准备工作。产妇可在各种体位完成分娩,最常用的是膀胱截石位,通常使用支架。当腿放在支架上时,双腿应处于同一高度,注意双腿不能过度外展,否则产力很容易使会阴撕裂或会阴侧切伤口延伸到Ⅳ度撕裂,双膝应舒适地放在支架的近端,不宜将腿束缚,这样肩难产时大腿能迅速地向腹部屈曲;排空膀胱以免妨碍胎头下降。后期可维持静脉输液,适当补充能量和液体,必要时及异常情况出现时能及时静脉给药。每 10~15min 听取 1 次胎心音,最好行胎儿电子监护,随时了解羊水性状。如发现胎心减慢,应立即行阴道检查,尽快结束分娩。

4. 延迟脐带结扎 推荐对早产儿(<37周)娩出后延迟脐带结扎至少 60s,有利于胎盘血液转运至新生儿,增加新生儿血容量、血红蛋白含量,有利于维持早产儿循环的稳定性并减少脑出血的风险。

(常 青 李红雨)

第五节 第三产程临床经过及处理

第三产程(third stage of labour),又称胎盘娩出期,是从胎儿娩出后到胎盘胎膜娩出,即胎盘剥离和娩出的过程,需 5~15min,不超过 30min。

一、概 述

【基本过程】

1. 胎盘剥离 胎儿娩出后,由于子宫腔

容积突然明显缩小,胎盘不能相应缩小与子宫壁发生错位而剥离,剥离面出血形成胎盘后血肿。子宫继续收缩,剥离面积继续扩大,直至胎盘完全剥离而娩出(图 12-5-1)。胎盘剥离征象如下。

(1)宫体变硬呈球形,下段被扩张,宫体呈狭长形而被推向上,宫底升高达脐上。

(2)剥离的胎盘降至子宫下段,阴道口外露的一段脐带自行延长。

(3)阴道少量流血。

(4)接产者用手掌尺侧在产妇耻骨联合上方轻压子宫下段时,宫体上升而外露的脐带不再回缩。

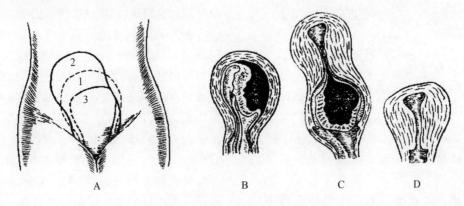

图 12-5-1 第三产程胎盘剥离娩出

A. 胎盘剥离时子宫的形状;B. 胎盘剥离开始;C. 胎盘降至子宫下段;D. 胎盘娩出后的子宫

2. 娩出胎盘、胎膜检查 将胎盘铺平,先检查胎盘母体面胎盘小叶有无缺损,然后将胎盘提起,检查胎膜是否完整,再检查胎盘胎儿面边缘有无血管断裂,能够及时发现副胎盘。副胎盘为一小胎盘,与正常胎盘分离,但两者间有血管相连。若有副胎盘、部分胎盘残留或大部分胎膜残留时,应在无菌操作下徒手入宫腔取出残留组织。若手取出胎盘困难,用大号刮匙清宫,若确认仅有少许胎膜残留,可给予子宫收缩药待其自然排出(图 12-5-2)。正常胎盘见图 12-5-3。

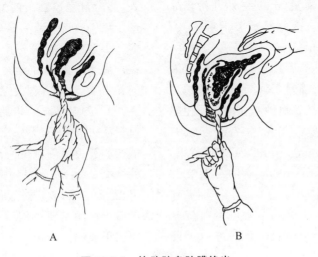

图 12-5-2 协助胎盘胎膜娩出

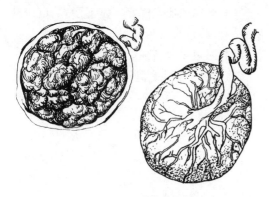

图 12-5-3　正常胎盘

【产程评估】

1. 产程　时长一般 5～15min。

2. 宫缩　警惕宫缩乏力导致产后出血。

3. 胎盘胎膜剥离　检查胎盘胎膜完整度、类型。

4. 软产道检查　胎盘娩出后应仔细检查软产道(包括会阴、阴唇、前庭、阴道和宫颈)有无裂伤。

5. 产妇一般情况　产妇的一般情况决定了在紧急情况下的耐受能力,也是观察病情进展的一个指标。

6. 失血量评估　失血量的监测方法如下。

(1)目测法:临床工作人员凭经验判断,简便,但存在很大误差,通常认为实际出血量＝目测法×2。

(2)称重法:失血量(ml)＝[胎儿娩出后接血敷料湿重(g)－接血前敷料干重(g)]/1.05(血液比重 g/ml)。

(3)容积法:用产后接血容器收集血液后,放入量杯测量失血量,又称直接收集法。

(4)面积法:可按接血纱布血湿面积粗略估计失血量,双层单:16cm×17cm /10ml,单层单:17cm×18cm /10ml,四层纱布垫:11cm×12cm /10ml,10cm×10cm/10ml,15cm×15cm/15ml。

(5)血细胞比容＜0.30 或血红蛋白 50～70g/L,出血估计＞1000ml,血红蛋白下降 1g 失血 400～500ml。

【产妇护理】　因产妇在经过第 1、2 产程之后,全身的体力消耗较大,抵抗力降低,加之子宫壁胎盘剥离面形成,或合并有会阴切开、会阴裂伤时,局部的抵抗能力亦大大下降,为细菌侵袭创造了条件。因此处理胎盘娩出必须严格无菌操作,如处理新生儿之后,胎盘娩出之前,应重新更换无菌手套和部分敷料。正确处理胎盘娩出,可以减少产后出血。

胎儿娩出断脐后将新生儿抱给产妇看,进行早接触、早吸吮,建立密切亲子关系,使产妇获得成就感,增加心理舒适。如果新生儿有异常或不是产妇希望的性别,应先与产妇沟通,做好产妇的思想工作,以免产妇不能接受现实,情绪激动,影响子宫收缩,发生产后出血。一方面给予宫缩药加强宫缩;另一方面对产妇进行安慰,避免因情绪波动而导致产后大出血的发生。胎盘娩出后检查软产道,及时正确行会阴缝合。第三产程结束后,为产妇擦洗,更换衣服、床单及被单、垫好会阴垫,注意保暖,提供易消化且营养丰富的饮食,以帮助产妇恢复体力。

【并发症】

1. 软产道裂伤　常见原因有阴道手术助产(产钳助产、臀牵引术等)、巨大儿分娩、急产、软产道组织弹性差而产力过强。

2. 子宫内翻　是指子宫底部向宫腔陷入,甚至自宫颈翻出的急症,极为罕见,发生率 1∶(10 000～20 000),是产科的严重并发症。多数发生在第三产程,约占 72%,发生在产后 24h 内者占 14%,产后 2～3d 方发现的约占 10%,亦有少数在产后 3d 后发生。

3. 产后出血　指胎儿娩出后 24h 内失血量超过 500ml,为分娩期严重并发症,居我国产妇死亡原因首位。其发病率占分娩总数的 2%～3%,实际发病率更高。子宫收缩乏力、胎盘因素、软产道裂伤及凝血功能障碍是产后出血的主要原因。这些因素可共存、互为因果或相互影响。

4. 羊水栓塞　是指在分娩过程中羊水

突然进入母体血循环引起急性肺栓塞、过敏性休克、弥散性血管内凝血（DIC）、肾衰竭或猝死的严重分娩并发症。羊水栓塞的发病率为（4～6）/10 万。发生于足月妊娠时，产妇死亡率高达 80％以上。

5. 其他　如脐带异常与脐带脱垂、子宫破裂等详见相关章节。

【预防】

（1）正确处理第三产程。在胎盘剥离之前禁止用力牵拉脐带及按压宫底。密切观察胎盘剥离征象，胎盘剥离后应轻压宫底使之进入下段，再在耻上压迫下段，子宫上抬、胎盘进入阴道，同时轻轻牵引脐带娩出胎盘。

（2）在第二产程时指导产妇屏气用力，避免突然增加腹压的动作，更应避免在腹部加压。

（3）严格掌握阴道助产指征，操作要轻柔，避免暴力。

（4）对于脐带过短，脐绕颈致胎儿胎盘间脐带过短或站立分娩者，应在胎儿娩出后立即断脐。脐绕颈周数多，牵拉较紧者，在胎头娩出后立即断脐，以免造成宫壁和胎盘过度牵拉而子宫内翻。

（5）徒手剥离胎盘时，避免牵拉脐带使子宫壁发生凹陷。

（6）子宫过度膨胀如羊水过多、多胎妊娠、巨大胎儿或子宫收缩乏力者，胎儿娩出后宜用宫缩药促进宫缩。

二、胎 儿 窘 迫

胎儿窘迫（fetal distress），是指胎儿在子宫内因急性或慢性缺氧危及其健康和生命的综合征。胎儿窘迫分急性及慢性两种：急性常发生在分娩期；慢性发生在妊娠后期，但可延续至分娩期并加重。

【病因】　母体血液含氧量不足、母胎间血氧运输或交换障碍及胎儿自身因素异常均可导致胎儿窘迫。

1. 胎儿急性缺氧　因子宫胎盘血循环障碍，气体交换受阻或脐带血循环障碍所致。

常见病因如下。

（1）前置胎盘、胎盘早期剥离时，胎盘在胎儿娩出前与子宫壁剥离，如剥离面积大，则引起胎儿缺氧，甚至胎死宫内。

（2）缩宫素使用不当，造成子宫收缩过强、过频及不协调，使宫内压长时间超过母血进入绒毛间歇的平均动脉压，而致绒毛中血氧含量降低。

（3）脐带脱垂、真结、扭转等，使脐带血管受压甚至闭塞，血运受阻，胎儿急性缺氧，很快死亡。

（4）母体严重血循环障碍导致胎盘灌注急剧减少，如各种原因所致休克。

（5）孕妇应用麻醉药及镇静药过量，抑制呼吸。

2. 胎儿慢性缺氧

（1）母体血液氧含量不足，如妊娠合并发绀型先天性心脏病或伴心功能不全、较大面积肺部感染、慢性肺功能不全如驼背、哮喘反复发作及重度贫血等。

（2）子宫胎盘血管硬化、狭窄，使绒毛间隙血流灌注不足，如妊娠期高血压疾病、妊娠合并慢性肾炎、糖尿病等。

（3）胎盘绒毛上皮细胞广泛变性、纤维蛋白沉积、钙化，甚至大片梗死，使胎盘有效气体交换面积减少，如过期妊娠、妊娠期高血压疾病等。

（4）胎儿运输及利用氧能力降低，如严重心血管畸形、呼吸系统疾病，胎儿畸形，母儿血型不合，胎儿宫内感染、颅内出血及颅脑损伤，各种原因所致的溶血性贫血等。

【病理生理变化】　胎儿对宫内缺氧有一定的代偿能力。轻度缺氧时，二氧化碳蓄积及呼吸性酸中毒使交感神经兴奋，肾上腺儿茶酚胺及肾上腺素分泌增多，致血压升高、胎心率增快。重度缺氧时，转为迷走神经兴奋、心功能失代偿、心率由快变慢。无氧糖酵解增加，丙酮酸及乳酸堆积，胎儿血 pH 值下降、出现混合性酸中毒。缺氧使肠蠕动亢进，肛门括约肌松弛、胎粪排出污染羊水，呼吸运动加深、羊水吸入，出生后可出现新生儿吸入性肺炎。缺氧使肾血管收缩，血流量减少，胎儿尿形成减少而致羊水量减少。妊娠期慢性缺氧使胎儿生长受限，分娩期急性缺氧可发生缺血缺氧性脑病甚至胎死宫内。

【胎儿评估】 主要是防止发生胎儿死亡。胎儿健康状况评估包括简单的胎儿监测或胎心率监测，还有超声或多普勒超声检查。胎儿监护的适应证包括各种不同的母儿情况，如糖尿病、慢性高血压、死胎史、胎儿生长受限、羊水过少和妊娠超过41周等。高危孕妇应于妊娠32－34周开始评估胎儿健康状况，合并严重并发症孕妇应于妊娠26－28周开始监测。

1. 评估及监护的方法 详见第11章第三节。

2. 影响因素

(1)睡眠周期：胎儿可能有 20～80min 的睡眠周期，期间胎心基线的变异减少，胎心描记曲线类似于无反应型。为除外睡眠周期引起的无反应型NST，通常要延长监护时间（有时候要长至80min）。

(2)药物或违禁药品：母亲服用某些药物时，如麻醉药、毒品、镇静药、类固醇激素和β受体阻断药等，药物也会进入胎儿体内，引起胎心率变异减少或无反应。大剂量使用硫酸镁时也会出现这种影响。

(3)孕妇吸烟会导致一过性胎心率变异减少。

(4)孕妇低血糖可能会使胎心率长期变异和胎动减少。

(5)孕周小：妊娠32周前NST一般不会呈反应型。但如果在更小的孕周需要进行胎儿监护，可借助于生物物理学评分。

3. 胎心类型的判读 根据胎心类型来鉴别胎儿窘迫有争议，常见变异类型。只有对正常的和严重异常的胎心类型（表12-5-1）才意见一致。

表 12-5-1 NICHD 胎儿监护工作组(1997)对于胎心类型的判读

类型	判读
正常	基线 110～160/min
	变异 6～25/min
	存在加速
	没有减速
中间的类型	意见不一致
严重异常	反复晚期或变异减速，没有变异
	严重心动过缓，没有变异

【临床表现】 主要为胎心率异常、羊水粪染、胎动减少或消失。我国多年来一直采用的标准为 120～160/min，现已修改为110～160/min，与国外标准类似。诊断胎儿窘迫不能单凭1次胎心听诊的结果，而应综合其他的因素一并考虑。若持续听诊胎心＜110/min 或＞160/min 时应怀疑胎儿有缺氧的可能，需结合医疗条件采取相应措施排除或做出胎儿窘迫的诊断。有条件者可采用胎儿电子监护仪监护，了解胎心基线率、基线变异及周期变化。

1. 急性胎儿窘迫 多发生在分娩期。常因脐带脱垂、前置胎盘、胎盘早期剥离、产程延长或宫缩过强及不协调等引起。

(1)胎心率异常：缺氧早期，胎心率于无宫缩时增快，＞160/min；缺氧严重时，胎心率＜110/min，胎儿电子监护CST可出现晚期减速、变异减速。胎心率＜100/min，伴频繁晚期减速提示胎儿缺氧严重，可随时胎死宫内，应及时告知产妇及家属，并签署相关知情同意书。

(2)羊水胎粪污染：羊水呈绿色、浑浊、稠厚及量少。依据程度不同，羊水污染分为3度：Ⅰ度浅绿色；Ⅱ度黄绿色、浑浊；Ⅲ度稠厚，呈棕黄色。

(3)胎动异常：初期胎动频繁，继而减少至消失。

（4）酸中毒：胎儿头皮血进行血气分析，pH＜7.2（正常值7.25～7.35），PO_2＜10mmHg（正常值15～30mmHg）及PCO_2＞60mmHg（正常值35～55mmHg）可诊断为胎儿酸中毒。此类有创的胎儿监测国外有应用而国内开展很少。

2. 慢性胎儿窘迫　常发生在妊娠后期，多因妊娠期高血压疾病、慢性肾炎、糖尿病、严重贫血、妊娠肝内胆汁淤积症及过期妊娠等所致。常延续至临产并加重。

若胎先露部固定，前羊水囊中羊水的性状可与胎先露部上方的羊水不同。因此，胎心率＜110/min，而前羊水仍清，可在无菌条件下，宫缩间歇期上推胎儿先露部，了解其后羊水性状。注意勿用力上推胎儿先露部，以免脐带脱垂。

（1）胎动减少或消失：每12小时胎动＜10次为胎动减少，是胎儿缺氧的重要表现之一。临床上常可见胎动消失24h后胎心突然消失，应予警惕。监测胎动常用的方法是：嘱孕妇每天早、中、晚自行计数胎动各1h，3h胎动之和乘以4得到12h的胎动计数。

（2）胎儿电子监护异常：NST表现为无反应型，即持续20min胎动时胎心率加速≤15/min，持续时间≤15s，基线变异率＜5/min。OCT可见频繁变异减速或晚期减速。

（3）胎儿生物物理评分低下：根据B型超声监测胎动，胎儿呼吸运动、胎儿肌张力、羊水量，加之胎儿电子监护NST结果综合评分（每项2分），≤3分提示胎儿窘迫，4～7分为胎儿可疑缺氧。

（4）宫高、腹围小于正常：持续慢性胎儿缺氧，使胎儿宫内生长受限，各器官体积减小，胎儿体重低，变现为宫高、腹围低于同期妊娠第10百分位数。

【预后】　缺氧对胎儿的损害难以精确预测。严重的可引起神经系统病变甚至死亡。

更重要的是目前还很难估计缺氧所导致的非致死性损害的程度。据报道分娩期由于缺氧所致的胎儿死亡已下降至1‰～2‰，然而大脑瘫痪及智力障碍的发生率仍为4‰～5‰，其中20％～40％与产时缺氧有关。美国每年约有12 000个婴儿患有因围生期缺氧引起的此类并发症，多数出生时窒息的婴儿在幼儿期测试表现"正常"，虽然说明脑组织适应缺氧的代偿能力很强，但脑损伤是客观存在，而在幼儿期诊断这种细微的神经和行为异常还是很受限制的。因此，预防胎儿窘迫是当今产科工作者做好胎儿监护和正确处理分娩面临的重要课题。

【治疗】

1. 治疗原则

（1）提高胎儿大脑及其他重要器官对缺氧的耐受性。

（2）消除窘迫时对胎儿造成脑及其他重要器官的损害。

（3）尽快消除母体对胎儿不良影响因素或使胎儿尽快脱离其有不良因素的母体。

2. 治疗建议　1998年，ACOG提出以下建议。

（1）改变孕妇体位：可缓解脐带受压，并可纠正仰卧位低血压；通过电子胎心监护仪，观察侧卧位后胎心率图形改变，以调整孕妇保持最合适体位，不限于左侧卧位。

（2）停止缩宫素的使用并缓解宫缩过强，从而改善子宫胎盘血流灌注量。即使在等待剖宫产时，有条件者也应给予子宫松弛药，如单次静脉慢推硫酸镁4g或静脉用利托君（Ritodrine），也可皮下或静脉单次注射特布他林（Terbutaline）0.25mg，后两种药物不宜用于糖代谢异常孕妇。

（3）阴道检查：排除脐带脱垂等病因。

（4）纠正低血压：可适当给予升压药物，纠正因使用麻醉镇痛药物所致的低血压。

（5）通知麻醉师和助产士，做好紧急分娩的准备工作。

（6）注意胎心变化：可用电子胎心监护仪连续监护，也可间断听诊。在手术室，腹部皮肤消毒前，应始终注意胎心变化。预防孕妇仰卧位低血压综合征。

（7）通知新生儿科医师：请有经验的新生儿科医师到分娩现场，准备复苏的药品和器械。

（8）吸氧：给孕妇吸氧，最好采用高流量纯氧、面罩法给氧。

3. 急性胎儿窘迫的紧急处理

（1）积极寻找原因并予以治疗：如仰卧位低血压综合征者，应立即让患者取左侧卧位；若孕、产妇有严重的摄入不足，水电解质紊乱或酸中毒时，应予以纠正；若缩宫素致宫缩过强者，应立即停用缩宫素，必要时使用抑制宫缩的药物。

（2）吸氧：左侧卧位，面罩或鼻导管持续给氧，能明显提高母血含氧量，使胎儿氧分压提高。

（3）尽快终止妊娠：根据产程进展，决定分娩方式。

①宫口未开全：出现下列情况之一者，应立即剖宫产：a. 胎心率持续＜110/min 或＞180/min，伴羊水污染Ⅱ度；b. 羊水污染Ⅲ度，伴羊水过少；c. 胎儿电子监护 CST 出现频繁晚期减速或重度变异减速；d. 胎儿头皮血 pH＜7.20。

②宫口开全：骨盆各径线正常，胎头双顶径已过坐骨棘平面以下 3cm，一旦诊断为胎儿窘迫，无头盆不称则应尽快经阴道助产，娩出胎儿。产钳助产比胎头吸引器对缺氧的胎儿损伤小且胎儿娩出可靠，但产钳技术要求较高。如宫口开全，但先露高，阴道助产无把握者则应迅速剖宫产。如宫口扩张小，不能短期内结束分娩者应剖宫产分娩。

（4）无论剖宫产或阴道分娩，均需做好新生儿窒息抢救准备。

4. 慢性胎儿窘迫处理　根据妊娠合并症或并发症特点及其严重程度，结合孕周、胎儿成熟度及胎儿窘迫的严重程度综合判断，拟订处理方案。

（1）一般处理：卧床休息，取左侧卧位，定时吸氧，2～3/d，每次 30min。积极治疗妊娠并发症及合并症。

（2）终止妊娠：妊娠近足月者胎动减少或 OCT 出现晚期减速、重度变异减速，或胎儿生物物理评分≤3 分时，以剖宫产终止妊娠为宜。

（3）期待疗法：孕周小、估计胎儿娩出后存活可能性小，须根据当地医疗条件，尽量采取非手术治疗，以期延长孕周，孕周＜34 周应给予地塞米松促胎肺成熟，争取胎儿成熟后终止妊娠。并向家属说明，期待过程中，胎儿可能随时胎死宫内；胎盘功能低下可影响胎儿发育，预后不良。

【预防】

（1）加强对高危孕妇的随访，积极治疗妊娠并发症及合并症，预防慢性胎儿窘迫发生。

（2）根据监测结果选择终止高危妊娠最好时机及方式。

（3）加强分娩期监护。

三、产时胎儿脑损伤

【主要结论】

（1）没有发现一种特定的胎心率一定与胎儿神经损伤有关。

（2）大多数足月新生儿由于胎儿酸中毒引起的新生儿脑病都超出了产科医师的控制范围。

（3）胎儿有较长时间缺氧导致脑损伤的发生。

（4）代谢性酸中毒必须达到一定程度才会导致神经损伤。

【脑瘫标准】　美国妇产科学会 2003 年提出产时急性缺氧情况引起脑瘫的标准见表 12-5-2。

表 12-5-2　产时急性缺氧情况引起脑瘫的标准(美国妇产科学会,2003 年)

标　准	基　本　条　件
必要标准*	(1)分娩时胎儿脐动脉血呈代谢性酸中毒(pH<7,碱剩余>12mmol/L); (2)在妊娠≥34 周时分娩的新生儿发生重度或中度的新生儿脑病; (3)脑瘫的类型为强直性的四肢瘫痪或运动障碍; (4)排除其他病因,如外伤、凝血障碍、感染或遗传疾病
选择性标准**	(1)在产程开始之前及产程中立即发生的缺氧情况; (2)既往的胎心类型是正常的,突然发生持久的胎儿心动过缓或胎心缺乏变异,持续的晚期减速或变异减速,通常提示有胎儿缺氧的情况发生; (3)Apgar 评分 5min 为 0～3 分; (4)出生后 72h 之内出现多系统的损害; (5)早期的影像学检查表明有急性非局灶性的脑部异常

注:* 必须满足所有 4 条;** 产时,即在产程和分娩中(0～48h)的选择性标准,对窒息没有特异性

四、常见胎盘异常

胎盘异常包括胎盘发育异常、胎盘循环障碍引起的病变、胎盘肿瘤。有些胎盘异常临床上由于意义不大经常不被重视。

1. 多叶胎盘、多部胎盘、多个胎盘及副胎盘　发生原因不清楚,可能与绒毛膜发育异常或退化异常所致。

2. 环状胎盘或带状胎盘　系胎盘发育成围绕孕囊形成一个环状,于子宫底及子宫颈两级为胎膜。部分为一个不完整的环,胎盘在平面上展开则成肾形。分为完全性和不完全性,后者的胎盘组织小部分萎缩,但血管环是完整的,一般认为这是一种返祖现象。由于孕卵着床过深或过浅所致,可引起产前和产后出血,胎盘循环不足易致胎儿生长受限及早产,产后易致胎盘残留。因此,产后检查胎盘有异常及缺损时应详细记录,必要时清宫。

3. 膜状胎盘及弥漫性胎盘　系胎盘超阔超薄,其厚度仅有 0.5cm,类似薄膜。可以部分膜状,膜可较厚。其形成机制是由于包蜕膜血运丰富以致平滑绒毛膜不退化。常引起从妊娠早期开始的反复性阴道出血、流产、早产、前置胎盘、小于胎龄儿、围生期胎儿死亡、产后出血、胎盘粘连。前置胎盘及产时胎盘剥离困难及剥离不全时发生产时及产后出血。

4. 有缘胎盘及轮廓胎盘　详见相关章节。

5. 筛状胎盘　极为罕见,胎盘中心缺少一小叶绒毛,但还有绒毛膜板。临床意义在于可能误认为胎盘小叶不全,而进行不必要的子宫探查和刮宫。

6. 绒毛膜周围大量纤维蛋白沉积　与血液凝固功能及血流有关,有些病理状态可加重纤维蛋白的沉积,如重型妊娠高血压疾病,过期妊娠等。临床意义:一般不影响胎盘功能,除非有血栓形成时会影响胎儿的物质交换(图 12-5-4)。

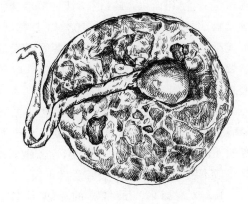

图 12-5-4　绒毛膜下纤维素沉积及胎盘绒毛膜囊肿

7. **底蜕膜血肿及边缘蜕膜血肿** 底蜕膜血肿又称胎盘后血肿（retroplacental hematoma），发生原因不清楚，可能与动脉痉挛及静脉回流受阻有关。边缘蜕膜血肿可能与胎盘发育异常及胎盘剥离有关（图12-5-5）。临床意义：小的血肿对母胎影响不大，大的血肿会危及胎儿安全，甚至发生子宫胎盘卒中，严重的导致DIC及产后出血。因此，大的血肿按胎盘早期剥离处理。

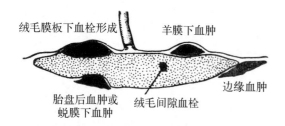

绒毛膜板下血栓形成　　羊膜下血肿

胎盘后血肿或蜕膜下血肿　绒毛间隙血栓　　边缘血肿

图 12-5-5　胎盘周围和胎盘内形成的各种血肿和血栓
（引自唐敏一．胎盘病理学．北京：人民卫生出版社，1987）

8. **胎盘梗死** 是很常见的胎盘病变，系进入绒毛间隙的母体血流被阻断所引起的局部缺血性绒毛坏死病灶。多因孕妇全身性或局部性血管病变使蜕膜螺旋动脉痉挛、狭窄或闭锁引起。多见于妊娠期高血压疾病、慢性肾炎及糖尿病孕妇胎盘中。可单个病灶或多处病灶，病灶大小从数毫米到数厘米不等。临床意义：梗死面积＜5％的病灶一般不会影响胎盘功能，若梗死范围在10％以上者，则可能影响胎儿安危。因此，对有高危因素的孕妇进行常规动态B超检查，胎心率电子监护。

9. **羊膜下绒毛膜囊肿** 系胎盘非循环障碍引起的病变。羊膜下绒毛膜囊肿位于胎盘胎儿面，在羊膜和绒毛膜血管下，这种小囊肿一般不影响胎盘功能，临床意义不大。

10. **胎盘钙化** 最常见的胎盘形态变化，由纤维素及钙盐沉积而成。胎盘钙化多为生理性改变，伴孕龄增加而增多，36孕周逐渐明显，也是B超预测胎盘成熟度标志之一。

11. **绒毛膜血管瘤** 绒毛膜血管瘤是一种良性血管瘤，发病率仅为0.7％～1.6％。多为单个病灶，病灶大小不一。小的胎盘血管瘤对母胎可无任何影响，较大的血管瘤可影响胎儿发育，并对胎儿有压迫。临床表现有胎儿生长受限、死胎、羊水过多等。B超是诊断胎盘血管瘤有效的手段。处理：小的胎盘血管瘤可无任何症状，一般不需要处理，定期检测病灶大小。较大的血管瘤对母胎产生压迫症状危及母儿生命时应终止妊娠。

五、常见脐带异常

脐带异常临床上并不少见，包括脐带发育异常、脐带长度异常、脐带附着异常、脐带缠绕、脐带血管性疾病及脐带血管瘤等。但目前缺乏早期发现的诊断方法，常在产后发现。目前只有脐带缠绕是临床上通过B超检查能及时诊断的最常见脐带异常。

1. **单脐动脉** 脐带中只有一根脐动脉称为单脐动脉。发生率文献报道差异大。发病机制可能与先天未发育及继发性萎缩退行性变有关。部分单脐动脉与胎儿畸形共存，单脐动脉易发生早产，同时单脐动脉胎儿生长受限（FGR）的发生率也比较高。孕期B超检查能发现单脐动脉，建议单脐动脉胎儿均应进一步系统超声检查胎儿有无器官、结构异常，有无染色体异常、有无宫内发育迟缓，有无合并羊水异常等，必要时进一步通过MRI进行产前诊断。若未发现其他异常的单纯单脐动脉者应在孕期密切随访，孕晚期分娩前再次超声复查有无合并异常情况，若提示单脐动脉综合征，合并2种及以上畸形者建议行羊水或脐血穿刺以诊断染色体是否异常。

2. **脐带过短及过长** 正常脐带长度30～100cm，短于30cm称脐带过短，长于

100cm 称脐带过长。临床上脐带过长及过短均无法产前判断,仅在分娩后检查才发现。脐带过短在分娩前往往无任何临床征象,临产后可出现胎心率异常、产程延长(尤其第二产程)、脐带血管断裂出血、胎盘早期剥离及子宫内翻等严重并发症。处理:严密观察产程,怀疑脐带过短时应尽快结束分娩。脐带过长一般多伴脐带缠绕,易发生脐带脱垂,并可出现胎儿窘迫。若已经临产则应尽快解除脐带受压,并积极处理结束分娩。

3. 脐带附着异常 脐带一般附着于胎盘的中央或偏侧方(图 12-5-6)。若脐带附着于胎盘的边缘者称扇状或球拍状胎盘。脐带附着于胎膜上者则称为帆状胎盘,多胎妊娠时发生率明显增高,单脐动脉脐带多是帆状附着,因而帆状胎盘合并畸形的机会也多,导致早产、流产及胎儿生长受限。当帆状胎盘上的血管位于宫颈口者称为血管前置(vasa praevia)。产前 B 超及临产后宫颈扩张检查先露部摸到有搏动的血管可诊断。宫颈口开大时可能损伤血管,引起致死性胎儿出血,出血量一般为 200~300ml(相当于足月胎儿的全部血量),除非迅速剖宫产娩出胎儿,不然很难挽救胎儿性命。胎膜上的血管破裂也可发生于妊娠的任何时间,不一定在胎膜破裂时。临床表现为胎膜破裂时发生无痛性阴道流血,伴胎心率异常或消失,胎儿死亡。取流出血涂片检查,查到有核红细胞或幼红细胞并有胎儿血红蛋白,即可确诊。处理:胎儿存活及早剖宫产术终止妊娠或结束分娩。

4. 脐带真结(true knot of cord) 是胎儿在运动时穿过一圈脐带形成,发生率 0.05%~1%。多见于羊水过多、脐带过长、单羊膜囊双胎及胎动过频。真结过紧可致胎儿死亡。产前不易发现(图 12-5-7)。

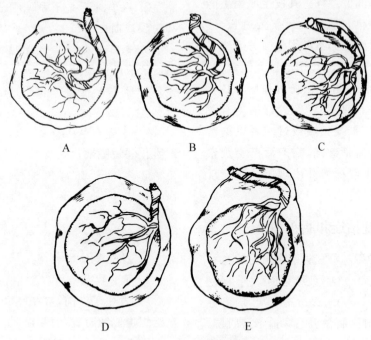

图 12-5-6 脐带附着部位

A. 中心性附着;B. 偏心性附着;C. 明显偏心性附着;D. 边缘性附着;E. 帆状附着

(引自唐敏一. 胎盘病理学. 北京:人民卫生出版社,1987)

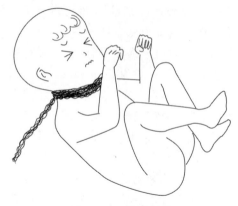

图 12-5-7　脐带异常

5. 脐带扭转、缩窄　脐带扭转、缩窄或两者并存,缩窄多位于近胎儿腹部段。严重时可阻断脐带血流致胎儿死亡,孕期难以发现。

6. 脐带缠绕　是常见的脐带异常,占分娩总数的 20%～25%。即脐带缠绕胎儿的躯干、肢体或颈部,以颈部缠绕最为多见。脐带过长者甚至多部位缠绕。其发生原因可能与脐带过长及胎动过频有关。脐带过长、缠绕较松者一般对胎儿无不良影响。若缠绕过紧,导致脐带相对过短可以引起胎儿缺氧,乃至死亡,尤其在分娩胎儿下降过程中。B超是诊断脐带缠绕,特别是颈部缠绕最为有效的方法。处理:脐带绕颈圈数过多者以剖宫产为宜。已知有脐带缠绕,临产后严密观察产程,一旦出现下降缓慢并出现胎儿窘迫现象应尽快结束分娩。

六、胎盘粘连和胎盘植入

胎盘绒毛仅穿入子宫肌壁表层为胎盘粘连(placenta accreta);胎盘绒毛穿入子宫壁肌层为胎盘植入(placenta increta)。均可分为部分性或完全性,胎盘绒毛穿透子宫肌层,称为穿透性胎盘(placenta percreta)(图 12-5-8)。部分性胎盘粘连或植入表现为胎盘部分剥离,部分未剥离,导致子宫收缩不良,已剥离面血窦开放发生致命性出血。完全性胎盘粘连与植入因胎盘未剥离而无出血。

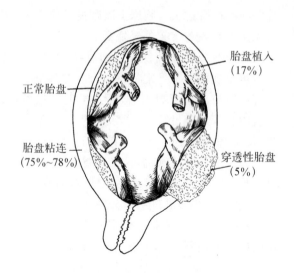

图 12-5-8　胎盘状态

【病因】

1. 前置胎盘　种植在子宫下段的胎盘前置部分容易粘连。

2. 人工流产史　刮宫可造成子宫内膜和蜕膜缺损。

3. 剖宫产史　少数胎盘粘连于过去剖宫后形成的瘢痕处。

4. 手取胎盘史　表明过去可能也有胎盘粘连。

5. 产后子宫感染史　可引起子宫内膜纤维化和蜕膜缺损。

6. 其他　如宫角种植、子宫肌瘤、子宫手术史、子宫畸形、原发性蜕膜发育不良等。

【临床表现】

1. 产前出血

2. 子宫破裂　可以发生在产前、产时及产后,多发生于产前,常在妊娠中期。偶有胎盘组织也侵蚀膀胱,引起血尿。

3. 胎盘剥离困难引起大出血　可能切除子宫。

4. 子宫内翻　可以自然发生,但多由手取胎盘造成。

5. 死亡　患植入性胎盘的产妇死亡原

因主要为出血或子宫破裂。因产前出血或子宫破裂而胎儿死亡率也较高。

【处理】 疑有胎盘滞留时应立即行阴道及宫腔检查,必要时行 B 超明确诊断,若胎盘已剥离则应立即取出胎盘。若为胎盘粘连,必须根据胎盘粘连程度、阴道流血情况、患者一般情况决定是否行人工剥离。

(1)当胎盘广泛粘连,阴道流血不多,不必立即强行剥离,可加用宫缩药,断脐后密切观察阴道流血及生命体征,部分患者随子宫复旧胎盘自行剥离(注意断脐端放置阴道内,避免感染)。

(2)胎盘部分剥离,有较多阴道流血,必须在建立静脉通道,有产科医师和高年资助产士协助下处理,若剥离困难疑有胎盘植入,切忌强行剥离。胎盘植入的治疗包括非手术治疗及手术治疗,非手术治疗可用药物,药物治疗包括孕激素受体拮抗药米非司酮及化疗药 MTX 的治疗,手术治疗有宫腔填塞局部止血、宫腔镜下电切及介入放射下子宫动脉栓塞治疗、子宫切除等。

七、宫 颈 裂 伤

初产妇阴道分娩时几乎都有宫颈轻度裂伤,一般易发生在两侧,长度在 1cm 左右,若不出血,产后很快愈合,缩复成横裂形的外口,是妇女已产的标志之一。当宫颈裂伤超过 1cm 且有出血称为宫颈裂伤(cervical laceration)。严重者裂伤可向上延伸到阴道穹部、阴道上段或子宫下段,若累及子宫动脉及其分支时可致大出血或形成阔韧带血肿。宫颈裂伤均应缝合,可有效预防以后的宫颈病变,如外翻等。

【诊断】 在胎儿娩出后或胎盘娩出后阴道持续性流血,色鲜红而子宫收缩良好时应立即仔细检查产道。用两把卵圆钳钳夹宫颈并向下牵引,顺或逆时针方向检查一周,特别注意宫颈两侧,因该处肌纤维组织少容易撕裂。撕裂往往自子宫颈外口开始向上延伸

(图 12-5-9)。

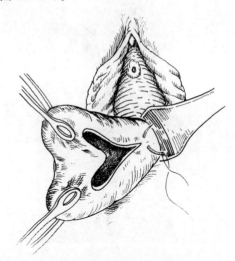

图 12-5-9 宫颈裂伤缝合

【处理】 应彻底止血,按解剖层次逐层缝合裂伤。以前认为宫颈裂伤<1cm 且无活动性出血不需缝合,若裂伤>1cm 且有活动性出血应缝合,常用间断缝合。现在的观点是为防止宫颈柱状上皮外翻,黏膜暴露于阴道内,而病毒易黏附感染黏膜的柱状上皮诱发宫颈病变,故也建议尽量恢复其正常解剖。缝合第一针应超过裂口顶端 0.5cm,可将回缩之血管结扎;若裂伤累及子宫下段,缝合时应避免损伤膀胱和输尿管,必要时可经腹修补,按子宫破裂处理。

八、子 宫 内 翻

【诊断】

(1)突然发生剧烈的腹痛之后,产妇很快陷入休克状态,可伴有阴道出血,但出血量与休克程度不符。

(2)子宫完全翻出并脱垂在阴道口外,当胎盘未剥离时,往往会误认为是娩出的胎盘,若胎盘已娩出,翻出的子宫如一大的息肉样团块,易误诊为子宫黏膜下肌瘤,表面为粗糙的暗红色子宫内膜,可以见到关闭的血窦,或血窦开放并持续不断地流血,在左、右两角处可见到输卵管进入宫腔的开口(图 12-5-10)。

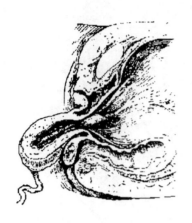

图 12-5-10　子宫内翻

（3）腹部检查在膀胱排空的情况下摸不到子宫底，在耻骨后上方可触及子宫陷凹呈漏斗状（inversion funnel），在陷凹内可有输卵管、卵巢、圆韧带、阔韧带，甚至腹腔其他脏器，如肠管、大网膜等。

（4）双合诊：不完全子宫内翻在阴道内可触及质地柔软的球形肿块，其周围可摸到环形子宫颈，内翻程度越深，块状物越大，子宫颈环越高，越难以触到，撑开阴道可见到翻出的子宫（图 12-5-10）。

牵拉脐带而胎盘粘连在子宫底部，子宫内翻的发生率最大（图 12-5-11）。

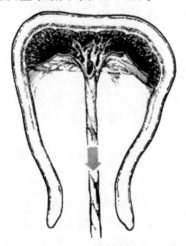

图 12-5-11　子宫内翻时胎盘植入的最可能部位

【处理】　子宫内翻发病急，病情重，一旦明确诊断应果断地进行处理，疼痛性休克、出血以及随之而来的感染是造成子宫内翻产妇死亡的主要原因。

（1）积极抗休克、尽快手法复位。

（2）如失败可行经阴道切开宫颈复位术、经腹复位术。

（3）子宫翻出时间较久，有明显感染坏死或出血难以控制时应行子宫切除术。

（4）无论手法复位或手术复位后，均应使用有效、足量的抗生素控制感染。

九、羊 水 栓 塞

【诊断】　胎膜破裂后、胎儿娩出后或手术中产妇突然出现寒战、呛咳、气紧、烦躁不安、尖叫、呼吸困难、发绀、抽搐、出血、不明原因休克等临床表现，应考虑为羊水栓塞，立即进行抢救。为确诊做如下检查。

（1）血涂片查找羊水有形物质；采集下腔静脉血，镜检见到羊水成分可以确诊。

（2）床旁胸片 X 线摄片：双肺弥漫性点状浸润影，沿肺门周围分布，伴右心扩大。

（3）床旁心电图或心脏彩色多普勒超声检查：提示右心房、右心室扩大，ST 段下降。

（4）与 DIC 相关的实验室检查等。

【处理】　一旦出现羊水栓塞的临床表现，应立即抢救。纠正呼吸循环功能衰竭和改善低氧血症、抗过敏、抗休克、防止 DIC 和肾衰竭的发生。

【预防】

（1）避免在强宫缩下自然破膜。

（2）人工破膜引产时不行剥膜术。

（3）严格掌握剖宫产指征。

（4）产程中若出现高张宫缩，则应用镇静药如哌替啶、地西泮等，或宫缩抑制药减弱宫缩。

十、产 后 出 血

【处理】

（1）新生儿吸吮乳头或者行乳头按摩以

刺激乳头,同时适当合理的脐带牵引、产妇的用力等有助于胎盘的剥离。何时钳夹脐带尚有争议,可根据产妇与新生儿的位置、产妇和新生儿的一般情况进行处理。积极处理第三产程有利于减少产后出血的发生。

(2)产后出血发生时,立即进行评估,给予适当的处理。静脉通道、晶体输注、通知血库预约血制品,及时与麻醉医师、护理人员沟通,并通知妇产科专家、进行实验室检测。针对出血原因,迅速止血;补充血容量,纠正失血性休克;防止感染。

(3)严重出血是全世界孕、产妇死亡最重要的因素。超过一半的孕、产妇死亡发生在产后 24h 内,其中大量出血是主要原因,正确处理第三产程是预防产后出血的关键。有报道当第三产程＞10min 时,产后出血明显增加;＞20min 出血更加明显。因此建议第三产程达 10min 为处理线,20min 为病理线。胎儿娩出后,不过早牵拉脐带,可等待10min;若阴道流血量多应查明原因,及时处理;胎盘娩出后要仔细检查胎盘、胎膜,并认真检查软产道有无裂伤和血肿。正常分娩出血量不超过 300ml。遇有产后出血高危因素(有产后出血史、分娩次数≥3 次、多胎妊娠、羊水过多、巨大儿、滞产等)的产妇确认单胎,可在胎儿前肩娩出时静注缩宫素 10~20U,也可在胎儿娩出后立即经脐静脉快速注入内加缩宫素 10U 的 0.9%氯化钠注射液 20ml,均能促使胎盘迅速剥离减少出血。若胎盘未完全剥离而出血多时,行胎盘人工剥离术。若第三产程超过 30min,胎盘仍未排出且出血不多时,应排空膀胱后,再轻轻按压子宫及静注子宫收缩药,仍不能使胎盘排出时,应根据是否有较多阴道流血决定进一步处理方法。若胎盘娩出后出血较多时,立即启动产后出血救治流程。产程长,破膜时间 10h 左右,给予抗生素预防感染。

【预防】　第三产程是预防产后出血的关键。胎儿娩出后,不过早牵拉脐带,可等待

15min;若阴道流血量多应查明原因,及时处理;胎盘娩出后要仔细检查胎盘、胎膜,并认真检查软产道有无裂伤和血肿。2003 年,国际妇产科联合会(FIGO)和国际助产士联合会(ICM)认为,积极干预第三产程有利于减少产后出血(PPH)的发生率、失血率及输血的需要。第三产程积极干预的目的在于促进子宫收缩以利于胎盘娩出、避免子宫收缩乏力以预防 PPH。

1. 一般措施　应用子宫收缩药物、有控制的脐带牵引、在胎盘娩出后适当按摩子宫。同时,强调及早钳夹切断脐带。

2. 国际专业学会的工作建议　每一位产科工作者必须具备实施第三产程积极干预的知识、技术和重要的判断能力,并且能够得到必需的材料和设备。因此,国际专业学会应致力于以下工作。

(1)提倡熟练的分娩接生。

(2)向助产人普及这一声明并促进它的实施。

(3)对公众进行预防和治疗产后出血必要性的充分教育。

(4)在全国产科、医学期刊、时事通讯、因特网上公布指南。

(5)寻求立法对产后出血预防和治疗提供保障。

(6)适时将第三产程的积极干预纳入到国内诊疗常规和临床指南。

(7)将第三产程积极干预编入所有熟练助产工作者的上岗前和在职教育课程中。

(8)与国家药物经销商、政策决策者和供应商合作,保证充足的子宫收缩药和注射设备的供应。

3. 预防性应用子宫收缩药

(1)在胎儿娩出的 1min 内,触摸腹部,排除另一个或多个胎儿的存在,给予缩宫素10U 肌内注射。缩宫素在注射后 2~3min即可起效,不良反应较小,可以用于所有患者,为所有子宫收缩药的首选。

（2）要适当储存的子宫收缩药：缩宫素：15～30℃保存，避免冻结。

（3）提供这些药物的不良反应说明。对子痫前期、子痫或高血压患者禁止使用前列腺素制剂。

4．控制性脐带牵引

（1）在接近会阴处钳夹脐带，适当牵引脐带时，将另一只手置于耻骨上方上推固定子宫。

（2）保持脐带轻微的张力并等待一次强有力的宫缩（2～3min）。

（3）伴随强有力的宫缩鼓励产妇用力屏气并向下轻轻牵拉脐带娩出胎盘。要持续上推固定子宫。

（4）如果使用适当的脐带牵引 30～40s 后胎盘没有下降，不要持续拖拉脐带：轻轻握住脐带等待子宫再次出现良好收缩；伴随下次宫缩，耻骨上推固定子宫后重复适当的脐带牵引；在良好宫缩时，脐带牵引（向下拉）和耻骨上对抗牵拉（向上推）的力要同时进行并

保持平衡。

（5）当胎盘开始娩出，双手握住胎盘并轻轻转动直至胎膜扭曲。缓慢牵拉使胎盘完全娩出。

（6）如果胎膜有撕裂，戴无菌手套轻轻检查阴道上端和宫颈并用卵圆钳取出所有残留的胎膜。

（7）仔细检查确定胎盘完整。如果母体面有部分缺损或发现有血管的破裂，应怀疑是否有胎盘残留并采取适当的措施。

5．子宫按摩

（1）立即按摩子宫底部直到子宫收缩；②在最初的 2h 内每 15 分钟触摸宫缩一次，必要时重复子宫按摩。

（2）在子宫按摩停止后确定子宫不会松弛（变软）。在进行上述处理时，向患者和家属说明操作程序。全程中始终提供安全保障，建立静脉通道，监测生命体征。

（谭　琼　李红雨）

参 考 文 献

[1] 中华医学会麻醉学分会产科学组.分娩镇痛专家共识（2016 版）[J].临床麻醉学杂志,2016,32(8):816-818.

[2] 谢幸,孔北华,段涛.妇产科学[M].9 版.北京：人民卫生出版社,2018:162-176.

[3] 赵生霞.分娩期全程心理护理对自然分娩率、孕妇及新生儿的影响[J].中国实用护理杂志,2011,27(20):49-50.

[4] 余昕烨,漆洪波.昆士兰临床指南：正常分娩（2017 版）要点解读[J].中国实用妇科与产科杂志,2018,34(10):1115-1117.

[5] 胡灵群,蔡贞玉,郑勤田,等.分娩镇痛与分娩安全[J].中国实用妇科与产科杂志,2016,32(8):741-745.

[6] 贺晶,张珂.胎儿窘迫的真与假：产科永恒的话题[J].中华围产医学杂志,2012,15(4):198-202.

[7] 云芳利.胎儿窘迫的观察和护理[J].实用临床护理学杂志（电子版）,2017,2(6):180-183.

[8] 汪吉梅,李笑天.宫内缺血缺氧对胎儿神经系统发育的影响及监测[J].中国实用妇科与产科杂志,2012,28(11):812-815.

[9] 卫炜,王红,等.胎盘异常的产前超声诊断及其妊娠结局分析[J].中国临床医学影像杂志,2017,28(6):434-437.

[10] 中华医学会围产医学分会.胎盘植入诊治指南（2015）[J].中华围产医学杂志,2015,18(7):481-485.

[11] 漆洪波.急性子宫内翻的诊断与处理[J].中华产科急救电子杂志,2017,6(1):32-35.

[12] 连岩,王谢桐.羊水栓塞的诊断与急救[J].中国实用妇科与产科杂志,2016,32(12):174-175.

[13] 中华医学会妇产科学分会产科学组.羊水栓塞

临床诊断与处理专家共识（2018）[J]. 中华妇产科杂志,2018,53(12):831-835.

[14] 刘兴会,贺晶,漆洪波. 难产[M]. 北京:人民卫生出版社,2018.

[15] 刘兴会. 实用产科手术学[M]. 北京:人民卫生出版社,2014.

[16] 中华医学会妇产科学分会产科学组. 产后出血预防与处理指南（2014）[J]. 中华妇产科杂志,2014,49(9):641-646.

[17] 中华医学会妇产科学分会产科学组. 孕前和孕期保健指南（2018）[J]. 中华妇产科杂志,2018,53(1):7-13.

[18] 中华医学会妇产科学分会产科学组. 妊娠晚期促子宫颈成熟与引产指南（2014）[J]. 中华妇产科杂志,2014,49(12):881-884.

[19] 李楠,王燕,周虹. 早期常规人工破膜对产程及胎儿与新生儿影响的 Meta 分析[J]. 中华妇产科杂志,2006,41(1):16-18.

[20] 张力,刘兴会. 产程图的临床应用[J]. 中国实用妇科与产科杂志,2005,21(5):262-264.

[21] 曹泽毅. 中华妇产科学[M]. 3 版. 北京:人民卫生出版社,2014:257-306.

[22] 凌萝达,顾美礼. 难产[M]. 2 版. 重庆:重庆出版社,1999:177-180.

[23] K. Josech, Matthew W. Gullg, et al. 约翰·霍普金斯妇产科手册[M]. 3 版. 高雪莲,张岩,杨慧霞,译. 北京:人民卫生出版社,2009:94-97.

[24] 段涛,杨慧霞. 产科手术学[M]. 北京:人民卫生出版社,2009.

[25] 中国新生儿复苏项目专家组. 新生儿窒息复苏指南（2011 北京修订）[J]. 中华围产医学杂志,2011.

[26] 石琪,漆洪波. 产程图研究进展[J]. 中国实用妇科与产科杂志,2013,29(1):68-70.

[27] 张军,杨祖菁,霍晓娜. 产程图的研究进展[J]. 中华围产医学杂志,2014,17(3):145-147.

[28] Chestnut DH, Wong CA, Tsen LC, et al. Chestnut's Obstetric Anesthesia: Principles and Practice [M]. 5th edition. Philadelphia: Elsevier Saunders,2014.

[29] Miller RD, Cohen NH, Eriksson LI, et al. Miller's anesthesia[M]. 8th edition. Philadelphia: Elsevier Saunders,2016.

[30] Wang TT, Sun S, Huang SQ. Effects of Epidural Labor Analgesia With Low Concentrations of Local Anesthetics on Obstetric Outcomes: A Systematic Review and Meta-analysis of Randomized Controlled Trials [J]. Anesth Analg,2017,124(5):1571-1580.

[31] Zgheib N K, Aouad M T, Taha S K, et al. μ-Opioid receptor genetic polymorphisms and duration of epidural fentanyl analgesia during early labor[J]. Minerva Anestesiol, 2018, 84(8):946-954.

[32] WHO recommendations: intrapartum care for a positive childbirth experience. Geneva: World Health Organization; 2018. Licence: CC BY-NC-SA 3.0 IGO.

[33] American College of Obstetricians and Gynecologists. ACOG Practice Bulletin No. 209: Obstetric Analgesia and Anesthesia[J]. Obstet Gynecol,2019,133(3):e208-e225.

[34] Committee on Practice Bulletins-Obstetrics. Practice Bulletin No. 183: Postpartum Hemorrhage[J]. Obstet Gynecol,2017,130(4):e168-e186.

[35] Hill JB, Chauhan SP, Maqann EF, et al. Intrapartum Fetal Surveillance: Review of Three National Guidelines[J]. Am J Perinatol,2012,29(7):539-550.

[36] Davies M. Cassandra's Prophecy: response on behalf of the Royal College of Obstetricians and Gynaecologists. Placenta Praevia and Placenta Accreta: Diagnosis and Management[J]. Reprod Biomed Online,2013,27(5):575-576.

[37] Committee on Practice Bulletins-Obstetrics. ACOG Practice Bulletin NO. 198: Prevention and Management of Obstetric Lacerations at Vaginal Delivery[J]. Obstet Gynecol, 2018, 132(3):e87-e102.

[38] Calderini E, Tuveri LE, Seveso M, et al. Promoting epidural analgesia for labor: 2005-2007 diffusion in Lombardia, Italy [J]. Minerva Anestesiol,2009,75(3):103.

[39] Abenhaim HA, Fraser WD. Impact of pain level on second-stage delivery outcomes among

women with epidural analgesia: results from the PEOPLE study[J]. J Obstet Gynecol, 2008,199(5):500.

[40] Lally JE, Murtagh MJ, Macphail S, et al. More in hope than expectation: a systematic review of women's expectations and experience of pain relief in labour[J]. BMC Med, 2008, 14 (6):7.

[41] Kimber L, McNabb M, McCourt C, et al. Massage or music for pain relief in labour: a pilot randomised placebo controlled trial[J]. Eur J Pain, 2008, 12(8):961.

[42] Le Ray C. Audibert F, Goffinet F, et al. When to stop pushing: effects of duration of second-stage expulsion efforts on maternal and neonatal outcomes in nulliparous women with epidural analgesia[J]. Am J Obstet Gynecol, 2009, 201:361. el-7.

[43] Brancato RM, Church S, Stone PW. A Meta-Analysis of Passive Descent Versus Immediate Pushing in Nulliparous Women with Epidural Analgesia in the Second Stage of Labor[J]. JOGNN, 2008, 37(1):4-12.

[44] Cauqhey AB. Is there an upper, time Limit for the management of the second stage of labor [J]. Am J Obstet Gynecol, 2009, 201(4):337-338.

[45] Allen VM, Baskett TF, O'Connell CM, et al. Maternal and Perinatal Outcomes With Increasing Duration of the Second Stage of Labor [J]. Obstet Gynecol, 2009, 113(6):1248-1258.

[46] Zhang J, Landy HJ, Branch DW, et al. Contemporary patterns of spontaneous labor with normal neonatal outcomes[J]. Obstet Gynecol, 2010, 116(6):1281-1287.

[47] Alfirevic Z, Devane D, Gyte GML. Continuous cardiotocography (CTG) as a form of electronic fetal monitoring (EFM) for fetal assessment during labour (Review)[J]. Cochrane Database Syst Rev, 2009, 3:CD006066.

[48] Christine CO LAM, Susan J MCDONALD. Comparison of Pushing Techniques Used in the Second Stage of Labour for Their Effect on Maternal Perception of Fatigue in the Early Postpartum Period among Chinese Women [J]. Hong Kong J Gynaecol Obstet Midwifery, 2010, 10:13-21.

第13章 助产技术

第一节 待产辅助姿势与导乐陪伴分娩

一、待产辅助姿势

(一)仰卧位

1. 方式 产妇头高半卧斜躺在床上,两腿张开或弯曲,呈自然放松状,第一产程和第二产程可采取。可依产妇需求调整床头的倾斜高度。不推荐仰卧位作为主要待产及分娩体位。这种姿势不利于枕后位或枕横位转为枕前位,且不能够充分利用重力作用,分娩时使用该体位使得产妇外阴损伤风险增大。

2. 优点 对产科处理(如阴道检查、阴道手术助产)及新生儿处理方便,适合医务人员的需要。

3. 缺点

(1)仰卧时子宫压迫静脉,使流回心脏血液减少,造成仰卧位低血压,减少胎儿血氧供应,可能引起胎儿窘迫、产后出血增多。

(2)该体位使骨盆可塑性受限制,缩小骨盆径线,易造成头盆不称的假象,增加难产机会。

(3)该体位有对抗重力作用,因此胎儿娩出时需要产妇更加用力,容易使产妇更加乏力。

(4)使宫缩更加频繁,增加产妇不安和产痛。

基于上述原因,仰卧位分娩时继发性宫缩乏力和胎儿窘迫较坐位高,异常分娩也较多。所以仰卧位不是理想的分娩体位,从某种意义上说,仰卧位分娩主要是便于医护人员的操作需要,而不是产妇。

(二)侧躺位

1. 方式 产妇侧卧于床上,蜷缩背部,臀和膝盖放松,陪伴者或丈夫可以帮助产妇把一只脚抬起,两腿间垫一软垫,第一产程和第二产程均可采取。这种姿势所受重力作用虽然不大,但对于疲劳的产妇来说容易得到休息。

2. 优点

(1)该体位使用镇痛药物时比较安全。

(2)对抗重力(在第一产程或第二产程,产程进展速度较快时采取)。

(3)能使会阴放松,减少静脉受压,以及防止仰卧位可能引发的胎儿窘迫和产后出血增多。

(4)对高血压产妇有辅助作用,特别是左侧卧位。

(5)在第二产程,避免对孕妇骶骨产生压力,当胎儿下降时有利于骶骨向骨盆后方移位。

(6)有利于枕后位胎儿旋转。

3. 缺点 若采用此体位分娩,对医护人员(接生者)而言,不便于接生操作及会阴保护。

(三)支撑式前倾跪位

1. 方式 在床上或地板上放几个松软的垫子,产妇跪在垫子或床上,两腿分开,前倾趴在床被、椅座、分娩球或其他支撑物上,陪护者或丈夫用双手不断抚摸产妇的后背,可以减轻产痛引起的腰酸背痛,使产妇感到舒适一些,特别是胎儿的面部朝向产妇的腹部时,在第一产程和第二产程时采用(图13-1-1)。

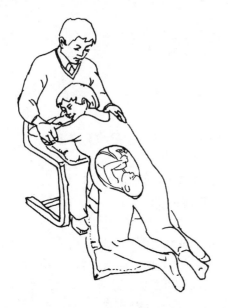

图 13-1-1　支撑式前倾跪位待产

2. 优点

(1)有助于重力优势,校正胎轴,使胎轴与骨盆入口一致。

(2)与侧卧、仰卧、坐位相比,更能增大骨盆入口。

(3)产妇易于活动,摇摆或摇晃臀部,缓解脐带受压。

(4)在臀位分娩时,与仰卧位分娩相比较,该体位有利于胎儿顺利分娩。

3. 缺点

(1)产妇可能会比较累,膝盖所承受的重力较大,时间过长造成膝盖疼痛。

(2)该体位不适于硬膜外镇痛和镇静药后的使用。

(四)蹲坐位

1. 方式　产妇由站位变蹲坐位,双脚平放在地板或床上,同时有同伴或栏杆的协助,或有其他方法来维持身体平衡。主要在第二产程和产妇感觉该体位舒适的时候采取。蹲坐位是最好的一种临产姿势,可增加坐骨结

节间径,从而增大骨盆出口径线,并且利用地心引力帮助胎儿娩出。在从第一产程向第二产程进入时,产妇采用该体位,丈夫及其他陪护者分别站在床的两旁,产妇把自己的双臂搭靠在丈夫及其他陪护者的颈肩上,这种由别人支撑的蹲坐姿势,可以使产妇感到舒服一些(图13-1-2)。

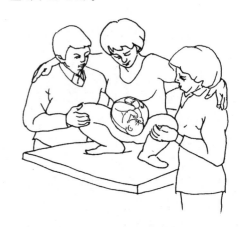

图 13-1-2　蹲坐位待产

2. 优点

(1)有效利用重力,增大骨盆出口径线。

(2)增加产妇用力欲望,促进胎儿下降,比水平位更加省力。

(3)产妇自由降低重心,减轻骶部疼痛,感觉更舒适。

(4)对于在第二产程中希望骨盆腔扩大,尤其是胎儿为枕前位,胎儿下降速度较缓慢者更为实用。

(5)产妇若采取蹲坐位分娩,产道宽度会最大,与仰卧位相比较,产道横断面的面积可增加30%。

3. 缺点

(1)踝关节有受伤者、分娩镇痛使得腿部运动神经或感觉神经阻滞不宜采用该体位。

(2)使用该体位用力时间较长易引起外阴及盆底肌肉水肿。

(五)站立位

1. 方式　产妇直立站着可行走,有人搀

扶或手抓握栏杆、行走椅等,第一产程和第二产程可采用。

(1)在子宫收缩间歇时产妇分开脚站立,双臂环抱住陪护者或丈夫的颈部,头部靠在其肩头,身体斜靠在其身上;陪护者或丈夫支撑产妇的身体,双手环绕住产妇的腰部,给产妇的背部下方进行轻柔地按摩。

(2)在子宫收缩时产妇分开脚站立,产妇将自己的身体背靠在丈夫或陪护者的怀里,头部靠在其肩上,双手托住下腹部;陪护者或丈夫的双手环绕住产妇的腹部,在鼓励产妇的同时,不断地与其身体一起晃动或一起走动(图 13-1-3)。

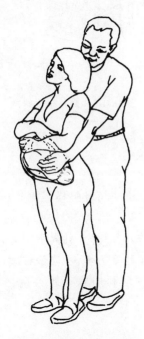

图 13-1-3　站立位待产

2. 优点

(1)直立姿势可充分利用重力作用,先露部直接压迫子宫下段的宫颈部,可反射地使子宫收缩强而有力,有效地缩短第二产程。

(2)胎儿重力与产道方向一致,有助于枕后位胎儿旋转。

3. 缺点

(1)该姿势产妇较累,容易产生腰部疲劳,但累时可以改变为其他姿势。

(2)产妇久站后,会阴部容易发生水肿。

(3)有急产倾向及进程较快的产妇不应采取站立位分娩。

(六)手膝位

1. 方式　产妇双膝着地,身体向前倾屈,双手掌着地支撑自己,膝下垫一软垫。双腿分开一些,左右晃动臀部,有利于减轻产妇的腰骶部疼痛(图 13-1-4)。

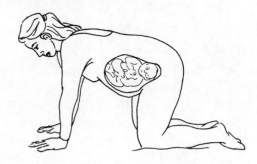

图 13-1-4　手膝位待产

2. 优点

(1)第一产程晚期有助于宫颈前唇的消退,同时减轻骶部疼痛。

(2)可摇摆、爬行、摇晃,有助于枕后位胎儿旋转,增进产妇舒适感,缓解痔疮。

(3)解决胎心问题,尤其是脐带受压时,方便阴道检查。

(4)易于进行骶部按压和臀部挤压。

(5)此种姿势可促进骨盆腔内血液循环。

3. 缺点

(1)上臂可能很累。

(2)运用硬膜外镇痛或镇静药削弱产妇运动神经控制能力时不宜使用此体位。

(七)直立坐位

1. 方式　产妇上身垂直坐于床上、椅子或凳子上。直立的坐式是一种常见的分娩姿势,第一产程和第二产程可采取。在子宫收缩间歇产妇可以采取直坐的姿势坐在床上,后背贴在有靠垫或者枕头的床背上,双腿屈起,双手放松地放在膝头上。保持颏部下垂,当向下用力时,两手抓在大腿背部放松并靠在后面的枕垫上。这样,可以使产妇的腹部及腰部得到一些放松,还可以将胎儿的头向子宫颈推进,让宫缩更有效(图13-1-5)。

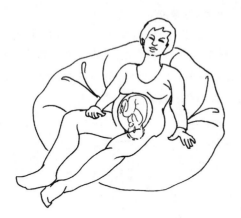

图 13-1-5 直立坐位待产

2. 优点

(1)有利于借助重力,若有人提供支持帮助,会使疲劳的产妇得到休息。

(2)便于在肩部、骶部、下腹部冷热敷。

(3)能使产妇在摇椅或分娩球上晃动或摇摆身体。

3. 缺点 如果有隐形脐带脱垂,此体位可能会导致胎心率恶化。

(八)跨椅坐位

产妇面向椅背将两脚张开跨坐在椅子上,胸腹部靠在有柔软靠垫的椅背上,头部放松地搭在其上(图13-1-6)。注意不要用有轮子的椅子,也不要过度使力前倾,以免摔倒。陪护者或丈夫在妻子身后,一条腿跪蹲下去,并不断地用手按压产妇的腰部,这样可以使产妇缓解腰部的疼痛。

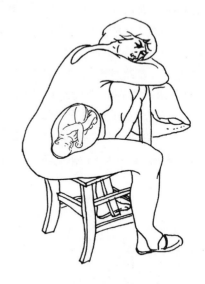

图 13-1-6 跨椅坐位待产

(九)拉绳

1. 方法 产妇平躺,双膝屈曲,双脚平放在床尾。绳子可环绕横栏或环绕床尾的栏杆(图13-1-7)。宫缩开始时,产妇紧紧抓住绳子向上拉,同时仰头并向下用力,但产妇不能将自己拉起变为坐位,应该继续保持平躺,以最大限度地利用腹直肌力量。宫缩结束时,孕妇躺下休息。

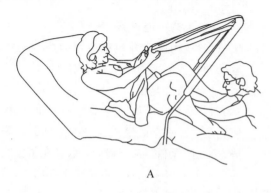
A

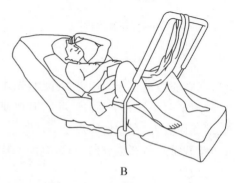
B

图 13-1-7 拉绳待产

2. 优点　能帮助产妇更有效地用力。

3. 缺点

（1）产妇用力时需克服重力作用,产妇容易疲劳。

（2）可导致产妇仰卧位低血压而减少胎儿血氧供应。

（3）缩小骨盆径线,易产生头盆不称的错觉,阻碍枕后位或横位胎位旋转。

二、导乐陪伴分娩

导乐(Doula)是一希腊词,意为女性看护者(women caregiver),是指一位有生育经验的或接生经验的妇女,在产时和产后给予孕、产妇持续生理上的支持、帮助及精神上的安慰、鼓励,使其顺利完成分娩过程,是由 20 世纪 30 年代主张自然分娩的美国克劳斯医生(Dr. M. Klaus)倡导的,参照德国都柏林医院一对一护理的经验,改由受过训的非医务人员妇女 Doula 来陪伴和支持母亲分娩,1993年总结经验,出版了 *Mothering the mothers* 一书,介绍了导乐如何帮助产妇拥有一个更短、更容易、更健康的分娩过程。这就是导乐分娩的由来。

分娩本是自然的生理过程,但随着住院分娩的普及,医疗干预随之增加,形成了以医生或护士为主体的服务模式,忽视了对产妇心理、精神全面的支持和帮助,造成产妇过度紧张、恐惧,自信心下降,手术产率增高,产后出血率增高,母婴不良结局率增加等。据国内外文献报道和临床观察,导乐是产妇分娩时有力的支持系统,能给予产妇精神和心理上最大的支持帮助,是以产妇为中心的新型服务模式。

(一)适用对象

1. 自然分娩的孕、产妇。

2. 情绪紧张、恐惧及对自然分娩无信心的孕、产妇。

(二)方法

据国外专家介绍,在美国和英国的一些医院,凡是有生育经验、富有爱心、乐于助人的妇女均可担当导乐。导乐主要是采取产妇自愿选择的原则,产妇可选择亲密的家人,如母亲、丈夫,也可以选择熟悉的朋友、邻居等作为导乐人员,她们互相都非常熟悉和了解,有安全感,往往第一产程早期都在家待产,环境熟悉,自由体位,有利于产程进展。当宫口开大 2～3cm 后才到医院住院。导乐人员一直陪在产妇身边给予精神上和心理上的鼓励支持,帮助产妇顺利度过分娩过程。

而国内导乐陪伴分娩在很多省市均开展,并且经过多年的实践,导乐模式也在改进。不管是哪种模式的导乐分娩,目的是给予产妇生理和心理上的支持,各种减痛方法的指导,消除产妇对分娩的恐惧,树立其分娩的信心。目前国内开展的导乐陪伴分娩与国外仍有一定的差异,且各家医院实施情况也不一致。主要模式有"一对一"导乐分娩、"二对一"导乐分娩和"多对一"导乐分娩。"一对一"导乐分娩是产妇由 1 位有经验的助产士全程一对一陪伴;"二对一"导乐分娩是产妇由 1 位有经验的助产士及 1 名家属全程陪伴;"多对一"导乐分娩由 1 名有经验的助产士、1 名有经验的妇产科医师、产妇丈夫及 1 位有自然分娩经验的亲友组成。国内的导乐分娩目前多数只在临产开始或宫口开大 3cm 至产后 2h 提供服务。但也有医院在妊娠后期孕妇就自愿选择 1 名导乐人员,从产前检查开始彼此就接触、熟悉、了解,当孕妇临床住院后,就由该导乐人员一直陪伴在孕妇身边直到分娩结束回到母婴同室。

(三)实施过程

1. 病房及分娩室的环境宜温馨、舒适、宁静、使用合理和安全,并对产房和病房进行日常的清洁与定时的消毒。走廊墙壁一侧应有扶手栏和足够的空间供孕妇自由走动,提供选择不同体位时需要的椅子、靠垫、分娩球等。分娩室宜单独房间,利于陪产和保护孕妇隐私。备有抢救的设施设备,保证临床使用。

2. 开展导乐陪伴分娩前应对导乐人员进行培训，了解导乐陪伴分娩的意义。培训包括理论和实践两部分，理论培训时重点加强分娩相关知识及妇女孕期、产时、分娩及产后期的生理心理和感情变化特征等。实践训练重点包括人际交流技巧、移情技巧、支持技巧、非药物镇痛技术等训练；同时根据产妇的经历不同、性格不同、需要不同，导乐人员要学会观察产妇的心理，了解产妇的需要，提供全方位支持，并在孕妇学校向孕妇及家属讲课，介绍分娩过程，让他们了解自然分娩的好处及剖宫产的近远期并发症，有导乐的陪伴，分娩经历并不可怕。在孕期就做好分娩时的心理及生理的准备，有条件最好让孕妇在住院前先熟悉产科医务人员和产房环境。

3. 导乐人员要具备健康身体和良好的心理素质，要有爱心、同情心和责任心，热爱导乐工作，能吃苦耐劳，具有支持和帮助孕妇度过难以忍受痛苦的能力，具有良好的人际交流和沟通技巧，给人以信赖感和安全感。针对产妇在产程中出现的焦虑、紧张、恐惧、怀疑等情绪进行全面评估，以及时了解产妇的身心情况和需要，并针对产妇的不同情况施行心理护理措施，做好解释、安抚、疏导工作，尊重产妇的个性，尽量满足产妇的需求，关怀和照顾产妇，让产妇以积极、健康的心态迎接分娩过程，降低风险，保证母婴健康。

4. 向孕妇提供健康知识教育是导乐人员的工作范畴，包括在孕妇学校向孕妇及家属讲课，宣传分娩陪伴分娩知识，告知产妇分娩时应该注意的事项，使她们在孕期就做好分娩时的心理及生理的准备，并接受导乐陪伴分娩方式。

5. 良好的人际交流和沟通是构建和谐医患关系的关键，导乐人员如何取得产妇的信任，必须从第一印象开始，一个人着装和修饰要大方合体，衣着整洁，给病人以安全和信任感；面部表情是情绪的主要线索，所以微笑是导乐的基本功；眼睛是心灵的窗户，目光的柔和、专注，给人以真诚和信赖；和蔼的态度、亲切的语言能拉近与产妇的距离，赢得信任和配合；关注产妇对事物的反应，尽快做出评判，针对不同性格的产妇，适时调整心态，做好解释、安抚、疏导工作；领悟和理解产妇的感受，学会复述产妇的问题，表示你在听、你在想办法；沟通语言尽量通俗易懂，多用大众化语言，少用产妇听不懂的医学术语；导乐人员可以通过姿态、动作拉近产妇距离，根据不同产程选择适当位置和距离。在第一产程，随着产程的进展和宫缩的加强产妇情绪会变得紧张恐惧，导乐要持续给予精神和心理上的支持和帮助，鼓励产妇进食、进水，直到产妇采取自由体位、深呼吸，给予腰骶部、穴位的按摩，分散注意力，以降低产妇的痛阈；导乐是产妇与家属之间沟通的桥梁，应及时将产妇信息传递给家属，将家属的关心和鼓励反馈给产妇。在第二产程导乐可以与产妇亲密接触，宫缩间歇时头贴在产妇耳边鼓励支持，给予擦汗、喂水，发现产妇做得对时，给予表扬和鼓励，对产妇树立信心很有帮助，使产妇在后来更容易接受你的建议，告诉产妇怎么配合接生，使分娩尽快结束。结束分娩后要祝贺母亲顺利地完成分娩过程，让母亲早接触、早吸吮，在产房观察2h送回母婴同室，与产妇进行友好告别。

总之，根据文献报道及临床实践，导乐陪伴分娩给予产妇的心理安慰及情感支持，有助于减轻产妇心理压力，消除焦虑、恐惧情绪，增强分娩信心，缩短产程，降低剖宫产率，降低胎儿窘迫及新生儿窒息率，减少产后出血，增强产妇及家属满意度，提高母乳喂养成功率，是产时服务的一项适宜技术，有利于提高产科质量，保证母婴安全。

（谭　琼）

第二节　缩宫素应用

缩宫素是由下丘脑分泌,储存于神经垂体中的一种激素,其重要作用是选择性兴奋子宫平滑肌,可促进宫颈成熟、增强子宫收缩力及收缩频率,故临床上广泛应用于妊娠晚期引产及产程中加强宫缩,以及在产后促进子宫收缩,减少产后出血发生率。

【适应证】

1. 母体方面

(1)妊娠高血压疾病:轻度、重度子痫前期胎儿已成熟,或重度子痫前期经非手术治疗效果不明显或病情恶化,子痫控制后 24h 无产兆,并具备阴道分娩条件者。

(2)妊娠期母亲合并症:妊娠合并慢性高血压,慢性肾小球肾炎、肾盂肾炎反复发作,糖尿病等,需提前终止妊娠。

(3)胎膜早破:孕周≥36 周,胎儿已成熟,24h 未自然临产者。

(4)绒毛羊膜炎:继续妊娠可能造成胎儿宫内感染。

(5)延期或过期妊娠:妊娠达 41 周以上,生化或生物物理监测指标提示胎儿胎盘功能不良者或妊娠达 42 周。

(6)有潜伏期延长趋势,潜伏期超过 8h,经过休息后排除不协调宫缩和头盆不称者。

(7)活跃期继发宫缩乏力者(排除头盆不称)。

(8)新生儿娩出后促进子宫收缩,减少产后出血。

2. 胎儿方面

(1)胎儿宫内环境不良:继续妊娠对胎儿造成危害,甚至随时有胎死宫内之可能,相对宫外环境比宫内环境更有利于新生儿的存活。这种情况包括:严重的胎儿生长受限,母儿血型不合,胎儿水肿,羊水过少,可疑胎儿宫内窘迫。

(2)胎死宫内及胎儿畸形。

【禁忌证】

1. 绝对禁忌证

(1)子宫手术史:包括古典式剖宫产、子宫整形术、子宫穿孔修补术等,此外还有因肌瘤较大、数目较多,子宫肌瘤剜除术透过内膜进入宫腔的情况。

(2)前置胎盘(尤其是中央性前置胎盘)或前置血管。

(3)绝对或相对头盆不称及胎位异常,不能经阴道分娩者。

(4)胎儿不能耐受阴道分娩(严重胎儿胎盘功能不良)。

(5)孕妇不能耐受阴道分娩,如心力衰竭、重型肝肾疾病、重度先兆子痫并发脏器损伤。

(6)脐带隐性脱垂。

(7)软产道异常,包括宫颈浸润癌、宫颈水肿、产道梗阻等。

(8)某些生殖感染性疾病(如疱疹感染急性期、HPV 感染等)。

(9)骨盆结构畸形。

(10)对引产药物过敏者。

2. 相对禁忌证

(1)子宫下段横切口剖宫产史。

(2)臀位。

(3)羊水过多。

(4)双胎及多胎妊娠。

(5)经产妇分娩次数≥5 次者。

(6)孕妇心脏病或重度高血压。

【应用前准备】

(1)严格把握使用指征。

(2)仔细核对预产期,防止人为的早产和不必要的引产。

(3)判断胎儿成熟度:如果胎肺尚未成熟,如情况许可,尽可能先促胎肺成熟后,再引产。

（4）详细检查骨盆大小及形态、胎儿大小、胎位、胎头是否入盆、头盆是否相称，排除阴道分娩禁忌证。

（5）对高危妊娠孕妇在引产前应常规胎心监测、B超检查胎儿状态和羊水情况，必要时生物物理评分，以了解胎儿胎盘储备功能、胎儿能否耐受阴道分娩。

（6）妊娠合并内科疾病，在引产前，需请内科医师会诊，充分估计孕妇原发病严重程度及阴道分娩风险，并进行相应检查，制订详细防治预案。

（7）向孕妇解释引产的指征和方式，获得其知情同意。

（8）产科医师应熟练掌握各种引产方法及其并发症的早期诊断和处理，要严密观察产程，做好详细记录，引产期间需配备阴道助产及剖宫产手术所需的人员和设备。

（9）宫颈成熟度的评价：目前公认的评估宫颈成熟度常用的方法是 Bishop 评分法。评分≤4 分提示宫颈不成熟，需促宫颈成熟。评分≥7 分提示宫颈成熟。评分越高，宫颈越成熟，引产成功率越高。0～3 分引产不易成功，4～6 分成功率仅 50%，7～8 分成功率 80%，评分≥8 分者，引产成功率与阴道分娩自然临产结果相似。

【应用方法】

（1）持续性小剂量静脉滴注缩宫素为安全常用的引产方法，但在宫颈不成熟时，引产效果不好。其特点是：可随时调整用药剂量，保持生理水平的有效宫缩，一旦发生异常可随时停药，缩宫素作用时间短，半衰期为 1～6min（平均 3 min）。

（2）静脉滴注药的配制方法：应先用 0.9%氯化钠溶液 500ml，用 7 号针头行静脉滴注，根据用药目的调整好输液滴速（引产或催产），然后再向 0.9%氯化钠溶液中加入 2.5U 缩宫素，将药液摇匀后继续滴入。切忌先将 2.5U 缩宫素溶于 0.9%氯化钠溶液中直接穿刺行静脉滴注，因此法可能在短时间内使过多的缩宫素进入体内，对母儿不安全。

（3）缩宫素引产方法：因缩宫素个体敏感度差异极大，静脉滴注缩宫素应从小剂量开始循序增量，起始剂量为 2.5U 缩宫素溶于 0.9%氯化钠溶液 500ml 中即 0.5% 缩宫素浓度，以每毫升 20 滴计算相当于每滴生理盐水中含缩宫素 0.25mU。从每分钟 10 滴即 2.5mU 开始，根据宫缩、胎心情况调整滴速，一般每隔 30min 调整 1 次。静脉滴注缩宫素推荐使用低剂量，最好使用输液泵。起始剂量为 2.5mU/min 开始，根据宫缩调整滴速，一般每隔 30min 调整一次。①等差方法：即从 2.5mU/min → 5.0mU/min → 7.5mU/min 直到出现有效宫缩。②等比方法：即从 2.5mU/min → 5.0mU/min → 10mU/min，直到出现有效宫缩。有效宫缩的判定标准为 10min 内出现 3 次宫缩，每次宫缩持续 30～60s，子宫收缩压力达 6.67～8.00kPa（50～60mmHg），伴有宫口扩张。最大滴速一般不得超过 10mU/min（即 40 滴/min），如达到最大滴速，仍不出现有效宫缩可增加缩宫素浓度。增加浓度的方法是以 0.9%氯化钠溶液中尚余毫升数计算，一般 100ml 生理盐水中再加 0.5U 缩宫素便成 1%缩宫素浓度（或以 0.9%氯化钠溶液 500ml 中加 5U 缩宫素即 1%的缩宫素浓度），相当于液体含 10mU/ml 缩宫素，先将滴速减半，再根据宫缩情况进行调整，增加浓度后，最大增至 20 mU/min，原则上不再增加滴数和浓度，因为高浓度或高滴速缩宫素滴注，有可能引起子宫过强收缩而诱发胎儿窘迫、羊水栓塞甚至子宫破裂。

（4）缩宫素催产的方法：适用于协调性宫缩乏力、宫口扩张≥3cm、胎心良好、胎位正常、头盆相称者。原则是以最小浓度获得最佳宫缩，一般将缩宫素 2.5U 加于 0.9%氯化钠溶液 500ml 中，使每滴液含缩宫素 0.33mU（每毫升 15 滴计算），从每分钟 4～5

滴即 1～2mU/min 开始,根据宫缩强弱进行调整,调整间隔为 15～30min,每次增加 1～2mU/min 为宜。最大给药剂量通常不超过 20mU/min(每分钟 60 滴),维持宫缩时宫腔内压力达 50～60mmHg,宫缩间隔 2～3min,持续 40～60s。对于不敏感者,可酌情增加缩宫素剂量。

【使用中管理与注意事项】

(1)美国妇产科学院建议,应用缩宫素时对胎心率和宫缩的监测应该同高危妊娠一样受重视。在缩宫素使用中应有医师或助产士床旁守护,监测宫缩、胎心、血压、羊水性状(如已破膜)及产程进展等情况。评估宫缩强度的方法有 3 种:①触诊子宫;②电子胎儿监护;③宫腔内导管测量子宫收缩力,计算 Montevideo 单位(MU),MU 的计算是将 10min 内每次宫缩产生的压力(mmHg)相加而得,假如 10min 内有 4 次宫缩,每次宫缩的压力分别为 52、57、48 和 60mmHg,则宫缩强度为 217MU。一般临产时宫缩强度为 80～120MU,活跃期宫缩强度为 200～250MU,应用缩宫素促进宫缩时必须达到 200～300MU 时,才能引起有效宫缩。若 10min 内宫缩≥5 次或 15min 内有超过 7 次宫缩,或宫缩持续 1min 以上或胎心率异常,应立即停止滴注缩宫素。外源性的缩宫素在母体血中的半衰期为 1～6min,故停药后能迅速好转,必要时加用镇静药和抑制宫缩的药物。若发现血压升高,应减慢滴注速度。如已破膜应观察羊水性状。

(2)警惕过敏反应。

(3)缩宫素避免肌内、皮下穴位注射及鼻黏膜用药。

(4)缩宫素引产与缩宫目的不同,切不可混为一谈,连在一起使用缩宫素可导致胎儿宫内窒息,甚至死产的恶果。

(5)引产时缩宫素使用剂量小,可延长使用时间,但也以用完 1000ml 溶液为限。待诱发有效宫缩成功后,宫颈开始扩张,即应减量或停用。

(6)如产妇正式临产后,引产目的已达到,就应逐渐停止使用,切不可在产程中继续使用,除非出现继发性子宫收缩乏力时再考虑使用。

(7)用于产程早期时,待产程进展正常后也应减量或停用。在产程中使用时最好不要超过 2～3h。因缩宫素所导致的子宫收缩与生理性子宫收缩不完全一样,收缩过后子宫可能不能完全放松,可能久而久之影响胎儿循环导致胎儿宫内窒息。

(8)宫口开大 2～3cm,发现潜伏期延长,需用缩宫素时,首先行人工破膜,同时了解羊水情况,根据情况观察 1～2h,再决定是否静脉滴注缩宫素。

(9)活跃期继发宫缩乏力者(排除头盆不称)。使用缩宫素目的就是加强宫缩。方法为缩宫素 2.5U＋0.9％氯化钠溶液 500ml,4～5 滴/min 开始,每 15～30min 增加 1～2 滴/min,根据宫缩调整滴速,待产程进展正常后方可停药。

(10)宫口扩张速度不但与宫缩强度和频率有关,也取决于宫颈本身条件,当宫颈质硬、宫颈厚或水肿时,增加缩宫素用量是无效的。应配合应用降低宫颈肌张力及解除痉挛的药物,才能使产程进展。在调整缩宫素用量的同时,应用地西泮 10mg 可使宫颈平滑肌松弛,提高宫颈顺应性,同时与缩宫素产生协同作用更有利于产程进展。

(11)若出现宫缩过强、过频,过度刺激综合征,胎儿窘迫及梗阻性分娩,子宫先兆破裂,羊水栓塞等症状,应:①立即停止药物使用;②立即左侧卧位、吸氧、静脉输液(不含缩宫素);③静脉给予子宫松弛药,如 25％硫酸镁 20ml 加入 5％葡萄糖液 100ml 静脉快滴 30min 滴完,然后硫酸镁 15g 加入 5％葡萄糖液 500ml 静脉滴注,1～2g/h 即维持 25 滴/min 滴速;④立即行阴道检查,了解产程进展,未破膜者给予人工破膜,观察羊水有无胎粪污染及其程度;⑤经上述综合处理,尚不能消除其不良因素,短期内又无阴道分娩可能的,或病情危重,为保母子平安应迅速选用剖宫产终止妊娠。

(12)引产失败:缩宫素引产成功率与宫颈成熟度、孕周、胎先露高低有关,如连续使用2～3d仍无效,应改用其他方法引产。

(13)在胎儿肩娩出1min内触摸检查腹部以除外多胎,肌内注射缩宫素10U。

(14)预防性应用缩宫素可有效减少产后出血的发生率。用法:10U肌层或宫颈注射,以后10～20U加入500～1000ml晶体液静脉滴注,给药速度根据患者反应调整,常规速度250ml/h,约80mU/min。但由于缩宫素的半衰期较短,需要持续静脉滴注以维持药效。近来,卡贝缩宫素也越来越多地被用于防止产后出血,其优点在于半衰期是缩宫素的4～10倍,并可以单剂量静脉注射,与缩宫素相比更加安全和耐受。

(15)由于缩宫素有抗利尿作用,当用量≥20mU/min时,肾脏对水的重吸收增加,大量液体的输入可引起水中毒,导致抽搐、昏迷,甚至死亡。

(李红雨)

第三节　阴道、肛门检查与窥器使用

一、阴 道 检 查

每位临产产妇都应该进行个体化评估和护理,根据需求评估产程进展,意味着不能预先制订产程中的检查次数和间隔时间,或依据相关规章进行检查,当有必要并得到产妇理解和同意后,进行阴道检查。在进行阴道检查前应先采用 Leopold 四步触诊技术,开始稳固和温和的腹部触诊,操作前与孕妇进行沟通并获得口头允许。检查前让孕妇排空膀胱,以免膨胀的膀胱使胎头移位,同时孕妇也会感到不舒适。通过内外部的检查,有经验的助产士可以具体了解到产程的进展情况。

【适应证】　阴道检查不是了解孕妇信息的唯一手段,对孕妇产程仔细持续的观察可以避免不必要的阴道检查,尽量减少阴道检查次数。如果有不明原因的阴道出血时禁忌阴道检查,除非明确胎盘位于子宫上部。

(1)明确胎先露。

(2)判断胎头是否衔接。

(3)查明前羊水囊是否已破,或者进行人工破膜。

(4)排除前羊水囊破裂后引起的脐带脱垂,特别是胎先露高浮或是胎心率有变化的情况。

(5)了解宫颈位置、软硬度、宫颈管消退情况及宫口扩张情况,胎先露下降位置,评估产程的进展或延迟。

(6)评估胎头俯屈程度、胎先露是否塑形、产瘤大小、胎头与宫颈的关系。

(7)了解阴道情况及骨盆情况。

(8)在多胎妊娠时,证实胎儿的轴线和双胎的胎先露,明确是否需要破膜。

【时机】

(1)在护理产妇之初,需要获取产妇条件的基本信息,这样对此后的产程进展或产程进展不佳者能做出更好的评估。

(2)活跃期已持续3h以上,产程各指标仍没有进展(宫缩时间没有更长、更频繁、更强烈),或产程进展没有更多的外在表现(孕妇的表现、自发的向下用力等)。

(3)采取措施进行干预后,经过一段时间的观察,需要评估干预措施是否达到了干预目的(包括支持性的护理干预和医疗干预)。

(4)产妇希望评估其产程进展,或表现出沮丧及渴望药物镇痛时。

(5)产妇的自发性用力已经持续很长时

间,但缺乏胎头下降的其他迹象。

(6)令人不安的胎心率变化或其他迹象,如阴道血性分泌物过多。

(7)需要内监护(胎儿头皮血或内置压力导管)。

【方法】 分娩过程中进行阴道检查是一项无菌操作。助产士首先应该向孕妇仔细解释操作流程并且允许孕妇提问。为了方便检查最好让孕妇半卧取膀胱截石位,也可以调整为孕妇舒适的体位。操作过程中要尊重孕妇和保护其隐私,避免不必要的暴露,操作之前请孕妇配合。助产士常规进行会阴冲洗消毒后,使用正确的手消毒技术和戴无菌手套,着无菌衣,打开无菌阴道包铺巾后再进行操作。

【结果】

(1)助产士应该观察:①阴唇是否静脉曲张、水肿、疣或者溃疡,注意会阴部是否有曾经撕伤或者行会阴侧切术后留下的瘢痕。②注意从阴道口流出的液体或血液,如果胎膜已破应注意羊水的性状和气味。有刺激性气味说明有感染存在,羊水颜色为绿色表明混有胎粪,有胎儿受到危害或过度成熟的可能。

(2)宫颈位置:当检查者手指伸到阴道的底端,指腹朝上触摸宫颈。环绕穹部触摸,感受胎儿先露部分。用检查手指左右触摸以确定宫颈口的位置,宫颈口居中、居前还是居后。极少数的囊状后倾妊娠子宫,宫颈有可能非常靠前。当宫颈口居后时,有时仅能刚刚触及,不能评估其扩张与否,这时检查者可以温和而稳固地用力触到宫颈口,用手将其推向前方。另一种方法是让产妇在臀下放一个拳头而使骨盆向前倾斜,这样能使宫颈更容易触及。

(3)评估宫颈消退:临产前宫颈管长度从1~4cm不等,宫颈管完全消退时,宫颈像"纸"一样薄。对于初产妇可能出现宫颈管完全消失但完全闭合,这种情况是由于宫颈与先露部非常接近很容易误认为宫口开全。直到摸到宫颈正中的小凹陷才能区分开来。

(4)评估宫颈口扩张:检查者不用手扩张宫颈,以厘米(cm)为单位测量宫颈张开的程度。6~7cm以下各值对宫颈扩张程度的评估,手指的宽度和手指间不同程度的张开距离需要从实践中获得认知。最后3cm(从7cm到宫颈完全扩张)较容易评估,因为此时能够估测一侧宫颈边的宽度、张开的宫颈边间的距离和子宫下段形成是否良好。常用"10cm"表示宫颈完全扩张,但是实际测量的完全扩张程度可能与此有所不同,可能在9~12cm,其大小取决于胎头直径。

(5)胎膜是否破裂:检查者应该学会辨别胎头顶部胎膜光滑的感觉,它与破膜后胎儿头皮的触觉不同。宫缩间歇期胎膜的触感很松弛,当宫缩时膜的触感很紧,这时胎膜更容易被触摸到。胎膜的连贯性就像紧贴的胶片,前羊水少时很难触摸到胎膜。当胎先露没有衔接时,后羊水会流到前羊水,使得胎膜突出宫颈口。难产时更加明显。膨胀的胎膜更易破裂,在这种情况下更难触摸到。一旦破膜助产士必须在宫缩期听胎心以确定脐带是否脱垂。

(6)胎先露:重要的是要先考虑到先露部可能不是头,否则有可能遗漏臀位的诊断。单臀的检查结果酷似一个胎位不正的头,但是它没有骨缝和囟门的感觉,其主要部分感觉软而有弹性,就像产瘤。鉴别方法有超声和阴道窥器检查,发现有露出的毛发就可以断定是头先露。

(7)胎头下降:使用母体的坐骨棘评估胎先露下降程度。胎先露与母体的坐骨棘之间的距离用厘米表示,坐骨棘水平标记为"0",棘上1cm标记为"-1",棘下1cm标记为"+1"。中骨盆正常产妇的坐骨棘是钝的,有时不易触及,因此要找到它需要反复实践,检查者要比较胎头最低点与坐骨棘水平的关系,评估胎头高低。胎头位置下降的评估,就像产时许多其他侵入性检查一样,一个检查者与另一个检查者的检查结果都是不精确且相互间有所不同的。当第二产程较慢时,产程进展可能是渐进的,胎头是以毫米(mm)而非厘米(cm)的速度下降。当产程进展出现问题时,由同一检查者进行连续性检查很重要。

(8)胎方位判断:触诊胎头矢状缝和囟门,判断胎头与骨盆的关系。96%的枕先露可以通过触摸颅骨的穹窿、囟门、骨缝与母体骨盆的关系识别。①触摸胎儿先露部的特征之后,助产士可以推测出先露部的方位。尽管头部的诊断性特征最少,因为最常见,所以助产士应该最熟悉。②通常最先触摸到的部位就是矢状缝,应注意它的倾斜方向。通常矢状缝方向与母体骨盆的左右斜径一致,也有可能与横径方向一致,在第二产程,当内旋转正常发生时,胎头旋转45°~90°,接着矢状缝就会位于母体骨盆前后径线上。如果在耻骨弓下触及矢状缝,即表明胎头倾势不均。③胎头俯屈时,胎头以后囟(后囟较小呈三角形,由三条骨缝围绕而成)通过产道。前囟是菱形的,有膜覆盖,由四条骨缝围绕而成。即使无法查找囟门,胎头位置异常也常常被发现,重要的是要注意胎头与骨盆的适应程度。当胎头位置异常时,它与骨盆的适应较差,检查时会感觉胎头占满了骨盆前部,就像坐在耻骨联合上,同时感觉骨盆后部空虚。

(9)胎头塑形:塑形是指胎头颅骨发生重叠,是产时胎头对压力的一种正常反应。塑形会使胎头顺应骨盆形状,紧密贴合骨盆内壁而通过。塑形常常是胎头下降时所必需的。然而,如果胎头塑形发生过度或塑形发生较早,那么塑形就可能是一个难产的迹象。胎头塑形会使囟门不易扪清,而骨缝扪起来感觉是凸的。胎头塑形分度临床判断标准:①正常,颅缝无重叠,之间有间隙,无产瘤;②1+,颅缝不重叠,可以相互靠近;③2+,颅缝有重叠,但检查时用手指很容易分开;④3+,颅缝重叠严重,检查时用手指不能分开,产瘤进行性增大。

(10)产瘤评估:产瘤是胎儿头皮组织内液体积聚,是压力作用于胎头的结果。常发生于第二产程胎头快速下降时,也可以发生于胎膜破裂后的第一产程活跃期。产瘤较大时,难以准确评估胎方位和胎头下降程度,有严重的产瘤常表现为胎头很低,但事实上胎头根本没有下降。

(11)骨盆评估:尽管孕前已进行过骨盆的容量评估,助产士仍应该在进行阴道检查时确定骨盆的容量是否合适、是否存在明显的骨盆异常,如骶骨平直、对角径短小、耻骨弓狭窄、尾骨上翘等。

(12)在分娩过程中,助产士应向产妇提供相关信息以满足产妇的需求。

二、阴道窥器使用

【意义】 阴道窥器检查可直视观察阴道及宫颈的情况,可辅助阴道的各种手术治疗,同时可辅助阴道和宫颈分泌物做病原学及细胞学检查。

【适应证】

(1)阴道、宫颈分泌物异常需要采集标本。

(2)观察羊水性状、颜色。

(3)经阴道的各种手术、治疗。

【方法】 临床常用的阴道窥器为鸭嘴形,可以固定,便于阴道内治疗操作。阴道窥器有大小之分,可根据阴道宽窄选用。

放置阴道窥器时,先将前后两叶并合,表面涂润滑剂,操作者用一手示指、拇指分开两侧小阴唇暴露阴道口,另一手持阴道窥器以45°沿阴道后壁缓缓插入阴道内,边推边旋转正两叶,逐渐扩开两叶,直至暴露宫颈及穹部,然后旋转窥器,充分暴露阴道各壁。需要辅助手术、治疗时,固定阴道窥器两叶。检查治疗结束后,松开固定的两叶,使两叶前端并合,逐渐缓慢取出阴道窥器。

【结果】

(1)检查者应该观察外阴发育,是否经产

式,有无皮炎、溃疡、赘生物等情况,分开小阴唇,暴露阴道前庭观察尿道口及阴道口,查看尿道口周围色泽及有无赘生物。如为经产妇的处女膜仅余残痕或可见会阴后一侧切瘢痕。检查时还应让患者用力向下屏气,观察有无阴道前后壁脱垂、子宫脱垂或尿失禁,观察阴道口流出分泌物色泽、性状、气味,注意有无感染存在。

(2)观察阴道前后壁和侧壁及穹部黏膜颜色、有无充血水肿、出血、注意阴道内分泌物的量、色泽、性状、有无臭味。阴道分泌物异常者应做滴虫、假丝酵母菌、淋菌及线索细胞等检查。

(3)观察宫颈大小、厚薄、有无水肿、外口形状、有无出血、撕裂、外翻、腺囊肿、息肉、赘生物等。如产程中宫颈水肿,可行宫颈封闭治疗。

(4)如疑有胎膜破裂,可用阴道窥器小心插入至后穹寻找羊水,观察羊水是否被胎粪污染,如阴道流水不明确,可做阴拭子进一步检查。

(5)要做宫颈细胞学检查或取阴道分泌物做涂片检查时,阴道窥器不应用润滑剂,以免影响涂片质量。

(谭　琼)

第四节　人工破膜

正常情况下,胎膜破裂一般是在宫口近开全或开全时。根据国内外文献报道和临床观察,羊膜张力大时行人工破膜(artificial rupture of membranes),有利于胎头下降,直接降至子宫下段压迫宫颈,引起子宫反射性收缩,从而加速产程进展。助产士应该知道,自然分娩是正常生理现象,无指征的破膜往往弊大于利。

【适应证】

(1)过期妊娠者,于宫口开大 2cm 时行破膜术,宫缩加强宫颈扩张。

(2)疑胎儿窘迫时为了解胎儿宫内情况,可人工破膜,根据羊水量、颜色及性状,有无胎粪,及时判断和处理。

(3)产程进展延缓或阻滞,但无明显头盆不称等异常胎位时(臀位与横位)可行人工破膜。

(4)宫口已开全仍未破膜者可人工破膜。

【术前准备】

(1)询问了解病史,体格检查,无阴道分娩禁忌证。

(2)排除生殖道炎症。

(3)B超检查排除前置胎盘。

【操作要点】

(1)产妇排空膀胱后,取膀胱截石位。外阴常规消毒,铺巾,产妇不能自解小便,膀胱充盈者导尿,术者洗手消毒穿消毒衣,戴消毒手套。

(2)在窥器下查看阴道黏膜、宫颈(有无水肿、糜烂、新生物)情况,消毒阴道。

(3)用右手示指、中指伸入阴道,了解软产道及骨产道有无异常,然后将两指伸入子宫颈内,了解有无脐带,同时稍扩张子宫颈,左手执鼠齿钳或长弯钳,在右手指指导下,触到前羊膜囊,钳破胎膜。如羊水量不多可上推胎头或用手指扩张破口,以利羊水流出。

(4)前羊膜囊充盈者,在两次宫缩之间,用手指引导注射针头(9#、12#)刺破前羊膜囊,让羊水缓慢流出,以防脐带脱垂。

(5)无明显羊膜囊时,为避免伤及胎儿头皮,可在窥器直视下,用长钳行人工破膜。

【注意事项】

(1)破膜后见羊水流出,呈清白色液体。

(2)羊水呈黄色或黄绿色或稠厚糊状深绿色均示有胎粪污染,疑胎儿窘迫,羊水过少者须及时处理。

(3)破膜后应立即听胎心,观察胎心变化。

(4)人工破膜引产时应避免在胎头尚未入盆时操作。

(5)臀位者禁止人工破膜。

(6)破膜后应及时观察胎心变化。

(7)发生脐带脱垂,应立刻抬高臀部,在严格消毒条件下,徒手上推胎头,用手保护脐带,避免脐带受压,立即行剖宫产术挽救胎儿生命。回纳脐带往往脐带仍滑出,延误抢救时间。

(8)为防止羊水栓塞,破膜操作应在两次宫缩间隙时进行。

(9)破膜 12h 没有分娩者,应做外阴无菌护理,减少阴道检查次数,常规应用抗生素,缩短产程,尽可能在 24h 内结束分娩。

(10)人工破膜属于无菌操作技术,助产士应严格执行无菌操作规程。

【并发症】

(1)脐带脱垂:破膜可能增加脐带脱垂的发生。

(2)胎儿窘迫:破膜后宫缩加强,胎头直接受压,胎儿负荷有所增加,迷走神经兴奋,出现一过性胎心减慢。

(3)羊水栓塞:破膜后,出现较强宫缩,羊水及其内容物可进入血液循环,有可能发生羊水栓塞。

(4)破膜后的宫内感染:有学者报道,破膜 24h 以后分娩者中,菌血症的发生率为 17%,由于抗生素的运用,临床症状可以不明显。

(李红雨)

第五节　胎头旋转术

枕后位和枕横位的胎头旋转术需要临床医生的临床判断。在很多情形下,胎头旋转不当可能导致仰伸而使胎头以较大径线通过骨盆。如果旋转和胎头俯屈能够顺利完成使得胎头通过骨盆的径线缩小,也可达到成功分娩。但旋转操作还可能带来罕见致命性的胎儿颈部脊髓损伤并导致四肢瘫痪的严重后果。

一、体位旋转法

助产士应该充分理解分娩机制,内旋转是胎头围绕骨盆纵轴旋转,最后使矢状缝与骨盆出口前后径相合的动作。枕前、枕横、枕后位时胎头需分别向前旋转 45°、90°、135°,使小囟转到耻骨弓下,矢状缝与骨盆出口前后径吻合。内旋转从中骨盆开始至出口面完成,以适应中骨盆及出口面前后径大于横径的特点,有利于胎头娩出。在第一产程时期,胎头位置异常的产妇,期待及观察是最好的策略,只要时间充裕,待产妇精力充沛,大多数的枕后位会旋转为枕前位。变换体位胎头旋转法对产妇无医疗干预痛苦,助产人员宜积极地提供指导,以利产程进展。

【适应证】

(1)胎头位置异常导致活跃期有延长趋势者。

(2)胎头位置异常导致继发性宫缩乏力者。

(3)胎头位置异常导致胎头下降停滞者。

(4)活跃早期,胎头头位较高但产妇有肛门坠胀感。

(5)胎心音在腹侧听得更清楚者。

(6)阴道检查可摸出后(小)囟门在母亲骨盆的后位上。

(7)B超提示胎儿脊柱位于后方者。

【方法】

(1)按胎儿重心与重力的原理,在产程中指导产妇取侧俯卧位,如枕左后,取左侧俯卧位;如枕右后位,取右侧俯卧位,使胎儿重心前移,有助于胎头位置旋转。

(2)膝胸卧式可使入盆胎头退出骨盆入口,再采取侧俯卧位,使胎头以枕前位入盆。

(3)在产程过程中采取手膝卧式并摇摆骨盆,利用重力作用使胎背转向孕妇腹部前方,利于异常胎头位置旋转。

二、徒手旋转法

根据临床观察研究,徒手旋转胎头的最佳时间是第一产程末或第二产程初,这时胎头应完成内旋转,胎头矢状缝应与出口前后径一致。如这时胎头位置仍然异常,可导致产程延长,使产妇过度疲劳,盆底肌水肿;胎儿胎头变形产瘤形成,阻碍手术者实施胎头旋转。

【适应证】

(1)持续性枕后位或持续性枕横位初产妇宫口开大第一产程 8~10cm 或初产妇进入第二产程时可进行徒手胎头旋转(manual rotation method)。

(2)经产妇第二产程时可进行徒手胎头旋转。

(3)产钳助产时需要纠正胎头位置时。

【方法】 分娩过程中徒手旋转胎方位是一项无菌操作。助产士首先应该向产妇仔细解释操作流程,旋转成功与否应向产妇解释清楚并且允许产妇提问。为了便于实施操作,最好让产妇排空膀胱,平躺在产床上,膀胱截石位,会阴部消毒。术者戴无菌消毒手套,详细做阴道检查,排除头盆不称者。徒手旋转胎位的 3 种方法。

1. 枕左后位时 宫缩间隙期,右手掌侧朝上伸入阴道,四指放置于胎儿枕部,拇指在对侧。用手握紧胎头沿逆时针方向旋转枕骨 90°或 135°于骨盆前方(图 13-5-1A)。或右手旋转胎头时,左手在下腹部相当于胎肩的部位,助手自腹部按住胎背及臀部,术者及助手同时自阴道内及腹部向枕左前位方向旋转(图 13-5-1B)。

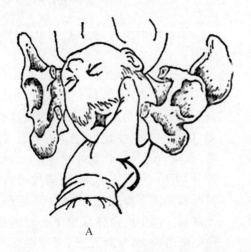 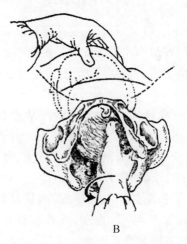

|A|B|

图 13-5-1 枕左后位徒手旋转胎位
A. 右手旋转胎头;B. 左手在腹部协助旋转

2. 枕右后位时 宫缩间隙期,左手掌侧朝上伸入阴道,四指放置于胎儿枕部,拇指在对侧。用手握紧胎头沿顺时针方向旋转枕骨 90°或 135°于骨盆前方。或左手旋转胎头时,右手在下腹部相当于胎肩的部位,助手自腹部按住胎背及臀部,术者及助手同时自阴道内及腹部向枕左前位方向旋转。

3. 枕右横位时 宫缩间隙期,右手示指

和中指分别置于耻骨联合下方的胎耳郭两侧，以胎耳作为支撑点，中指稍下压并顺时针旋转胎头至枕右前。枕左横位时反之。

【注意事项】

（1）由于异常胎位经徒手旋转为正常胎位后，产程进展加速，有可能自然分娩。

（2）异常胎位旋转至枕前位，手取出后胎头由复位至异常胎位，这时胎头位于＋2～＋3以下，旋转胎头后应用产钳助产完成分娩。

（3）如2～3次旋转胎头仍不能成功，胎头位于＋2以上，应考虑中骨盆和出口狭窄，应改剖宫产结束分娩。助产士应该知道，旋转胎头前，沿产道轻轻上推胎头会有帮助，但不要将胎头推至不衔接（易引起脐带脱垂）。旋转枕骨到达前位后，可以保持新胎位1～2次宫缩，手方可取出，以免胎头退回枕后位。

（4）值得注意的是由于手对胎头刺激，这时胎心可能有减速。如果胎心减速不能恢复正常应停止操作，待胎心恢复。

（5）持续性枕横位时，应排除前不均倾。

（谭 琼）

第六节　正常分娩助产

妊娠37周后，经产前检查各项指标正常，符合自然分娩条件，有规律宫缩、宫颈管消失，也可根据具体情况（如住家离医院较近、交通便利）可迅速到达医院等，选择宫口开大3cm进入产房待产分娩。

一、接诊注意事项

助产士接待产妇首先要注意排除紧急情况、异常情况后，才接收产妇入院待产。查看孕妇保健手册、询问孕期情况时应注意三个方面。

1. 一般情况　姓名、年龄、孕产次、职业、住址等基本情况，复核预产期，询问现病史、月经史、孕产史、既往史、家族史、伴侣健康状况、有无烟酒嗜好等。

2. 全身检查　注意步态，测量身高、体重、体温、脉搏、呼吸、血压，查看心肺及各器官体格检查结果是否正常。

3. 产科检查

（1）视诊：注意腹部外形、大小、妊娠纹、有无手术瘢痕、水肿、悬垂腹等；四步触诊确认胎位、是否入盆，注意腹壁肌紧张度、有无腹直肌分离、羊水多少、子宫肌敏感度等。听诊：听胎心，头位左右下腹听诊、臀围左右上腹听诊、横位脐部周围听诊。

（2）骨盆测量：外测量——坐骨结节间径、耻骨弓角度、后矢状径，必要时可行骨盆内测量（如对角径等）。

（3）妊娠初期阴道检查，了解阴道有无炎症、瘢痕、肿瘤、畸形等。

二、正常产助产

通过阴道检查，了解产程进展，确定产程分期。

（一）第一产程

有规律宫缩、宫口开大至宫口开全。入院后了解孕期情况，并记录床号、姓名、住院号、ID号、家庭住址、孕产次、体温、脉搏、呼吸、血压、预产期、骨盆外测量各径线值、头盆评分，听胎心，观察宫缩，阴道检查宫口开大情况和先露下降情况，产程中注意产妇大小便观察。其中生命体征每4小时测量1次，定期阴道检查，规范记录，无菌操作，以了解产程进展情况和先露下降情况，阴道检查时机还需根据产妇临床表现及产妇的表述。潜伏期每小时听1次胎心，活跃期每30分钟听1次胎心，每4～6小时督促产妇自解小便一次，保持每日大便通畅。目前英国皇家护理助产协会根据保险条款要求规定每4小时应有胎心监护1次，每4小时或助产士认为更长时间阴道检查 1 次,普遍认为的证据显示过多过频的阴道检查增加产妇不适感、宫颈水肿的可能性加大,增加产妇、陪产人员、助产士的紧张感,并不是产妇所需要的,不利于顺利分娩。待产期间采取自由舒适的体位,较多行走、坐立、下蹲等有利于自然分娩,有证据证实,产妇采取平卧位时腔静脉的压力增加,导致血压降低,胎盘的血供减少,胎儿的氧供随之减少。同时会减少有效宫缩。

(二)第二产程

宫口开全至胎儿娩出。

1. 一般指导与协助

(1)每 5～10 分钟听 1 次胎心,或使用胎心监护,过多使用胎心监护可能妨碍产妇采取自由体位。通常情况,胎头尚未拨露,产妇已开始屏气用力。传统的,为了阻止产妇用力好让阴道组织充分扩张,这时应该指导产妇不要用力。为了达到这一目的,通常需要指导产妇选择舒适的体位,最好是左侧卧位,控制呼吸,必要时使用镇静药物或是硬膜外麻醉镇痛。开展无痛分娩,提高分娩中舒适度。

(2)普遍认为,主动屏气用力有相反的结果。当产妇觉得可以用力的时候鼓励她用力。产妇几乎不需要指导她们怎么用力,除非在她们接受了镇痛分娩的情况下。这时需要根据宫缩,鼓励她们规律地进行用力,大多数产妇经过几次用力后就能形成有节奏的用力。产妇最清楚什么时候该用力。有些产妇在用力的时候往往会大叫。通过这种方式会使她们缓解宫缩的疼痛,让她们释放压力。助产士的鼓舞可以增强产妇的自信,助产士的赞美可以使产妇感到她们可以掌控自己的情况。这时需要保持平静、从容不迫的氛围。

(3)产妇需要助产士的帮助才能有效用力。半卧位和坐位双腿展开是西方国家最常用的分娩体位。虽然平卧位可以充分暴露会阴部,对于助产士比较方便,但产妇的重量集中在骶骨,这使得尾骨朝前,降低了骨盆出口。除此之外,产妇采取这种体位助产士需要弯着腰接生,容易造成疲劳,不利于助产士的身体健康。目前我国各医院妇女分娩均采用膀胱截石位分娩,欧洲国家除采用膀胱截石位分娩外,部分产妇采用蹲位、跪位、趴着和站立位分娩。

(4)当胎头拨露使会阴后联合紧张时,按常规会阴冲洗,消毒铺巾,助产者位于产妇右侧,左手大鱼际肌部分轻按胎头上部,让胎头俯屈,右手四指(除拇指外)伸入阴道后壁会阴联合处用指腹用力向外向下扩张,宫缩间歇时停止,如此反复数次,让其充分扩张,这时胎头逐渐下降,右手放在会阴后联合处边牵拉边观察会阴扩张情况,要防止会阴撕裂,待胎头着冠后,右手停止扩张。

2. 会阴切开术　目的是避免产妇会阴严重撕裂。对胎儿是否可减少发生新生儿缺氧性脑病及损伤性颅内出血尚不明确。

(1)指征:①初产妇在产钳助产、胎头吸引及足月臀位者。经产妇可根据阴道、会阴松紧情况从严掌握;②如有第二产程延长、严重妊娠高血压疾病、胎儿宫内窘迫者,尽快缩短第二产程;③早产儿预防颅内出血;④胎儿较大,估计在分娩过程中可能引起会阴严重撕裂者。

(2)掌握适宜切口及时机:①若行产钳术,切口应从 5 点起;正常分娩切口应从 6 点起;切口长度为 3～4cm;会阴正中切开术,切口长度应短,以防切口延长时损伤直肠壁。②在会阴体变薄、皮肤发白时切开,估计切开后 2～3 次子宫收缩,胎儿头即可娩出。

(3)阴部神经阻滞及局部浸润麻醉。

3. 手法助产　当胎头枕部在耻骨弓下露出时,助产者右手的大鱼际肌及手掌按于产妇会阴体的中心处,但要露出距会阴后联合边缘约 0.5cm 处,便于观察产妇用力的大小,助产者根据产妇的用力情况,适时掌握按压力的大小,同时助产者以左手拇指轻剥胎头双侧,随着胎头的娩出,左手的拇指和示指将产妇的小阴唇轻剥向下推,右手保护会阴托肛贯穿于整个分娩过程中,当胎头拨露产妇肛门松弛会阴隆起时,助产者的右手随着宫缩的起伏自然托起,宫缩间歇时稍放松,以免压迫过久,引起组织水肿,但要原位保护不要放松,以防宫缩时产妇突然用力,助产者来不及保护会阴造成会阴撕伤。接生技术方面的措施采用会阴扩张与托肛法相结合的会阴保护法,在胎头拨露期不急于托肛,多次徒手扩张会阴胎头着冠时才托肛,帮助胎头仰伸,并指导产妇与助产人员密切配合,宫缩时张口呼气,宫缩结束时助产士右手托肛,左手帮助胎头仰伸缓慢娩出,胎儿双肩娩出停止托肛,胎头娩出后(尤其是巨大胎儿),娩胎肩时还应继续保护会阴,不要急于娩出胎肩,先挤出口鼻内的黏液和羊水,然后协助胎头复位和外旋转,使胎儿双肩径与盆骨出口前后相一致,双肩娩出后,右手方可放松选择适宜的会阴侧切时机,会阴切开后出血较多,不应过早切开,过早切开,会阴未得到充分的扩张与伸展,切开太迟会有裂伤的危险,手术助产时,侧切口要足够大,术者与助手应密切配合,严格按分娩机制进行操作,控制胎头娩出的速度,以胎先露最小的径线通过产道。

(三)第三产程

子宫收缩越强,第三产程就越短,胎盘剥离娩出就越快,子宫出血量也就越少。众所周知,子宫收缩乏力和胎盘因素是引起产后出血的两大原因且相辅相成。子宫收缩乏力导致胎盘剥离不全、延缓或滞留,阴道出血量增多;而胎盘不能及时剥离、排出又影响子宫的收缩,导致第三产程延长,产后出血增多。可以采用手法按摩,胎儿娩出后手法持续宫底按摩 5min,适度牵拉脐带;具体方法:一只手的拇指、示指呈"人"字分开,其余三指弯曲后,按压子宫底部,适度用力按压,按揉宫底,刺激促进子宫收缩。另一方面,有控性牵拉脐带可加速胎盘剥离,并将胎盘剥离后子宫

内膜未关闭的血窦直接压迫止血。同时,经过一定加压力度仍不能排出胎盘时应考虑胎盘粘连或植入的可能,可及时采取相应措施,避免盲目等待。预防产后出血的有效处理措施包括:在待产过程中防止产程延长、产妇疲劳,及时采用有控性牵拉脐带方法加缩宫素静脉输注,协助胎盘尽早娩出,挤尽宫腔内积血。助产人员认真检查宫颈及阴道有无裂伤,侧切伤口有无延伸,及早发现及时处理。此法是一种简单、安全、高效的预防产后出血的方法,值得推广应用。

缩短第三产程是预防产后出血的关键措施。因此,通过不同方法缩短第三产程是研究的热点。静脉滴注、肌内注射、宫体注射缩宫素、按摩子宫底方法是传统的处理第三产程的常规措施,对缩短第三产程有一定的作用,但给药的时间和按摩的时机很难准确把握,因此难以达到理想的效果。近年来,许多学者采用脐静脉推注缩宫素等方法缩短第三产程,预防产后出血,但药物通过脐带作用于子宫的效果有待于进一步的研究。

三、陪　伴

近 20 年的研究一致认为,产程过程中采取一对一的陪伴分娩,提供给产妇安全感和满足感,而且对妊娠结局有积极的影响。2001 年,Hodnett 的统计荟萃分析证实了一对一陪伴的益处。这些益处包括:缓解疼痛,减少阴道手术分娩,减少剖宫产,缩短产程。在此分析中没有指出一对一的陪伴分娩有害处。

陪伴人选由产妇决定。陪伴可以是性伴侣、朋友或是家庭成员。陪伴应该参与产前准备,决策制订,参与编辑分娩计划,在产程过程有异常情况时参与突发事故计划制订。住院往往被看作是一段痛苦的经历,有陪伴的伴随能够减轻焦虑感。在产程早期,陪伴可以陪着产妇四处走动,帮助她缓解疼痛,给

予鼓励。

在助产护理实践中，人们往往发现理论和实践的矛盾、临床经验与现实的矛盾，使用指南和临床风险评估之间也存在问题，产妇的选择、制度要求和助产学专业知识之间不相适应等。

四、鼓励和安慰产妇及陪伴

让夫妇俩人意识到孩子即将诞生，他们感到兴奋和高兴的同时，又会因巨大的改变而感到焦虑和惶恐。助产士保持镇定，适时告诉产妇产程进展情况可以使她相信自己能够掌控自己，顺利分娩。产妇如果感到不能控制自己，可能会产生恐慌感。这时，产妇可能要求止痛，特别是当陪伴不在她身边时。这种情况下，如果在产程早期助产士和产妇已经建立了相互信任的关系，有助于帮助产妇树立自信心，并且信任助产士。助产士可以通过提供助产护理帮助她度过这一时期而不必用药物镇痛。选择怎样的方式缓解疼痛应遵从产妇的意愿，因此最好是由同一位助产士全程陪伴分娩。对于夫妇或是个人而言，同一位助产士的连续护理是保证顺利分娩的关键之一。

在过渡期和第二产程，应该时刻告知产妇及其陪伴产程进展情况。助产士应该赞美产妇的努力，并意识到产妇此时承受的可能已经超越了身体的极限。分娩是很隐私的，却又经常发生在公共场合，因此助产士必须尽力保护产妇的隐私和尊严。助产士可以给产妇按摩和合适的饮食，建议临产妇改变体位，更改环境和服饰，或提供辅助治疗。无论采取何种姿势，产妇都有可能腿抽筋，因此按摩腓肠肌，伸展大腿，绷紧脚踝，都可以减轻症状或减少发生腿抽筋的次数。

助产士同时应该关心产妇的伴侣和其他陪伴，应该意识到目击分娩过程对他们可能会造成情感负担。助产士对待分娩的态度将会给产妇及其伴侣和其他陪伴留下深刻的印象或深远影响，也很有可能影响到产后的家庭关系。因此，助产士应该尊重他们，明白孩子对于他们的意义，不管现在还是将来。

（谭 琼）

第七节 阴道助产技术

一、进行阴道助产的条件

1. 指征和评估 阴道助产指征应清楚地确立并记录下来。应该充分了解胎头-骨盆关系的重要因素，包括宫口开全、胎膜已破、头先露、胎方位和姿势应该确定，胎头在腹部可扪及≤1/5，骨盆大小足够。

2. 知情同意 在第二产程紧张关头通常要做到诚恳知情告知。告知分娩方式的选择应包括等待、辅助阴道分娩或剖宫产。这需要孕妇和其家属商量决定。

3. 镇痛药的运用 低位式骨盆出口平面的阴道助产需要会阴局部浸润或阻滞麻醉，特别是产钳助产更需要良好的麻醉效果。若胎头在中骨盆平面，必须由高年资医师全面评估。目前中骨盆平面助产已基本废除。

二、产 钳 术

产钳的应用历史可以追溯到 16 世纪末期或 17 世纪初始。常用的产钳有适用于枕前位牵引娩出的 Simpson 产钳，适用于枕横位、枕后位的牵引和旋转的 Kielland 产钳，适用于臀位后出头助产的 Piper 产钳。

【分类】 中华医学会阴道手术助产指南（2016）做出的分类标准如下。

1. 出口产钳 ①不需要分开阴唇即可见到胎儿头皮；②胎儿颅骨骨质部最低点已

达到骨盆底；③胎头达到会阴体部；④矢状缝位于骨盆前后径上，或为左枕前、右枕前，或为左枕后、右枕后；⑤胎头旋转不超过45°，旋转至枕前位或枕后位均可实施。

2. 低位产钳　①胎头颅骨骨质部最低点位于＋2cm或以下，但未达骨盆底；②胎方位应旋转至枕前位，包括旋转≤45°至枕前位或枕后位，以及旋转≥45°至枕前位。

3. 中位产钳　①胎儿颅骨骨质部最低点在＋2cm以上，但在坐骨棘以下；②胎方位应旋转至枕前位，包括旋转≤45°至枕前位或枕后位，以及旋转≥45°至枕前位；③中位产钳风险较大，只在非常紧急情况下使用。

4. 高位产钳　①腹部可扪及2/5或以上的胎头，且颅骨骨质部最低点位于坐骨棘水平以上；②高位产钳已经废弃。

【适应证】

(1)孕妇患有各种合并症及并发症，需缩短第二产程，如心脏病、哮喘、急性慢性肺部疾病或其他引致肺功能减退的疾病等。

(2)第二产程延长。

(3)胎儿窘迫。

(4)剖宫产胎头娩出困难者、臀位后出头困难者。

(5)胎头吸引术失败，经检查可行产钳助娩者。

(6)早产第二产程需要助产时。

术前与产妇及其委托人充分沟通，告知实施产钳术的原因及可能导致的母胎并发症，征得患方的知情同意选择及签字后方能实施。所在单位应具备新生儿复苏的人员及设备的支持。实施者应具备产钳助产的熟练技能。

【禁忌证】

(1)骨盆狭窄或头盆不称。

(2)颏后位、额先露、高直位或前不均倾等其他异常胎位。

(3)严重胎儿窘迫，估计产钳术不能立即结束分娩者。

(4)宫口未开全者。

【操作步骤】　现介绍最常用的Simpson产钳使用方法。

(1)确认抢救新生儿人员、急救药物、用品准备到位事宜。

(2)产妇取膀胱截石位。常规消毒外阴，铺消毒巾，导尿。

(3)阴道检查：确定宫口已开全，囟门位置、产瘤大小、胎方位、先露下降平面，再次排除头盆不称。

(4)开放静脉通道，检查产钳，并涂以润滑剂。行会阴侧切。

(5)放置产钳左叶：左手以握毛笔方式握左叶钳柄，钳叶垂直向下，右手伸入胎头与阴道壁之间做引导，使左叶产钳沿右手掌慢慢进入胎头与阴道壁之间，直至到达胎头左侧顶颞部，钳叶与钳柄在同一水平位，钳柄内面正向产妇左侧，将左钳柄交助手握住并保持原位不变(图13-7-1)。

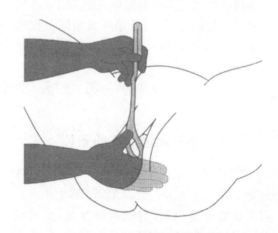

图13-7-1　放置产钳左叶

(6)放置产钳右叶：右手垂直握右钳柄如前述，以左手中、示指伸入阴道后壁与胎头之间引导右钳叶(在左产钳上面)缓慢滑向胎头右侧方到达与左侧对称位置(图13-7-2)。

(7)合拢钳柄，两个产钳放置在正确位置后，左右产钳锁扣恰好吻合，左右钳柄内面自然对合。

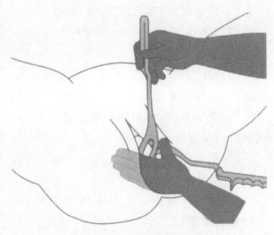

图 13-7-2　放置产钳右叶

(8)检查钳叶位置,检查钳叶与胎头之间有无夹持宫颈组织。

(9)扣合锁扣,阵缩来临时指导产妇屏气,保护会阴,向外向下牵引胎头;先露部拨露时,逐渐将钳柄向上旋转使胎头逐渐仰伸而娩出(图 13-7-3)。

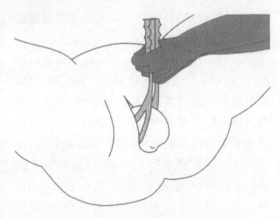

图 13-7-3　产钳牵引

(10)胎头双顶径露出会阴口时,按照放置产钳的相反方向先取出右叶产钳,再取出左叶产钳,后娩出胎体。

(11)胎盘娩出后,查看宫颈、阴道有无撕裂伤及会阴切口,逐层缝合。

【并发症】

1.母体并发症

(1)产道损伤:主要是软产道的撕裂伤,如会阴裂伤、阴道壁裂伤、宫颈裂伤。阴道壁裂伤多为沿会阴侧切口黏膜向上延伸,而在中位产钳时可深达穹部,术后常规的软产道检查和处理十分重要,特别是困难的产钳助产术。文献报道 13% 的出口产钳发生Ⅲ度到Ⅳ度的会阴撕伤,低位产钳旋转小于 45°者中的发生率为 22%,旋转大于 45°者中的发生率为 44%,而在中位产钳者中的发生率为 37%。

(2)阴道壁血肿:由裂伤出血所致,向上可达阔韧带及腹膜后,向下可达会阴深部。

(3)感染:由于阴道检查、会阴切开、产钳放置、牵引时损伤产道等,均可增加感染机会。

(4)产后出血:产道损伤增加了产后的出血量。

(5)伤口裂开:多与术前多次阴道检查及切口裂伤较深、缝合时间过长等有关。

(6)远期后遗症:术时盆底软组织损伤,可有膀胱、直肠膨出或子宫脱垂等。严重的损伤还可以有生殖道瘘及骨产道的损伤。目前已废弃高中位产钳,这种损伤已少见。

2.新生儿并发症

(1)头皮血肿:较常见。

(2)头面部皮肤擦伤:常见。

(3)新生儿窒息:低位产钳和出口产钳的新生儿窒息率与正常分娩比较差异无显著性,而中位产钳的新生儿窒息率与正常分娩比较差异有显著性。

(4)颅内出血:胎头位置较高的中位产钳术或产钳旋转不当,均可造成颅内出血,严重者可致新生儿死亡,存活者可发生瘫痪、行为异常、智能低下、脑积水等后遗症。文献报道产钳术新生儿颅内出血率为 1∶664。

(5)其他:面瘫、臂丛神经损伤、颅骨骨折、锁骨骨折、新生儿死亡等。

三、胎头吸引术

胎头吸引术于 20 世纪 50 年代始应用于产科的临床操作中。胎头吸引器由胎头端、牵引柄及吸引管三部分组成。吸杯的材质包括金属、塑料、橡胶、硅胶等。常用的胎头吸引器有金属型及硅胶型。Kiwi Omni胎头吸引器（图13-7-4）是最新研制的一次性使用胎头吸引器，由吸杯及主干两个部分组成。与传统胎头吸引器相比，Kiwi Omni胎头吸引器具有更容易操作的主干部分，主干与杯体在同一水平面连接，接生者单人就可以完成操作。

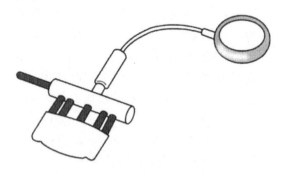

图13-7-4　Kiwi Omni胎头吸引器

【适应证】

（1）因持续性枕横位和枕后位、宫缩乏力致第二产程延长者。

（2）母体患有某些疾病，如心脏病、高血压、妊娠期高血压疾病、肺结核、严重贫血或哮喘等，需要缩短第二产程者。

（3）有剖宫产史或子宫手术史，不宜在分娩时增加腹压用力屏气者。

（4）轻度头盆不称，胎头内旋转受阻者。

（5）胎儿宫内窘迫需要尽快结束分娩者。

术前与产妇及其委托人充分沟通，告知实施胎头吸引助产术的原因及可能导致的母胎并发症，征得患方的知情同意选择及签字后方能实施。所在单位应具备新生儿复苏的人员及设备的支持。实施者应具备胎吸助产的熟练技能。

【禁忌证】

（1）胎儿不宜从产道分娩者，如严重的头盆不称、产道畸形、产道阻塞、子宫颈癌、子宫脱垂手术后、尿瘘修补术后等。

（2）异常胎位，颜面位、额位、横位。

（3）臀位后出头。

（4）胎头未衔接。

（5）胎膜未破。

（6）确诊巨大儿。

（7）极早早产，疑胎儿凝血功能异常，最近进行过头皮采血者。

【操作步骤】

1. 常用胎头吸引器方法

（1）确认抢救新生儿人员、窒息药物、用品准备到位事宜。

（2）产妇取膀胱截石位。常规消毒外阴，铺消毒巾，导尿。

（3）阴道检查：再次阴道检查，确定宫口情况，触摸囟门位置和产瘤大小、胎方位及先露下降平面，再次排除禁忌证。

（4）检查吸引器有否损坏、漏气，橡皮套有否松动，接橡皮接管至吸引器空心管柄上，并涂以润滑剂。

（5）开放静脉通道，行双侧阴部神经阻滞麻醉。可行会阴侧切。

（6）放置吸引器：吸引器大端外面涂以润滑油，用左手分开两侧小阴唇，暴露阴道口，以中示指掌侧向下，撑开阴道后壁，右手持吸引器将大端下缘向下压入阴道后壁前方。随后左手中示指掌侧向上，撑开阴道右侧壁，使吸引器大端右侧缘滑入阴道内，继而右手指转向上，提拉阴道前壁，将大端上缘滑入阴道内。最后以右手示指撑开阴道左侧壁，使大端完全滑入阴道内并与胎头顶部紧贴。放置时胎头吸引器的中心应位于胎头的"俯屈点"。胎头俯屈点是指矢状缝上，后囟前方二横指（约3cm）处。

（7）检查吸引器：一手扶持吸引器并稍向内推压，另一手示中指伸入阴道沿吸引器大端口与胎头衔接处摸1周，以排除有阴道组织或宫颈组织嵌入。同时调整吸引器小端的两柄方向与矢状缝相一致，以做旋转胎头的标记。

（8）在 2～3min 内逐渐缓慢形成所需负压,使胎头在由小到大的负压作用下,逐渐形成一产瘤。如用电动吸引器抽气法,将吸引器牵引柄气管上的橡皮接管与吸引器的橡皮接管相接,然后开动吸引器抽气,所需负压为 40～66.7kPa(300～500mmHg)。若用注射器抽气法,则用 50ml 或 100ml 注射器逐渐缓慢抽吸,金属吸引器抽吸 150～180ml,硅胶吸引器抽吸 60～80ml 即可达所需负压。负压形成后以血管钳夹紧橡皮接管。

（9）牵引与旋转吸引器:牵引前轻轻缓慢适当用力试牵,了解牵引器与胎头是否衔接或漏气。然后以握式或拉式根据先露所在平面,循产道轴方向在宫缩时进行。宫缩间歇期停止牵引。以枕左横位胎头位于坐骨棘水平为例,先向下向外稍向逆时针方向旋转牵引,先露部到达会阴部时则向外牵引,双顶着冠时则逐渐向上牵引。直至双顶径娩出。用力不能太大,牵力不超过 3～4kg。持续性枕后位最好用手旋转至枕前位后施行吸引术。

（10）取下胎头吸引器:胎头娩出后,应拔出橡皮管或放开夹橡皮管的血管钳,取下吸引器。按正常分娩机转分娩胎儿。

（11）胎儿、胎盘娩出后,依次检查子宫颈、阴道有无裂伤以及会阴切口,然后逐层缝合。

整个实施过程中负压形成不宜过快过大,吸引时间以不超过 10min 为佳。如滑脱,要仔细检查是否不适于经阴道分娩,无明显禁忌证,可第二次重新放置吸引器,一般不超过两次,否则改用产钳或剖宫产结束妊娠。

2. Kiwi Omni 胎头吸引器方法　Kiwi Omni 胎头吸引器产妇取截石位,导尿排空膀胱,再次行阴道检查,排除头盆不称并确定子宫颈口已开全,确定胎方位及胎先露的高低。消毒液状石蜡润滑吸杯,将其放置于胎头俯屈点,并检查吸杯内有无嵌顿其他软组织,确定无其他软组织嵌顿后使用手动真空泵,将压力调至 39.9～66.5kPa,当孕妇子宫收缩时,主力手沿骨盆轴方向持续地、缓慢地牵拉真空泵手柄,另一只手轻轻固定吸杯,直至胎头娩出。

【并发症】

1. 新生儿并发症

（1）头皮下血肿:负压过大或牵引力过大,牵引时间过长所致。

（2）头皮擦伤:牵引时间过长可发生头皮水疱,吸引器粗糙致使头皮擦伤。

（3）颅内出血:发生于吸引术多次滑脱失败或再改用产钳术者,文献报道胎吸术新生儿颅内出血率为 1:860。

（4）头皮坏死:吸引时间过长,或多次牵引,或旋转过急过大所致。

（5）颅骨损伤:吸引负压过大或牵引力过大所致。

2. 母体并发症

（1）宫颈裂伤:宫口未开全牵引所致。

（2）外阴阴道裂伤。

（3）阴道血肿:由于阴道壁置入吸引器所致。

（余海燕）

第八节　产后胎盘检查及相关处理

第三产程结束后,进行胎盘胎膜的检查。如果胎盘胎膜残留宫腔,或未及时发现胎盘胎膜的异常情况,则可能会引起产后出血或产褥期感染等严重的不良后果,故应对产后的胎盘胎膜进行认真的检查。

一、胎盘检查

将胎盘平铺,先检查胎盘母体面的胎盘小叶有无缺陷,然后将胎盘提起,检查胎盘是否完整,再检查胎盘胎儿面边缘有无血管破裂,以便及时发现副胎盘。副胎盘为一小胎盘,与正常胎盘分离,但两者间血管相连。若有副胎盘、部分胎盘残留或大部分胎盘残留时,应在无菌操作下深入宫腔取出残留组织。

(一)胎盘形状

1. 正常胎盘　为盘状,多呈卵圆形或圆形。有些形状异常的胎盘娩出时,要特别注意胎盘边缘部有无断裂血管,胎膜上有无圆形的绒毛膜缺损区。

2. 异常胎盘

(1)环状胎盘:胎盘围绕孕卵形成一个环状,宫底及宫颈两极均为胎膜者称为带状胎盘或环状胎盘。若是不完全的环,则胎盘在平面上展开呈肾形。

(2)膜状胎盘或弥漫性胎盘:系异常伸展的胎盘,直径可达35cm,而厚度却仅0.5cm。膜状胎盘常有部分滞留而需徒手剥离。

(3)有缘胎盘及轮状胎盘:胎盘的胎儿面有一黄白色环,宽约1cm,环的内缘与胎盘的边缘距离不等,将胎儿面分成略凹陷中央部分和周围部分。在胎膜皱褶外的周围部分绒毛组织缺乏绒毛膜板,故称绒毛膜外胎盘。轮廓胎盘的环为一环形皱褶,皱褶的内缘下有一环形壁,轮状胎盘也可分为完全性及部分性。有缘胎盘和轮状胎盘尚可混合存在。有缘胎盘和轮状胎盘常有产前出血者,其产后出血量也显著增加,需徒手剥离胎盘者也增加。

(4)多部胎盘:系一个胎盘分成两叶、三叶或更多,但有一共同的部分互相连在一起。

(5)多叶胎盘:由大小几乎相等的两叶、三叶或多叶胎盘组成,这些叶的血管汇合入一个的血管后进入脐带。

(6)多个胎盘:由完全分开的二三个或多个叶构成,每个叶的血管很清晰,这些血管仅在进入脐带时才汇合。

(7)副胎盘和假叶胎盘:副胎盘为一小胎盘,与正常胎盘分离,但两者间有血管相连(图13-8-1)。副胎盘和主胎盘之间无血管相

连,则称为假叶胎盘。主胎盘娩出后,副胎盘可遗留在宫腔内造成胎盘残留,导致母体产后出血及感染。假叶胎盘由于无血管与主胎盘相连,更易造成胎盘残留而不被发觉。故在胎盘娩出后应详细检查,注意胎盘上有无大块残缺,并仔细查看邻近胎膜上有无断裂的血管,以便及早发现副胎盘残留,即使无出血,也应将其取出。有时连接主、副胎盘的血管可能脱垂于先露部之前,形成前置血管,在妊娠期或分娩期发生破裂或断裂,引起产前或产时出血。易导致胎儿窘迫,甚至死亡。

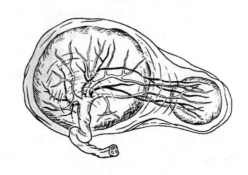

图 13-8-1　副胎盘

(二)胎盘大小及重量异常

正常胎盘重量约为胎儿体重的1/6,为500～600g。胎盘重量超过800g或以上者,称为巨大胎盘;胎盘重量与胎儿体重不成比例,一般均伴有某种疾病,应引起注意。

1. 巨胎盘　在某些疾病如先天性梅毒,胎盘重量可能是胎儿重量的1/4或1/3,甚至达1/2,最大的胎盘通常发生于患母红细胞症的胎儿。其他如先天性结核、弓形体病、巨细胞病毒感染等也可引起巨胎盘。妊娠高血压综合征的病人也可出现巨胎盘,有时胎盘重量约为胎儿体重的1/4。另外,某些免疫性疾病如Rh或ABO血型不合引起新生儿溶血时,常有巨胎盘,胎盘重量可与胎儿重量相等,甚至超过胎儿体重,此种情况胎盘绒毛常呈增生肥大性病变。

内分泌疾病(如糖尿病)也可出现巨胎盘。偶尔在胎儿患有某种严重疾病,如先天

性充血性心力衰竭,或母亲有红细胞增多症时,胎盘也可有绒毛增生肥大的改变,且与疾病的严重程度成正比,胎儿常有水肿,胎盘也水肿,胎盘显著增大,胎盘与胎儿重量之比可达1:2左右。

2. 小胎盘 胎盘重量小于400g,常见于早产或未成熟产,由于妊娠月份及胎盘本身的变化,如母体面钙化、胎盘退行性变等,常合并胎盘功能不全,因而易引起胎儿宫内发育迟缓及新生儿营养不良。

(三)胎盘种植异常

1. 前置胎盘 胎盘边缘或部分胎盘有黑紫色陈旧血凝块附着,胎膜自破,破口距胎盘边缘<7cm。

2. 粘连性胎盘、植入性胎盘及穿透性胎盘 此类病变的胎盘均系胎盘与子宫的异常附着。

(四)胎盘循环障碍

1. 绒毛周围大量纤维蛋白沉积 纤维蛋白沉淀较广泛者可形成一肉眼可见的斑块,多位于胎盘的边缘带,也可发生于胎盘的中央带。其发生率在正常足月胎盘中约22%,在未成熟胎盘中约6%,在重度妊娠高血压疾病、慢性高血压或过期妊娠胎盘中为12%~13%。

2. 绒毛膜下纤维蛋白沉积 在胎儿面绒毛膜下呈白色斑块,质硬,散在或融合,与正常组织间界限清晰。正常足月胎盘中约20%可见此种病变。对胎儿的生长发育无不良影响。

3. 绒毛膜间血栓 大部分血栓位于胎盘的中央部,少数病变也可发生于胎盘底部,与底板相连。病灶呈圆形或卵圆形,单个或多个,多个者较多,最多者一个胎盘可有20余个大小不等、形成时间不等的血栓。血栓直径自数毫米到数厘米不等,一般为1~2cm。

4. 胎盘梗死 梗死灶往往为多发性,直径从数毫米到数厘米不等。罕见整个胎盘或大部分呈急性梗死者,此种情况仅见于产妇分娩时突然死亡、暴发性子痫、子宫胎盘卒中等。

5. 干绒毛动脉血栓 在胎盘上产生一个界限清晰的无血管绒毛区。正常足月胎盘中有单个干绒毛动脉血栓形成者约为5%,糖尿病胎盘干绒毛动脉血栓发生率高达10%,而死胎约14%有多发性干绒毛动脉血栓。

(五)胎盘其他异常

1. 绒毛膜囊肿 位于胎盘的胎儿面,在羊膜和绒毛膜血管下。有的囊肿位于脐带附着处附近,像残留的卵黄囊。囊肿往往系单个,直径数毫米到数厘米不等。

2. 胎盘隔囊肿 位于母体叶间隔中,是胎盘组织中常见的小囊肿,11%~20%的胎盘均有此种囊肿。多见于水肿的胎盘、糖尿病或母胎Rh血型不合的胎盘。囊肿呈圆形或卵圆形,直径数毫米至1cm大小。

3. 钙化灶 肉眼可见的足月胎盘钙化灶发生率为14%~37%。

4. 绒毛膜羊膜炎 肉眼观察典型的绒毛膜羊膜炎,病程长者,羊膜粗糙呈黄色或失去正常光泽,且常有恶臭,羊膜脆。

5. 脐带炎 有些感染如白色念珠菌,脐带表面可见典型的颗粒状。陈旧性渗出在脐带中可聚集成血管周围的同心环状,易发生钙化,脐带脆而不易钳夹。

6. 羊膜带综合征 羊膜带综合征的胎盘其胎膜上有一个或数个洞孔,胎儿面羊膜呈不规则条索状,胎盘或羊膜与胎儿畸形部位,如面部、头部、腹部或肢体有粘连,借粘连带相连。脐带往往较短。

7. 无脐带 极罕见。此种发育异常导致胎盘直接与胎儿腹部相连,合并内脏外翻(无脐带综合征),是一种致死性畸形。

8. 脐带附着异常 脐带附着于胎盘边缘者称球拍状胎盘,发生率为0.1%~15%。脐带附着于胎膜上的胎盘称帆状胎盘,发生率为0.1%~13.6%,在足月分娩单胎中的发生率平均为 1%。

二、胎盘人工剥离术

胎盘人工剥离术是用人工的方法使胎盘与子宫内壁分离。助产者不应干预过早，如果在胎盘尚未剥离时用力按揉、下压宫底、牵拉脐带会引起胎盘剥离不全或子宫内翻，因此正确识别胎盘剥离征象以及掌握好胎盘人工剥离术的指征及实施方法非常重要。

正确处理第三产程是预防产后出血的关键，而正确处理胎盘娩出，能够减少产后出血的发生。第三产程中发现胎盘滞留、胎盘粘连时如果能准确及时地行胎盘人工剥离术能有效预防和减少产后出血。

【适应证】

(1)胎儿娩出后，胎盘部分剥离而引起子宫大量出血时(活动性出血＞150ml)。

(2)第三产程超过 30min，虽出血不多，但经排空膀胱、使用宫缩药、轻轻按压宫底仍不能娩出胎盘者。

(3)检查娩出的胎盘或胎膜不完整，胎盘边缘有断裂的血管，可疑有副胎盘残留者。

【术前准备】

(1)交叉配血，建立静脉双通道，备好各种子宫收缩药(缩宫素、麦角新碱、米索前列醇、卡前列甲酯栓、卡贝缩宫素等)及止血药物从而最大限度保证产妇的安全。当出血较多时，应立即启动产后出血抢救预案，无胎盘植入者应尽快将胎盘剥离出来，同时密切观察产妇的情况，如失血过多，一般情况较差，应及时输血。

(2)更换手术衣及手套，外阴再次消毒。

(3)排空膀胱。

(4)若检查发现宫颈内口较紧者，应肌内注射阿托品 0.5mg 及哌替啶 100mg。也可全身麻醉，应用异丙酚。

【手术步骤与注意事项】 见图 13-8-2。

1. 术中注意要点

(1)术者将一手手指并拢呈圆锥状直接

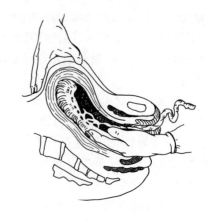

图 13-8-2　手取胎盘术

伸入宫腔，手掌面向着胎盘母体面，手指并拢以手掌尺侧缘缓慢将胎盘从边缘开始逐渐自子宫壁分离，另一手在腹部协助按压宫底，待确认胎盘已全部剥离后，用手牵拉脐带协助胎盘娩出。

(2)胎盘娩出后，并立即应用子宫收缩药，加强宫缩，减少继续出血。

(3)术者注意操作轻柔，避免暴力强行剥离或用手指抠挖子宫壁导致穿破子宫。

(4)若找不到疏松的剥离面，无法剥离者，应想到胎盘植入的可能，不应强行剥离，否则容易造成子宫壁损伤甚至子宫破裂，而应行床旁 B 超检查，确诊胎盘植入者，可行子宫动脉栓塞术，或行子宫切除术。

(5)胎盘植入或胎盘子宫附着粘连，不可强行牵拉脐带，以免造成子宫内翻。

(6)取出的胎盘应立即仔细检查胎盘、胎膜是否完整，有无副胎盘，若有缺损应行清宫术或再次徒手伸入宫腔，清除残留胎盘和胎膜，但应尽量减少进入宫腔的次数。

2. 术后注意要点

(1)实施人工胎盘剥离术后应常规应用抗生素预防感染。

(2)加强产后观察，产后 2h 是产后出血发生的高危时段，应严密观察产妇生命体征、子宫收缩及阴道出血情况，发现异常及时处理。

(3)鼓励产妇多饮水,督促其产后 4～6h 内将膀胱排空,以免影响子宫收缩,定时按压宫底、测量宫高。

(4)鼓励母婴皮肤早接触早吸吮,能反射性引起子宫收缩,减少出血量。

三、产后清宫术

正常产后及引产后子宫大且软,剖宫产术后子宫有瘢痕,复旧差,无 B 超引导行清宫术时因不能直视宫腔内情况,术中吸刮部位无针对性,稍有不慎即可能引起严重的损伤,如子宫穿孔、清宫不全及在先天性子宫畸形时易漏吸。而 B 超能清晰地显示子宫内情况,指示吸刮器的行径,并能动态观察宫内情况的变化,手术针对性强,创伤面小,手术时间缩短,出血量减少,从而可减少并发症的发生。

【适应证】

(1)阴道分娩时因胎盘粘连、胎盘嵌顿等而行手取胎盘后发现胎盘、胎膜组织娩出不完整。

(2)产时胎盘、胎膜组织娩出基本完整,但产后 B 超发现宫腔内有组织残留,行药物非手术治疗无效。

(3)产后晚期出血系因胎盘胎膜残留引起,如生命体征平稳出血不多,先抗炎缩宫治疗,3～5d 后行清宫术,如患者危重出血较多,甚至休克均应在抗感染、纠正休克的同时行清宫术,术后予抗感染及缩宫治疗。

(4)排除胎盘植入,无特殊禁忌(包括心、肺等内脏疾病,血液病,感染等)。

【禁忌证】 合并严重内、外科并发症无法耐受手术者。

【麻醉方法】 一般不需要麻醉,特殊情况下可行全身短效麻醉或注射镇痛药。

【体位】 膀胱截石位。

【手术步骤】

(1)建立静脉通路。

(2)常规消毒外阴、阴道,铺无菌巾。

(3)用宫颈钳固定宫颈上唇,沿子宫体方向将探针送至子宫底部,了解子宫大小。

(4)将卵圆钳顺子宫体方向送入宫腔内,钳夹宫腔内组织,特别是胎盘附着面,将较多量组织钳夹后,以大号刮匙顺序搔刮整个宫腔。必要时可以在无负压下,将大号宫腔吸引器送入宫腔,然后维持负压,进行刮吸。整个操作过程动作要轻柔。如感觉到子宫壁已变粗糙或观察到吸瓶内出现血性泡沫,检查宫腔深度显著缩小,意味着子宫内已清空,可结束手术。对瘢痕子宫的病员,在清宫过程中避免接触手术瘢痕处。

(5)手术过程中出血多时,可予缩宫素静脉滴注促进子宫收缩。

(6)清宫手术必要时可在 B 超引导下进行。

【术后处理】

1. 组织送检　必要时将刮取物送病理检查。

2. 预防感染　口服抗生素 3～5d。

3. 促进子宫复旧　适当应用药物促进子宫收缩。

【并发症】

1. 子宫穿孔　妊娠使子宫壁变得脆弱,清宫术时易造成子宫穿孔。对出血较少的子宫穿孔,可行抗炎、止血等非手术治疗;若穿孔较大,并发大出血,则需剖腹探查止血,行穿孔创面的修补,或行子宫切除。

2. 感染　术前准备充分,严格无菌操作,术后预防性抗生素治疗,可减少感染的发生。

3. 子宫腔粘连　如清宫时搔刮过度,会出现宫腔粘连,其后果为不孕、流产、闭经、痛经等。

4. 出血　产后子宫尚未恢复正常,清宫过程中可能因子宫收缩不良而出血,可予缩宫素静脉滴注以促进子宫收缩减少出血量。

(余海燕)

第九节　产道损伤修补术

一、会阴切开及其缝合术

会阴切开术（episiotomy），是在分娩第二产程中为避免会阴及盆底组织严重裂伤，减轻盆底组织对胎头的压迫，缩短第二产程，加速分娩的手术；也是初产妇臀位助产或施行产钳、胎头吸引术的辅助手术。会阴切开分侧切开和正中切开两种，由于正中切开易并发Ⅲ度会阴裂伤，故临床上多以会阴侧切为主。

【体位】　取膀胱截石位。

【麻醉】

1. 会阴及外阴局部浸润　一般采用5ml 0.5％的利多卡因加 0.9％氯化钠溶液 5ml。需要 3～4min 麻醉才能起效。两个指头沿着将要进行的切口插入阴道以保护胎头。针插入皮下沿着同样的切口线进入 4～5cm。在注射前回抽注射器以检查是否穿刺入血管。如果抽出血液应该重新置针直到无回抽出血液。在针头缓慢退出同时连续注入利多卡因。向预定切开部位扇形区域的皮内及皮下和阴道前庭黏膜下注射麻醉药。

2. 会阴阻滞麻醉　一般采用 0.5％的利多卡因 5ml 加 0.9％氯化钠溶液 5ml。阴部神经主要支配阴道、会阴部和外阴，阻滞时的主要解剖标志为坐骨棘和骶棘韧带。用腰椎穿刺针在坐骨结节内侧 2cm 处先注一皮丘，阻滞左侧时以手术者左手作向导，阻滞右侧时以手术者右手作向导，先将示指和中指伸入阴道，向外向后摸到坐骨棘，向坐骨棘方向前行，当针尖触及坐骨棘时，后退少许，转向坐骨棘尖端的内侧约 1cm，再进 1.5～2cm，当阻滞针穿过坐骨棘时有一突破感，是穿刺成功的标志，阴部神经就在其前方（图 13-9-1）。回抽如无回血，可注入麻醉药。

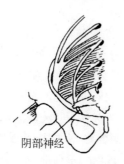

阴部神经

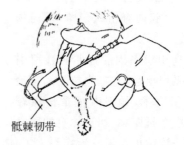

骶棘韧带

图 13-9-1　会阴阻滞麻醉

【术式选择】　会阴切开分侧切开和正中切开两种（图 13-9-2）。会阴切开可充分扩大阴道口，适于胎儿较大及辅助难产手术，其缺点为出血多，愈合后瘢痕较大。正中切开出血少，易缝合，愈合后瘢痕小为其优点，但容易并发Ⅲ度会阴裂伤为其缺点，故仅适于会阴体较高、胎儿不大的产妇，不适于难产手术的辅助切开。会阴侧切时切开球海绵体肌，会阴深、浅横肌及部分肛提肌，出血较多。正中切开时切开球海绵体肌及中心腱，出血较少。

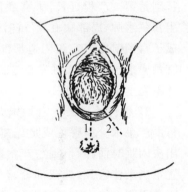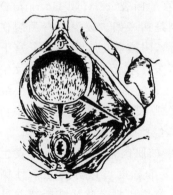

图 13-9-2 会阴切开方式
1. 正中切开;2. 左侧切开

【手术步骤】

1. **切开手术** 一般行会阴左侧切口,宫缩间歇期,手术时以左手示、中指伸入阴道与胎头之间,撑起阴道左侧壁,用会阴切开剪以阴唇后联合为起点开始向外旁开 45°,向坐骨结节方向,在宫缩开始时剪开会阴 4～5cm (图 13-9-3),若会阴高度膨隆则需向外旁开 60°～70°。若会阴体短则以阴唇后联合上 0.5cm 处为切口起点。当胎儿大或需行臀位或产钳助产时,会阴切开宜大,切开后即用纱布压迫止血。

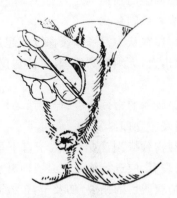

图 13-9-3 会阴侧切

2. **会阴侧切切口缝合** 胎儿或胎盘娩出后,用甲硝唑溶液 250ml 冲洗阴道,在阴道内填入大纱布一块,阻止血流,以免影响手术视野。

(1)阴道黏膜缝合:用 2-0 可吸收缝线自阴道黏膜顶端上方 1cm 处开始,连续缝合阴道黏膜及黏膜下组织,左手示指探及黏膜下组织,引导缝合,防止遗留无效腔,形成血肿。缝合至处女膜环处,缝线经处女膜下穿到处女膜外,将处女膜创缘对齐,缝合 1 针,再继续至阴道口。黏膜下组织内有丰富的静脉丛,缝合时应注意对合及松紧,以免术后发生血肿。

(2)缝合皮下脂肪层:用 2-0 可吸收缝线对深部脂肪层先行 8 字缝合,防止遗留无效腔,再间断缝合脂肪层,对齐上下切口端,使切口宽约 1cm,便于行皮内缝合。

(3)缝合皮肤:用 1-0 丝线间断缝合皮肤,现多用 3-0 可吸收缝线行皮内连续缝合,术后不需拆线,瘢痕小。

【注意事项】 缝合完毕后,应该仔细检查缝合区域,以确保止血。取出阴道填塞纱布。应进行阴道检查以确保阴道入口没有狭窄。在完成操作时还应该检查直肠,确认缝合没有穿入直肠。任何有穿入直肠的缝合必须拆掉以防止瘘管的形成。向产妇说明损伤的性质和缝合状况,并告知是否需要拆线。

二、宫颈裂伤修补术

宫颈裂伤为分娩期并发症,是阴道分娩中最常见的软产道损伤之一,几乎每例病例都有发生轻度宫颈撕裂（cervical laceration）的可能性，特别是初产妇。较深的宫颈裂伤可延及阴道穹部，阴道上 1/3 段甚至子宫下段，损伤严重者发生盆腔血肿，甚至危及生命。当宫颈撕裂超过 1cm、伴有出血，需要缝合时才称为宫颈撕裂。宫颈撕裂的发生率初产妇约为 10%，经产妇约为 5%。

子宫颈侧壁的肌肉组织成分少，易发生撕裂。根据撕裂的程度可以分为完全性撕裂，隐形黏膜下撕裂和肌肉及纤维撕裂并黏膜外翻三种。撕裂一般多发生在 3 点钟、9 点钟处，深度常不超过 1cm，常无明显出血，无须特殊处理。产后可自然愈合而遗留横行的裂口痕迹，临床上常常以此作为辨认妇女是经产妇还是初产妇。但在某些情况下发生的子宫颈撕裂较深，且会引起不同程度的出血。这些较重的撕裂常常发生在子宫颈的两侧 3、9 点钟方向处，以全程的纵行撕裂居多，可以是单侧、双侧或多处撕裂。撕裂的程度不等，轻者长度可为 2~3cm，较重的撕裂可以延至阴道穹部，甚至子宫下段，可以引起子宫血管或其大的分支血管的破裂而造成产妇大出血。还有一类型的宫颈撕裂发生在宫颈前唇，甚至整个子宫颈阴道部的环形撕脱，由于此种横行的撕裂罕有大血管的伤及，且有胎先露的长期压迫、血管栓塞，故出血量不多。

子宫颈撕裂可伴有不同程度的出血。出血多表现为持续性少量的活动性出血，血色鲜红。临床上易被忽略或误诊为子宫收缩乏力而未作处理，致使患者失血过多而发生休克。有时不表现为外出血而是隐性出血，可以形成阔韧带血肿或腹膜后血肿，同样因出血过多，患者出现休克，甚至危及患者的生命。

【损伤类型】

1. **自发性撕裂**　常见于急产，或宫缩过强宫颈未充分扩张时胎儿过快娩出；宫口未开全，产妇过早使用腹压向下用力；产程长，

特别是第二产程延长，子宫颈长时间受压发生宫颈水肿，局部缺血，严重时可因坏死而造成子宫颈前唇或宫颈阴道部部分环状脱落。宫颈瘢痕过硬、先天性发育过长，可发生自发性不完全破裂或撕脱。

2. **损伤性撕裂**　宫颈未开全即强行施行助产手术。如臀位或足先露分娩时，因后出头困难时而强行牵拉；产钳助产上产钳位置不当夹住宫颈，造成部分宫颈的撕裂。第一产程阴道检查上托扩张宫颈；缩宫素促产速度过快或浓度过高使宫缩过强，造成急产，产生宫颈撕裂。

【临床表现】　第三产程发现持续阴道流鲜血，但查子宫收缩良好即应考虑产道损伤，特别是宫颈损伤的可能。行阴道检查及宫颈检查时可以发现宫颈撕裂。产程进展不顺利的分娩以及阴道助产后应常规检查宫颈。检查宫颈时应在良好的照明下进行。直视下宫颈检查：用阴道拉钩牵拉开阴道，充分暴露宫颈，再用两把卵圆钳按顺时针方向依次交替钳夹子宫颈，循序检查宫颈 1 周。检查中如果发现子宫颈有撕裂，应将两把卵圆钳分别夹住撕裂的宫颈，向下牵拉，以暴露撕裂的全貌，直视撕裂的顶端。

【修补原则】

（1）以往认为宫颈撕裂深度不超过 1cm，无明显出血，无须特殊处理，目前建议均行缝合术。

（2）较深的宫颈撕裂、伴有活动性出血的宫颈撕裂应立即修复。

（3）宫颈撕裂深达穹部、子宫下段，甚至子宫破裂者，应进行缝合。必要时开腹修补。

（4）腹膜后的撕裂，伤及子宫动静脉或分支，引起严重的出血或阔韧带血肿时，应剖腹探查。

（5）宫颈的环形撕裂或撕脱，即使出血不多，也应进行缝合。

（6）术后填塞阴道纱条压迫止血，应用抗生素防止感染。

（7）发生休克的患者应及时输血补液治疗。

【手术操作】　阴道拉钩扩开阴道,用两把无齿卵圆钳钳夹裂伤两侧、向下牵拉宫颈暴露撕裂的顶端,用 2-0 可吸收线间断全层缝合撕裂的宫颈。注意第 1 针应超出顶端以上 0.5～1cm,以有效缝扎撕裂处已经回缩的断裂血管,达到止血的目的,这是缝合子宫颈撕裂的关键。最末 1 针应距宫颈外口 0.5cm,不能缝至子宫颈的边缘,以免以后形成宫颈狭窄。延至子宫下段、阔韧带的撕裂,应行剖腹探查术,按子宫破裂处理。

【预防】

（1）产前及产时向孕妇作产前宣教,宫口未开全时嘱产妇不要过早使用腹压、屏气用力,医务人员不要人为推压子宫底加大腹压。

（2）正确处理第二产程,避免发生滞产。

（3）严格掌握阴道助产指征,强调按操作常规进行阴道助产手术。宫口未开全时不应行阴道助产操作,如产钳、胎吸、臀牵引等。对于宫颈有病变的应适当放宽剖宫产指征。在进行产钳助产时,应由经验丰富的医师谨慎操作。术中为防止损伤,要注意手术技巧。放置产钳时应将引导手放在胎头与子宫颈之间,防止产钳夹住尚未开全的宫颈而造成宫颈的撕脱。牵引产钳时应按分娩机制缓慢牵引,牵引的力量要均匀,产钳不能左右摇晃。阴道助产后应常规检查子宫颈有无裂伤,发现裂伤立即缝合。

（4）正确使用缩宫素,防止宫缩过强,避免发生急产或胎头过快通过子宫颈。

三、会阴、阴道损伤修补术

除最浅表的会阴撕裂外,大部分会阴撕裂伴有阴道下段的撕裂,这种裂伤称为会阴阴道撕裂（colpoperineal laceration）。在分娩的过程中,由于胎先露对盆底的压迫,肛提肌向下、向外扩展,肌纤维伸长并与肌束分离,使会阴体的厚度由原来的数厘米变为数毫米,同时阴道皱襞伸展、变薄、变长,因此会阴与阴道是分娩时最易损伤的部位。该病的提出可以追溯到希波克拉底年代。在过去的 100 年,随着医学的进步,在医院分娩常规做会阴侧切术,会阴撕裂的发生率也开始增加。在行会阴正中侧切,胎头吸引或产钳助产时常发生会阴撕裂。

【损伤原因】

1. 胎儿原因　胎儿过大;胎先露异常;胎头以较大的径线通过产道,如持续性枕后位或面先露的胎位娩出;过期妊娠时胎头不易变形等均易导致会阴阴道的撕裂。胎头娩出过速时由于会阴与阴道没有充分地扩张,常导致会阴阴道的撕裂。

2. 产妇原因

（1）会阴体过长,或会阴体过于坚硬,缺乏弹性;或阴道狭窄,或会阴阴道有瘢痕等,会阴阴道均可因为在分娩时不能有效地扩张而在分娩的过程中产生撕裂。产妇年龄过小,尤其年龄＜20 岁的初产妇,阴道较紧,阴道撕裂的可能性较大。

（2）耻骨弓狭窄,伴骨盆的出口横径小,胎头在利用后三角时会阴体受压而过度伸展,也可造成会阴体的严重撕裂。

（3）产道轴方向不正常,如悬垂腹孕妇的子宫过度前倾;或曾经做过子宫固定术,子宫颈常向后、向上移,这些均可以造成阴道后穹过度伸展而撕裂。

3. 接产时处理不当　初产、第二产程长、会阴水肿易引起会阴阴道的撕裂;接产时未能很好地保护会阴或保护不当;不恰当的会阴切开,研究发现正中切开造成会阴阴道的撕裂概率大于会阴侧切;阴道助产操作不当,产钳助产撕裂会阴阴道的概率高于胎头吸引术;产时处理医师的经验很重要,如果为了节省人员不能准确确定接产时机,未能在产妇运用腹压时保护会阴,或帮助胎头俯屈不充分,或保护会阴不当,过分用力和连续压迫会阴,或在胎肩娩出前未能继续保护会阴,均能造成会阴阴道的撕裂。宫口未开全使用缩宫素导致宫缩过强，胎儿娩出过快，产道未能充分扩张，可以造成会阴阴道的撕裂。

【损伤类型】　单纯阴道裂伤，不伴有会阴裂伤者很少见。会阴、阴道裂伤常成纵形，且多发生在会阴阴道口的正中。为了有助于评估和讨论损伤的程度，进行适当的修复处理以及研究工作的需要，构建了分类系统。在美国采用四级分类（表13-9-1），欧洲则采用三级分类（欧洲的Ⅲ度撕裂与美国的Ⅳ度撕裂相当）。我国根据会阴、阴道壁撕裂程度，也采用四度分类法。

表 13-9-1　美国阴道、会阴撕裂伤分类

撕裂程度		损伤特点
Ⅰ度		会阴部皮肤和（或）阴道黏膜撕裂，出血不多
Ⅱ度		会阴部皮肤及其皮下组织和（或）阴道黏膜撕裂，出血较多
Ⅲ度	不完全撕裂	在Ⅱ度撕裂基础上，肛门括约肌筋膜及部分（不是全部）肛门括约肌撕裂
	完全撕裂	在Ⅱ度撕裂基础上，肛门括约肌完全撕裂
Ⅳ度		累及直肠黏膜撕裂在内的完全性Ⅲ度撕裂

【临床表现】　胎儿娩出后，阴道有持续不断的鲜红色的血液流出，而子宫收缩良好者，应考虑软产道损伤的可能。可以通过阴道检查进行准确的诊断，并排除有无宫颈的撕裂。

【诊断】　分娩后应常规行阴道检查，检查会阴切口上端有无延长、会阴阴道下段有无撕裂，如果有撕裂，应评估损伤程度，并警惕会阴阴道撕裂的同时伴有宫颈撕裂，甚或累及膀胱直肠的撕裂，以便尽早、及时修补。

【麻醉】　会阴侧切或会阴阴道撕裂修复前应行麻醉，满意的麻醉效果和患者的配合对良好的暴露和正确的修复非常重要。将局部麻醉药注射入阴道黏膜、会阴、直肠括约肌内，可以提供良好的麻醉效果。会阴阻滞麻醉适合大多数的修复手术，是修复Ⅲ、Ⅳ度会阴阴道撕裂理想的局部麻醉，通过对阴蒂背部神经、阴唇神经和直肠下部神经的阻滞，对会阴正中和阴道下部产生良好的镇痛效果。研究发现利多卡因可迅速向胎儿传输，应在分娩前限量使用。对不能忍受在会阴阻滞麻醉下行撕裂修复手术者，可以选择静脉或硬膜外麻醉。采用硬膜外麻醉的产妇可以连续给药，可提供良好的麻醉效果。

【治疗原则】　会阴阴道撕裂，常使盆底组织受损松弛，出血多、容易发生感染，应及时按解剖层次结构缝合修补。

【手术方法】

1. Ⅰ度会阴阴道撕裂修复缝合术　Ⅰ度会阴阴道撕裂可能伴有阴蒂、尿道口周围、大小阴唇皮肤黏膜的损伤，处女膜环的断裂。Ⅰ度会阴阴道撕裂一般位置表浅，出血不多。修复时以处女膜缘作为恢复原来解剖关系的标志。处女膜环及阴道内黏膜用 2-0 可吸收线间断缝合，或酌情连续缝合。会阴皮肤用 1-0 丝线间断缝合或 2-0 可吸收线皮内缝合。

2. Ⅱ度会阴阴道撕裂的修复缝合术　Ⅱ度会阴阴道撕裂常致会阴浅横肌、深横肌，甚至肛提肌及其筋膜受损。Ⅱ度会阴阴道撕裂常沿两侧阴道沟向上延长，导致马蹄形裂伤，重则可达阴道穹。

（1）暴露撕裂的部位：用阴道纱条上推子宫，填塞阴道上部，达到暴露和止血的目的，探明裂伤部位、深度并进行分度，弄

清解剖关系。

(2)缝合阴道黏膜:用 2-0 可吸收线间断缝合撕裂的阴道壁黏膜,或酌情连续扣锁缝合,缝合部位应超过顶端 1cm。

(3)缝合裂伤的肌层及皮肤黏膜下层:用 2-0 可吸收线间断缝合撕裂的肌层及皮肤黏膜下层。

(4)缝合会阴皮肤:用 1-0 丝线间断缝合皮肤或 2-0 可吸收线皮内缝合。

3.Ⅲ、Ⅳ度会阴阴道撕裂的修复缝合术
Ⅲ、Ⅳ度会阴阴道撕裂致肛门括约肌断裂及直肠前壁撕裂,故应仔细检查撕裂的情况,弄清解剖关系。

(1)缝合直肠前壁裂伤:用小圆针、2-0 可吸收线作间断缝合,注意不穿透黏膜层。

(2)缝合断裂的肛门外括约肌:用鼠齿钳将两侧肛门括约肌之断端提出,并向中线牵拉,见肛门周围皮肤呈轮状收缩,即用 7-0 丝线或 2-0 可吸收线"8"字缝合。

(3)2-0 可吸收线间断缝合直肠壁筋膜。

(4)7-0 丝线或 2-0 可吸收线间断缝合会阴体肌层(主要为肛提肌)。应注意不能使阴道口过度狭窄或缝合过紧,否则会导致性交困难。

(5)2-0 可吸收线缝合阴道黏膜。

(6)2-0 可吸收线缝合会阴皮下组织。

(7)缝合皮肤(皮内连续缝合)。

(8)术毕肛诊有无缝穿直肠黏膜,如有应予以拆除,以免发生肠瘘。

(9)保留尿管,阴道压迫碘伏纱条 24h 后取出。

【注意事项】

(1)损伤缝合完后应取出阴道纱条,常规行直肠指检,检查直肠黏膜的完整性,测试肛门应力,肛周外观应为皮肤皱襞紧缩呈轮状。对探及的缺损应即刻进行撕裂的重新探查及二次修复。修补术后应进行完整的手术记录。其内容应包括对撕裂的详细描述,修复的简单步骤,修复术检查后的结论。例如"术

后检查表明阴道撕裂修复完好,无活动性出血或血肿。直肠检查表明括约肌对合正常,无缺损及无可触及的缝线和直肠缺损"。术后保持会阴部的清洁,便后局部冲洗。Ⅳ度撕裂者给予肠蠕动抑制药,3~5d 内进半流食,5d 后服用润肠药以利排便通畅,保障伤口的愈合。术后 3~5d 拆线,Ⅳ度撕裂者便后拆线。

(2)会阴阴道的撕裂伤是各种类型阴道分娩的常见并发症,适当地止血、良好的组织对合以及防治感染,伤口可以良好愈合。修补术后最常见的并发症是血肿、感染、会阴脓肿、伤口裂开,以及直肠阴道瘘、肛门功能不全、性交困难等。清楚暴露、彻底冲洗消毒、按解剖层次快速对合尽量恢复解剖关系、消除无效腔和止血、注意判断肛门括约肌是否断裂并正确缝合断端、避免缝合穿透直肠,以及术后填塞阴道纱条压迫、加强防治感染,是预防各种术后并发症大的关键措施。

【预防】

(1)产前发现软产道异常,如会阴阴道瘢痕、阴道纵隔、静脉曲张等,并评价阴道分娩风险。

(2)做好产前宣教工作,教会产妇运用腹压和进行深呼吸运动,配合接产者保护会阴。

(3)熟悉分娩机制,掌握接产要领重视第二产程对会阴的保护。会阴坚硬缺乏弹性、会阴体长或胎头过大、先露异常者应做会阴切开。宫颈前唇长时间被压迫水肿者,高张性宫缩压力致产程进展缓慢者,静脉注射地西泮可加速宫颈扩张速度并消除宫颈水肿。会阴垫保护会阴,用纱布做成的垫盖住会阴,保护会阴时可增加手掌和会阴之间的弹性,不会影响阴体血液循环。当胎头拨露使阴唇后联合紧张时应开始保护会阴,宫缩时手掌大鱼际肌肉应向前上方托压,宫缩间歇手应放松,胎肩娩出后可不保护会阴,让胎体缓慢娩出。手术助产时如胎心无改变,可用 1min

的时间缓慢牵引,使会阴充分扩张,但时间不可过长,以免引起胎儿颅脑损伤。

(4)严格掌握缩宫素引产指征,禁止滥用缩宫素,静脉滴注时应严密观察子宫收缩情况,避免宫缩过强。产程中不用手法扩张宫颈。

(王晓东)

参 考 文 献

[1] 谢幸,孔北华,段涛.妇产科学[M].9版.北京:人民卫生出版社,2018.

[2] 刘兴会,贺晶,漆洪波,等.难产[M].北京:人民卫生出版社,2018.

[3] 池琳琳,曹涵淋,郭洪花.正常分娩非仰卧临产体位应用的研究进展[J].中国妇幼保健,2014,29(36):6181-6184.

[4] 杜光,刘东,方建国,等.临床用药指南[M].3版.北京:科学出版社,2013.

[5] 于志刚.临床技能操作指南[M].西安:西安交通大学出版社,2015.

[6] 邱卫华.徒手旋转胎头术对枕横位和枕后位难产的治疗效果分析[J].中外医学研究,2018,379(11):125-126.

[7] 范玲,刘冬岩,黄醒华,等.陪伴分娩498例分析[J].中国实用妇科与产科杂志,2003,19(7):435-436.

[8] 孙立琴,樊雪梅.坐式接产联合指法保护用于无创分娩的效果评价[J].护理学杂志,2018,33(2):19-20.

[9] 徐玲娣,冯薇.无保护接生与传统接生的临床对照研究[J].中国妇产科临床杂志,2016,17(1):66-67.

[10] 韩翠存,姜梅.侧卧位接产在第二产程中的应用效果[J].中华现代护理杂志,2015,21(30):3608-3610.

[11] 周莉,范玲.阴道助产的应用[J].实用妇产科杂志,2019,35(1):12-14.

[12] 余昕烊,漆洪波.低位产钳助产术[J].中华产科急救电子杂志,2018,7(3):22-25.

[13] 中华医学会妇产科学分会产科学组.新产程标准及处理的专家共识(2014)[J].中华妇产科杂志,2014,49(7):486.

[14] 中华医学会妇产科学分会产科学组.阴道手术助产指南(2016)[J].中华妇产科杂志,2016,51(8):565-567.

[15] 陈一虹,刘兴会.胎盘疾病与早产[J].中国实用妇科与产科杂志,2016,32(4):308-312.

[16] 赵扬玉,王妍,陈练.胎盘植入的围手术期管理[J].中华妇产科杂志,2018,53(11):787-789.

[17] 卫炜,王红,李国静,等.胎盘异常的产前超声诊断及其妊娠结局分析[J].中国临床医学影像杂志,2017,28(6):434-437.

[18] 华克勤,丰有吉.实用妇产科学[M].3版.北京:人民卫生出版社,2013.

[19] 曹泽毅.中华妇产科学[M].3版.北京:人民卫生出版社,2014.

[20] 金正琴.导乐分娩联合体位管理应用于分娩镇痛的临床疗效与安全性探讨[J].重庆医学,2016,45(28):3997-3999.

[21] 翟振伟,徐敏,张越.无痛分娩术联合体位管理对产程进展影响研究[J].中国实用妇科与产科杂志,2015,31(3):261-263.

[22] 周红林.体位改变联合手转胎头纠正胎头位置异常的临床效果及对分娩方式的影响[J].中国妇幼保健,2014,29(35):5874-5876.

[23] 陈哲,朱晓微,叶杰微,等.导乐陪伴对分娩的影响[J].中国实用护理杂志,2011,27(3):56-58.

[24] 方水伟.导乐陪伴分娩模式与产妇体位在产程中的应用[J].中国实用护理杂志,2012,28(7):70-71.

[25] 谢翠俊.导乐陪伴对分娩结局的影响[J].中国实用医药,2019,14(8):177-179.

[26] 傅欢红,傅小英,卓琼霞.阴道检查代替肛门检查监测产程的临床观察[J].中国实用护理杂志,2006,22(6):35-36.

[27] 史长旭.现代妇产科手术与技巧[M].2版.北京:人民军医出版社,2008:118-121.

[28] 王泽华.现代妇产科手术学[M].上海:第二军

医出版社,2008:276.

[29] 杨四吉,雷素琴.导乐分娩应用进展[J].检验医学与临床,2012,9(14):1750-1751.

[30] 中华医学会妇产科学分会产科学组.妊娠晚期促宫颈成熟与引产指南(草案)[J].中华妇产科杂志,2008,43(1):75-76.

[31] 凌萝达,顾美礼.难产.2 版.重庆:重庆出版社,1999:224-225.

[32] Penny Simkin,Ruth Ancheta.产程进展手册[M].北京:世界图书出版公司,2011:53-67,208-243.

[33] WHO recommendations:uterotonics for the prevention of postpartum haemorrhage. Geneva:World Health Organization,2018.

[34] Aasheim V,Nilsen A B V,Reinar L M,et al. Perineal techniques during the second stage of labour for reducing perineal trauma[J]. Cochrane Database Syst Rev,2017,6:CD006672.

[35] Committee on Practice Bulletins-Obstetrics. ACOG Practice Bulletin NO. 198:Prevention and Management of Obstetric Lacerations at Vaginal Delivery(No. 198)[J]. Obstet Gynecol,132(3):e87-e102.

[36] Cunningham FG,Leveno KJ,Bloom SL,et al. Willianms Obsterics [M]. 23rd ed. USA: McGraw-hill Medical Publishing Division, 2010.

第 14 章　新生儿出生

第一节　新生儿子宫外环境适应与出生后即时处理

新生儿的生存依赖于对子宫外环境的适应能力。从宫内到宫外的变化是戏剧性的,胎儿离开母体可以完全维持氧气、营养、排泄和体温调节,需要有效的生理改变和适应,以确保生存。胎儿在羊膜囊内可以活动,但在孕后期自由伸展肢体受限制,与胎儿的体积增大和子宫的容量有关。虽然胎儿对声音敏感,但是子宫内环境使外界的声音变弱。

子宫收缩时,胎儿可能遭受暂时缺氧。分娩时头部、胸部、四肢、臀部和脊椎受到挤压,而且遇到光线、噪声、寒冷、重力和母亲第1次触觉刺激等,使新生儿不得不进行呼吸、循环、体温等调节,以适应新的生存环境。因此,助产士应该了解其重要性并给予帮助。

一、宫外环境适应

(一)建立呼吸功能

胎儿出生后,从子宫内过渡到子宫外环境,脐带循环中断,失去胎盘的气体交换功能,胎儿的呼吸、循环系统必须随着娩出进行相应的变化,即刻开始由自身完成气体交换功能,以保证维持生命的需要。完成气体交换功能需要肺泡吸入和呼出气体,同时相应增加灌注肺泡的血液量,相互协作,缺一不可。在子宫内,胎儿肺内充满由肺泡上皮细胞产生的肺液,不能进行气体交换,胎儿通过依赖母体肺和胎盘进行血液气体交换。出生时胎盘剥离,迅速适应变化,保证继续存活。在正常情况下,至分娩时胎儿呼吸系统已具备建立呼吸和维持呼吸活动的一切条件。出生前,胎儿可以进行呼吸运动,肺部在生理和解剖上已经成熟,产生肺表面活性物质,有足够数量的肺泡进行气体交换,胎儿在娩出过程中,胸廓被产道挤压,有$20\sim40$ml肺液经口、鼻排出,剩余的液体在出现自主呼吸后由肺泡经毛细淋巴管及毛细血管进入肺间质,再通过肺内淋巴及静脉系统内吸收。

触发首次呼吸的因素很多,一般认为是由多因素的相互作用而产生的,其中包括化学因素和物理因素两大类。化学因素是指出生后突然的血气变化,特别是当pH值和PaO_2下降,$PaCO_2$上升时,使外周化学感受器受刺激;物理因素包括出生后环境温度变化和接生时的触觉、光照、疼痛等外周感受器的刺激,以及来自肺实质、肌肉、肌腱和关节等本体感受器的刺激,这些刺激信号能传至延髓呼吸中枢,致呼吸中枢产生神经冲动,使吸气肌发生收缩,触发产生首次呼吸。第1次呼吸时胸腔内负压达到$100cmH_2O$,压力的产生决定于胸廓的稳定性和吸气肌的力量。早产儿的肌力软弱,胸廓顺应性大,使膈肌的功能降低,对于建立较高的吸气压力是不利的。每次呼气后压力保持在$5cmH_2O$使肺部保持膨胀,这主要靠肺表面活性物质(pulmonary surfactant,PS)发挥作用。PS是一种磷脂蛋白质复合物,存在于肺泡表面,具有调节表面张力、防止肺泡塌陷、稳定细胞内压和减少液体自毛细血管向肺泡渗出的作用。如果没有 PS,则膨胀压随肺泡半径的缩小而增大,致肺泡和小气道闭陷,产生呼吸窘迫。PS 主要由肺泡Ⅱ型上皮细胞分泌,胎儿在胎龄 22~24 周时已能产生该物质,但胎龄 30 周时肺内 PS 极少,至胎龄 35 周后 PS 才迅速增加。早产儿由于缺乏 PS,维持呼吸所需的跨肺压增大,易造成肺泡壁的损伤,其裂孔增大,使大量的血浆蛋白进入肺泡,在病理上以终末细支气管至肺泡壁上附有嗜伊红性透明膜形成,成为新生儿呼吸窘迫综合征主要的特征性病理变化。

(二)循环系统适应

胎儿出生前依赖胎盘进行气体交换和代谢产物的排泄,从母体分离后,胎儿的循环系统必须调节将未经氧合的血液输送到肺进行氧合。这涉及许多机制,受脐带断开和肺血管床阻力的影响。

胎儿期间,只有大约 10% 的心输出量通过肺动脉循环到肺,出生后呼吸建立,肺膨胀,肺泡充气,肺泡及毛细血管内氧分压升高使血管平滑肌松弛,肺血管阻力降低,右心室排出的血进入肺循环。随着肺的扩张和肺循环阻力下降,流过肺泡毛细血管的血量大增,肺动脉、右心室及右心房血量相应下降。而肺静脉流到左心房、左心室的血量明显增加,左心房压超过右心房压,卵圆孔关闭,从右心房流入右心室再搏出到肺动脉及肺的血量随之增多。脐血管被钳闭后,体循环阻力增加,通过动脉导管的血流变为左向右分流,由于 PaO_2 增高,动脉导管收缩而关闭,完成胎儿循环向成人循环的转变。出生卵圆孔的关闭只是功能上的,当肺动脉和右心室压力升高发生右向左分流时,它也可以再开放。卵圆孔结构上的关闭到出生后 3~4 个月。胎儿动脉导管的开放是由胎儿血的低氧饱和度和前列腺素 E_2(PGE$_2$)作用维持的。出生后动脉导管的关闭也是功能作用的,如发生肺血管阻力高或低氧血症,导管可以持续开放或再开放并伴青紫、发绀等,这是早产儿呼吸窘迫综合征时的常见症状。动脉导管结构上的关闭大约到 1 岁。

(三)环境温度适应

胎儿浸在子宫腔内温度较恒定的羊水中,处于适中温度环境。在子宫内无蒸发失热,过多的热量主要通过胎盘血液循环的对流,其次是胎儿皮肤、羊水及子宫壁的传导作用向母体放散,维持胎儿产热与散热的平衡和胎儿体温的相对稳定。胎儿的体温随着母亲体温的变化而变化。新生儿出生时体温调节中枢已经基本发育成熟,但是由于其解剖生理特点(产热能力低和易于热丢失),耐受环境温度变化的范围明显小于成人。环境温度对产热、失热和体温具有重要的影响,胎龄、日龄和体重越小,影响越大。特别是早产儿,容易受环境温度变化的影响而发生体温异常。新生儿从子宫内过渡到子宫外显著降低的温度环境,对体温影响更大。大量的热量自新生儿温暖、潮湿的皮肤经辐射、对流、传导和蒸发而散失。新生儿刚娩出时靠糖原及脂肪代谢产热,但出生后不久机体的糖原大部分被消耗,如未及时进食,则依赖于脂肪代谢产热,在温度较低的环境中新生儿常无颤抖,胎龄较大的新生儿直至环境温度很低时(15℃),可以见到肌肉颤抖,但无典型的寒战。棕色脂肪组织是新生儿产热的重要部分,以含有无数的脂肪小滴及圆形居中的细胞核为特征。该组织细胞在胎龄 26 周开始分化,足月儿含量较多,主要分布在肩胛区、颈周围、腋下和腹股沟区、沿脊柱旁及心和肾的表面。据研究每克棕色脂肪组织每分钟可释放热能约 10J,此过程的进行有赖于神经系统功能的完善和充分的氧供应及适当的糖原储备。在温度较低环境中足月新生儿为维持体温,耗氧量可增加 2~4 倍以提高代谢率。但在机体缺氧、某些药物和颅脑损伤量时这种潜能降低,甚至丧失。在复苏时,如用较冷和干燥的氧气进行气囊通气将增加对流和蒸发失热。早产儿的耐寒力低与他们产热能力不足、早产儿脂肪组织少、非颤抖反应产热量少及体内含糖量也低有关;足月小于胎龄儿的产热潜能虽较早产儿强,但其棕色脂肪组织要比足月儿易丧失。

因为新生儿的体表面积相对较大,头占体表面积的 25%,易向周围环境散热,应在新生儿刚娩出的瞬间即重视保暖,产房的温度一般在 20～25℃,此温度对刚出生的新生儿来说仍太低。胎儿娩出是从一个温暖潮湿的环境进入一个寒冷干燥的环境中,应立即擦干并用预热的毯子包裹,也可置于母亲的怀里,用母亲的体温保暖。若需复苏或其他处置,应在辐射保温台上进行。

二、新生儿出生后即时处理

(一)预防新生儿体温丢失

助产士有责任根据其已有知识为新生儿出生后的过渡做好适当的准备。无论新生儿是在家里还是在医院出生,助产士均需将周围环境温度维持在 25～28℃,这是非常重要的,不过在一些偏远之地及紧急情况下,要维持这一温度范围是不太可能的。但有条件提供一个最佳的温度环境对新生儿完成由宫内到宫外生活的成功过渡是很重要的,其方法如下。

1. 在分娩之前关电扇,可使空气对流所致热损失最小,关门窗可减少辐射热损失。

2. 保暖:新生儿的体温在出生后第 1 分钟内会降低 3～4.5℃,新生儿出生后的保暖很重要,应贯穿于出生后的一切处理过程,可采取各种保暖措施,保持婴儿的体温。

(1)新生儿出生后用温湿毛巾快速裹于全身,可最小化水分蒸发所致热损失,迅速拿掉湿毛巾并用干燥预热的毛巾将新生儿包裹住。

(2)新生儿出生后,得到母亲允许,立即将新生儿放在母亲腹部,母婴皮肤接触可帮助新生儿保存一部分热量,尽管这种母子之间的热传递很少。

(3)可通过消毒预热的毯子遮盖婴儿,包裹或穿上柔软的衣服来减少散热,因为相当大部分的热量可持续通过对流、传导,辐射丢失,尤其会通过新生儿皮肤暴露在空气部分丢失。

(4)新生儿的头部保暖尤为重要,因新生儿头部表面积大,散热量多,寒冷季节可戴绒布帽。

(5)有条件者最好将新生儿置于事先预热、铺无菌单的自控式开放式辐射抢救台上保暖和处理。足月儿辐射保暖台温度设置 32～34℃,或腹部体表温度 36.5℃,早产儿根据其中性温度设置。对体重＜1500g、孕周＜32 周的极低出生体重儿,可将初生早产婴儿的头部以下躯体和四肢放在灭菌的塑料袋内或盖以塑料薄膜置于辐射保暖台上(图14-1-1),但应注意避免高温,因会引发呼吸抑制。保暖同时开始清理呼吸道和建立呼吸。

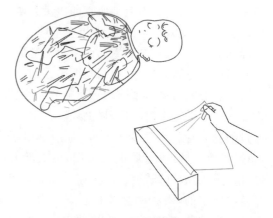

图 14-1-1　塑料薄膜保暖

(二)清理呼吸道

在肩娩出前助产者用手将新生儿的口咽、鼻中的分泌物挤出。娩出后,置新生儿头轻度仰伸位(鼻吸气位)(图14-1-2),用吸球或吸管(8F或10F)先口咽后鼻清理分泌物(图14-1-3),过度用力吸引可能导致喉痉挛和迷走神经性的心动过缓并使自主呼吸出现延迟,应限制吸管的深度和吸引时间(10s),吸引器的负压不超过100mmHg(13.3kPa);尽管胎肺中的羊水存在于口腔中,但大多数婴儿可以不需吸引就可使呼吸道清理,当确认呼吸道通畅而仍未啼哭时,可用手拍打或手指轻弹新生儿的足底或摩擦背部2次以诱发自主呼吸,如这些努力无效则表明新生儿处于继发性呼吸暂停,需要正压人工呼吸,新生儿大声啼哭后即可处理脐带。新生儿完全从母体出时,应立即查看出生时间,确认性别,并做好相应的记录。

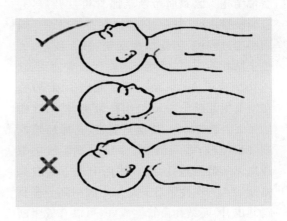

图14-1-2　吸引时正确和不正确的头位

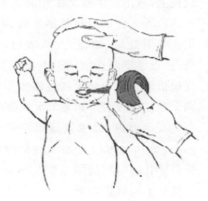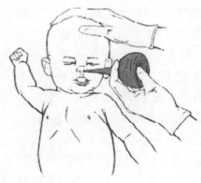

图14-1-3　出生后气道清理

(三)断脐

在新生儿出生最初几分钟内,脐带是胎儿和新生儿的生命线。距母体胎盘8~10cm处用两把血管钳钳夹脐带,两钳相隔2~3cm,在其中间剪断,在钳子没夹好前不能断脐,易致新生儿过度失血,剪断后用棉签擦拭断端以防脐血飞溅到分娩区。现在国内有产科开设家庭化产房让爸爸辅助助产士参与到分娩中来,为新生儿断脐。

由于社会、文化、地区因素等的差异,国内外脐带的护理和出生时残端的处理也各不相同,常用的处理方法如下。

1. 棉线结扎法　用75%乙醇消毒脐带根部及其周围,在距脐根0.5cm处用无菌粗线结扎第一道,再在结扎线外1~1.5cm处结扎第二道,在第二道结扎线外0.5cm处剪断脐带,挤出残余血液,用20%高锰酸钾溶液或5%聚维酮碘溶液或2.5%碘酒及75%乙醇消毒脐带断面,待脐带断面干后,以无菌纱布覆盖,再用脐带布包扎。注意,必须扎紧脐带防止出血,又要避免用力过猛造成脐带断裂;消毒时药液不可接触新生儿皮肤,以免皮肤灼伤;处理脐带时新生儿要保暖。由于棉线打结断脐法属于手法打结,松紧不易掌握,特别是对于水肿的脐带结扎时,结扎过紧会引起脐带断裂,过松又易引起出血;断脐时脐带结扎不紧致脐带断端血管再度开放,并且当脐带水肿、脐带过粗时,在脐带组织干燥缩小的过程中,棉线结扎变松,甚至脱落,失去了结扎的作用,因此目前临床极少使用。

2. 脐带夹结扎法　新生儿出生断脐后,在距新生儿脐轮2cm处用脐带夹,然后在距脐带夹外约0.5cm处修正脐带,挤净脐带断端残留血液,残端用5％聚维酮碘溶液消毒后用无菌敷料包扎,次日沐浴时取下敷料暴露残端。一次性脐带夹是采用医用高分子材料制成,因而结扎血管性能好,可以有效阻断血供,使脐带基质干枯快,脐带组织脱落快。而此法仍存在缺陷,如出血多,脐带脱落时间延长,价格较高,脐带夹坠压新生儿脐周皮肤易引起破损等。

3. 气门芯结扎法　胎儿端用75％乙醇擦脐根部周围,气门芯下缘套在紧贴脐轮皮肤处或在距脐根0.5～1.0cm处夹上套有气门芯的血管钳,气门芯套扎脐带,在距气门芯1cm处剪断脐带后用2.5％碘酒及75％乙醇消毒脐带断端,松开血管钳,用脐带卷包扎,可确保脐带脱落早和感染发生率低的良好效果,但气门芯法需2次修剪才能全部剪除脐带组织,因此有出血情况,缝合止血时造成新生儿感染机会增加,增加新生儿家属的心理负担。总体来说,气门芯法效果比其他两种方法要好,故国内倾向此种方法的占有较大比例。

对于新复苏的新生儿出生后立即结扎脐带有比较一致的意见,但正常新生儿或早产儿结扎脐带的适宜时间在过去存在争议。近年来由于证据越来越多,对足月儿和早产儿延迟脐带结扎得到了许多专业机构的推荐。例如世界卫生组织建议:出生后无正压通气需要的足月儿或早产儿,不要早于出生后1min内断脐;美国儿科学会发布的最新版本新生儿复苏指南建议:对于绝大多数有活力的足月儿和早产儿,断脐时间至少在出生后30～60s;英国皇家妇产科学院建议:对有活

力的足月儿和早产儿,延迟断脐时间至少在出生后2min;美国助产士学院建议:对足月儿和早产儿,延迟断脐时间为出生后2～5min。延迟脐带结扎是一个简单直接的过程:让胎盘有足够的时间向新生儿被动输送温暖的、含氧量高的血液。通常认为延迟脐带结扎时,将新生儿放置于与胎盘齐平或低于胎盘的水平位置,重力作用促进胎盘血流输注给新生儿。但最近临床试验发现,将有活力的阴道产足月儿放置于母亲的腹部或胸前,与放置于阴道口位置的新生儿相比,血液输注量没有降低。因此在等待脐带结扎时,即刻母婴皮肤接触是恰当的。剖宫产时,脐带结扎之前可以将新生儿放置于母亲的腹部或腿上,或由医生或助手抱在与胎盘水平持平的位置。在延迟脐带结扎时,可以开展新生儿早期处理,如擦干、刺激初始呼吸或啼哭、经母婴皮肤接触或干毛巾覆盖新生儿等保暖措施。除非分泌物过多或阻塞气道,否则无须常规吸引。如果羊水粪染但新生儿出生时有活力,可以继续延迟脐带结扎。Apgar评分计时可以有助于评估时间,出生和脐带结扎的时间间隔至少30～60s。延迟脐带结扎不应该影响第三产程的积极处理,包括胎儿娩出后及时使用宫缩素以减少产后出血。如果胎盘循环不完整,如胎盘位置异常、胎盘早剥、脐带断裂等,应立即结扎脐带。同样,如果母亲血流动力学不稳定或新生儿需要立即复苏时,也应立即结扎脐带。这些情况下和新生儿科医生沟通是必要的。

(四)身份识别

现各大医院实行母婴同室,有固定婴儿床,除非是双胞胎,身份识别在如今已不再是问题了,脐带处理后,助产者用左手托住新生儿头及背部,用右手夹持双足将新生儿托起,让产妇观其性别和一般情况。而后,将新生儿放置在备好的处理台上交助手处理,擦干净新生儿足底,将足印及产妇拇指印于新生儿出生记录单上。最好系上手足两个腕带、

胸前包被上系胸卡,胸带和胸卡用记号笔清晰且无法擦拭地记录母亲姓名、床号、住院号、婴儿性别、出生日期,如是多胞胎,可以甲乙丙或大小等区分,姓名腕带应松紧合适,太紧会阻碍新生儿手足血液循环或磨坏皮肤,太松易脱落丢失。助产士必须告知家属在姓名腕带或胸卡显示不清或脱落、遗失时,立即告知及时补上并佩带至出院。

(五)新生儿 Apgar 评分(Apgar score)及其意义

Apgar 评分可以作为评估新生儿出生时生命状况和复苏效果是一种简捷实用的初筛指标。Apgar 评分是由 Dr. Virginia Apgar 在 1953 年提出来的用于快速评估新生儿出生后一般状况的方法。Apgar 评分由 5 项体征组成,包括心率、呼吸、肌张力、对刺激的反应及皮肤颜色。5 项体征中的每一项授予分值 0、1 或 2,然后将 5 项分值相加,即为 Apgar 评分的分值(表 14-1-1)。新生儿 Apgar 评分以呼吸为基础,皮肤颜色最灵敏,心率是最终消失的指标,绝无心跳已停,还给其他项目(如肤色、肌张力等)分值者。临床恶化顺序为皮肤颜色→呼吸→肌张力→反射→心率,复苏有效顺序为心率→反射→皮肤颜色→呼吸→肌张力。肌张力恢复越快,预后越好。故一旦四肢恢复自主活动,则表示窒息儿安全脱险。有一种帮助记忆 Apgar 评分的方法,即 A,appearance(表象,如颜色);P, pulse(脉搏,如心率);G, grimace(做鬼脸,如对刺激做出的反应);A, active(活动);R, respiration(呼吸)。过去认为如果 Apgar

评分 8～10 分属正常新生儿;4～7 分为轻度窒息,又称青紫窒息,需清理呼吸道、人工呼吸、吸氧、用药等措施才能恢复;0～3 分重度窒息,又称苍白窒息,缺氧严重需紧急抢救,行喉镜在直视下气管内插管并给氧。缺氧较严重的新生儿,应在出生后 5min、10min 时再次评分,直至连续 2 次评分均≥8 分,1min 评分是出生当时的情况,反映在宫内的情况;5min 及之后评分是反映复苏效果,与预后关系密切。但是,近 20 余年人们对 Apgar 评分的诊断价值不断提出质疑:①Apgar 评分虽可识别新生儿有无抑制,但不能区别抑制的病因;②低 Apgar 评分并不等同于窒息,低评分的原因可能不是宫内缺氧;③早产儿由于肌张力弱和对刺激反应差,其 Apgar 评分可低于正常;④没有突出呼吸抑制,把相同的分值赋予了重要性并不相等的 5 个成分;⑤1 min Apgar 评分与患儿远期预后无明显相关性,5 min 低评分与预后相关性更强;⑥主要不足之处在于敏感度高而特异度低,常导致窒息诊断扩大化。而且,国内部分医疗单位及个人不能正确执行评分,个体主观影响较大,降低了评分的可靠性。因此由于 Apgar 评分的缺陷,单纯用 Apgar 评分诊断新生儿窒息,有一定局限性,不能将 Apgar 评分作为诊断窒息的唯一标准。此外,美国新生儿复苏指南指出,Apgar 评分可评价窒息的严重程度和复苏的效果,但不能指导复苏,因为它不能决定何时应开始复苏,也不能对复苏过程提供决策。评分是出生后 1min 完成的,但窒息新生儿不能等 1min 后再进行复苏。

表 14-1-1　新生儿 Apgar 评分法

体征	0	1 分	2 分
皮肤颜色	青紫和苍白	身体红、四肢青紫	全身红
心率(次/分)	无	<100	>100
对刺激的反应	无反应	有些动作,如:皱眉	哭,打喷嚏
肌张力	松弛	四肢略屈曲	四肢活动
呼吸	无	有、不规则	正常,哭声响

(六)继续早期护理

1. 在婴儿出生后 1h 内,用 5% 弱蛋白银及抗生素眼液滴眼,以预防新生儿通过产道受到淋球菌感染致淋病性结膜炎,而硝酸银滴剂的局部反应已被证明可损害与母亲眼睛的接触,会影响早期母婴关系。

2. 新生儿全身体格检查

(1)查体前的准备:我国新生儿查体由儿科医生执行,室内温度或新生儿周围的环境温度应保持在适中温度,检查所用的器械要清洁、温暖,医护人员要洗手。应在新生儿安静状态下观察一般情况,检查囟门张力和检查腹部、触诊肝脾,否则在哭闹情况下这些检查不便进行。

(2)详细了解病史:新生儿的病史就是胎儿的历史。在新生儿全面检查之前要详细询问双亲的健康情况、嗜好、家族的特殊病史、母亲既往妊娠史及结局、本次妊娠经过、本次孕期有无合并症、并发症及治疗经过,以及妊娠期胎儿生长发育和其他监测结果、分娩经过、产程中胎儿情况和分娩方式、婴儿出生体重及性别、出生时的 Apgar 评分、出生后即刻的检查结果等。

(3)检查有无严重畸形和产伤:从体表观察有无畸形,如脑积水、脊柱裂、脊柱畸形或肿物(如脑膜膨出、脊膜膨出、骶尾畸胎瘤等)、唇腭裂、腹部异常膨隆(腹水成肿物),四肢畸形,外生殖器畸形、肛门闭锁,皮肤有无异常的色素沉着、丘疹、溃疡、破损成水肿等。如发现有畸形应及时向产妇和家属交代,并做好书面记录同病历一起存档。

产伤包皮肤损伤,主要是先露部位的瘀斑、破损、出血或血肿,骨骼损伤如锁骨、肱骨、股骨和颅骨的骨折,锁骨骨折时一侧拥抱反射消失,肱骨和股骨骨折表现哭闹、局部肿胀及运动障碍。肌肉或神经损伤如胸锁乳突肌血肿、面神经麻痹或臂丛神经麻痹等,臂丛神经伤可见患侧上肢瘫痪、肘关节伸直、前臂旋前、指腕关节屈曲。如发现有产伤应及时予以治疗。

以上仅是出生后即刻的检查,有些内脏畸形如先天性心脏病、呼吸、消化、泌尿、神经系统的畸形需在出生后一段时间才能确诊,某些产伤如颅内出血、内脏损伤也需要一定时间观察才能发现。

(4)一般检查:新生儿发育、反应、神态和姿势。观察皮肤颜色有无青紫、黄疸及其程度,皮肤有无瘀斑、瘀点或感染灶,皮肤皱褶处有无糜烂。

(5)测量体重、身长、头围、胸围、腹围等以了解生长发育情况。体重测定应在出生后 1h 内完成,磅秤的精确读数应至 5~10g,误差最多不能超过 50g。身长可在出生时测量,头位胎儿胎头有明显塑形时可能影响结果,可在出生后 24~72h 内完成,测量应用木制测量床或测量板,新生儿仰卧,两下肢完全伸直,测量从头到足底的长度,最好不用软尺测量。头围是经眉弓上缘、枕骨结节左右对称环绕头一周的长度,其增长与脑和颅骨的发育有关。测量方法:将软尺 0 点定于新生儿头部一侧眉弓上缘,软尺紧贴头皮绕枕骨结节最高点及另一侧眉弓上缘回至 0 点。环绕头一周时需注意软尺左右对称,正常新生儿头围为 32~34cm,头围过大常见于脑积水,头围过小常见于小头畸形或大脑发育不全,胸围指沿乳头下缘水平绕胸一周的长度,反映胸廓、胸背肌肉、皮下脂肪及肺发育的程度。测量方法:用软尺经乳头下缘后绕两肩胛下缘一周,取呼气吸气的平均值,新生儿胸围比头围小 1~2cm,约 32cm。腹围测量时应取卧位,将软尺 0 点固定于剑突与脐连线中点,经同一水平绕腹一周后回至 0 点,腹围等于胸围。

(6)全身检查:观察头颅的大小和形状,有无水肿、皮肤破损。检查囟门的大小和紧张度,有无颅骨骨折和缺损,骨缝的重叠程度和颅缝宽度,眼有无异常分泌物,巩膜有无黄染或出血斑,有无白内障或角膜瘢痕。外耳的形态和位置有无异常,有无分泌物,鼻腔是否通畅,有无鼻翼翕动,鼻外形有无异常。口腔外观有无唇腭裂,舌的大小和有无伸舌,下颌发育有无异常。颈部检查应注意有无斜颈、胸锁乳突肌血肿,有无肿物或蹼颈,有无淋巴结肿大。

胸部检查胸廓有无畸形。呼吸时有无肋下缘和胸骨上下软组织下陷。观察心尖搏动位置并了解心界大小(可用中指尖直接叩诊),通过听诊了解心率、节律,各听诊区有无杂音,杂音的性质和传导方向,听呼吸音是否清晰,有无啰音及啰音的性质和部位。

腹部观察呼吸时胸腹是否协调,腹部外形有无异常,皮肤有无异常充盈的血管。脐带残端有无出血、红肿或异常的分泌物。触诊肝脾大小,有无肿物、胃肠型;腹部有无胀气,听诊了解肠鸣音。

脊柱和四肢外观有无畸形,脊柱有无异常弯曲、脊柱裂、脊膜或脑膜膨出、骶尾部畸胎瘤等,四肢发育有无异常,活动情况和肌张力,以及有无骨折或髋关节脱位等。发育性髋关节发育不良(developmental dysplasia of the hip,DDH)单侧脱位时,患侧臀部和大腿内侧的皮肤皱褶增多且加深,与健侧不对称,会阴部增宽。患肢短缩不明显,略外旋,大粗隆稍显突出,外展轻微受限(图 14-1-4);最简单和基本的手法是屈髋外展活动。通过屈髋外展可以初步筛查出脱位并可复位(Ortolani 阳性)和怀疑脱位不可复位(外展受限、Ortolani 阴性)的患儿,并提示进一步超声检查。Ortolani 试验(复位试验)(图 14-1-5A):婴儿平卧,检查者的示指和中指置于婴儿大转子外侧,拇指置于大腿内侧。屈髋90°,旋转中立位。轻柔地外展髋关节,同时示中指推动大转子向上方抬起,如果感受到复位弹响即为阳性。用于证实已经脱位并可复位的髋关节。Barlow 试验(应力-脱位试验)(图 14-1-5B):婴儿平卧,检查者双手

置于婴儿双膝。屈髋 90°位,逐渐内收大腿,与此同时拇指在大腿内侧施加向后和向外的应力。如果感受到股骨头从髋臼后缘弹出的弹响并在放松应力下迅速复位,即为阳性,说明髋关节不稳定。用于证实可以脱位的病例。超过 10 周的婴儿很少能再引出。Ortolani 和 Barlow 试验应在患儿安静放松时轻柔操作。由于 DDH 的病理改变程度不同,这两项体格检查不能发现双侧脱位无法复位的病例和髋关节尚稳定的髋臼发育不良病例。

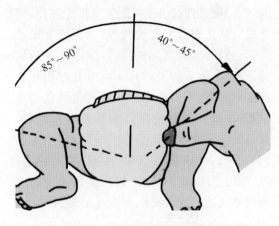

图 14-1-4　髋关节的外展试验

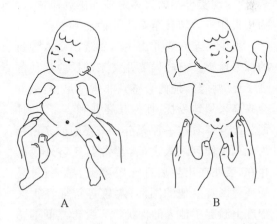

图 14-1-5　A 为 Ortolani 试验,B 为 Barlow 试验

肛门和外生殖器:肛门外观有无闭锁,排便位置有无异常(如异位肛门或会阴肛门瘘等),如 24h 不排便或有腹胀者,应用小指做

肛查,检查有无肛门或直肠闭锁。注意外生殖器有无异常,男婴双侧睾丸是否已降入阴囊,包皮是否过紧,有无腹股沟疝等。

如体格检查无异常,新生儿出生后 0.5h 内抱给母亲,在产后 0.5h 内吸奶及母子皮肤接触 0.5h。

(七)促进亲子关系的建立

分娩使父母与婴儿产生一种微妙的关系,一旦母亲见到自己的孩子就忘记了产前所有一切痛苦的经历,会先了解孩子的性别、是否有健康问题,注视婴儿,并第一次接触婴儿,抚摸婴儿四肢和头,爱抚婴儿的身体,再将婴儿从正前面抱在臂弯里,以便建立眼神交流。同时会和婴儿说话,以注入正面的情绪,婴儿出生后的最初几个小时是母亲非常敏感的时期,亲密的母婴接触可增强母婴感情,这段时间的交流将影响婴儿未来发育。经过分娩期的母亲,尤其是初产妇会经历不同的感受,如高涨的热情、希望、幸福感、乐观、压抑及焦虑。有的产妇可能因为理想中的母产角色与现实差距而发生心理冲突,因为胎儿娩出而感到心理空虚,因为新生儿的外貌及性别与理想中的孩子不相符而感到失望,因为现实母亲的太多责任而感到恐惧,因为丈夫注意力转移至新生儿而感到失落。

不少父亲在婴儿出生时表现出令人惊讶的深厚情感。有时候婴儿父亲的反应比他的妻子更为强烈,他们会感到非常满足、自豪并会兴高采烈地爱抚、拥抱其婴儿和妻子,与他们一起分享着这一种兴奋。夫妻间的亲密行为此刻延伸到三人之间,常常会忽略外人的存在,婴儿在出生后都比较警觉、易醒,且易受环境影响。他的圆润、柔软等特征在很大程度上激起了他人的保护欲。父母之间的感情也是通过对婴儿的情感来得以增强的。

在完成了即时呼吸、循环等生理的适应后,婴儿会表现出对声音、灯光、食物的兴趣并随着母亲的声音移动四肢。当婴儿触碰到乳房或拳头的时候,其触摸反应主要为吸吮反射和握持反射,初生婴儿的视线常会先聚焦于离眼睛 20cm 远的妈妈的脸上,而后会很快转移到其他鲜艳明亮的事物上,如妈妈的眼睛。这些反应可通过父母得到加强,促进原始反射的建立。助产士在了解这些知识后可创造条件促进亲子关系建立,缓解产妇的不良心理情绪。

1. 早接触早吸吮,24h 母婴同室　婴儿出生后脐带结扎完毕无异常,将婴儿全身擦干裸体抱至母亲身边进行母婴皮肤接触,并开始吸吮母亲乳房,接触和吸吮时间不得少于 30min,同时与母亲 24h 同室生活,医疗及其他操作时每天母婴分离不超过 1h,让产妇更多接触婴儿,让产妇在获得充分休息的基础上多抱婴儿,建立母子之间的依恋关系。

2. 鼓励父亲及家属参与新生儿与产妇的照顾　有条件的产科可以鼓励父亲陪伴分娩,参与到钳夹脐带、新生儿护理、吸养过程中,以促使父子关系的发展。助产士可鼓励父母去拥抱孩子及检查孩子的身体,用积极的语言评价婴儿,当着父母的面检查婴儿,提供家庭化休养环境等。

3. 指导自我护理及新生儿护理知识及技能　教会产妇及家属新生儿喂养、沐浴、抚触、更换衣裤尿布,指导如何观察和处理新生儿的常见问题,同时给予产妇自我护理指导,如饮食、休息、活动等的注意事项,常见问题如褥汗、宫缩痛、恶露等的处理方法,以减轻产妇的无助及恐惧感,促进身心调节及康复。如母婴分离者,应耐心解释分离原因,倾听产妇问题并积极回答,做好抚慰。

(八)维生素 K

由于产前储存不足和母乳中维生素 K 的缺乏,新生儿是维生素 K 缺乏性出血的高危人群。天然的维生素 K 主要有两种类型:维生素 K_1 和维生素 K_2。维生素 K_1 由植物和藻类(例如菠菜、甘蓝、卷心菜、生菜、西蓝花)合成。维生素 K_2 由细菌(例如肠道细菌)合成,存在于蛋黄、鸡肉、牛肉、发酵的奶酪和蔬菜中。成人通过胃肠道吸收的主要是维生素 K_2，吸收效率可达到 80% 左右。新生儿维生素 K 的主要来源为产前存储和产后母乳。但维生素 K 不容易穿过胎盘，母体与胎儿的维生素 K 平均浓度比值为 20:1～40:1，因此，胎儿血浆维生素 K 浓度非常低。而母乳中维生素 K_1 的浓度明显低于配方奶。生后 6 个月内，母乳喂养的婴儿平均每日维生素 K_1 摄入量小于 $1\mu g$，配方奶喂养的婴儿维生素 K_1 摄入量是母乳喂养婴儿的 100 倍，超过每日至少 $5\mu g$ 的维生素 K_1 推荐摄入量。凝血因子 Ⅱ、Ⅶ、Ⅸ、Ⅹ 以及蛋白 C、蛋白 S 等分子均依赖于维生素 K，才能转化成具有凝血功能的生物活性分子，参与凝血。因此，缺乏维生素 K 会导致凝血功能障碍而发生出血危险。值得注意的是，尽管母乳和配方奶喂养的新生儿凝血酶原时间（PT）测量间没有显著差异，维生素 K 缺乏性出血疾病在母乳喂养的新生儿中更多见。

1. 预防早发型和经典型维生素 K 缺乏性出血　给有维生素 K 缺乏风险（如正在吃抗癫痫药物）的孕妇口服补充维生素对于预防婴儿早发型维生素 K 缺乏性出血是有效的，但有新的证据表明在最后一周的孕期内补充维生素 K 对减少婴儿患维生素 K 缺乏性出血风险没有显著效果。胎儿出生时肠外补充维生素 K 可以有效预防经典型维生素 K 缺乏性出血。对新生儿肌内注射补充维生素 K 是一种非常有效的预防手段。

2. 预防晚发型维生素 K 缺乏性出血　50% 患晚发型维生素 K 缺乏性出血的新生儿会发生严重的颅内出血，因此预防显得更为重要。涵盖了很多国家的一项流行病学研究表明，补充维生素 K 可极为有效地降低晚发型维生素 K 缺乏性出血风险，而且肌内注射比口服方式更有效，失败率更低。因此，目前普遍倾向认为肌内注射补充维生素 K 优于口服补充。值得注意的是，即使注射了维生素 K 也不代表新生儿完全没有患维生素 K 缺乏性出血疾病的可能性。当父母拒绝新生儿以肌内注射方式补充维生素 K 时，可以采用多次口服补充维生素 K 的方式。

3. 预防早产儿维生素 K 缺乏性出血　早产儿有更高的风险会出现维生素 K 缺乏及并发维生素 K 缺乏性出血。但是目前在早产儿维生素 K 预防上，各种推荐指南在用量和补充方式上意见不一。遗憾的是，目前还没有足够的证据说明任何一种方式更具优越性。很多研究中心支持对正在接受特别监护的新生儿采用静脉注射补充维生素 K 的方式，因为静脉注射相对肌内注射不仅可减轻新生儿疼痛感，而且用量可更少。另一些临床研究则阐述了尽管静脉注射早期可能更高效，但是肌内注射维持新生儿体内维生素 K 的水平会更持久。

维生素 K 最好的实际应用是出生后 6h 内，给予体重少于 1500g 的新生儿 0.5mg 肌内维生素 K 补充量，给予体重超过 1500g 的新生儿 1.0mg 肌内维生素 K 补充量。对于拒绝给新生儿注射的父母，首先应宣教维生素缺乏性出血疾病的严重性。如果父母仍然拒绝，可推荐在首次喂食时给新生儿口服补充维生素 K 2.0mg，并分别于 2～4 周和 6～8 周再次补充。

（九）乙肝疫苗、乙肝免疫球蛋白应用

母婴传播是乙型肝炎病毒（hepatitis B virus，HBV）感染的主要途径，30%～50% 的慢性乙型肝炎患者通过母婴传播途径感染。研究发现，新生儿和儿童期感染 HBV 慢性化转归比例分别为 80%～90% 和 30%～50%，明显高于青少年和成年时期的 5%～10%。因此，阻断母婴传播是控制乙型肝炎流行和降低 HBV 感染后危害的必要手段。乙肝疫苗是唯一的国内外均在新生儿出生时就常规接种的疫苗。1992 年起，我国对所有健康足月儿按 0、1 个月、6 个月方案接种乙肝疫苗，乙肝疫苗已被列入法定预防接种项目。新生儿普遍乙肝疫苗接种，结合乙肝母亲婴儿联合免疫阻断,我国人群总的HBV表面抗原(HBsAg)携带率已降至7.18%。尽管阻断乙肝母婴传播工作取得了显著成效,但每年乙型肝炎仍位居我国新发传染病的前列,新生儿乙肝疫苗接种还存在接种不及时、不规范、第2针禁忌证掌握过严等突出问题。

1. 接种时间

(1)母亲HBsAg阴性新生儿乙肝疫苗接种:我国1992年起对所有健康足月儿按0、1个月、6个月方案接种乙肝疫苗,出生体重≥2500 g且胎龄>37周的健康新生儿,出生24 h内接种首针。国内有研究发现,早产和低出生体重为新生儿出生后未及时接种首针乙肝疫苗的主要原因。国外多项研究已证实,出生体重2000 g以上、生命体征稳定的早产儿和低出生体重儿应该与足月儿一样常规接种乙肝疫苗。大多数情况下,出生体重和胎龄不应作为疫苗接种的限制条件。美国儿科学会建议临床状态稳定、体重≥2000 g的早产儿和低出生体重儿应与足月儿一样,在生后不久完成首针乙肝疫苗接种。生后日龄不足30 d出院的早产儿和体重≤2000g的低出生体重儿,应在出院时完成首针乙肝疫苗接种。中华医学会妇产科学分会产科学组2013年制订的《乙型肝炎病毒母婴传播预防临床指南》中也建议:早产儿如果生命体征稳定,出生体重≥2000g,即可按0、1个月、6个月3针方案接种;如果生命体征不稳定,应先处理相关疾病,待稳定后再按上述方案接种。如果早产儿出生体重<2000g,待体重到达2000g后接种首针(如出院前体重未达到2000g,在出院前接种首针);1~2个月后再重新按0、1个月、6个月3针方案进行接种。Lian等研究表明,在临床状态稳定时接种乙肝疫苗,78%体重≤1800g的早产儿可获得血清学保护。Arora等通过对82名早产儿和60名宫内发育迟缓足月儿进行对照研究发现,无论出生体重多少,出生时在计划免疫

外增加一剂乙肝疫苗对早产儿都是有益的。国内一项多中心临床研究亦支持此观点。根据上述指南、相关研究及国家卫生计生委发布的《国家免疫规划儿童免疫程序及说明(2016年版)》最新要求,建议:HBsAg阴性母亲所生足月新生儿在出生后24h内接种首针重组酵母乙肝疫苗或重组仓鼠卵巢(CHO)细胞乙肝疫苗,每剂次10μg,最迟在出院前完成。危重新生儿,如极低出生体重儿,严重出生缺陷、重度窒息、呼吸窘迫综合征等,应在生命体征平稳后尽早接种首针乙肝疫苗。

(2)母亲HBsAg阳性新生儿乙肝疫苗接种:HBsAg阳性母亲新生儿是HBV感染的高危人群,如不采取免疫预防,HBsAg阳性、HBeAg阴性母亲的新生儿12月龄时发生慢性HBV感染的比例高达40%~50%,而HBsAg和HBeAg同为阳性母亲的新生儿12月龄时90%发生慢性HBV感染。孕妇HBsAg阳性时,无论HBeAg阳性与否,足月新生儿必须及时注射乙肝免疫球蛋白(hepatitis B immunoglobulin,HBIG)和全程接种乙肝疫苗(0、1个月、6个月3针方案)。HBIG需在出生后12 h内(理论上越早越好)使用,其有效成分是抗-HBs,肌内注射后15~30 min开始发挥作用,保护性抗-HBs至少可维持42~63 d,此时体内已主动产生抗-HBs,故无须第2次注射HBIG。美国儿科学会2003年发布的疫苗接种指南和中华医学会妇产科学分会产科学组2013年制订的《乙型肝炎病毒母婴传播预防临床指南》建议:不管胎龄和出生体重,出生后无论身体状况如何,携带HBV母亲分娩的新生儿必须在出生后12 h内接种HIBG,HBIG剂量≥100 U;体重<2000g的早产儿如生命体征稳定,无须考虑体重,尽快接种首针乙肝疫苗;如果生命体征不稳定,待稳定后尽早接种首针;1~2个月后或体重达到2000g后,再重新按0、1个月、6个月3针方案进行接种。

广东省疾病预防控制中心(CDC)发布的相关疫苗接种建议也指出:母亲 HBsAg 阳性或 HBsAg 情况未知时,出生体重<2000g 的新生儿可在出生后 12 h 内即肌内注射 1 针 HBIG(剂量≥100 U),同时在不同部位接种 1 针 10μg 重组酵母乙肝疫苗或重组 CHO 细胞乙肝疫苗加量为 20 μg,出生时接种的疫苗剂次不应计算在必需的 3 针次程序内。在 1 个月时再按 0、1 个月、6 个月方案重新接种 3 剂次 10 μg 重组酵母乙肝疫苗或 20 μg 重组 CHO 细胞乙肝疫苗。Mollah 等对比早产/低出生体重儿与足月儿第 3 针乙肝疫苗接种后 1 个月时 HBsAb 滴度>10 mU/ml 的百分比,差异无统计学意义($P>0.05$),分别为 94% 和 98%。但接种 3 针疫苗后早产儿抗体滴度的几何平均数低于足月儿组(92.75:310.59)。根据上述指南、相关研究及国家卫生计生委发布的《国家免疫规划儿童免疫程序及说明(2016 年版)》最新要求,建议:母亲 HBsAg 阳性新生儿,无论出生后身体状况如何,在 12 h 内必须肌内注射 100 U HBIG;若生命体征稳定,无须考虑出生体重及胎龄,应尽快在不同(肢体)部位接种第 1 针 10 μg 重组酵母乙肝疫苗或 20μg 重组 CHO 细胞乙肝疫苗;如果生命体征不稳定,待稳定后,尽早接种首针乙肝疫苗;若为早产儿或低出生体重儿,出生时接种的疫苗剂次不应计算在必需的 3 针次程序内,在满 1 月龄后,再按 0、1 个月、6 个月方案完成 3 剂次共 4 针乙肝疫苗接种程序。如果母亲 HBsAg 结果不明,先给新生儿注射 HBIG,然后立即对母亲进行乙肝标志物快速检测,根据检测结果参照上述标准执行。鉴于目前多数文献研究不支持间隔 3~4 周后再注射 1 次 HBIG 的策略,故不推荐 3~4 周后再次注射 HBIG。

2. 接种部位　乙肝疫苗在右上臂三角肌处肌内注射,HBIG 在大腿前外侧中部肌内注射。HBIG 与卡介苗在不同部位同时接种不会降低卡介苗的免疫效果。给早产儿肌内注射疫苗时,建议臀外侧注射,针头长度应适合早产儿的肌肉厚度。

3. 接种后无应答的处理　全程接种乙肝疫苗后,绝大多数接种者体内可产生高滴度的保护性抗体。但由于免疫功能低下或其他原因,少数接种者对疫苗接种无应答(抗-HBs<10U/L)。建议 HBsAg 阳性母亲的婴儿接种第 3 针乙肝疫苗 1~2 个月后进行 HBsAg 和抗-HBs 检测。若 HBsAg 阴性、抗-HBs<10 mU/ml,可按照 0、1 个月、6 个月方案再接种 3 针乙肝疫苗。

4. 乙肝疫苗第 2 针接种问题　目前国内乙肝疫苗第 2 针接种延迟现象较突出,主要原因:疫苗接种相关工作人员顾忌疫苗接种可能出现的不良反应,CDC 制订的疫苗接种禁忌证较为笼统,造成禁忌证被扩大。有研究显示,常规接种 3 针乙肝疫苗,首针、第 2 针和第 3 针接种后的抗-HBs 阳转率分别为 20.0%、38.3% 和 91.7%。世界卫生组织(WHO)相关指南指出:早产儿和人类免疫缺陷病毒(HIV)阳性者均可接种乙肝疫苗。《中华人民共和国药典》提出的乙肝疫苗接种禁忌证为:对乙肝疫苗所含任何成分(包括辅料和甲醛)过敏者;患急性疾病、严重慢性疾病、慢性疾病的急性发作期和发热者;患未控制的癫痫和其他进行性神经系统疾病者。根据上述指南及相关研究,建议下列情况不应作为禁忌证延迟接种乙肝疫苗。

(1)晚发型母乳性黄疸和单纯间接胆红素增高婴儿:不能仅依据经皮胆红素增高作为禁忌证。

(2)可能自愈或不影响新生儿血流动力学稳定的早期心脏超声异常:如卵圆孔未闭、动脉导管未闭、单纯房间隔缺损、单纯室间隔缺损等。

(3)恢复期、无明确神经系统症状的早产儿:如早产儿颅内出血恢复期、早产儿脑白质损伤。

第二节　新生儿出生异常

一、呼吸建立失败

虽然绝大多数新生儿在出生后 60s 内建立呼吸,但有的却不能够,如果出生时未能启动和维持呼吸,就必须进行迅速有效的干预,助产士必须认清新生儿面临的易感因素及呼吸抑制的原因,掌握复苏的相关知识技能,正确实施有效的复苏措施。

(一)胎儿宫内窘迫

胎儿的氧供主要来源于母体、胎盘足够的灌流、胎盘功能、胎儿胎盘循环和充分的胎儿血红蛋白,任何一个因素的不足或损害均可以减少胎儿的氧供,凡影响胎儿与母体间气体交换的因素均可造成胎儿宫内窘迫。

1. 影响母子间气体交换因素

(1)母体缺氧性疾病:如心脏病或呼吸系统疾病、重度贫血、中毒、吸烟等,使母体血氧含量不足,减少对胎儿的氧转运。如果孕妇出现各种原因导致的休克、慢性高血压、肾病,严重糖尿病、妊娠高血压疾病等均可引起母体胎盘循环障碍,绒毛间隙血流减少。

(2)胎盘功能不全:如胎儿胎盘循环障碍,宫缩异常也可使胎儿缺氧。当子宫平滑肌基础张力提升后,子宫的收缩将阻止血液流向胎盘。有时与缩宫素对子宫的刺激有关,此时需停止使用缩宫素药物使子宫舒张,以此储存胎盘所需要的循环血量。

(3)脐带:脐带传输氧合血液到胎儿,如果脐带脱垂或缠绕,胎儿氧供将会减少。

(4)胎儿心脏功能异常:可以减少胎儿的脑部血供。

2. 缺氧　在低氧状态时,胎儿通过提高心率保证大脑的氧气供应,因此临床上首先出现胎动增加,胎心增快。如果低氧持续存在,葡萄糖消耗会刺激无氧糖酵解造成代谢性酸中毒,大脑血管扩张引起脑部水肿,外周循环减少。由于胎儿发生酸中毒,心脏糖原储备枯竭,出现心动过缓,肛门括约肌松弛,胎儿可能会排泄胎粪到羊水中。缺氧引起的呼吸运动可能导致胎儿将胎粪吸入肺里,发生胎粪吸入综合征。听诊胎儿的心脏,观察到粪染的羊水从阴道排出均提示胎儿可能缺氧。脐带动脉血血气分析可以检测胎儿酸中毒。有时 Apgar 评分并不准确,胎儿或新生儿缺氧结果与缺氧时间有关。

3. 呼吸暂停　当新生儿发生低氧血症、高碳酸血症和酸中毒时,易出现呼吸暂停,一般持续 30s,即原发性呼吸暂停,在此阶段若病因解除,经过清理呼吸道和刺激皮肤,可以自发地恢复自主呼吸。如果不干预,会出现深慢或不规律的呼吸,青紫加重或转苍白,心率更慢,血压更低,大约出现在生后 8min 即继发性呼吸暂停,在此阶段患儿对刺激无反应,不能自主地恢复自主呼吸,必须立即开始正压通气给氧,新生儿在原发性呼吸暂停阶段,能够保持循环和心脏功能,对简单的复苏方法反应迅速,在继发性呼吸暂停期,循环功能受损,心率减慢,出现休克,必须给予及时的处理。

(二)新生儿窒息

新生儿窒息(asphyxia)是指由于分娩过程中的各种原因使新生儿出生后不能建立正常呼吸,引起缺氧、酸中毒,严重时可导致全身多脏器损害的一种病理生理状况,是围生期新生儿死亡和致残的主要原因之一,正确复苏是降低新生儿窒息死亡率和伤残率的主要手段。新生儿窒息多为胎儿宫内窘迫的延续,在分娩过程中,胎儿呼吸、循环系统经历巨大变化,大多数胎儿能够顺利完成这种从子宫内到子宫外的转变,建立有效的呼吸和循环,保证机体新陈代谢和器官系统功能的正常进行。虽然绝大多数新生儿在出生后有轻度窒息,一般能较快恢复,仅有 10％的新生儿需要辅助支持治疗。凡是使血氧浓度降低的任因素都可引起窒息。各种影响母体与胎儿间血液循环气体交换的原因,都会造成胎儿窘迫。引起胎儿宫内窘迫的原因中,母亲并发症占主要因素之一,如妊娠高血压疾病、糖尿病、贫血、心脏病等易导致母血含氧量降低,子宫胎盘血循环减少,引发胎儿宫内窘迫。胎儿因素中占前 3 位的原因是早产、脐带因素、胎儿生长受限。早产儿因肺表面活性物质缺乏,肺泡表面张力大,肺顺应性差,难以建立自主呼吸,导致窒息。呼吸道被黏液、血液、胎粪堵塞是新生儿建立呼吸失败最常见的原因(表 14-2-1)。

表 14-2-1　新生儿窒息的危险因素

发生阶段	主要危险因素
产前	(1)母亲年龄＞35 岁或＜16 岁
	(2)既往有死胎或新生儿死亡史
	(3)母亲患糖尿病
	(4)妊娠期高血压疾病
	(5)妊娠中后期出血、感染
	(6)患心、肺、肾、甲状腺或神经系统疾病
	(7)吸毒
	(8)羊水过多或过少、胎膜早破、过期妊娠、多胎
	(9)产前用药:吗啡、硫酸镁、影响交感神经递质的药物
	(10)畸胎、胎动减少、母婴血型不合、未做产前检查
产时	(1)胎儿心率异常、羊水胎粪污染、前置胎盘、脐带脱垂
	(2)绒毛膜羊膜炎、子宫收缩过强
	(3)产前 4h 内母亲使用麻醉药、母体全身麻醉
	(4)胎位异常、早产、急产、滞产＞24h、胎膜早破＞18h
	(5)第二产程延长＞2h
	(6)体重与胎龄不符

二、新生儿复苏

虽然通过了解产妇围生期病史和胎儿情况,大多数新生窒息可以预测,但是有时具有高危因素的新生儿情况良好,并不需要复苏,而没有高危因素的新生儿出生时却出乎预料地发生窒息。为了迅速有效地进行复苏,必须事先做好充分的准备,包括器械、设备和复苏人员。各种复苏设备必须随时处于完好备用状态,可以即刻使用,而且待产人员能够熟练使用这些设备,掌握复苏技能和关于医疗援助的相关制度,成功的复苏取决于新生儿需要复苏的预见性、开始复苏的时间及复苏技术的熟练程度。在一些产房,新生儿复苏在一个特殊的区域进行,条件好的医院每间分娩室都配备各种复苏设备,可以随时处理这一紧急情况,如果存在新生儿复苏的高危因素,如早产、需要使用产钳等工具、臀位产等,要求儿科医师、新生儿科护士或有复苏经验的助产士共同待产。

(一)复苏目的

1. 建立和保持呼吸道通畅,给予人工呼吸和氧气。

2. 保证有效的循环。

3. 防止低体温、低血糖和出血。

(二)复苏准备或用品

1. 人员　每次分娩时至少有 1 名熟练掌握新生儿复苏技术的医护人员在场,其职责是照料新生儿。高危孕妇分娩时需要组成有儿科医师参加的复苏团队。多胎妊娠孕妇分娩时,每名新生儿都应有专人负责。对高危分娩,应有新生儿重症监护病房的护士亲临现场。有条件的医院可按如下工作流程进行。

(1)每 1 例分娩,产妇和胎儿/新生儿自身,以及在产前及分娩过程中可能遇到的各种危险因素均应进行评价。

(2)每班接班后,产房的责任护士应将产房产妇的总体情况、有危险因素的病例、分娩中产程进展情况向新生儿重症监护中心(NICU)负责护士口头介绍。

(3)产房出现如下情况时,应随时通知 NICU 人员:①新入产房的待产妇。②任何产妇出现危险因素或明显改变。

(4)NICU 应记录产房的总体情况、高危因素产妇情况及产程进展情况等。

(5)任何存在危险因素的分娩或胎儿窘迫均应尽快通知新生儿复苏小组。

(6)可由产科医师、助产士或产房护士通知新生儿复苏小组。

2. 物品　新生儿复苏设备和药品齐全,单独存放,功能良好。需要的物品有以下几种。

(1)吸引设备:一次性吸引管、电动低压吸引器。

(2)正压通气气囊与面罩:自动充气气囊要具有安全阀或压力表,有贮氧袋,能提供氧气,面罩备有适合足月儿和早产儿的各种型号。

(3)供氧设备:氧气筒或中心供氧源、氧气表和流量表。

(4)气管插管设备:喉镜(带大小直式镜片),各种内径气管(2.0mm、2.5mm、3.0mm、3.5mm、4.0mm)。

(5)药物:1:10 000 肾上腺素、0.9%氯化钠溶液。

(6)其他:脐血管导管和插管包、注射器、手套、胶布、剪刀、听诊器等。

(三)复苏基本程序

评估-决策-措施的程序在整个复苏中不断重复。评估主要基于以下 3 个体征:呼吸、心率、脉搏血氧饱和度。通过评估这 3 个体征中的每一项来确定每一步骤是否有效。其中,心率对于决定进入下一步骤是最重要的。

(四)复苏步骤(图 14-2-1)

1. 快速评估　生后立即快速评估 4 项指标:①足月吗? ②羊水清吗? ③有哭声或呼吸吗? ④肌张力好吗? 如 4 项均为"是",应快速彻底擦干,和母亲皮肤接触,进行常规护理。如 4 项中有 1 项为"否",则需复苏,进行初步复苏。如羊水有胎粪污染,进行有无活力的评估及决定是否气管插管吸引胎粪。有活力指强有力呼吸、肌张力好、心率>100/min。以上 3 项中有一项不好者为无活力。

需要强调的是 Apgar 评分不能作为决定是否开始复苏、评估复苏操作效果及决定下一步复苏操作的指标。如果等到 1min 评分后再做出决定就太晚了,延误复苏可能导致复苏失败或严重脑损伤。

2. 初步复苏

(1)保暖:产房温度设置为 25~28 ℃。提前预热辐射保暖台,足月儿辐射保暖台温度设置为 32~34℃,或腹部体表温度 36.5 ℃;早产儿根据其中性温度设置。用预热毛巾包裹新生儿放在辐射保暖台上,注意头部擦干和保暖。有条件的医疗单位复苏胎龄<32 周的早产儿时,可将其头部以下躯体和四肢放在清洁的塑料袋内,或盖以塑料薄膜置于辐射保暖台上,摆好体位后继续初步复苏的其他步骤。避免高温,防止引发呼吸抑制。

(2)体位:置新生儿头轻度仰伸位(鼻吸气位)。

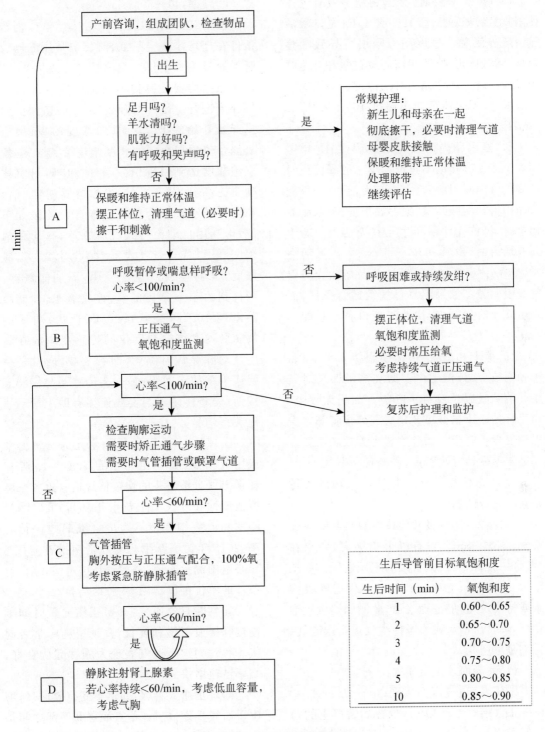

图 14-2-1　新生儿复苏流程图

（3）吸引：必要时（分泌物量多或有气道梗阻）用吸球或吸管（12F 或 14F）先口咽后鼻清理分泌物。过度用力吸引可导致喉痉挛，并刺激迷走神经，引起心动过缓和自主呼吸延迟出现。应限制吸管的深度和吸引时间（<10 s），吸引器负压不超过 100 mmHg（1 mmHg=0.133 kPa）。

（4）羊水胎粪污染时的处理：2015 年美国新生儿复苏指南不再推荐羊水胎粪污染时常规气管内吸引胎粪（无论有无活力）。根据我国国情和实践经验，推荐如下：当羊水胎粪污染时，仍首先评估新生儿有无活力。新生儿有活力时，继续初步复苏；新生儿无活力时，应在 20 s 内完成气管插管及用胎粪吸引管吸引胎粪。如果不具备气管插管条件，而新生儿无活力时，应快速清理口鼻后立即开始正压通气。

（5）擦干和刺激：快速彻底擦干头部、躯干和四肢，拿掉湿毛巾。彻底擦干即是对新生儿的刺激以诱发自主呼吸。如仍无呼吸，用手轻拍或手指弹患儿足底或摩擦背部 2 次以诱发自主呼吸。如这些努力无效表明新生儿处于继发性呼吸暂停，需要正压通气。

3. 正压通气　新生儿复苏成功的关键是建立充分的通气。

（1）指征：①呼吸暂停或喘息样呼吸。②心率<100/min。对有以上指征者，要求在"黄金一分钟"内实施有效的正压通气。如果新生儿有呼吸，心率>100/min，但有呼吸困难或持续发绀，应清理气道，监测脉搏血氧饱和度，可常压给氧或给予持续气道正压通气，特别是早产儿。

（2）气囊面罩正压通气

①压力：通气压力需要 20~25 cmH$_2$O（1cmH$_2$O=0.098 kPa），少数病情严重的初生儿可用 2~3 次 30~40cmH$_2$O 压力通气。国内使用的新生儿复苏囊为自动充气式气囊（250ml），使用前要检查减压阀。有条件最好配备压力表。

②频率：40~60/min。

③用氧：推荐县及县以上医疗单位创造条件在产房添置空氧混合仪、空气压缩器及脉搏血氧饱和度仪。无论足月儿或早产儿，正压通气均要在脉搏血氧饱和度仪的监测指导下进行。足月儿开始用空气进行复苏，早产儿开始给 21%~40% 浓度的氧，用空氧混合仪根据血氧饱和度调整给氧浓度，使氧饱和度达到目标值。胸外按压时给氧浓度要提高到 100%。无法配备脉搏血氧饱和度仪或空氧混合仪或二者皆无的医疗单位，可利用自动充气式气囊复苏，有 4 种氧浓度可用：自动充气式气囊不连接氧源，氧浓度 21%（空气）；连接氧源，不加储氧器，可得到约 40% 浓度的氧；连接氧源，加储氧器得到 100%（袋状）、90%（管状）浓度的氧。脉搏血氧饱和度仪的传感器应放在新生儿动脉导管前位置（即右上肢，通常是手腕或手掌的中间表面）。在传感器与仪器连接前，先将传感器与婴儿连接有助于最迅速地获得信号。

④评估心率：可触摸新生儿的脐带搏动或用听诊器听诊新生儿心跳，计数 6 s，乘 10 即得出每分钟心率的快速估计值。近年来脉搏血氧饱和度仪用于新生儿复苏，可以测量心率和血氧饱和度。为了更准确地评估心率，2015 年美国新生儿复苏指南推荐应用 3 导心电图测量心率，考虑到我国国情，建议有条件的单位可以试用，并总结经验。

⑤判断有效通气：开始正压通气时即刻连接脉搏血氧饱和度仪，并观察胸廓是否起伏。有效的正压通气表现为胸廓起伏良好，心率迅速增快。

⑥矫正通气步骤：如达不到有效通气，需矫正通气步骤，包括：检查面罩和面部之间是否密闭，再次通畅气道（可调整头位为鼻吸气位，清除分泌物，使新生儿的口张开）及增加气道压力。矫正通气后如心率<100/min，可进行气管插管或使用喉罩气道。

⑦评估及处理：经 30 s 有效正压通气后，如有自主呼吸且心率≥100/min，可逐步减少并停止正压通气，根据脉搏血氧饱和度值决定是否常压给氧；如心率＜60/min，应气管插管正压通气并开始胸外按压。

⑧其他：持续气囊面罩正压通气（＞2 min）可产生胃充盈，应常规经口插入 8F 胃管，用注射器抽气并保持胃管远端处于开放状态。

（3）T-组合复苏器（T-Piece 复苏器）：T-组合复苏器是一种由气流控制、有压力限制的机械装置，能提供恒定的吸气峰压及呼气末正压。推荐县及县以上医疗单位尤其是三级医院使用，对早产儿的复苏更能提高效率和安全性。

①指征：用于足月儿和早产儿正压通气。

②用法：需接上压缩气源，气体由 T-组合复苏器的新生儿气体出口经一个管道输送到新生儿端，与面罩或气管导管相连。预先设定吸气峰压 20～25 cmH_2O、呼气末正压 5 cmH_2O、最大气道压（安全压）40 cmH_2O。操作者用拇指或示指关闭或打开 T 形管的开口，控制呼吸频率及吸气时间，使气体直接进入新生儿气道。由于提供恒定一致的呼气末正压及吸气峰压，维持功能残气量，更适合早产儿复苏时正压通气的需要。本装置操作容易，使用灵活，压力输出稳定，操作者不易疲劳。

4. 喉镜下经口气管插管

（1）指征：需要气管内吸引清除胎粪时；气囊面罩正压通气无效或要延长时；胸外按压时；经气管注入药物时；需气管内给予肺表面活性物质；特殊复苏情况，如先天性膈疝或超低出生体重儿。

（2）准备：进行气管插管必需的器械和用品应放置在一起，在每个产房、手术室、新生儿室和急救室应随时备用。常用的气管导管为上下直径一致的直管，不透射线和有刻度标示。如使用金属导丝，导丝前端不可超过

管端。表 14-2-2 和表 14-2-3 所示为气管导管型号和插入深度的选择方法。

表 14-2-2　不同气管导管内径适用的新生儿出生体重和胎龄

管内径（mm）	新生儿出生体重（g）	胎龄（周）
2.5	＜1000	＜28
3.0	1000～2000	28～34
3.5	2000～3000	34～38
3.5 或 4.0	＞3000	＞38

表 14-2-3　不同出生体重新生儿气管导管插入深度

新生儿出生体重（g）	插入深度（cm）[b]
1000[a]	6～7
2000	7～8
3000	8～9
4000	9～10

注：a＜750g，仅需插入 6cm；b 为上唇至气管导管管端的距离

（3）方法：关键在于暴露声门，并要强调小指的 3 个用处。

①插入喉镜：左手持喉镜，使用带直镜片（早产儿用 0 号，足月儿用 1 号）的喉镜进行经口气管插管。将喉镜柄夹在拇指与前 3 个手指间，镜片朝前。小指靠在新生儿颏部（小手指的第 1 个用处）提供稳定性。喉镜镜片应沿着舌面右侧滑入，将舌推至口腔左侧，推进镜片直至其顶端达会厌软骨谷。

②暴露声门：采用一抬一压手法。轻轻抬起镜片，上抬时需将整个镜片平行于镜柄方向移动，使会厌软骨抬起即可暴露声门和声带。如未完全暴露，操作者用自己的小指（小手指的第 2 个用处）或由助手用示指向下稍用力压环状软骨使气管下移有助于暴露声门。在暴露声门时不可上撬镜片顶端来抬起镜片。

③插管：插入有金属管芯的气管导管，将管端置于声门与气管隆突之间，接近气管中

点。

④操作时限及技巧：整个操作要求在 20～30 s 内完成。如插入导管时声带关闭，可采用 Hemlich 手法，即助手用右手示指和中指在胸外按压的部位向脊柱方向快速按压 1 次促使呼气产生，声门就会张开。

（4）胎粪吸引管的使用：施行气管内吸引胎粪时，将胎粪吸引管直接连接气管导管，以清除气管内残留的胎粪。吸引时复苏者用右手示指将气管导管固定在新生儿的上腭，左手示指按压胎粪吸引管的手控口使其产生负压，边退气管导管边吸引，3～5 s 将气管导管撤出气管外并随手快速吸引一次口腔内分泌物。

（5）判断气管导管位置的方法：正压通气时导管管端应在气管中点，判断方法如下：①声带线法：导管声带线与声带水平吻合。②胸骨上切迹插管法：操作者或助手的小指尖垂直置于胸骨上切迹上（小手指的第 3 个用处），当导管在气管内前进时小指尖触摸到管端，则表示管端已达气管中点。

（6）确定插管成功的方法：①胸廓起伏对称。②听诊双肺呼吸音一致，尤其是腋下，且胃部无呼吸音。③无胃部扩张。④呼气时导管内有雾气。⑤心率、血氧饱和度和新生儿反应好转。⑥有条件可使用呼出气 CO_2 检测器，可快速确定气管导管位置是否正确。

5. 喉罩气道　喉罩气道是一个用于正压通气的气道装置。

（1）适应证：①新生儿复苏时如气囊-面罩通气无效，气管插管失败或不可行时。②小下颌或相对大的舌，如 Pierre-Robin 综合征和唐氏综合征。③多用于出生体重≥2000 g 的新生儿。

（2）方法：喉罩气道由一个可扩张的软椭圆形边圈（喉罩）与弯曲的气道导管连接而成。弯曲的喉罩越过舌产生比面罩更有效的双肺通气。采用"盲插"法，用示指将喉罩罩体开口向前插入新生儿口腔，并沿硬腭滑入

至不能推进为止，使喉罩气囊环安放在声门上方。向喉罩边圈注入 2～3ml 空气，使扩张的喉罩覆盖喉口（声门）。喉罩气道导管有一个 15 mm 接管口可连接复苏囊或呼吸器进行正压通气。

6. 胸外按压

（1）指征：有效正压通气 30 s 后心率＜60/min。在正压通气同时须进行胸外按压。

（2）要求：此时应气管插管正压通气配合胸外按压，以使通气更有效。胸外按压时给氧浓度增加至 100%。

（3）方法：胸外按压的位置为胸骨下 1/3（两乳头连线中点下方），避开剑突。按压深度约为胸廓前后径的 1/3，产生可触及脉搏的效果。按压和放松的比例为按压时间稍短于放松时间，放松时拇指或其他手指应不离开胸壁。按压的方法有拇指法和双指法：①拇指法：双手拇指的指端按压胸骨，根据新生儿体型不同，双拇指重叠或并列，双手环抱胸廓支撑背部。②双指法：右手示指和中指 2 个指尖放在胸骨上进行按压，左手支撑背部。因为拇指法能产生更高的血压和冠状动脉灌注压，操作者不易疲劳，加之采用气管插管正压通气后，拇指法可以在新生儿头侧进行，不影响脐静脉插管，是胸外按压的首选方法。

（4）胸外按压和正压通气的配合：胸外按压时应气管插管进行正压通气。由于通气障碍是新生儿窒息的首要原因，因此胸外按压和正压通气的比例应为 3:1，即 90/min 按压和 30/min 呼吸，达到每分钟约 120 个动作。每个动作约 1/2 s，2 s 内 3 次胸外按压加 1 次正压通气。45～60 s 重新评估心率，如心率仍＜60/min，除继续胸外按压外，考虑使用肾上腺素。

7. 药物　新生儿复苏时，很少需要用药。新生儿心动过缓通常是由于肺部通气不足或严重缺氧，纠正心动过缓的最重要步骤是充分的正压通气。

（1）肾上腺素：①指征：45～60 s 的正压

通气和胸外按压后,心率持续<60/min。②剂量:新生儿复苏应使用1∶10 000的肾上腺素。静脉用量0.1～0.3 ml/kg;气管内用量0.5～1 ml/kg。必要时3～5 min重复1次。③给药途径:首选脐静脉给药。如脐静脉插管操作尚未完成或没有条件做脐静脉插管时,可气管内快速注入,若需重复给药,则应选择静脉途径。

(2)扩容剂:①指征:有低血容量、怀疑失血或休克的新生儿在对其他复苏措施无反应时。②扩容剂:推荐生理盐水。③方法:首次剂量为10ml/kg,经脐静脉或外周静脉5～10 min缓慢推入。必要时可重复扩容1次。

(3)其他药物:分娩现场新生儿复苏时一般不推荐使用碳酸氢钠。

(4)脐静脉插管:脐静脉是静脉注射的最佳途径,用于注射肾上腺素以及扩容剂。可插入3.5F或5F的不透射线的脐静脉导管。当新生儿复苏进行胸外按压时即可考虑开始脐静脉插管,为给药做准备。插管方法如下:沿脐根部用线打一个松的结,如在切断脐带后出血过多,可将此结拉紧。在钳夹下离皮肤线约2 cm处用手术刀切断脐带,可在11点、12点位置看到大而壁薄的脐静脉。脐静脉导管连接三通和5 ml注射器,充以生理盐水,导管插入脐静脉2～4 cm,抽吸有回血即可。早产儿插入导管稍浅。插入过深,则高渗透性药物和影响血管的药物可能直接损伤肝脏。务必避免将空气推入脐静脉。

(五)复苏后监护

复苏后的新生儿可能有多器官损害的危险,应继续监护,包括:①体温管理;②生命体征监测;③早期发现并发症。继续监测维持内环境稳定,包括血氧饱和度、心率、血压、红细胞比容、血糖、血气分析及血电解质等。需要复苏的新生儿断脐后立即进行脐动脉血气分析,出生后脐动脉血 pH<7结合 Apgar 评分有助于窒息的诊断和预后的判断。及时对脑、心、肺、肾及胃肠等器官功能进行监测,早期发现异常并适当干预,以减少死亡和伤残。一旦完成复苏,为避免血糖异常,应定期监测血糖,低血糖者静脉给予葡萄糖。如合并中、重度缺氧缺血性脑病,有条件的医疗单位可给予亚低温治疗。

(陈　盛　沈蕾蕾)

参 考 文 献

[1] 邵肖梅,叶鸿瑁,丘小汕.实用新生儿学[M].4版.北京:人民卫生出版社,2011.

[2] 桂永浩,韩玲.胎儿及新生儿心脏病学[M].北京:北京科学技术出版社,2014.

[3] 中国妇幼保健协会新生儿保健专业委员会,中国医师协会新生儿科医师分会.产科母婴同室新生儿管理建议[J].中华新生儿科杂志(中英文),2017,32(2):81-85.

[4] 中华医学会小儿外科学分会骨科学组.发育性髋关节发育不良临床诊疗指南[J].中华骨科杂志,2017,37(11):641-650.

[5] 中国妇幼保健协会新生儿保健专业委员会,中国医师协会新生儿科医师分会.新生儿期疫苗接种及相关问题建议[J].中华新生儿科杂志,2017,32(3):161-164.

[6] 中华医学会围产医学分会新生儿复苏学组.新生儿窒息诊断的专家共识[J].中华围产医学杂志,2016,19(1):3-6.

[7] 中国新生儿复苏项目专家组.中国新生儿复苏指南(2016年北京修订)[J].中华围产医学杂志,2016,19(7):481-486.

[8] David G. Sweet, Virgilio Carnielli, Gorm Greisen, et al. European Consensus Guidelines on the Management of Respiratory Distress Syndrome - 2016 Update[J]. Neonatology, 2017, 111:107-125.

[9] US Preventive Services Task Force. Ocular Prophylaxis for Gonococcal Ophthalmia Neo-

natorum US Preventive Services Task Force Reaffirmation Recommendation Statement[J]. JAMA,2019,321(4):394-398.

[10] Committee on Obstetric Practice American Academy of Pediatrics - Committee on Fetus and Newborn. Committee Opinion No. 644: The Apgar Score[J]. Obstet Gynecol, 2012, 120(6):1522-1526.

[11] Allan DS, Scrivens N, Lawless T, et al. Delayed clamping of the umbilical cord after delivery and implications for public cord blood banking[J]. Transfusion,2016,56:662-665.

[12] The American College of Obstetricians and Gynecologists. Committee Opinion 684: Delayed Umbilical Cord Clamping After Birth [J]. Obstet Gynecol, 2017,129:e5-10.

[13] Saugstad OD. New growth charts for newborn babies[J]. Lancet,2014,384(9946):833-835.

[14] Ng E, Loewy AD. Position Statement: Guidelines for vitamin K prophylaxis in newborns: A joint statement of the Canadian Paediatric Society and the College of Family Physicians of Canada[J]. Can Fam Physician, 2018, 64 (10):736-739.

[15] Mihatsch WA, Braegger C, Bronsky J, et al. Prevention of Vitamin K Deficiency Bleeding in Newborn Infants: A Position Paper by the ESPGHAN Committee on Nutrition [J]. JPGN,2016,63:123-129.

[16] Gill C, Kissoon N. Pediatric Life Support Update: 2015 American Heart Association Highlights[J]. Pediatr Emerg Care,2017,33(8): 585-593.

第 15 章 分 娩 异 常

分娩是一个多因素参与的、复杂的、相互适应的动态过程。剖宫产率上升，试产机会减少，产程观察和处理日渐生疏。强调产程观察和处理措施，把握试产程度，可明显改善围生结局。正常分娩要求产道、胎儿、产力、精神心理等因素正常，且相互适应。临产前必须预判产力、产道、胎儿、精神心理因素等正常，方可经阴道分娩。绝对产道异常和（或）胎儿异常，以及考虑母亲安全等因素，则进行择期剖宫产。

根据产力、产道、胎儿、精神心理因素（正常或临界异常）预判的分娩方式（阴道分娩或阴道试产），必须通过待产或试产过程的考验。除外产力因素，胎儿和产道是一对最基本的矛盾，因此，其适应也是最基本的适应。影响分娩的四大因素中，任何一种或两种以上异常，或适应性异常，均可导致分娩异常。主要特征包括产程进展异常（即慢产程）、产力协调性异常、头盆不称等。

第一节 子宫收缩乏力与产程曲线异常

产力是胎儿通过产道下降，完成头盆适应性，克服产道阻力的动力。子宫收缩力是最主要的产力，具有节律性、对称性和极性、缩复作用等特点，若某些原因使上述特点发生改变，均称为子宫收缩力异常，主要表现为子宫收缩乏力和子宫收缩过强。影响产力的因素很多，对于产力评价不可能在分娩前做出预测，只能在产程进展中根据其动态变化做出正确判断，给予及时、有效处理。

一、子宫收缩乏力

子宫收缩乏力（uterine inertia），是指在临产和分娩过程中，子宫收缩力减弱或是不协调，导致子宫颈口不能有效扩张和娩出胎儿及其附属物。

【原因】 子宫收缩功能取决于子宫肌源性、精神源性、激素调节体系中的同步化程度，头盆适应性、大剂量解痉及镇静镇痛药、宫缩抑制药，以及麻醉、产妇衰竭等，均可导致子宫收缩乏力。导致子宫收缩乏力的病因较多，易被忽视，常常是多因素相互重叠，或是一种原因未被纠正逐渐引发出更多的原因，放大子宫收缩乏力的后果。

1. 头盆不称或胎位异常 胎儿先露部不能充分压迫子宫下段和宫颈内口，不能反射性引起子宫收缩。

2. 子宫肌源性因素 子宫肌壁过度膨胀使子宫肌纤维失去正常收缩功能，如多胎妊娠、巨大儿、羊水过多等；经产妇子宫肌纤维变性，结缔组织增生；子宫肌瘤、子宫畸形、子宫发育不良等。

3. 精神源性因素 产妇精神紧张、焦虑或恐惧等大脑皮质功能紊乱，导致子宫收缩乏力。

4. 内分泌失调 产妇内分泌失调，体内雌激素、缩宫素、前列腺素和缩宫素受体减少，影响子宫收缩。

5. 药物因素 临产后使用大剂量的镇静药、镇痛药等，均可影响子宫收缩。

【常见类型】

1. 原发宫缩乏力　产妇过度紧张使大脑皮质功能紊乱，不食不眠；中骨盆平面以上头盆不称（胎儿过大、骨盆入口平面临界狭窄、胎位异常、胎头不能下降等）使胎头无法衔接，不能紧贴子宫下段及宫颈内口而引起反射性子宫收缩。导致原发宫缩乏力或导致宫缩过频：宫缩波小、频率高、节律不协调，甚至宫缩极性倒置、间歇期子宫壁不完全松弛。常为无效宫缩，难以正式进入产程，表现为：宫口不开、先露不降、潜伏期延长、产妇消耗、胎儿缺氧。

2. 继发性宫缩乏力　中骨盆平面及其以下头盆不称（中骨盆和骨盆出口平面狭窄），致使临产早期宫缩正常，产程进展顺利，但进入活跃晚期（宫口 4～6cm/先露 0）或第二产程时产力协调性异常，导致活跃期或第二产程时限异常、胎头旋转异常（持续性枕横位或枕后位等）。中骨盆和骨盆出口平面头盆不适应，表现产力协调性异常，继发性宫缩增强继而乏力：子宫收缩具有正常的节律性、对称性和极性，但收缩力弱、宫腔内压力低，常＜15mmHg，主要导致上述产程时限异常，但对胎儿影响小。

【辅助检查】

1. 宫腔压力外测量法　将压力传感器固定在产妇的腹壁子宫底部位，宫缩时腹壁隆起对探头产生压力，记录这种子宫外的压力变化。外测量法是一种间接评估宫腔压力方法，简便易行，无创伤及感染风险。

2. 宫腔压力内测量法　直接将压力感受器放入宫腔内，可以准确测量宫腔内实际压力、宫缩频率、宫缩持续时间等，不受体位、呼吸等因素影响，是确诊子宫收缩乏力的"金标准"。但内测量法操作程序复杂，有引起宫腔感染和损伤等可能，因此临床中未被广泛引用，而常选用外测量法，即 CST 试验。

【鉴别】

1. 不协调性子宫收缩乏力　应当与假临产相鉴别，可给予强镇静药如哌替啶注射，若用药后宫缩停止，可以认为是假临产，否则为不协调性子宫收缩乏力。

2. 进入临产产程　应与假临产相鉴别。假临产（false labor）出现在临产之前，宫缩特点是持续时间短（不超过 30s）且不恒定，间歇时间长且不规律，宫缩强度不增加，常在夜间出现、清晨消失，给予镇静药物能得到抑制。发现宫缩异常最简单的方法是观察宫缩节律性和强度。

【主要影响】

1. 对孕妇的影响　由于产妇疲劳，进食少，产程延长，会出现肠胀气、尿潴留、脱水、酸中毒、电解质紊乱；手术产率增加；膀胱长期受压日后发生膀胱阴道瘘或尿道阴道瘘；检查次数增多导致感染机会增加；产后子宫收缩乏力引起产后出血。

2. 对胎儿的影响　协调性子宫收缩乏力者手术产率高，胎儿产伤增加；不协调性子宫收缩乏力者易发生胎儿窘迫甚至胎死宫内。

【处理】

1. 处理的原则

（1）积极寻找病因。

（2）必须再次确定产程是否已开始以及开始的时间。

（3）重新评价骨盆与胎儿的关系，若有头盆不称，估计经阴道分娩困难者，或出现胎儿窘迫，应及时给予剖宫产结束分娩；若无头盆不称和胎位异常，胎儿宫内状况良好，估计可以经阴道分娩者，根据不同产程阶段给予相应处理。

（4）对于不协调性宫缩乏力，可给予强镇静药调节子宫收缩，希望恢复其极性。若症状改善，继续观察或用缩宫素促进宫缩；症状不改善或胎儿窘迫，积极以剖宫产结束分娩。

2. 一般处理　积极宣教解除产妇焦虑情绪；确诊子宫收缩乏力后应当最先纠正产妇的脱水、电解质紊乱和酸中毒，鼓励多进食，补充水分和营养物质。

3. 加强产时监护　包括加强产程观察和产程图评价、胎心电子监护、观察羊水性状,通过 B 超观察羊水量、胎儿大小、胎方位、胎儿生物物理相等。

4. 重新确定产程,鉴别假临产　对于不协调性子宫收缩乏力,首先使用强镇静药调节子宫收缩,希望恢复其极性,如哌替啶 100mg 肌内注射;恢复协调性宫缩但强度弱时可加强宫缩,若未能纠正或是出现胎儿窘迫,应行剖宫产。

5. 评价头盆关系　包括骨盆内外测量、胎儿大小估计、阴道检查判断有无头盆不称等。若发现有明显的头盆不称,估计不能经阴道分娩者(产程异常),应及时行剖宫产。

6. 判断无头盆不称或胎位异常　估计能经阴道分娩者,可采取措施促进产程。

(1)潜伏期:排空直肠膀胱;鼓励进食,补充能量及水电解质;镇静充分休息(必要时哌替啶 100mg 肌内注射),消除精神紧张;缩宫素促产。

(2)活跃期:人工破膜、宫颈阻滞、地西泮静脉注射,加强胎心及宫缩监护。避免盲目使用缩宫素。

(3)第二产程:判断头盆关系及胎先露高低十分重要。若无头盆不称(宫缩时先露明显快速下降)用缩宫素加强宫缩,胎头双顶径已过坐骨棘,必要时阴道助产。若有头盆不称表现或胎儿窘迫,积极剖宫产。切记:虽然剖宫产不能完全取代阴道助产手术,但一次恰当、慎重的剖宫产术,远比一次困难的阴道分娩对母儿有利。

(4)第三产程:积极预防产后出血。胎儿前肩娩出后,静脉注射缩宫素 10U,同时给予缩宫素 10U 静脉滴注。延迟结扎脐带,严密记录阴道流血量。

7. 缩宫素催产　适用于协调性子宫收缩乏力、胎心良好、无头盆不称和胎位异常者。常用缩宫素 2U 加入 5% 葡萄糖液或平衡盐液 500ml,每毫升含 4mU 缩宫素(0.27

mU/d),从 8 滴/min 开始,根据宫缩强度进行调整,每 30 分钟调 1 次,每次加 8 滴,最多至 40 滴/min,维持宫缩间隔 2~3min,持续 40~60s。用缩宫素催产应当有专人监护,若每 10 分钟宫缩超过 5 次,宫缩持续时间超过 1min 或胎心率发生变化,应当立即停用。

二、产程曲线异常

(一)产程图与头盆适应性

在待产和产程观察过程中,要学习通过产程图分析头盆适应性。胎头通过骨盆入口平面(大约宫口 4~6cm/先露 0 以前),产程图表现主要以潜伏期为主。产程进展慢。临床表现为宫缩 30~40~50s/5~4~3min,胎头俯屈(flexion)下降(descent)入盆、双顶径进入入口平面、先露达 0 而衔接(engagement)。产力与产程进展的协调性表现为宫缩 30~40~50s/5~4~3min。

胎头通过骨盆中骨盆平面(宫口约 4~6cm 至开全/先露 0 至 +3),产程图表现主要为活跃期、第二产程被动期(宫口开全至先露 +3)。产程进展快。临床表现为宫缩 50~60s/3~2min,宫口扩张速度至少超过 1.2cm/h;胎头逐渐下降、内旋转,下降速度 1cm/h 以上,最后双顶径过坐骨棘、成为枕直前位。产力与产程进展的协调性表现为宫缩 50~60s/3~2min。胎头通过骨盆出口平面(宫口开全后/先露 +3~胎儿娩出),产程图表现为第二产程主动期,胎头下降速度≥1cm/h。临床表现为宫缩 60⁺s/1~2min,产妇不自主喊叫屏气用力使用腹压、检查发现胎头宫缩期快速下降、肛门松弛、会阴膨隆变薄、拨露、着冠、胎头娩出、复位与外旋转、前肩及胎儿娩出。

(二)异常产程

异常分娩最主要特征即为产程进展异常、产力协调性异常、头盆不称等。在骨盆各平面,目前认为最常见的产程异常包括以下几种。

1. 潜伏期延长 初产妇＞20h,经产妇＞14h。不作为剖宫产指征。

2. 活跃期停滞 当破膜且宫口扩张≥6cm后,如宫缩正常,而宫口停止扩张≥4h;如宫缩欠佳,宫口停止扩张≥6h。

3. 第二产程延长 第二产程无进展时可诊断初产妇≥3h(硬膜外阻滞≥4h),经产妇≥2h(硬膜外阻滞≥3h)。

4. 滞产 总产程超过24h。

三、子宫收缩力过强

子宫收缩力过强,可导致急产(precipi-tate delivery)(总产程＜3h)、产道撕裂伤甚至子宫破裂、胎儿窘迫及新生儿窒息,还可能发生死产、羊水栓塞等。其处理要点如下。

1. 协调性宫缩过强 加强胎儿监护,注意观察产程、产后检查软产道;因急产未消毒出生者,新生儿注射破伤风抗毒素。

2. 强直性子宫收缩 祛除诱因、停用宫缩药,甚至使用宫缩抑制药;加强胎儿监护,有胎儿窘迫或梗阻性分娩原因者立即剖宫产。

(王晓东)

第二节 产 道 异 常

产道是胎儿及其附属物自子宫腔娩出的通道。产道异常包括骨产道及软产道(子宫下段、子宫颈、阴道及盆底软组织)异常。

一、骨产道异常

骨产道异常包括骨盆狭窄(contracted pelvis)及骨盆畸形(pelvic deformity)。骨盆任一或几条径线(尤其是骶耻外径、坐骨棘间径、坐骨结节间径)小于正常称骨盆狭窄。若骨盆径线过短,影响骨盆与胎头的协调性或骨盆小于正常胎头可通过的限度,影响胎先露下降、头盆适应性及产程进展,甚至造成梗阻性分娩。

(一)入口平面狭窄

骨盆入口平面呈横椭圆形,以前后径线过短为主。外测量表现为骶耻外径＜18cm(正常18～20cm),内测量表现为对角径＜11.5cm(正常12.5～13cm)。分单纯扁平骨盆(simple flat pelvis)(入口前后径短而横径长)、佝偻病性扁平骨盆(rachitic flat pelvis)(入口平面呈横肾形)。

【临床表现】 骶耻外径＜18cm,表现为扁平骨盆;胎头衔接受阻,跨耻征阳性或可疑;胎膜早破;潜伏期延长,继发宫缩乏力;胎位异常,如枕横位。若头盆关系允许充分试产,可表现为两种分娩结局。

(1)胎头以枕横位取后不均倾势入盆,后顶骨逐渐进入骶凹处,再使前顶骨入盆,则成头盆均倾势。临床表现为潜伏期延长,活跃期产程进展可顺利。

(2)胎膜已破,但胎头不入盆,可表现为胎位异常,并继发宫缩乏力,发生梗阻性难产。

【处理原则】 根据骨盆狭窄程度、胎位及胎儿大小、宫缩强弱、产程进展、头盆关系评估及胎儿状况进行综合判断,决定结束分娩的时机和方式。绝对性狭窄(骶耻外径≤16.0cm,骨盆入口前后径≤8.0cm),胎头跨耻征阳性,足月活胎临产后不能入盆,应行剖宫产终止妊娠。否则,骨盆入口平面狭窄应给予充分试产:胎膜早破、胎头高浮者,无其他异常,经4～6h规律宫缩产程无进展宜以剖宫产结束分娩。

(二)中骨盆平面及骨盆出口平面狭窄

中骨盆平面是骨盆最狭窄的平面,呈纵椭圆形,以横径过短为主。骨盆内测量表现为坐骨棘间径＜10cm,坐骨切迹＜2横指。出口狭窄表现为骨盆呈漏斗状,坐骨结节间径＜8cm,坐骨结节间径＋后矢状径＜15cm,

耻骨弓角度＜90°,常伴有中骨盆狭窄。骨盆 3 个平面狭窄,各径线均小于正常 2cm 或更多,骨盆形态正常,称为均小骨盆。

【临床表现】　坐骨棘间径及坐骨结节间径分别＜10cm 和 7.5cm,表现为漏斗骨盆或横径狭窄型骨盆;胎头内旋转受阻,发生持续性枕横位或枕后位;活跃晚期或第二产程延长停滞;继发性宫缩乏力;胎头受压、颅骨重叠形成产瘤;未及时发现的梗阻性分娩导致子宫先兆破裂、子宫破裂。若头盆关系允许慎重试产,潜伏期产程进展顺利,当胎头下降达中骨盆平面时,由于其俯屈和内旋转受阻,胎头双顶径被阻于中骨盆平面以上,常出现继发性宫缩乏力,活跃晚期及第二产程停滞甚至延长,阴道检查胎头水肿变形,颅骨重叠,宫缩时胎头无明显下降,甚至发生胎儿颅内出血及胎儿窘迫。

【处理原则】　骨盆出口平面是产道的最低部分,应于临产前对胎儿大小、头盆关系做出充分估计,决定能否经阴道分娩,以确定能否进行慎重试产。中骨盆/骨盆出口平面或 3 个骨盆平面狭窄以剖宫产较安全。临床上常用出口横径和出口后矢状径之和估计出口平面狭窄程度,若两者之和≥15cm,＜3000～3200g 足月活胎多数可经阴道分娩。

中骨盆平面及骨盆出口平面狭窄经充分评估决定慎重试产,若出现活跃晚期的产程进展异常,应根据产程异常程度、头盆关系、胎方位、胎儿状况等因素决定是否进一步试产;但以剖宫产较为安全。若宫口尚顺利开全,但胎头双顶径被阻于坐骨棘水平以上不下降或下降不明显(骨先露＋3 以上、骨盆入口能触及胎头大径,阴道检查注意胎头变形拉长、胎方位及宫缩时胎头下降情况以判断

头盆关系),应及时以剖宫产结束分娩。

(三)骨盆畸形

表现为骨盆形态异常,包括骨软化症骨盆(osteomalacic pelvis)(佝偻病后遗症)、偏斜骨盆(小儿麻痹后遗症)等。畸形骨盆的分娩方式视畸形种类、狭窄程度、产力、胎儿大小等而定。骨盆异常的影响如下。

1. 对母体的影响　继发性宫缩乏力、产程延长,手术产、助产感染率增加,子宫先兆破裂或子宫破裂、生殖道瘘风险增加。

2. 对胎儿的影响　胎膜早破、脐带脱垂概率增加,胎儿窘迫、死产率增加,新生儿产伤、感染、死亡率增加。

二、软产道异常

软产道由子宫下段、子宫颈、阴道及盆底软组织构成。软产道异常包括阴道发育异常,子宫及子宫下段、子宫颈、阴道、盆底软组织及外阴等软产道瘢痕,子宫肌瘤、卵巢肿瘤、子宫颈癌等盆腔肿瘤,尖锐湿疣等生殖道感染。

近年来,因软产道异常导致的剖宫产率有升高趋势,以子宫下段、子宫颈等产道瘢痕最明显。前次剖宫产术、子宫肌瘤剥除术、子宫颈手术等是造成瘢痕子宫和宫颈瘢痕最常见的原因。美国促进产时服务模式联盟(CIMS)倡议,剖宫产术后阴道分娩率≥60％,争取≥75％。瘢痕子宫再次妊娠分娩的安全性与前次手术技术、子宫切口修复情况、术后炎症及盆腹腔脏器粘连等因素密切相关。国内瘢痕子宫再次妊娠经阴道分娩率很低,绝大多数没有给予瘢痕子宫试产(trial of labor after cesarean delivery,TOLAC)机会即行择期剖宫产。

(王晓东)

第三节　胎位或胎先露异常

胎位异常(abnormal fetal position)包括肩先露、臀先露及头先露的胎头位置异常,而

头先露胎头位置异常包括持续性枕横位及枕后位,胎头高直位、枕横位中的前不均倾位、

面先露等,也称为"头位难产",是引起难产的常见原因。分娩时正常胎位占90%,而异常胎位约占10%。头先露胎头位置异常发生率为6%～7%、臀先露约3%,近来,由于臀先露外倒转术已少做,其发生率有上升趋势,肩先露及复合先露少见。

一、持续性枕后位或枕横位

分娩时,胎头以枕后位或枕横位衔接于骨盆入口,经过充分试产,至中骨盆仍不能自然旋转至枕前位,而持续于枕后位状态,致使分娩发生困难者,称持续性枕后位或持续性枕横位。

【原因】

1. 骨盆形态异常　男型骨盆及类人猿型骨盆的入口平面前半部狭窄,后半部较宽,更适合于胎头以枕后位或枕横位衔接;漏斗型骨盆的中骨盆面及出口面横径狭窄,妨碍胎头向前旋转,易成持续性枕后位或枕横位。Diesopo认为90%的持续性枕后位或枕横位是由于骨盆形态异常引起,是胎头适应骨盆前半部窄小、后半部宽大、前后径长的表现。

2. 骨盆狭窄　均小骨盆狭窄,枕后位或枕横位胎头在中骨盆难以进行>90°角的内旋转,常易停滞于枕后位或枕横位。

3. 头盆不称　胎头与骨盆大小不相称时,妨碍胎头内旋转,使持续性枕后位或枕横位的发生率增加。

4. 胎头俯屈不良　胎头以枕后位或枕横位入盆时,胎儿脊柱与母体脊柱靠近,不利于胎头与胎背形成一弧形曲线,妨碍胎头俯屈以适应骨产道的自然弯曲度。由于胎头俯屈不良,甚至略为仰伸,以致胎头以枕额径(11.3cm)通过产道,较枕前位时以枕下前囟径(9.5cm)通过产道的径线>1.8cm或更多,这不利于胎头内旋转及下降,而以持续于枕后位或枕横位状态造成难产。

5. 子宫收缩乏力　子宫收缩乏力不易推动胎头内旋转,可致产程受阻,其中原发性宫缩乏力者仅占12.2%,而继发性占31%。因此,子宫收缩乏力也往往是持续性枕后位或枕横位的重要原因,如宫缩乏力得以纠正,可能使枕后位或枕横位向前旋转135°或45°而以枕前位娩出。

6. 子宫内外环境影响　胎盘附于子宫前壁,前壁的子宫肌瘤及充盈的膀胱等,均可妨碍胎头向前旋转而形成持续性枕后位、枕横位。

【临床表现】

(1)临产后不久,产妇尤感腰骶部胀痛,随产程进展,宫缩加强而明显。

(2)枕后位时胎头枕骨位于骨盆后方,直接压迫直肠,产妇在宫口开全前即出现排便感及肛门坠胀,甚至在宫颈扩张3～5cm时,出现不自主地向下屏气而增加腹压,出现宫颈水肿,尤以宫颈前唇水肿多见。

(3)枕后位和枕横位时胎头俯屈不良,衔接缓慢甚至不能衔接,先露部不能紧贴子宫颈,故常伴有继发性宫缩乏力,活跃期宫颈扩张延迟或停滞。宫颈开全后胎头下降延缓或停滞,致第二产程延长。

【产科检查】

1. 枕后位　在母体腹壁的大部分(2/3)可扪及胎肢,胎背偏向母体侧方或后方,胎心音在母体腹侧偏外侧或胎儿肢体侧最响亮。阴道检查及腹部联合扪诊有利于早期发现枕后位。当胎头水肿不明显时,阴道检查可明确矢状缝及囟门的位置。若矢状缝在骨盆的左斜径上,大囟门在骨盆的右前方,小囟门在骨盆左后方则为枕左后位;若矢状缝在骨盆的右斜径上,大囟门在骨盆的左前方,小囟门在骨盆的右后方则为枕右后位(图15-3-1)。宫颈完全或近完全扩张时,若扪及胎儿耳郭朝向后方可作为诊断枕后位的标记。此外,必须扪清双顶径是否已经衔接,切不可被水肿的胎头所迷惑。

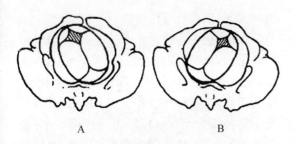

图 15-3-1　阴道检查的枕后位

A. 枕左后位；B. 枕右后位

2. 枕横位　腹部检查时扪及胎儿肢体及胎背在腹前壁两侧各占一半,胎心音在下腹部偏外侧最响亮。阴道检查盆腔后部空虚,胎头矢状缝在骨盆横径上,小囟门在母体左侧称为枕左横位,小囟门在母体右侧称为枕右横位。

【对分娩的影响】

1. 枕后位

(1)当骨盆、胎儿及宫缩均正常时,大多数枕后位胎头的枕部可以自然向前旋转 90°～135°,成为枕前位自然娩出(图 15-3-2)。因此,胎头以枕后位入盆者不一定异常。

(2)少数枕后位胎头在骨盆腔内不能进行正常的内旋转,而向后旋转 45°成为枕直后位(图 15-3-3)。此时若胎头俯屈良好,则枕骨在骶岬前方,大囟先露于耻骨联合下方,以大囟为支点,胎头继续俯屈,使顶部、枕部相继自会阴前缘娩出,继而胎头仰伸,额、鼻、口、颏相继自耻骨联合下方娩出。胎儿躯干娩出后,胎儿肢体娩出与一般正常分娩过程相同。此种分娩机制见于骨盆正常、胎儿较小、产力强者,是枕后位经阴道自然分娩的方式(图 15-3-4)。但是,若枕直后位胎头俯屈不良,则胎儿额部先露于耻骨联合下方,逐渐娩出鼻根部,以鼻根部为支点,胎头俯屈,娩出大囟、头顶及枕部,胎头再仰伸,继续娩出鼻、口、颏(图 15-3-5)。这种分娩机制较前者困难,常需产钳或胎头吸引器助产。

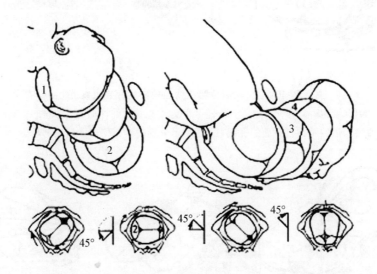

图 15-3-2　枕右后位时胎头完成 135°内旋转以枕直前位娩出

1. 枕右后位；2. 胎头向前旋转 45°成枕右横位；3. 再向前旋转 45°成枕右前位；4. 继续向前旋转至枕直前位娩出

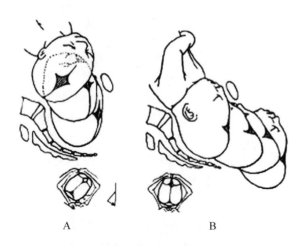

图 15-3-3　枕右后位转成枕直后位娩出

A. 以大囟为支点；B. 以鼻根为支点

（3）若枕后位胎头向前旋转 45° 并下降至骨盆底，形成持续性枕横位应警惕。

（4）若胎头在骨盆腔内不进行内旋转，而持续于枕右后位或枕左后位，若胎头停留在 +2 或 +2 以上不再下降，则阴道分娩困难，需行剖宫产结束分娩；若胎头下降至盆底，可徒手旋转胎头至枕前位后再行产钳助产；若胎头旋转不动，估计阴道助产有困难，亦应行剖宫产。

2. 枕横位

（1）多数枕横位在产力推动下，胎头枕部可向前旋转 90°，最后自然分娩。

（2）部分枕横位于下降过程中胎头无内旋转动作，从临产到分娩结束，均为枕横位，称为持续性枕横位，需剖宫产分娩。

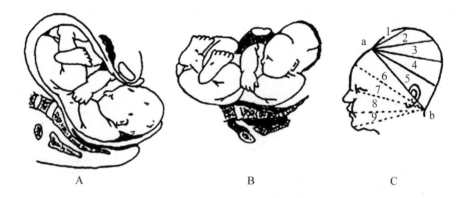

图 15-3-4　枕后位胎头俯屈较好的分娩机制

A. 大囟为先露，以 a 表示，位于耻骨弓下为支点；B. 仰伸时，以 b 位于会阴处为支点；C. 通过产道的胎头各平面的径线，1～9 表示分娩时胎头仰伸或俯屈的状态

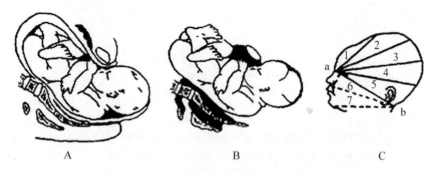

图 15-3-5　枕后位胎头俯屈较差的分娩机制

A. 额为先露，以 a 表示，位于耻骨弓下为支点；B. 仰伸时，以 b 位于会阴处为支点；C. 通过产道的胎头各平面径线，胎头各个平面的径线大于图 15-3-2，1～7 表示分娩时胎头仰伸或俯屈的状态

（3）如果胎头以枕后位衔接，下降过程中不能完成＞90°的内旋转，而是旋转至枕横位时即停顿下来，称为持续性枕横位，这是枕后位发展的结果。

【产时处理】　如果骨盆正常，胎儿不大，产力良好，多数持续性枕后位及枕横位临产后，胎头旋转为枕前位后经阴道顺产。因此，应给予阴道试产的机会，但产程中应严密观察产程进展及胎心情况。

1. 第一产程

（1）潜伏期：保证产妇充分的营养和休息。若精神紧张、睡眠不好或宫缩欠佳者可予以哌替啶或地西泮肌内注射，消除产妇疲劳，可使宫缩逐渐转频。进食少者应补液。让孕、产妇向胎腹方侧卧位以利于胎头转成枕前位。宫缩乏力者可静脉滴注缩宫素。

（2）活跃期：宫口扩张至 3～4cm 时宫颈扩张延缓或停滞，可行阴道检查及人工破膜；如宫缩欠佳，无头盆不称，可及早使用缩宫素。

经以上处理后，若宫颈扩张率每小时达 1cm 以上，则有阴道分娩的可能；若观察 1～2h，宫颈扩张率每小时仍低于 1cm 或无进展，应当剖宫产结束分娩。另外，宫口尚未开全，产妇即可因胎头压迫直肠产生排便感，应劝告产妇不可过早屏气用力，以免引起宫颈前唇水肿，影响产程进展。

2. 第二产程

（1）初产妇宫口开全近 2h，经产妇近 1h，胎先露仍停留在＋2 或＋2 以上不再下降应阴道检查，若骨盆无狭窄，胎儿中等大小，可试徒手转胎位至枕前位，如徒手转胎位成功，胎头继续下降，可在双侧阴部神经阻滞麻醉后，待其自然分娩或阴道助产。若骨盆有漏斗型狭窄，胎儿较大，胎头较高或徒手转胎位失败，需立即行剖宫产术。凡是经过较长时间试产，并经各种处理后，产程曲线表现为宫颈扩张延缓或停滞，应考虑剖宫产。阴道助产只适用于胎头枕部已转至前方，胎儿骨质部分达＋3 或更低者。

（2）枕后位胎头达＋3 或＋3 以下，可出现两种情况：一是胎头呈枕后位，可以产钳助产而不宜胎头吸引器助产，因此时胎头常仰伸，呈前囟先露，胎头吸引器负压可直接作用于前囟而损伤颅内组织，造成新生儿颅内出血；二是持续于枕后位胎头先露部达＋2 或＋3 时，主张徒手旋转胎头至枕前位。

（3）由于产程延长及产道的挤压，颅骨重叠，胎头水肿。胎方位无法扪清或宫口已开全但无法扪及胎身应及时行剖宫产术。

产程中如观察到孕妇腹部有明显病理性缩复环及时剖宫产。

3. 第三产程处理及产后注意事项　因产妇疲劳，应预防产后出血，积极应用宫缩药。会阴切口较大较深者，积极预防感染，对准缝合。密切监护新生儿情况。

【并发症】　持续性枕后位及枕横位如不及时处理，对母亲尤其对胎儿危害大，滞产的发生率为 49.15%，产后出血率为 14.14%，胎儿窘迫率为 37.37%，新生儿窒息率为 24.24%，新生儿死亡率为 5.9‰。

二、额先露或面先露

额先露（brow presentation）是指胎头的姿势处于俯屈和仰伸之间（介于枕先露和面先露之间）的位置，以最大枕颏径通过产道，持续以额为先露，称为额先露。额先露是一种临时性的胎位，因胎头可俯屈而变为枕先露，或胎头进一步仰伸而成为面先露，因额先露胎头以最大径枕颏径（13.3cm）入盆，衔接与下降均很困难，除非胎儿甚小或死胎，足月正常胎儿不可能经阴道自然娩出（图 15-3-6）。

如果分娩中胎头极度仰伸，以面部为先露时称为面先露（face presentation），又称颜面位。其方位指示点为颏。根据颏部与母体骨盆的关系可以分为颏左前、颏左横、颏左后、颏右前、颏右横、颏右后六种不同的颜面位(图 15-3-7),而以颏左前及颏右后位较多见。面先露时,胎儿枕骨与背部贴近,颏部远离胸部,呈挺胸弯腰姿势,也可以是产程中额先露继续仰伸而形成的。颜面位的发生率不高,据国内外报道为 0.2% ~ 0.27%,经产妇多于初产妇,其比例为 3 : 1。由于近几年经产妇的增加,发生率有上升趋势,应引起重视。

【原因】 引起额先露、面先露的原因是多方面的,任何妨碍胎头俯屈或有利胎头仰伸的因素都可能促成额先露、面先露。

(1)骨盆狭窄或胎儿巨大者,在临产后胎头衔接受阻,仰伸为额先露、面先露的可能性增大。Hellman 等统计 141 例面先露中 39.4% 有骨盆入口狭窄。

(2)经产妇、悬垂腹孕、产妇,胎背向前或与枕骨成同一方向,于是胎儿颈椎与胸椎仰伸,形成额先露、面先露。

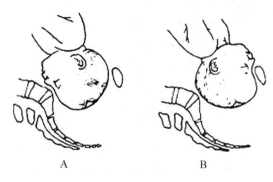

图 15-3-6 额先露
A. 额后位;B 额前位

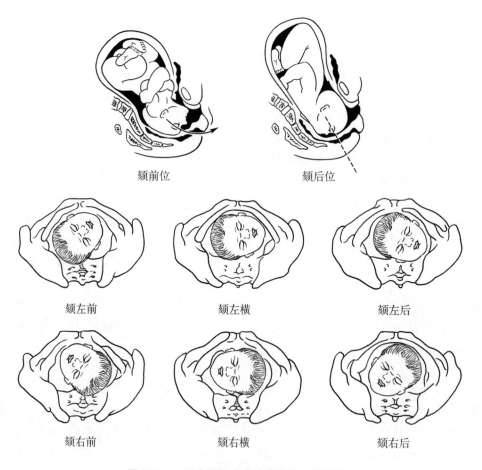

额前位   额后位

额左前   额左横   额左后

额右前   额右横   额右后

图 15-3-7 面先露的宫内状态及其 6 种胎位

（3）无脑儿畸形、胎儿甲状腺肿大、脐带绕颈、前置胎盘、羊水过多等均可促使胎头以仰伸姿势嵌入骨盆入口发生额先露及面先露。

【产科检查】

1. 腹部检查 面先露时胎头极度仰伸，入盆受阻，胎体伸直，故宫底位置较高。颏前位时，胎儿肢体靠近母腹前壁，易被触及。颏后位时，由于胎儿枕部靠近胎儿背部，在孕妇下腹部靠近耻骨联合上方处可扪及明显高起的胎头。

2. 阴道检查 是确诊最可靠的方法。一般在宫口开大 3～5cm 时进行。若扪及额骨及额缝，可确诊额先露。额缝一端为大囟的前半部，另一端为眼眶及鼻根部。如扪及胎儿的口、鼻、眼眶及颧骨各部，即可确诊为面先露。行阴道检查时应先行人工破膜。由于胎儿面部受到产道的压迫，常有水肿、淤血。组织变得较脆，检查时动作要十分轻柔，以免损伤面部皮肤。检查时应注意与臀先露相鉴别，偶可将胎儿的口误为肛门，将颧骨误认为是坐骨结节，但肛门与坐骨结节是在一条直线上，而口与颧骨形成一个三角形，可以作为鉴别面先露和臀先露的参考（图 15-3-8）。检查时必须查清胎儿颏的方位，以便决定分娩方式。颏前位可能经阴道分娩，颏后位则需行剖宫产术，两者的分娩方式截然不同。

3. B超检查 也有助于诊断额先露和面先露。

【对分娩的影响】

（1）额先露经过胎头塑形 30% 可自然转

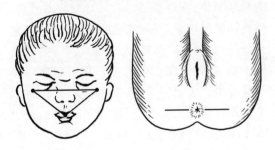

图 15-3-8 胎面与胎臀触诊的鉴别

变为面先露，20% 可自然转变为枕先露。因额先露时胎头为最大径枕颏径（13.3cm），难以衔接，不可能经阴道分娩而需剖宫产。

（2）面先露一般系额先露在下降的过程中胎头进一步仰伸而成，其分娩机制主要包括仰伸、下降、内旋转、俯屈及外旋转。

（3）若产力、产道均正常，胎儿不大，颏前位可能经阴道自然娩出。胎头以仰伸姿势衔接入盆，当胎儿面部到达盆底时，胎头极度仰伸，颏部作为最低点转向前方，自耻骨弓下娩出，其后以下颌骨为支点，在产力（尤其是肛提肌收缩力）推动下，胎头相应俯屈，口、鼻、眼、额及大囟相继娩出（图 15-3-9）。

（4）颏后位需经内旋转 135° 呈颏前位方能自然娩出，若内旋转受阻而持续为颏后位（图 15-3-10），则因胎颈需极度仰伸方能越过骶骨，但很少有能克服者，除早产或已浸软的胎儿其胎头与胎肩同时随胎颈一道娩出者外，足月活胎绝对不能从阴道娩出，故颏后位一般需剖宫产终止妊娠。

【产时处理】

1. 额先露 过去虽采取经腹部阴道联合纠正胎位，分娩时考虑产钳助产，但一方面纠正胎位的手法有相当难度且成功的极少，另一方面引导分娩对母儿均可造成一定的损伤，目前认为，正常足月儿若为持续性额位，阴道分娩机会极少，除早产儿及小样儿可能经阴道分娩外，一般均需行剖宫产术。故当产程异常，阴道检查确诊额位以后，不应再试产，应及早行剖宫产，以免进一步影响母儿预后。

2. 面先露 均在临产后发生，事先难以预防，临产后如出现产程异常，应及时做阴道检查，及早诊断和处理。颏前位时，如产道无异常，子宫收缩正常，可能经阴道自然分娩；如第二产程延长，可行低位产钳助产；据颏前位分娩机制而言固然可以阴道分娩，但对产程长、胎头下降延缓者仍以及时行剖宫产为宜。颏后位难以自阴道娩出，需行剖宫产。

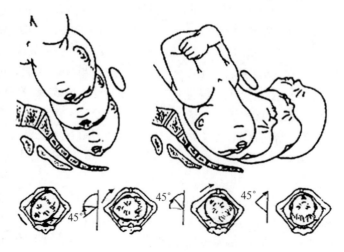

图 15-3-9　面先露的分娩机制

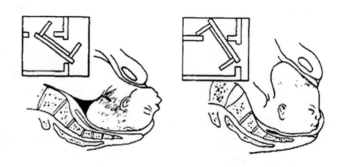

图 15-3-10　颏前位及颏后位分娩

【并发症】

1. 对母体的影响

(1)多有产程延长。

(2)胎先露部不能紧贴子宫下段,常导致继发性子宫收缩乏力。

(3)胎儿面部骨质不能变形,易发生产妇会阴裂伤。

(4)颏后位时,如未能及时发现和处理,可因分娩梗阻造成子宫破裂,危及产妇生命。

2. 对胎儿的影响

(1)胎儿面部变形、青紫及水肿。

(2)头骨变形,枕额径明显变长。

(3)严重者发生会厌水肿,影响吸吮动作。

(4)新生儿可保持仰伸姿势达数日,出生后需加强护理。

三、臀 先 露

臀先露(breech presentation),是最常见的异常胎位,在妊娠 20 周时,其发生率较高;随妊娠周的增长,臀先露发生率逐渐减低,足月分娩占妊娠总数的 3%～4%。因胎臀比胎头小,分娩时胎头未经变形或因过度仰伸往往后出头娩出困难,脐带脱垂亦多见,故围生儿死亡率较头位分娩明显增高,因此,近年臀先露剖宫产率显著上升至 70%～90%,甚至 100%,但是剖宫产并不是臀先露处理的最好办法,关键是孕期及时发现臀先露,尽可能促使转为头位,减少臀先露的发生率。

【原因】

1. 早产　妊娠未足月,特别在 30 周或 30 周以前时,羊水量相对偏多,胎儿常取臀先露,一旦发生早产,即以臀先露方式分娩。

2. 羊水过多或经产妇　子宫腔空间较大或子宫壁较松弛,胎儿易在宫腔内自由活动以致形成臀先露。

3. 胎儿在宫腔内活动受限　致使胎头不易随妊娠月的增加而转为头位,如子宫畸形(单角子宫、双角子宫、子宫不完全纵隔等)、双胎、羊水过少等。

4. 胎儿下降受阻或衔接受阻　如有骨盆狭窄、胎儿过大或相对性头盆不称、前置胎盘、卵巢囊肿或子宫下段肌瘤阻塞盆腔等情况。

5. 胎儿畸形　如无脑儿、胎儿脑积水等。

6. 胎盘种植于子宫角或底部　这种情况下臀先露发生率升高。Fiann 等用超声波观测到臀先露中胎盘种植于子宫角基底部者为 73％,头位仅为 50％。

【临床分类】　根据胎儿下肢的姿势分为三类(图 15-3-11)。

1. 单臀先露　又称腿直臀先露,双腿髋关节屈曲,膝关节伸直,以臀部为先露,临床上最多见。单臀先露时首先通过宫颈口的是臀部加双大腿,其周径与胎头周径略同,当其通过宫颈口时,宫颈口必已开全,此时胎头没有被宫颈口卡住以致不能娩出的危险;加之胎儿双腿盘曲于胸前的双上肢之前,使胎儿的双腿与腹壁之间留有空隙,避免脐带严重受压,不容易发生脐带脱垂。总的说来对分娩影响不大。

2. 完全臀先露　又称混合臀先露,双腿髋关节及膝关节均屈曲,以臀先露与双足为先露,较单臀先露少见。完全臀先露在分娩过程中因下肢受到的阻力比臀部受到的阻力小,所以往往是下肢先下降,其位置低于臀部。完全臀先露处理得当,一般不至于形成不完全臀先露,但在胎膜突然破裂时应警惕发生不完全臀先露的可能。

3. 不完全臀先露　较少见,胎儿呈直立或跪式,以足或膝为先露。有以下几种情况:①足先露,双侧髋关节与膝关节均伸直;②膝先露,双侧髋关节伸直而膝关节屈曲;③双侧先露不同,一侧为足先露,另一侧为膝先露。不完全臀先露最容易发生脐带脱垂。

三种臀先露中单臀先露最适合阴道试产,胎儿预后最佳。完全臀先露次之,不完全臀先露最差。

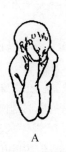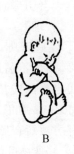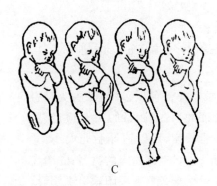

图 15-3-11　胎儿各种臀产式
A. 单臀位;B. 混合臀位;C. 不完全臀位

【产科检查】

1. **腹部检查** 在宫底可以扪及圆而硬的胎头，按压时有浮球感，在耻骨联合上方可扪及软而较宽的胎臀，胎心音的位置在脐的左上或右上方。

2. **肛查或阴道检查** 如腹部检查不能肯定为头位或臀先露时，可做阴道检查，以区别臀先露的种类、了解宫颈口的情况及有无脐带脱垂。如胎膜已破，可直接扪到胎臀、外生殖器及肛门。如扪到的部位似胎足，可以从足趾和手指的不同及有无足跟而区别其为胎手或胎足(图 15-3-12)，在扪到胎臀时尚应注意与面位相鉴别。当手指放入肛门时有环状括约肌的收缩感，指尖上有胎粪；而面位的口部及两侧颧骨呈一等腰三角形分布，手指放入口内可触及牙龈，并可扪及下颌骨。

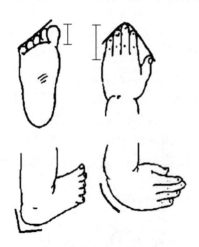

图 15-3-12 胎手与胎足的区别

3. **超声波检查** 可以了解：①胎头是否仰伸，仰伸程度如何；②测量胎头双顶径、胸围、腹围及股骨长度，用以估计胎儿大小；③胎儿是否畸形；④确定臀先露的类型；⑤胎盘位置；⑥如在臀先露旁见到一团软组织阴影，应警惕脐带先露。

【分娩机制】 胎儿身体各部中，头变形性最小而径线最大，肩次之，臀最小。头位分娩时，胎头一经娩出，胎体其他各部的娩出多无困难，但臀先露时较小的臀部先娩出，较大的头部却最后娩出，因而易发生后出头困难。接生时，如能按照臀先露分娩机制适时地恰当处理，可减少臀先露的围生儿死亡率。臀先露以骶骨为指示点，有骶左前、骶右前、骶左横、骶右横、骶左后、骶右后六种胎方位，现以单臀先露骶右前为例介绍分娩机制(图 15-3-13)。

1. **臀部娩出** 临产后，胎儿臀部以粗隆间径衔接于骨盆入口右斜径上，并不断下降，其前髋部下降稍快，先抵盆底，在遇盆底阻力后，臀部向母体右侧作 45°的内旋转，使前髋位于耻骨联合后方，而粗隆间径即与母体骨盆的前后径一致，此时，胎体为适应产道弯曲度而侧屈，胎臀在母体会阴部出现并娩出。继之，双腿双足亦娩出，胎臀及下肢娩出后，胎体发生外旋转，胎背转向前方或右前方。

2. **胎肩娩出** 在胎体发生旋转的同时，胎儿双肩径于骨盆入口面的横径或斜径上入盆，逐渐下降达盆底，此时，前肩向右作内旋转 45°～90°而位于耻骨弓下，接着，胎体又侧屈于会阴后联合前，先娩出后肩及其上肢，然后又娩出前肩及另一侧上肢。

3. **胎头娩出** 当胎肩娩出时，胎头以矢状缝衔接于骨盆入口的左斜径或横径上，逐渐下降、俯屈，当胎头达盆底时，其枕部紧贴于耻骨联合之后并以位于耻骨弓下的枕骨下凹为支点，胎头继续俯屈，于是颏、面、额部相继露于会阴部而最终胎头全部娩出。

【处理】

1. **妊娠期** 妊娠 28 周以前，由于羊水较多，胎位不易固定，30%～35%为臀先露，多可自然回转呈头位，无须特殊处理。若妊娠 30～32 周仍为臀先露，应当积极处理，用下述方法矫正胎位。

(1)膝胸卧位：促使胎臀退出盆腔，借助胎儿重心，自然转成头先露。方法：孕妇排空膀胱后，松解裤带，俯跪于床上，胸部贴床，大腿与床成直角(图 15-3-14)。每天 1～2 次，每次 15min，7d 为 1 个疗程。成功率 70%以上。

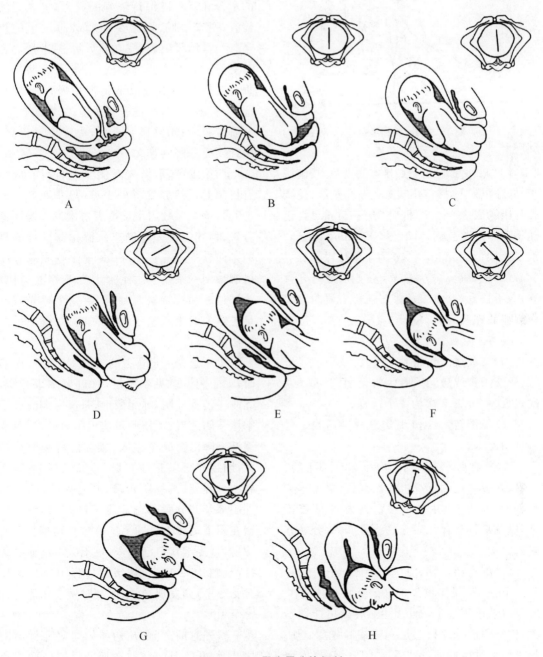

图 15-3-13 臀先露分娩机制

A. 胎臀粗隆间径衔接于骨盆入口右斜径上；B. 胎臀经内旋转后，粗隆间径与母体骨盆出口前后径一致；C. 前髋自耻骨弓下娩，臀部娩出时粗隆间径与骨盆出口前后径一致；D. 胎臀娩出后顺时针方向旋转，胎臀转向前方；E. 胎头矢状缝衔接于骨盆入口左斜径上；F. 胎头入盆后矢状缝沿骨盆左斜径下降；G. 枕骨经内旋转达耻骨联合下方时，矢状缝与骨盆出口前后径一致；H. 枕骨下凹达耻骨弓下时，胎头俯屈娩出，此时胎头矢状缝仍与骨盆出口前后径一致

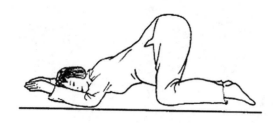

图 15-3-14　膝胸卧位

（2）仰卧臀高位：孕妇排空膀胱后，松解裤带，仰卧于床上，腰部用枕头或被褥垫高，使腰臀与床缘成 30°～45°，仰卧 10～15min 后，迅速将身体向胎肢侧转动，侧卧 5 min。每天 2 次，每次 15～45min，3～7d 为 1 个疗程。

（3）甩臀运动：方法是令孕妇双足分开直立，双手扶桌沿，双膝及臀部顺胎头屈曲方向作规律的连续旋转，每日早、晚各 1 次，每次 15 min，7d 为 1 个疗程。

（4）艾灸或激光照射至阴穴：平卧位或坐位，用艾条灸或激光照射两侧至阴穴，每天 2 次，每次 15min，5 次为 1 个疗程。

（5）外倒转术：经上述方法失败后或足月可试用此术。

2. 分娩期　临产初期应根据产妇年龄、产次、妊娠经过、胎产次、骨盆类型、臀先露类型、胎儿大小、胎儿是否存活及发育是否正常，以及是否有合并症等，决定正确的分娩方式。

（1）剖宫产：择期剖宫产指征如下。①骨盆狭窄；②胎儿体重≥3500g 或胎儿体重<2500g（若体重过小估计出生后存活可能性不大，仍宜阴道分娩）；③足先露或膝先露；④B 超见胎头过度仰伸，呈"望星式"；⑤B 超提示脐带先露或隐形脐带脱垂；⑥妊娠并发症或合并症（如妊娠期高血压重度子痫前期、前置胎盘、糖尿病、慢性高血压病等）；⑦高龄初产；⑧瘢痕子宫；⑨软产道异常；⑩胎膜早破，胎盘功能异常。

（2）阴道分娩

1）第一产程：孕妇应卧床休息，给予足够的水分和营养以保持较好的产力，少做阴道检查；不宜灌肠，以减少胎膜破裂发生的机会。一旦胎膜破裂，应立即听胎心，若胎心音改变明显立即做阴道检查，了解有无脐带脱垂。若产程中出现以下情况应及时行剖宫产：①宫缩乏力，产程进展缓慢；②胎儿窘迫；③脐带脱垂；④宫口开全后，先露位置仍高，估计阴道分娩困难。

2）第二产程：臀先露胎儿能自行完成所有机制而自然分娩者极少见（除非死产或早产儿），绝大多数需由接产者协助才能经阴道分娩，称其为臀先露助产。臀先露助产的目的是使软产道充分扩张，并按照臀先露分娩机制采用一系列手法使胎儿顺利娩出。可分为压迫法和扶持法两种，如系完全臀先露或足先露一般用压迫法，如系单臀先露则用扶持法助产。

①压迫法：压迫法的要点是"堵"，宫缩时，如于阴道口见到胎足，宫口大多未开全，此时应消毒外阴，铺无菌巾，每次宫缩时以手掌堵于阴道口，不使胎足落出阴道外，当胎臀逐渐下降以至完全进入盆腔时，宫颈继续扩大，阴道亦得以充分扩张。至产妇向下屏气感十分强烈，其外阴膨隆，肛门松弛，胎儿的外阴部及部分臀部已显露于产妇的阴道口，堵在阴道口接生者的手掌也感受到相当大的冲击力，提示宫口已开全，可不必再堵而准备接产（图 15-3-15）。在堵的过程中要严密注意胎心率，如发现异常，可及时做会阴侧切行臀牵引术。

臀先露助产前，凡初产妇建议先做会阴切开，切开的时间掌握在切开后一至两次宫缩胎儿的双下肢及臀部即可娩出为度。胎臀及下肢娩出后，助产者可用无菌巾包住胎儿的下肢及臀部，双手把持胎儿臀部向下牵引，当脐部露出后，将胎背一面旋转，一面向下后方牵引，露出前肩，此时，助产者可以示指及中指伸入阴道，置于胎儿前上肢的上外侧并将其压向内侧，使胎儿前上肢做洗脸样动作，

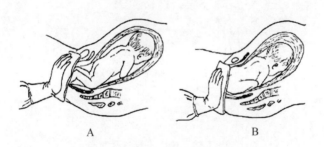

图 15-3-15　压迫法臀先露助产

扫过面部及胸部而娩出,然后将胎体提起,以同法娩出后肩及后上肢,此为滑脱法(图 15-3-16A)。也可以用双手握持胎臀,逆时针方向旋转胎体同时稍向下牵拉,先将前肩娩出于耻骨弓下,再顺时针方向旋转娩出后肩,此为旋转胎体法助娩胎肩(图 15-3-16B)。此时仅胎头尚未娩出,将胎背转向前方,胎体骑跨在术者左前臂上,术者将左手伸进阴道,左手中指放在胎儿鼻根部,以示指及环指分别置于胎儿上颌骨两侧,右手中指按压胎儿枕部,示指及环指分别置于胎儿颈部两侧,向下向外牵引。此时可由助手在耻骨联合上方加压,使胎头俯屈,待枕部抵耻骨弓时,接生者双手将胎头向上提举,使下颏、口、鼻、额相继从阴道娩出(图 15-3-17)。现不主张将中指进入胎儿口腔,以免造成胎儿口腔关节损伤。

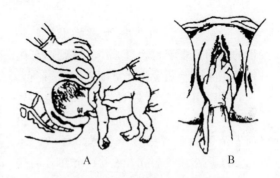

图 15-3-17　臀先露助产助娩胎头
A. 侧面；B. 正面.

②扶持法:扶持法只用于单臀先露,其要点是"拔"。换言之,在接生过程中注意保持胎儿伸直的下肢折叠于胎体上,压住交叉在胸前的双臂,防止其上举。接产时,当胎臀于阴道口娩出后,接产者用手把持胎体两侧,拇指压在胎儿腿部上,其余四指扶住胎儿骶部,每次宫缩时将胎体及双腿向上抽拔,以使胎体逐步自阴道娩出。此时,术者的拇指及其他四指立即又移近阴道口,使双腿始终紧贴胎体而不致脱出阴道口外。当胎足娩出阴道后,双肩亦随之娩出,而交叉于胸前的两侧胎臂亦随之娩出,而至此再握住双足将胎体及双腿向耻骨联合方向提举,若胎头能保持俯屈位,将能顺利娩出(图 15-3-18)。若在扶持的过程中胎儿下肢不慎落出,则应该用压迫助产法协助胎体、胎肩及胎头娩出。

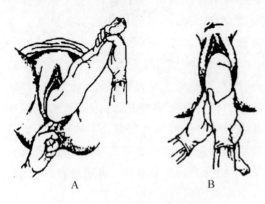

图 15-3-16　臀先露助产助娩胎肩
A. 滑脱法；B. 旋转胎体法

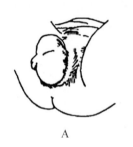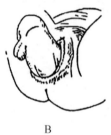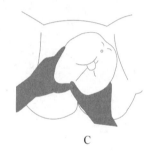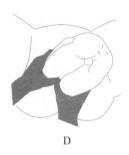

A   B   C   D

图 15-3-18 扶持法臀先露助产

A. 娩臀时不要过早干预,任其自然分娩;B. 胎背朝上,直至膝部露出阴道口;C. 双手把持胎体两侧,拇指按压大腿,其他四指放在骶部,略上举胎体;D. 继续把持胎体,向孕妇腹部方向上举,娩出胎头

不论采取何种助产法,胎臀娩出至胎头娩出的时间最多不得超过 8min,否则即可因脐带受压导致胎儿发生严重缺氧,甚至死亡。

③臀牵引术:这是一种以手术分娩的臀先露产。胎儿由下肢开始直至胎头全部由接产者牵引娩出者称臀牵引术。臀牵引术除两下肢是由接产者牵出外,其余部分的接产手法同臀先露助产,似乎两者相差不多,其实它与臀先露助产截然不同。它没有足够的时间让胎臀降到盆底,使两下肢盘曲于腹部前,又不能保证宫颈扩张完全及阴道、会阴充分松弛,增加了分娩的难度和围生儿死亡率及并发症的发生率。因此只有在胎儿有紧急情况(如宫内窘迫、脐带脱垂、死产及母体危急),而宫颈已开全或近开全时,在全身吸入性麻醉或硬膜外麻醉下施行臀先露牵引术。多数施术者认为采用剖宫产术较采用臀牵引术为好。

3)第三产程:产程延长易并发子宫收缩乏力性出血。胎盘娩出后,应肌内注射缩宫素加强子宫收缩,减少产后出血。凡行手术助产者,术后均应仔细检查有无软产道损伤,及时缝合止血,并用抗生素预防感染。

3. 阴道分娩并发症

(1)脐带脱垂:脐带脱垂时,宫颈未开全,胎心好,尽快行剖宫产;宫颈已开全,胎儿情况不佳,胎心<100/min,或缺乏即刻做剖宫产条件时,可考虑行臀牵引术。胎心已消失,胎儿已死亡,可等待宫颈开全后行臀先露助产。

(2)后出头困难:若因胎头仰伸而不能进入骨盆,切不可强行牵引使仰伸加剧。此时,助手可在耻骨联合上方加压,协助胎头俯屈,而术者的手在阴道内勾住胎儿口腔,加以牵引,胎头即可入盆;若仍有困难,则可将枕部转向骨盆一侧成为枕横位,以胎头的双顶径通过骨盆入口的前后径,促使胎头入盆。臀先露产的后出头娩出困难时,可用臀先露后出头产钳(Piper forceps)助产(图 15-3-19),若无 Piper 产钳,亦可用一般产钳代之。遇到后出头娩出困难时,切忌用暴力牵引,以免导致臂丛神经损伤、锁骨骨折,甚至胎儿颈椎脱位、小脑天幕撕裂等损伤。胎儿已死亡则可做穿颅术。

(3)胎臂上举:臀先露分娩中牵引胎体过急,可发生胎臂上举,增加胎儿娩出的困难。处理胎臂上举有两种方法:①旋转法。接生者以无菌巾包裹胎儿臀部,以双手的拇指紧贴胎儿骶骨及背部,四指紧握胎儿腹部及大腿,向胎背方向旋转 180°,旋转后,位于耻骨弓后方的前肩及上臂可从耻骨弓下脱出,再向相反方向旋转 180°娩出另一侧肩部及上臂。②滑脱法。如上述方法失败,接产者可用右手握住双足上提,使位于会阴联合处的

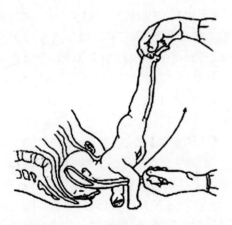

图 15-3-19　臀先露后出胎头产钳术

后肩先露,再以左手示指及中指伸入阴道,紧贴于胎儿前臂的前外侧,勾住肘关节以洗脸样动作使前臂向前胸滑出阴道,然后放低胎儿,此时前肩及同侧上肢常可自然由耻骨下娩出。

(4)颅脑及脊柱损伤:胎头仰伸未能入盆应设法使其俯屈,转动 90°至横位入盆。切忌在胎头未入盆时强行牵拉胎体造成小脑幕撕裂、脊柱断裂或其他损伤。

(5)臂丛神经损伤:臀先露胎头未入盆时强行牵拉胎臀、胎肩都可造成臂丛神经损伤。一旦发生只有等待其自然恢复,轻度损伤者往往需半年以后才能恢复功能。严重损伤可能造成上肢永久瘫痪。

【并发症】

1. 臀先露分娩　对围生儿影响较大,并发症较多。

(1)早产:据 1964 年 Morgan 报道 16 327 次臀先露分娩,早产占 32%。除早产本身对胎儿或婴儿的影响外,臀先露分娩较头位有更大的危险性。据统计各组胎龄相同的新生儿,臀先露的体重均较非臀先露者为低,分娩时的危险性更大,因此死亡率增高。

(2)脐带脱垂:臀先露的脐带脱垂发生率为 4%～5%,为头位的 10 倍,其中先露部完全填满了宫颈口的单臀先露的脐带脱垂发生率最低,仅在 1% 左右;完全臀先露为 2%～5%;足先露则因所露出的空隙最大而高达 10%～18%。

(3)窒息和损伤:在困难的臀先露分娩中,新生儿损伤的发生率为 20%,即使分娩较顺利亦达 3.5%;其中最严重的损伤是颅内出血,发生率较头先露高 10 倍,是臀先露婴儿死亡的主要原因之一。颅内出血或损伤的主要原因是当胎头通过骨盆时,在极短的时间内承受张力很大的牵引,胎头未变形,颅内的韧带(小脑天幕等)及脑组织发生撕裂、出血及挫伤,损伤更多发生于有头盆不称、骨盆狭窄或在宫颈未开完全的情况下。另一方面,由于牵引的困难,脑部缺氧时间过久而发生脑实质的弥散性出血,可带来终身后遗症。臀先露中颈部、肱骨、股骨的骨折及脱位以及臂丛神经损伤的发生率亦高。其他如咽部或腹腔脏器(包括肝、脾、膀胱的损伤)亦偶有所见。

(4)畸形:臀先露中先天性畸形(如脑积水、无脑儿、先天性髋关节脱位等)的发生率高于头位。Brennei 在 29 000 例头位中发现畸形率为 2.4%,而在 10 000 例臀先露中则为 6.3%,臀先露的畸形发生率为头位的 1～2 倍。

2. 臀先露分娩　对母体不良影响如下。

(1)臀先露先露部不规则,使前羊膜囊受到的压力不均匀,易发生胎膜早破。且不易紧贴子宫下段及子宫颈,容易引起子宫收缩乏力,致产程延长。

(2)若宫颈尚未开全过早行臀牵引术,或因臀先露助产技术掌握不当,或动作粗暴可致阴道裂伤,甚至会阴Ⅲ度撕裂,子宫颈裂伤,严重者可累及子宫下段,乃至子宫破裂。

【预后】　臀先露主要问题是围生儿死亡率明显升高,如 1964 年 Morgan 等报道美国 147 所医院 404 847 次分娩中,臀先露分娩 16 327 次,全国的围生儿死亡率为 27.5‰,

而臀先露高达 150.8‰，为全组的 5～6 倍。我国华西医科大学 20 年（1954－1963 年，1969－1978 年）共分娩 25 813 例，其中臀先露 995 例，围生儿死亡率为 135.4‰，较我国 17 省市的统计资料一般围生儿死亡率 20.48‰亦有明显增高。

四、肩 先 露

当胎体横卧于骨盆入口以上，其纵轴与母体纵轴相垂直或交叉时称为肩先露（shoulder presentation）。根据胎头的位置在母体左侧或右侧以及胎儿肩胛朝向母体前方或后方，可将横位分为肩左前、肩左后、肩右前、肩右后四种胎位（图 15-3-20）。肩先露是最不利于分娩的胎位，除死胎及早产儿肢体可折叠而自然娩出外，足月活胎不可能自然娩出，如不及时处理，容易造成子宫破裂，危及母儿生命。

【原因】 任何破坏子宫极性（纵椭圆形）的原因都可导致肩先露。如骨盆狭窄、前置胎盘、子宫畸形、子宫肌瘤、双胎、羊水过多、经产妇腹壁松弛等情况均可能使胎头的衔接发生阻碍，或使胎儿在宫腔内的活动范围过大而导致肩先露。

【产科检查】

1. 腹部检查 子宫轮廓呈横椭圆形，横径较正常妊娠的要宽。用四部手法触诊可发现子宫底较妊娠月份为低，宫底较空虚，触摸不到胎头或胎臀；母体腹部一侧可触到胎头，对侧摸到胎臀；耻骨联合上方空虚，摸不到胎头或胎臀。根据腹部检查多可确定胎位。肩前位时，胎背朝向母体腹前壁，触之宽大而平坦；肩后位时，胎儿肢体朝向母体腹前壁，可扪及不规则的高低不平的小肢体。在脐周听诊胎心音最清楚。

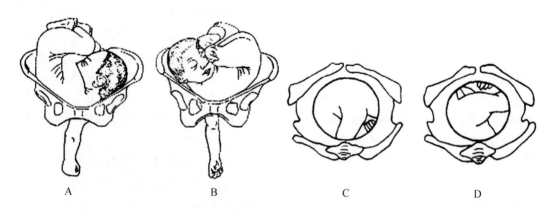

图 15-3-20　横位肩先露
A、B. 肩左前；C、D. 肩右前

2. 阴道检查 胎膜未破者不易查清胎位，但横位临产后胎膜多已破裂，如宫口已扩张，可触及胎儿肩峰、肋骨、肩胛及腋窝。腋尖端指向胎儿头端，据此可判断胎头在母体的左侧或者右侧，依据肩胛骨朝向母体的前或后方，再决定肩前位或肩后位。如胎头在母体的右侧，肩胛骨朝向后方，则为肩右后位。肩先露部与骨盆不可能很好地衔接，故

小肢体容易脱垂，如胎手已脱出阴道口外，可用握手方法鉴别是左手或是右手。检查者只能用同侧手与胎儿手合握，即左手与左手合握，右手与右手合握。如阴道检查发现先露部为小肢体，应尽可能将手与足、肘与膝、肩与臀等加以区分。足与手最明显的区别是足有足跟，足掌与其连接部小腿呈垂直线，足趾短而较整齐、趾间不易张开，趾部与掌部不能

靠拢,踇趾亦不能与其他四趾靠拢。而手指长而不齐,指间易张开,指部与掌心能靠拢,拇指与其他四指亦可靠拢。肘部较小,沿肘部向上可触到肩部;膝部较大,沿膝部向上可触及臀部。在肩部上方可触到腋窝,其闭锁的一侧为胸部肋骨;在臀部则可触到胎儿的外生殖器及肛门。根据以上特点,不难将各部位加以鉴别。

3. 超声检查　初产妇腹壁厚而紧者,在临产前往往触摸不清胎位,而又未具备阴道检查的条件,致使诊断发生困难,此时可做超声检查以明确诊断。

【对分娩的影响】

(1)横位先露部为肩,对宫颈口及子宫下段的贴合不均匀,常易发生胎膜早破及宫缩乏力。

(2)胎膜破后,羊水外流,胎儿上肢或脐带容易脱垂,导致胎儿窘迫,以致死亡。

(3)临产后,随着宫缩增强,迫使胎肩下降,胎肩及胸廓的一小部分挤入盆腔内,肢体折叠弯曲,颈部被拉长,上肢脱出于阴道口外,但胎头及臀部仍被阻于骨盆入口上方,形成所谓嵌顿性横位或称忽略性横位(图 15-3-21),子宫收缩继续增强而胎儿无法娩出,子宫上段逐渐变厚,下段变薄、拉长,在上下两段之间形成病理性缩复环。产程延长后,此环很快上升达脐上,此时做检查可在子宫下段发现固定压痛点,并可能发现产妇有血尿,这些表现均属于先兆子宫破裂的临床征象,如不及时处理,随时可发生子宫破裂。

(4)有时由于分娩受阻过久,宫缩可变得越来越弱,间隔时间越来越长,直至子宫呈麻痹状态,对此情况若缺乏认识,任产程继续延长,可能导致宫腔严重感染,危及母儿生命。

【处理】

1. 妊娠期　妊娠 30 周以后仍为横位或斜位者,可采用膝胸卧位、仰卧臀高位或艾灸至阴穴,促使胎儿自行转为头先露。如未成功,可试行腹部外倒转术转成头先露,并包扎

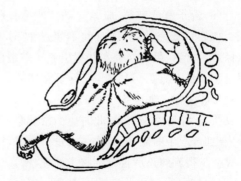

图 15-3-21　忽略性横位(嵌顿性横位)

腹部固定胎儿为纵产式。若外倒转术失败,妊娠近足月应提前在 35～38 周住院,住院后重点监护临产征兆及胎膜早破,行选择性剖宫产。无条件住院者,需与产妇和家属说明出现胎膜早破或临产现象立刻来院。

2. 分娩期

(1)对伴有产科指征,如头盆不称、前置胎盘、有难产史,应于临产前或临产初期行剖宫产。

(2)产妇已临产,应进行以下处理:①宫颈口扩张不大或有脐带脱垂、胎心尚好者,应立即行剖宫产术。②若系经产妇,胎膜刚破不久。子宫腔内羊水尚未流尽,宫颈口已开全或近开全,胎心音好,仍以选择剖宫产为妥。除非在无剖宫产条件或不能及时转送时,方可考虑由有经验的医师行内倒转术,将胎儿转为臀先露后,待宫口开全如胎心好则行臀先露助产术,如胎心异常即进行臀先露牵引术。

(3)如羊水流尽,或已有先兆子宫破裂或子宫已部分破裂者,无论胎儿是否存活,绝不能再经阴道进行操作,应立即行剖宫产术。如发现宫腔感染严重,可根据患者的年龄、有无再次生育要求及术中情况,考虑一并将子宫切除。

(4)胎儿已死,胎肢脱出于阴道,而无先兆子宫破裂,宫颈口已开全,可在硬膜外麻醉或乙醚麻醉下行断头术,亦可考虑内倒转术。断头或除脏术遇到困难时也应改行剖宫产术。

（5）若子宫已破裂,应紧急剖宫产挽救胎儿。如裂口较完整,破裂时间不超过12h,要求保留子宫者,可行修补术并置引流。破裂已超过12h且有感染可能者,应行子宫切除,以挽救母体生命。如破裂已超过24h,产妇处于休克状态,伴有感染因素,此时应严密观察,除外内出血,应予输血、静脉输注大量抗生素,待休克初步得到纠正后再行剖腹术处理。

（6）如已肯定胎儿有畸形者,可在宫口开大5cm后行内倒转术,将胎儿一条腿牵出宫颈转为臀先露后使胎臀压迫宫颈,待宫颈开全后经阴道分娩。

（7）凡准备由阴道手术分娩者,术前必须仔细检查有无子宫先兆破裂或部分子宫破裂的症状和体征。如果有子宫部分破裂,应立即行剖宫产术。

凡经阴道手术分娩者,术时严格消毒,注意宫缩情况,预防出血与感染,术后应常规探查宫腔,若发现子宫已破裂,须经腹修补或行子宫切除术;若有宫颈撕裂,应及时缝合,并应注意子宫收缩情况,预防产后出血及感染,产后给予抗生素。如发现有血尿,或怀疑膀胱受压过久时应放置保留尿管两周,以防发生尿瘘。

（严小丽　常　青）

第四节　剖　宫　产

剖宫产术（cesarean section）是指妊娠28周及28周以上,经剖腹和切开子宫取出胎儿及其附属物的手术。剖宫产历史悠久,究竟由何人何时开创很难确定,但剖宫产无疑是最早的手术方法之一。剖宫产术的发展经历了尸体剖宫产、不缝合子宫的剖宫产、Porro剖宫产子宫次全切除术、古典式剖宫产、经腹腔腹膜外剖宫产、腹膜外剖宫产、经腹子宫下段剖宫产等几个发展阶段。在现代产科临床上,剖宫产术式已日臻完善,已成为解决难产的重要手段之一。

【手术指征】　剖宫产指征是指不能经阴道分娩和不宜经阴道分娩的情况。剖宫产手术指征的分类繁多,可以按程度分为绝对指征和相对指征;按时间分为永久性指征和非永久性指征;按来源分为母体指征、胎儿指征和母儿指征等。剖宫产指征可以是单因素、也可以是多因素,可以是绝对的、也可以是相对的,而且分娩是一个动态的过程,许多时候需在分娩过程中不断评估,才能做出正确的判断。本文按照剖宫产指征是否与分娩的各要素直接相关分为难产指征和非难产指征。

1. 难产指征　指因产道、产力、胎儿异常所致难产需以剖宫产终止妊娠或结束分娩者。

（1）骨盆狭窄或畸形:骨盆狭窄的诊断主要依靠临床上骨盆外测量和内测量,骨盆明显狭窄、重度头盆不称者(头盆评分<6分)或骨盆明显畸形者应行择期剖宫产(表15-4-1,表15-4-2)。

表 15-4-1　头盆评分标准

观察指标		分　　值
骨盆状况	＞正常	6
	正常	5
	临界狭窄	4
	轻度狭窄	3
	中度狭窄	2
	重度狭窄	1
胎儿体重(g)	2500±250	4
	3000±250	3
	3500±250	2
	4000±250	1

表 15-4-2　骨盆狭窄标准

骨盆状况	骶耻外径(cm)	坐骨结节间径(cm)	坐骨结节间径＋后矢状径(cm)
＞正常	＞19.5	＞9.0	＞18.0
正常	18.5～19.5	8.0～9.0	15.5～18.0
临界狭窄	18.0	7.5	15.0
轻度狭窄	17.5	7.0	14.0
中度狭窄	17.0	6.5	13.0
重度狭窄	16.5	6.0	12.0

(2)相对头盆不称:相对头盆不称是指骨盆径线在正常范围,但胎儿过大或胎头与骨盆比例不相适应使骨盆相对狭窄。破膜后经严格试产(正规宫缩 6～8h),胎头仍不下降,宫口扩张受阻者应行剖宫产。

(3)阴道异常:阴道创伤、手术或感染后的瘢痕引起阴道狭窄者;阴道横膈位置高、厚,阻挡先露下降者;阴道重建性手术和生殖道瘘修补或陈旧性会阴Ⅲ度裂伤修补术后者;阴道内肿瘤阻挡先露下降又不能切除者;阴道广泛或巨大的尖锐湿疣者均考虑剖宫产。

(4)宫颈异常:宫颈锥切、深部电灼、宫颈裂伤修补或严重感染后的瘢痕影响宫颈扩张者;宫颈水肿或坚韧经处理(利多卡因或地西泮)和数小时规律宫缩不扩张者;晚期妊娠合并宫颈癌者;广泛宫颈尖锐湿疣者;宫颈肌瘤阻挡先露入盆者均考虑剖宫产。

(5)子宫异常:①瘢痕子宫。既往剖宫产为古典式或 T 形切口,以及子宫下段横切口,但不符合阴道试产适应证者应考虑剖宫产;子宫手术史(如较大的子宫肌瘤挖除术尤其是深入宫腔者、子宫矫形术等)应考虑剖宫产。②子宫畸形。子宫畸形因宫腔形态异常导致胎位异常、子宫发育不良导致宫缩乏力经处理无效、双子宫之非孕子宫嵌顿骨盆中阻碍分娩者,应考虑剖宫产。

(6)盆腔肿瘤阻碍分娩进程者。

(7)产力异常:宫缩乏力经处理无效,伴有产程延长或停滞者,应考虑剖宫产。宫缩过强伴子宫先兆破裂、强直性或痉挛性子宫收缩经处理无缓解伴胎儿窘迫,均应立即剖宫产。

(8)胎头位置异常(头位难产):额位、高直后位、前不均倾位、面-颏后位,如果诊断明确,足月活婴均应考虑剖宫产。持续性枕横位或枕后位,经充分试产并经各种处理不能纠正,宫颈扩张或先露下降阻滞,应行剖宫产;或宫颈虽勉强开全但先露下降不能达＋2以下者,也不宜阴道助产而应考虑剖宫产。

(9)横位:足月妊娠横位,胎儿正常,应行择期剖宫产,经产妇也不例外,已临产者应行急诊剖宫产。横位或忽略性横位,胎儿已死亡,宫口已开全,若无子宫先兆破裂,可在全麻下行内倒转术或行断头术、碎胎术经阴道取出胎儿,产后应做子宫阴道内诊除外子宫破裂;若有子宫破裂征象,应立即剖宫产。

(10)臀位:骨盆狭窄或临界、足先露、高龄初产妇(≥35 岁)、估计胎儿体重＞3500g,B 超提示胎头过度仰伸(望星空式)、过期妊娠、胎膜早破、胎儿珍贵、既往有难产史或臀位死产史、合并子痫前期等均应考虑剖宫产。臀位择期剖宫产远较急诊剖宫产预后佳。

(11)巨大儿:估计非糖尿病孕妇胎儿体重≥4500g、糖尿病孕妇胎儿体重≥4000g,或合并过期妊娠,均应考虑剖宫产。

(12)连体双胎:足月妊娠应行剖宫产术。

2. 非难产指征　指在妊娠期或分娩期,因母儿并发症或合并症危及母儿健康或生命,需急速终止妊娠或结束分娩,或因阴道分娩条件不成熟,以及阴道分娩有危险而行剖宫产者。

(1)胎儿窘迫:要慎重掌握,既不要轻率诊断增加剖宫产率,也不可犹豫不决而延误抢救时机。

(2)脐带脱垂:胎心尚好,估计胎儿能存活而短时间内又不能经阴道分娩者应急诊剖宫产。

(3)产前出血:胎盘早期剥离和前置胎盘多考虑剖宫产,少见的如前置血管破裂出血也应施行急诊剖宫产。

(4)重度子痫前期:经治疗后有终止妊娠的指征,而宫颈条件不成熟,不能在短时间内经阴道分娩,或引产失败,或胎盘功能明显减退,或已有胎儿窘迫征象,或病情严重(如血压控制不理想或伴眼底出血或伴视网膜剥离等)应考虑剖宫产;子痫控制后2h可考虑剖宫产。

(5)妊娠期肝内胆汁淤积症(ICP):重度ICP(TBA≥40μmol/L)经治疗无效,合并臀位多胎妊娠或重度子痫前期,或既往有ICP所致死胎死产史或新生儿窒息史者,以剖宫产为宜。

(6)妊娠期急性脂肪肝:一旦确诊或临床高度怀疑时,无论病情轻重、病程早晚,无论胎儿存活还是胎死宫内,均应尽快终止妊娠,并以剖宫产为宜。

(7)妊娠合并心脏病:心脏病妊娠风险分级≥Ⅲ级且心功能≥Ⅱ级者,或者胎儿偏大或产道条件不佳、胎位异常者,均应择期剖宫产。

(8)妊娠合并严重肝、肾疾病者;妊娠合并糖尿病,病情严重或胎儿巨大或胎盘功能不良者以剖宫产为宜。

(9)特发性血小板减少性紫癜:血小板<$50×10^9$/L、有出血倾向,以充分准备择期剖宫产为宜。

(10)妊娠合并高度近视(≥800度)、伴眼底病变,视网膜剥离术后,应放宽剖宫产指

征。

(11)多胎妊娠:双胎如第1胎为臀位或横位,或双胎系易发生胎头交锁和嵌顿的胎位,单羊膜囊双胎,两胎儿体重估计均>3500g,应考虑择期剖宫产。三胎及三胎以上者,考虑剖宫产。

(12)胎盘功能低下:常见于过期妊娠、胎儿生长受限、羊水过少等。

(13)HIV感染和生殖器疱疹病毒感染活跃期,为降低母婴传播,以选择剖宫产为宜。

(14)珍贵儿:如多年不育、既往有难产史或死胎死产而无活婴者、反复自然流产史、迫切希望得到活婴者,试管婴儿不愿阴道试产者,均应适当放宽剖宫产指征。

【术前准备】 剖宫产的术前准备基本上与腹部大手术的要求相同,但要增加对胎儿情况的考虑。具体如下:

1. 医师准备

(1)术前讨论和术前谈话,签署剖宫产知情同意书。

(2)术前评估:体重、体温、脉搏、呼吸、血压等,有并发症者或合并症者针对具体情况积极处理。

(3)完善术前检查:血常规、凝血功能、尿常规、输血免疫全套等。有并发症或合并症者(如子痫前期),需检查肝肾功能、电解质、心电图等。

(4)备血:ABO及Rh血型检查,一般剖宫产备红细胞悬液2U,特殊情况如前置胎盘等增加备血量,必要时备新鲜冰冻血浆、血小板等。

2. 护理准备

(1)准备患者:①择期手术需禁食6~8h(必要时抗酸药);②手术当天腹部备皮;③青霉素类或头孢类抗生素皮试;④卸妆和去除首饰;⑤术前安置保留尿管;⑥心理支持。

(2)手术室的准备:①保证人力、物力的供应;②手术床左倾15°~30°以减少仰卧位

低血压的发生。

(3)新生儿复苏准备:提前预热辐射台,准备好面罩气囊、气管插管、氧气和急救药品,高危胎儿需通知儿科医师到现场参加抢救。

【麻醉】 剖宫产麻醉应在使产妇镇痛的同时对胎儿无明显的抑制。麻醉方法的选择应根据母儿情况、手术指征和紧急程度、麻醉和复苏的条件、手术者和患者本身的要求以及麻醉师自身的技术水平综合考虑。麻醉师应全面评估,同时签署麻醉知情同意书。常用麻醉方法如下。

1. 硬膜外腔麻醉 是我国目前剖宫产手术中应用最广泛的麻醉方法。其优点为镇痛效果比较可靠,麻醉平面和血压较易控制,不影响宫缩,对胎儿无抑制,保持产妇意识清醒,可用于术后镇痛。有腰椎病变、穿刺局部皮肤感染、凝血功能异常、休克未纠正及精神病等禁用。

2. 蛛网膜下隙麻醉(腰麻) 该法也属于区域麻醉。其优点为操作简单,起效迅速,麻醉效果确切,镇痛完善,产妇肌松好,对胎儿影响小。但阻滞平面控制较困难,易发生低血压,部分产妇麻醉后头痛。

3. 蛛网膜下隙-硬膜外腔联合麻醉(腰硬复合麻醉) 可采用新型的腰麻硬膜外穿刺套针。该法综合了硬膜外腔麻醉和蛛网膜下隙麻醉的优点,起效迅速,效果确切,肌松充分,麻醉药用量小,减少了麻醉药中毒的发生率,同时减少了麻醉中使用升压药的频率,降低了腰麻后头痛的发生,可行术后硬膜外镇痛。

4. 全身麻醉 该法国外应用广泛。其优点为起效迅速,麻醉效果及肌松确切,人工通气便于进行呼吸管理,低血压发生率低,更有利于术中抢救严重并发症患者。缺点是易因呕吐或反流致误吸甚至死亡,吸入性肺炎,气管插管或人工通气失败,新生儿呼吸循环抑制等。

【并发症】 剖宫产是解决难产的手段之一,同时剖宫产对解决一些妊娠并发症和合并症、降低围生期母儿死亡率起到了积极作用,但剖宫产毕竟是一种非生理性分娩方式,有诸多并发症,对母儿均有一定危害。

1. 对母体的近期影响

(1)仰卧位低血压综合征(supine hypotensive syndrome)发生率增加。

(2)产后出血发生率增加。

(3)羊水栓塞发生率增加。

(4)脏器损伤:包括膀胱损伤、输尿管损伤、肠管损伤和子宫切口缝合错误等。

(5)产后晚期出血、产褥病率和产褥期感染增加。

(6)肠梗阻:剖宫产术中麻醉和术后镇痛,可能影响肠蠕动的恢复,导致麻痹性肠梗阻;剖宫产术后增大的子宫压迫肠管或术后粘连,可导致机械性肠梗阻。

(7)盆腔、下肢静脉血栓栓塞增加:孕、产妇处于高凝状态,剖宫产麻醉时,下肢静脉扩张,血流缓慢,或手术操作损伤血管壁,或术后患者卧床时间相对较长,肢体活动少,均增加了下肢静脉血栓形成的风险。

(8)产科子宫切除率增加:国内外均报道既往剖宫产和此次剖宫产均是围生期子宫切除的高危因素。

(9)孕、产妇死亡率增加:因剖宫产术中易发生羊水栓塞、突发性心脏病、术中术后大出血、血栓栓塞等,造成孕、产妇死亡率增加。

2. 对围生儿的近期影响

(1)医源性早产增加。

(2)新生儿湿肺和肺透明膜病变增加。

(3)新生儿损伤:主要是皮肤切伤和骨折。

(4)新生儿黄疸增加:有报道认为剖宫产是引起新生儿高胆红素血症的原因之一。

(5)免疫功能低下:剖宫产儿体内的免疫因子的含量明显低于阴道分娩者,所以剖宫产儿对感染的抵抗力较阴道分娩儿低,易患感染性疾病，而且死亡率高。

3. 对母体的远期影响

（1）盆腔粘连（pelvic adhesion）和慢性盆腔痛（chronic pelvic pain）是剖宫产的常见并发症。

（2）子宫内膜异位症包括剖宫产腹壁切口子宫内膜异位症和盆腔子宫内膜异位症，以前者多见。

（3）剖宫产瘢痕妊娠是指孕囊着床于剖宫产术后的子宫切口瘢痕处，属于异位妊娠的一种，是一种较罕见的剖宫产远期并发症，危害严重。

（4）子宫切口憩室（cesarean scar defect，CSD）：发病率因诊断方法的不同而存在较大差异，统计显示为 20%～86%。

（5）再次妊娠可能发生子宫破裂是剖宫产术后潜在的严重并发症。

（6）再次妊娠易出现严重的胎盘异常包括前置胎盘和胎盘植入等。

（7）对以后生育的影响：剖宫产术后发生继发不孕、流产的风险增加。

4. 对新生儿的远期影响

（1）过敏性哮喘发生率增加。

（2）剖宫产儿远期神经精神发育问题增加。

【术后观察与护理】

1. 观察　术后最初 2h 内，应每 15 分钟测一次脉搏和血压，每半小时查看一次腹部切口，同时观察阴道流血和引流情况。全麻患者在完全清醒前应处于左侧卧位或复苏体位，以免误吸或气道梗阻。

2. 镇痛　术后镇痛非常必要。可以采用硬膜外镇痛、静脉给药、肌内注射、口服给药或直肠给药。

3. 区域麻醉后的护理　硬膜外腔麻醉或蛛网膜下隙麻醉后，去枕平卧 6h 后，如血压正常可以采取自由体位。由于腿部需逐渐恢复知觉和运动，因此应特别小心不要使腿部受伤。阿片类镇痛药可能抑制呼吸，因此应注意观察呼吸，继续静脉补液。

4. 母婴同室病房的观察和护理

（1）母儿被送回母婴同室病房后，应每 4 小时测一次产妇的血压、体温和脉搏。

（2）继续观察恶露、子宫收缩和伤口情况，放置会阴垫，记录阴道流血量。

（3）静脉补液可以维持 12h，并预防性应用抗生素。

（4）6h 后逐渐进食（从液体到清淡饮食）。

（5）尿管可以留置到产妇能够去卫生间，记录尿量，任何程度的血尿都应汇报给医师。

（6）鼓励产妇活动下肢，并做呼吸和下肢锻炼，鼓励产妇尽早下床。

（7）进行乳房护理和哺乳指导，早接触、早吮吸、早开奶，以利乳汁的分泌，并指导正确的哺乳姿势和哺乳方式。

（8）保证产妇有充足的休息，在产妇休息或疲倦时，应帮助照顾新生儿。

（9）重视对产妇的心理护理，向其介绍新生儿的特点和护理，消除其焦虑情绪，谨防产后抑郁症。

（张　力）

参 考 文 献

[1] 曹泽毅.中华妇产科学［M］.3 版.北京：人民卫生出版社，2014.

[2] Cunningham FG，Gant NF，Leveno KJ，et al. 威廉姆斯产科学［M］.21 版.北京：科学出版社，2002：425-479.

[3] 刘新民.妇产科手术学［M］.3 版.北京：人民卫生出版社，2007：872-919.

[4] 李小毛，段涛，杨慧霞.剖宫产热点问题解读［M］.北京：人民军医出版社，2008：31-33，60-67.

［5］ 张为远.剖宫产对母儿的近远期影响［J］.中华围产医学杂志,2008,11(4):228-231.

［6］ 中华医学会妇产科学分会产科学组.妊娠合并心脏病的诊治专家共识(2016)［J］.中华妇产科杂志,2016 ,51(6):401-409.

［7］ 中华医学会妇产科学分会产科学组.剖宫产术后再次妊娠阴道分娩管理的专家共识(2016)［J］.中华妇产科杂志,2016,51(8):561-564.

［8］ 中华医学会妇产科学分会.新产程标准及处理的专家共识(2014)［J］.中华妇产科杂志,2014,49(7):486.

［9］ 肖喜荣,李碧,顾蔚蓉,等.二孩政策背景下剖宫产率及剖宫产指征的变化［J］.中华围产医学杂志,2018,21(1):39.

［10］ 刘丽敏,马雪童,焦明丽,等.不同生育政策下剖宫产指征变化及医院管理策略研究［J］.中国医院管理,2017,37(11):46-48.

［11］ 唐舒惠,魏颖,黄蓉.择期剖宫产规范化术前访视的效果［J］.复旦学报(医学版),2017,44(2):250-252.

［12］ 刘兴会.实用产科手术学［M］.北京:人民卫生出版社,2014:43-53.

［13］ 中华医学会妇产科学分会产科学组.妊娠合并心脏病的诊治专家共识(2016)［J］.中华妇产科杂志,2016,51(6):401-409.

［14］ 张豪锋,张军.《2018 ESC 妊娠期心血管疾病管理指南》解读［J］.中国全科医学,2018,21(36):4415-4423.

［15］ 中华医学会麻醉学分会.中国产科麻醉专家共识(2017). http://www. csaol. cn/a/xuehuigong, 2018-06-25.

［16］ 中华医学会麻醉学分会.成人手术后疼痛处理专家共识(2014)［M］.北京:人民卫生出版社,2014,294-304.

［17］ American college of obstetricians and Gynecologists. ACOG Practice Bulletin NO 115:Vaginal birth after previous cesarean delivery. Obstet Gynecol,2010,116(2 pt 1):450-463.

［18］ Crofts JF,Fox R,Ellis D,et al. Observations from 450 shoulder dystocia simulations:lessons for skills training［J］. Obstet Gynecol,2008,112(4):906-912.

［19］ O'Hana HP,Levy A,Rozen,A,et al. The effect of epidural analgesia on labor progress and outcome in nulliparous women［J］. J Matern Fetal Neonatal Med,2008,21(8):517-521.

［20］ Gordon H. Shoulder dystocia［J］. J Obstet Gynaecol,2008,28(4):371-372.

［21］ Cham M,Sundby J,Vangen S. Fetal outcome in severe maternal morbidity:too many stillbirths［J］. Acta Obstet Gynecol Scand,2009,88(3):343-349.

［22］ Macleod M,Strachan B,Bahl R,et al. A prospective cohort study of maternal and neonatal morbidity in relation to use of episiotomy at operative vaginal delivery［J］. BJOG,2008,115(3):1688-1694.

［23］ Backe B,Magnussent EB,Johansen OJ,et al. Obstetric brachial plexus palsy:a birth injury not explained by the known risk factors［J］. Acta Obstet Gynecol Scand,2008,87(10):1027-1032.

［24］ Henry DE,Cheng YW,Shaffer BL,et al. Perinatal outcomes in the setting of active phase arrest of labor［J］. Obstet Gynecol,2008,117:1109-1115.

［25］ MacDorman MF,Menacker F,Declercq E. Cesarean birth in the United States:epidemiology,trends. and outcomes［J］. Clin Perinatol,2008,35(2):293-307.

［26］ Roberge S,Boatin A,Chaillet N,et al. Systematic review of cesarean scar assessment in the nonpregnant state:imaging technigues and uterine scardefect［J］. Am J Perinatol,2012,29(6):465-471.

［27］ ACOG,American College of Obstetricians and Gynecologists. Approaches to Limit Intervention During Labor and Birth［J］. Obstet Gynecol,2017,129(2):e20-e28.

［28］ ACOG,American College of Obstetricians and Gynecologists. Obstetric Analgesia and Anesthesia［J］. Obstet Gynecol,2019,133(3):e208-e225.

第16章 产科急救

第一节 子痫抽搐

子痫是妊娠20周以后"妊娠期高血压疾病"的特殊表现,包括水肿、高血压和蛋白尿,特别于妊娠后期发展成最严重而紧急情况时,以抽搐及昏迷为特点,可并发 HELLP 综合征、肾衰竭、心力衰竭、肺水肿、颅内出血、胎盘早期剥离等。本病严重威胁母婴健康,是引起孕、产妇和围生儿死亡的主要原因之一。

【高危因素】 下列因素易发生妊娠高血压疾病而发生抽搐。

(1)年轻初孕妇(20岁)及高龄初产妇。

(2)家族中有高血压或肾炎、糖尿病、心血管疾病病史者。

(3)初次产检时体重指数≥25kg/m²。

(4)多胎妊娠、羊水过多、葡萄胎患者。

(5)经济条件差、营养不良和重度贫血者。

(6)对妊娠恐惧、精神过分紧张或受刺激睡眠障碍者。

(7)寒冷季节、气压升高时发病增多。

【临床表现】 在上述各严重症状(头晕、头痛、视觉障碍、上腹不适、胸闷及恶心呕吐)的基础上,抽搐发作或伴有昏迷。患者病情进展迅速,子痫前期症状可不显著,而骤然发生抽搐,发生时间多在晚孕期及临产前,少数在产时,更少的还可在产后24h内发生。子痫发作的首发症状常常先是眼球固定,瞳孔散大,口角及面部肌肉震动,数秒钟后发展为全身肌肉强直,头扭向一侧,颈项强直,两手紧握,两臂屈曲,两腿内旋,全身肌肉强烈抽搐。抽搐时牙关紧闭,呼吸暂停,面色青紫。抽搐约持续1min后,抽搐暂停,患者深吸气并发出鼾声,恢复呼吸,全身肌肉松弛,患者处于昏迷状态。轻者抽搐后逐渐苏醒,抽搐间隔期长,发作减少;重者抽搐频繁发作,持续时间长,可陷入深昏迷状态。抽搐次数越多,昏迷时间越长,预后越差。子痫发作时易发生坠伤、唇舌咬伤,因吸入呕吐物窒息或吸入性肺炎等。抽搐发生在分娩以前者称为产前子痫,发生在分娩过程中者称产时子痫,发生于分娩以后的称为产后子痫。

【辅助检查】

1. 血液检查 由于血液浓缩,血细胞容积及血红蛋白常偏高,如合并贫血则表现为正常及降低。血小板计数正常或减少,出、凝血时间正常或延长,白细胞计数偏高,周围血涂片有时可见形态不规则的红细胞或碎片。

2. 尿液检查 24h尿蛋白定量检查,并行尿比重、尿常规及尿肌酐测定。

3. 肝、肾功能及电解质检查 血尿酸、肌酐、尿素氮在肾功损害时可以升高,二氧化碳结合力下降,说明有酸中毒。肝转氨酶及胆红素可以轻度上升,表明肝细胞受损可能有病理性溶血情况。肝脏受损时血糖常偏低。白、球蛋白比例常倒置,由于大量血浆蛋白自尿中漏出,白蛋白及总蛋白减少。测血K^+、Na^+、Cl^-以备补液参考。

4. 血气分析　了解缺氧及酸中毒情况。

5. 眼底检查　可见视网膜小动脉痉挛，视网膜水肿、絮状渗血或出血，严重时可发生视网膜脱离，患者可出现视物模糊或失明。

6. 胎儿电子监护　了解胎儿宫内缺氧是否存在，如 NST（非应激试验）、OCT（缩宫素负荷试验）。注意 NST 无反应型及基线平直，心动过缓，晚期减速等预示胎儿缺氧表现。

7. B 超　了解胎儿双顶径及腹围、股骨长度，计算胎儿体重，评估胎儿宫内生长的情况。了解胎盘成熟度及羊水量以便适时终止妊娠。

8. 测定 24h 尿或血清雌三醇及 HPL（人胎盘生乳素）　评估胎盘胎儿情况。

【诊断】　子痫前期孕妇抽搐不能用其他原因解释，应想到此病。即：病史中过去无慢性高血压、肾病及糖尿病史亦无抽搐发作情况，妊娠后期有水肿、高血压和蛋白尿情况，先有子痫前期症状，特别是初产妇、双胎妊娠及羊水过多等情况，子痫前期诊断一般不难。如患者来院已发作过抽搐，注意了解子痫抽搐的典型表现，并测量血压及体温，进行尿蛋白和肾功能检查，检查眼底，子痫诊断不困难。

【鉴别诊断】　需要与子痫患者进行鉴别诊断主要是与抽搐、昏迷有关的疾患，如常见的癫痫、脑炎、脑出血、糖尿病昏迷、癔症等。

1. 癫痫发作　癫痫患者过去多有发作史，发作前常有先兆，发作时间短，继之神志丧失，跌倒，全身痉挛 1～2min，亦可咬破舌头，大小便失禁。但抽搐后多数立即清醒，即使有短暂昏迷或神志模糊，短时内可恢复正常。无高血压、水肿及蛋白尿。眼底无妊娠高血压疾病变化。患者于抽搐后来急诊时注意询问有关病史，及时检查尿蛋白，测血压以利于迅速诊断。

2. 高血压脑病及脑溢血　患者妊娠前应有慢性高血压病史，常无浮肿及蛋白尿。突然出现昏迷，意识丧失，软性偏瘫，病理反射阳性，瞳孔多不对称。脑出血时脑脊液有特殊改变，即可诊断。

3. 脑炎　发病有季节性，乙型脑炎见于夏秋季，流行性脑炎多见于春季。起病虽然急，但先有发热、头痛，颈项不适，随即高热、恶心、呕吐、烦躁、昏迷，亦可发生谵妄、惊厥。子痫患者并无发热，无颈项强直及脑膜刺激征，亦无病理反射。脑炎患者无高血压、水肿、蛋白尿，脑脊液检查有典型炎症改变。

4. 糖尿病昏迷　糖尿病高渗性昏迷或低血糖昏迷。

【急救措施】

1. 一般紧急处理

(1) 保持呼吸道通畅，避免呕吐物及异物误吸入气道，让患者头部偏向一侧，取出假牙，插入开口器、导气管和牙垫，防止咬破舌头。如有呕吐物用吸痰器及时吸净以避免窒息及吸入性肺炎。

(2) 面罩给氧，如有呼吸衰竭者行气管插管加压给氧，纠正缺氧酸中毒，避免胎死宫内。

(3) 如有抽搐发作，给予冬眠药物，抽搐停止后再行检查及继续治疗。

(4) 扼要采取病史，重点了解尿量及过去用药情况，查体、检测尿蛋白，尽快做出诊断和鉴别诊断，如为子痫抽搐患者应按重病收入院全面检查及治疗。

2. 控制抽搐

(1) 硫酸镁：是治疗子痫及预防再抽搐的首选药物。硫酸镁首剂 5g，25％ 硫酸镁 20ml 加于 25％ 葡萄糖 20ml 静脉推注（>5min），继之以 1～2g/h 静脉滴注，维持血药浓度。同时进行血镁浓度测定，使达 2.5～3 mmol/L，硫酸镁的有效剂量与中毒剂量很接近，用药前及用药中应注意。使用硫酸镁必备条件：①膝腱反射存在；②呼吸≥16/

min；③尿量≥17ml/h；④备有 10％葡萄糖酸钙。

（2）冬眠Ⅰ号合剂（全量哌替啶 100mg，异丙嗪 50mg，氯丙嗪 50mg，共 6ml）：具有较强的镇静作用。人工冬眠具有使大脑皮质进入抑制状态作用，解除血管痉挛，提高组织对缺氧的耐受，综合起来有促眠、镇静、止吐、降压和抗惊作用。抽搐发作时可用 1/3～1/2 量加入 50％葡萄糖 20ml 静脉注射，于 5～10min 注完，或者 1/3～1/2 量肌内注射，然后用 1/2 量加入 5％～10％葡萄糖溶液中静脉滴注 10～12h。

（3）苯巴比妥钠：大剂量止抽搐（如 0.2g 肌内注射），中剂量促眠，小剂量镇静。

（4）地西泮（安定）：10mg 肌内或静脉缓慢推入用于预防子痫发作。

3. 控制血压

（1）目标血压：孕妇无并发脏器功能损伤，收缩压应控制在 130～155mmHg，舒张压应控制在 80～105mmHg；孕妇并发脏器功能损伤，则收缩压应控制在 130～139mmHg，舒张压应控制在 80～89mmHg。降压过程力求下降平稳，不可波动过大。为保证子宫胎盘血流灌注，血压不可低于 130/80mmHg。

（2）脑血管意外是子痫患者死亡的最常见原因。当收缩压持续≥160mmHg，和（或）舒张压≥110mmHg 时，积极降压以预防心脑血管并发症。产前及产时子痫可选静脉药物，如拉贝洛尔、酚妥拉明及硝酸甘油；产后子痫，应用其他降压药效果不佳时，可选用硝普钠。用药期间，应严密监测血压及心率。

4. 纠正缺氧及酸中毒　面罩和气囊吸氧，根据二氧化碳结合力及尿素氮值，给予适量 4％碳酸氢钠纠正酸中毒。

【产科处理】

1. 适时终止妊娠　终止妊娠指征如下。

（1）子痫前期患者经积极治疗 24～48h 仍无好转者。

（2）子痫前期患者孕周已超过 34 周。

（3）子痫前期患者孕龄不足 34 周，胎盘功能减退，胎儿已成熟者。

（4）子痫控制后 2h 可考虑终止妊娠。

2. 做好新生儿复苏准备　子痫前期和子痫患者常合并胎儿生长受限，分娩时应请儿科医师到场，协助抢救新生儿。准备各项新生儿复苏等抢救措施。

3. 预防产后出血　这类产妇常合并有慢性 DIC，血小板偏低，长期应用解痉药物，血压高等都是易出血因素。加之血容量低，一旦出血耐受力差，易发生低血容量休克。因此当胎儿娩出后应常规给予缩宫素，并应保持静脉通路，必要时补充血容量。尽量避免应用强烈收缩子宫药物（如麦角新碱）。

4. 特殊护理　房间应安静、避光、空气流通，备有麻醉机、吸痰器、各种抢救器械及药品，子痫抽搐后留置导尿管，记录出入量，安床档，防止摔伤。每 2～4 小时记录血压、脉搏、呼吸，每日测体温 4 次，安排特别护理，专人看守不得离开，记录特殊记录单。

5. 密切观察病情变化　及早发现心力衰竭、脑出血、肺水肿、HELLP 综合征、肾衰竭、DIC 等并发症，并及早处理。

（何国琳　刘兴会）

第二节　产后出血

产后出血（postpartum hemorrhage，PPH）是指胎儿娩出后，24h 内阴道分娩者出血量≥500ml，剖宫产分娩者出血量≥1000ml。发生在产后 24h 后至产后 6 周内，称为晚期 PPH。PPH 是一个助产士必须高度引起重视的疾病，特别是在分娩后立即出现的严重的 PPH。这种疾病往往让产妇惧怕，丧失信心，从而长期影响产妇的康复。现今孕产妇死亡率在发展中国家还是很高，其中最主要的死亡原因是 PPH。在我国，PPH 是导致孕产妇死亡的首要原因。绝大多数 PPH 所导致的孕产妇死亡是可避免或创造条件可避免的，其关键在于早期诊断和正确处理。一旦出现 PPH，助产士是最先和专业的能够进行紧急处理的人，有效和及时的处理极为关键，可以大大降低孕产妇死亡率。

【原因】　PPH 四大原因包括宫缩乏力（70%～90%）、产道损伤（20%）、胎盘因素（10%）和凝血功能障碍（1%）；四大原因可以合并存在，也可以互为因果；每种原因又包括各种病因和高危因素（表 16-2-1）。所有产妇都有发生 PPH 的可能，但有一种或多种高危因素者更易发生。

表 16-2-1　PPH 的原因和高危因素

原　因	病　因	高危因素
子宫收缩异常	全身因素	产妇体质虚弱或合并慢性全身性疾病或精神紧张等
	药物	过多使用麻醉药、镇静药或宫缩抑制药等
	产程因素	急产、产程延长或滞产、试产失败等
	产科并发症	子痫前期、妊娠贫血等
	羊膜腔内感染	破膜时间长、发热等
	子宫过度膨胀	羊水过多、多胎妊娠、巨大儿等
	子宫肌壁损伤	多产、剖宫产史、子宫肌瘤挖除后等
	子宫发育异常	双子宫、双角子宫、残角子宫等
产道损伤	宫颈、阴道或会阴撕裂	急产、手术产、软产道弹性差或水肿或瘢痕等
	剖宫产子宫切口延伸或撕裂	胎位不正、胎头深陷
	子宫破裂	前次子宫手术史
	子宫内翻	产次多、子宫底部胎盘、粘连式和植入
胎盘因素	胎盘异常	多次人流或生产或子宫手术史、前置胎盘、胎盘植入、胎盘早期剥离
	胎盘胎膜残留	产次多，既往胎盘粘连史
凝血功能障碍	血液性疾病	遗传性凝血功能疾病，如血友病 A、Sturge-Weber 综合征
	肝脏疾病	重症肝炎
	产科 DIC	羊水栓塞、重型胎盘早期剥离、死胎滞留时间长、重度子痫前期、绒毛膜羊膜炎及休克晚期

【间接影响因素】

（1）PPH 及胎盘残留的病史、多次妊娠致使子宫肌纤维受损、子宫肌瘤、产妇贫血、酮症酸中毒等。

（2）PPH 及胎盘残留的病史，当次妊娠可能存在复发的风险，故详细的病史采集尤为重要，对于此类患者需要进行产前咨询。

（3）多次妊娠致使子宫肌纤维受损，随着

产妇每一次妊娠，子宫肌纤维逐渐被纤维组织替代，子宫收缩和缩复能力下降而导致失血，一旦产妇已经有 5 次或以上妊娠史，那么可能存在 PPH 的高风险。

（4）子宫肌瘤或纤维瘤，一般是良性肿瘤，但可能阻碍子宫正常收缩。

（5）产妇贫血：贫血产妇往往身体虚弱，进而导致子宫收缩乏力；患 HIV/AIDS 的产妇其免疫功能往往受到严重抑制，导致血小板减少，在这种情况下，即使少量的出血也可能导致严重的并发症，甚至死亡。

（6）酮症对子宫影响原因尚不明了。Foulkes 和 Dumoulin（1983）的文章中提到，对 3500 名妇女进行调查，40% 的妇女孕期有时会出现酮尿，同时也提到，如果孕期经过顺利，酮尿的出现并不会影响胎儿和母亲的情况。但是，当出现酮症时，需要增大缩宫素的用量，多需要阴道助产及更容易在产程延长超过 12h 后发生 PPH。纠正酮症，嘱咐产妇在产时多喝水，半流质饮食。现在尚无明显证据需限制饮食和液体摄入。

【发生机制】

1. 子宫、胎盘面的肌层组织

（1）受收缩和缩复功能差的影响，无法压迫止血，从而导致失血。

（2）当胎盘残留时，子宫出血可能达到 $500 \sim 800 ml/min$。

（3）一旦胎盘剥离，子宫肌层组织有效而迅速地收缩和缩复，从而减少出血。

2. 完全性胎盘粘连于子宫壁

（1）因胎盘未剥离而无出血。

（2）一旦胎盘开始剥离，母体血窦开放出血，部分胎盘组织未剥离，导致子宫收缩不良，产后出血。

3. 产程延长　尤其是活跃期延长，导致子宫肌层过久伸展，影响子宫收缩。

4. 急产　因子宫收缩力过强、过频，分娩在短时间内结束，子宫肌层无法及时缩复。

5. 第三产程处理不当等　均是引起产后出血的常见原因，但这些因素导致的产后出血的结局往往是比较好的，只要处理得当，如按压子宫底部等，即可使子宫有节律地收缩。

【临床表现】

1. 出血特征　有 2 个主要特征，即阴道流血和产妇虚脱；次要特征有面色苍白、脉搏加快、血压下降、产妇意识的改变（如嗜睡或昏迷），无明显阴道流血者，但子宫增大、子宫变软可能是因为内含血液及血凝块，要引起重视。

2. 失血量估计方法

（1）用称重法和容积法来测量出血量。

（2）通过监测血压、脉搏、毛细血管再充盈、精神状态等判断失血量（表 16-2-2）。

（3）用休克指数估计失血量（表 16-2-3），休克指数＝心率/收缩压（mmHg）。

（4）用血红蛋白的变化估计失血量，血红蛋白每下降 10g/L，失血 $400 \sim 500ml$。

表 16-2-2　PPH 临床表现

失血量(ml)	脉搏	呼吸	收缩压	毛细血管再充盈	中枢神经系统
1000	正常	正常	正常	正常	正常
1000~2000	＞100	轻度呼吸急促	正常	延迟	不安
2000~3000	＞120	显著呼吸急促	下降	延迟	烦躁
＞3000	＞140	显著呼吸急促	显著下降	缺少	嗜睡

表 16-2-3　休克指数与失血量的关系

休克指数	估计失血量(ml)	占血容量百分比(%)
0.6～0.9	＜500～750	＜20
＝1.0	1000～1500	20～30
＝1.5	1500～2500	30～50
≥2.0	2500～3500	≥50～70

【诊断】　突然大量出血易得到重视和早期诊断,但缓慢的持续少量出血和血肿均易忽视。诊断 PPH 的关键在于对失血量有正确的测量和估计,错误低估将丧失抢救良机。失血量比较难以精确估计,尤其是打湿衣物和床单之后。但是有一个比较关键的失血量估计:凝血块的总量为实际失血量的 1/2。所以把以上影响因素考虑进去后,最重要的一点是所有的失血,无论多少都要进行统计,因为产妇失血总量的估计也会受到影响,从而影响 PPH 的诊断。需要强调的是,如果阴道分娩失血量估计达到 500ml,都要诊断为 PPH,而和产妇的身体状况无关。

【处理原则】　助产士在产程处理中要与家属沟通,同时了解 PPH 是属于紧急情况,随时发生,当出现 PPH 时下列几点是处理 PPH 的基本原则。

1. 立即求助　这是非常关键的一步,使救助能够及时。如果在医师到达之前,子宫出血已经控制,能明显改善孕妇的预后。但是对于 PPH 的产妇病程进展非常迅速,需要立即进行紧急的求助,向有经验的助产士、产科上级医师、麻醉医师和血液科医师求助,通知血库和检验科等。

2. 止血　包括按摩子宫、应用宫缩药、清理宫腔、宫腔内压迫止血。

(1)按摩子宫:可采用经腹部按摩或经腹经阴道联合按压(图 16-2-1),在胎盘娩出后,出现子宫收缩乏力,按摩子宫底部往往可以促进排空残留的血凝块,并使子宫有效地收缩,同时使用 10～20U 的缩宫素加入 500ml 液体内缓慢滴入。此外需要我们详细地检查胎盘组织是否完整,一旦有胎盘组织残留,易引起子宫收缩乏力。这时立即双手按压子宫以达到压迫子宫胎盘面。在压迫过程中应使用静脉补液。一手伸入阴道内,握拳,置于阴道前穹,肘放置于床上,另一手在腹部按压子宫后壁,手指指向宫颈方向(图 16-2-1)。两手使子宫前倾,相对紧压子宫。如果止血仍然无效,需排除凝血障碍和麻醉药品的使用。

(2)缩宫素:为治疗 PPH 的一线药物,与缩宫素受体结合,选择性促进子宫平滑肌及乳腺管平滑肌收缩,具有引发及加强宫缩的作用。用法为 10U 子宫肌层或宫颈注射或 5U 静脉小壶内注入,以后 10～20U 加入 500～1000ml 晶体液静脉滴注,给药速度根据患者反应调整,常规速度 250ml/h,约 80mU/min。缩宫素没有明显的禁忌证,不良反应少见,偶有恶心、呕吐、心率加快或心律失常,大剂量应用时可引起高血压或水潴留。因缩宫素有受体饱和,无限制加大用量效果不佳,反而出现不良反应,故 24h 总量应控制在 60U 内。

(3)麦角新碱:也是治疗 PPH 的一线药物,具有较强的促进子宫收缩的作用。常用方法为 0.2mg 肌内注射,必要时可 2～4h 重复使用。不良反应有恶心、呕吐、头痛、血压升高等,高血压患者禁用。

(4)卡前列素氨丁三醇(欣母沛):为前列腺素制剂(15-甲基 $PGF_{2\alpha}$),引起全子宫协调有力的收缩。其适应证为常规处理方法(静注缩宫素和子宫按摩)无效的子宫收缩弛缓引起的 PPH。用法为 $250\mu g$（1 支）深部肌内注射或子宫肌壁注射，如需要可 $15\sim90min$ 重复，总量不超过 $2mg$（8 支）。哮喘、心脏病和高血压患者禁用。不良反应轻微，为暂时性的，多与对其他系统平滑肌收缩有关（恶心、呕吐、腹泻、头痛、潮热、高血压等）。对于高危患者（如双胎、巨大儿、前置胎盘、胎盘早期剥离等），可预防性使用欣母沛，欣母沛与缩宫素联合应用可明显减少高危因素所致的产后出血。

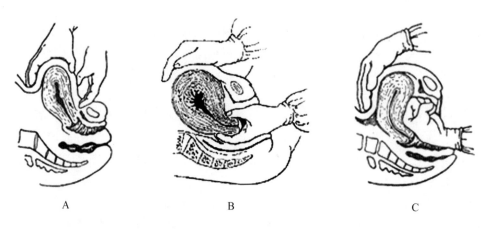

图 16-2-1　子宫出血按摩止血方法
A. 经腹按摩；B、C. 经腹经阴道联合按摩

（5）米索前列醇：系 PGE_1 的衍生物，引起全子宫有力收缩。当缺乏缩宫素或缩宫素无效而又没有欣母沛时，可应用米索 $600\mu g$ 顿服或舌下给药。但米索前列醇不良反应较大，恶心、呕吐、腹泻、寒战和体温升高较常见，高血压、活动性心肝肾病及肾上腺皮质功能不全慎用，青光眼、哮喘及过敏体质者禁用。

（6）清理宫腔：子宫收缩良好，还应再仔细确定宫腔是否有组织或血凝块残留。如果胎盘仍然残留在子宫，应立即清理，一旦胎盘清除干净，出血面会立即出现血凝块以达到压迫止血。如果手取胎盘十分困难，考虑胎盘植入，建立静脉通道，应迅速呼叫医师。①胎盘滞留：第三产程阴道出血 $>100ml$，或第三产程 $>10\sim20min$，必要时行胎盘人工剥离术。术前可用镇静药，手法要正确轻柔，勿强行撕拉，防止胎盘残留、子宫损伤或子宫内翻。②胎盘胎膜残留：胎盘娩出后应及时检查胎盘、胎膜是否完整，如不全，应用手或器械清理，动作要轻柔，避免子宫穿孔。③胎盘粘连：分为部分性胎盘粘连和完全性胎盘粘连。部分性胎盘粘连在子宫正常收缩后，可以自行脱落。若未脱落，须医师进行处理，清除粘连胎盘。完全性胎盘粘连往往不会导致大出血，但是胎盘长期在宫腔，无法排出，就会增加 PPH 的风险，需要高年资医师进一步处理。

（7）宫腔填塞：对于宫缩乏力引起的 PPH，可采用宫腔水囊填塞和宫腔纱条填塞止血。水囊填塞较纱条填塞更为可靠，可根据实际情况选择。宫腔填塞后应密切观察出血量、子宫高度、生命体征情况，动态观察血红蛋白、凝血功能的状况，以避免宫腔积血，水囊或纱条放置 $24\sim48h$ 取出，要注意预防感染。

3. 产道损伤的处理

（1）产后注意检查外阴、阴道和宫颈，特

别是阴道助产和宫缩药引产的产妇应常规检查宫颈,宫颈裂伤按照宫颈修补术处理。

(2)Ⅰ~Ⅳ度会阴撕裂按照会阴修补术处理。

(3)血肿:小血肿可密切观察,采用冷敷、压迫等非手术治疗;血肿进行性增大应切开清除积血,缝扎血管止血或碘伏纱条填塞血肿腔压迫止血,24~48h后取出。

(4)子宫内翻:须视子宫内翻和产妇当时情况而定,如子宫内翻及时发现,产妇无严重性休克或出血,子宫颈环尚未缩紧,可立即将内翻子宫体还纳。如经阴道还纳失败,可改为腹部子宫还纳术。

(5)子宫破裂:如果持续出血,子宫收缩良好,又无产伤的证据时,则需考虑子宫破裂。剖腹探查可以明确诊断,若出血无法控制,必须行子宫切除术。手术修补破口或行子宫切除术。

(6)产道损伤缝合时应有良好的照明,注意有无多处损伤,应尽量恢复原解剖关系。如果出血多,处理较困难时应迅速呼叫上级医师。

4. 复苏 产妇发生低血容量性休克时建立静脉双通道,保证产妇有足够的血容量。在紧急情况下,可以抬高产妇的上肢,使周围的血容量减少,保持重要器官的供应。但是,对于下肢却不应抬高,因为抬高下肢可能丰富子宫的血液供应,而阻碍子宫的收缩。安置尿管,可以减少损伤,同时也可以减少产妇因膀胱充盈而影响子宫收缩。严密监测生命体征,组织多学科团队在相应各科室的协助下完成,如ICU、血液科、麻醉科等进行循环、呼吸管理及重要脏器的恢复。

【处理流程】 按照中华医学会妇产科学分会产科学组制订的"PPH预防与处理指南(2014)",PPH的处理流程如图16-2-2所示。

【预防】

1. 重视产前保健 产前积极治疗基础疾病,充分认识PPH的高危因素,高危孕妇应于分娩前转诊。

2. 正确处理产程

(1)第一产程:关心产妇饮食、水分摄入、心理护理,全面保持良好宫缩。如有产程延长倾向,应及时查清原因,除外头盆不称后加强宫缩。

(2)第二产程:应建立静脉通路;熟练接生技术,按机制协助分娩;严格掌握手术助产的指征及时机,提高手术助产技术;切勿过度干预,如无指征缩宫素滴注、常规会阴侧切、适应证不明确的剖宫产等。

(3)第三产程:循证医学研究表明积极干预第三产程能有效降低产后的出血量和发生PPH的危险度,积极处理第三产程包含3个主要的干预措施:①胎儿前肩娩出后预防性应用缩宫素,用法为缩宫素10U肌内注射或10U加入500ml液体中,以100~200ml/h静脉滴注;②早期及时钳夹并切断脐带;③受控制的脐带牵拉助娩胎盘。

(4)产后2h,或有高危因素者产后4h是发生PPH的高危时段,应及时排空膀胱;观察子宫收缩和出血量,第1小时每15分钟、第2小时每30分钟观察一次,并监测血压、脉搏、呼吸,注意有无休克,注意倾听产妇主诉;早吮吸、早接触,促进子宫收缩。

【护理】 明确术后出血诊断,持续监护、心理护理直到其恢复自信,制订护理方案。若母亲正在人乳喂养婴儿时,其哺乳功能可能受损,但是这是暂时的,通过鼓励可以让其恢复。当出血发生时,助产士可能是第一个且可能是唯一一个专业人员,因此其果断和专业的处理措施直接影响出血量及减少母亲的并发症甚至死亡率。

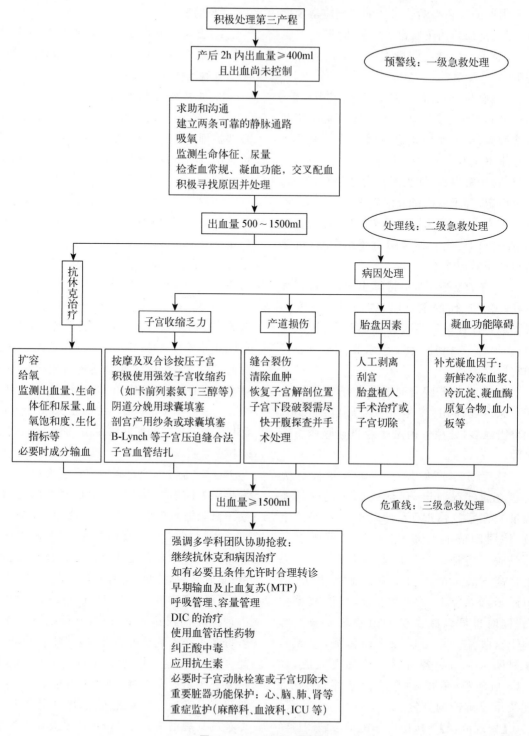

图 16-2-2 PPH 处理流程

［引自中华医学会妇产科学分会产科学组，产后出血预防与处理指南(2014)．中华妇产科杂志，2014］

（陈　锰　刘兴会）

第三节 肩 难 产

肩难产（shoulder dystocia）是指胎头娩出后，胎儿前肩嵌顿于母体耻骨联合后上方，用常规手法不能娩出胎儿双肩，是一种发病率低（0.6%～1.4%）的急性难产，如果处理不当，会发生严重的母婴并发症，导致严重后果，给患者和家属带来极大的痛苦，引起医患纠纷。因此，从事分娩接生的医务人员应熟知肩难产的高危因素和相关知识熟练掌握紧急情况下解除胎肩嵌顿的各种技能，随时做好处理这种产科急症的准备。

【危险因素】

1. 产前因素 肩难产病史、巨大儿、糖尿病、产妇体重指数＞30kg/m²、诱导分娩。

2. 产时因素 第一产程延长、第二产程停滞、缩宫素的使用、使用胎头吸引器或产钳助产。

3. 巨大儿 为肩难产的主要因素，肩难产发生率随胎儿体重而明显增加。新生儿体重在 4000～4250g 肩难产的发生率为 5.2%，新生儿体重在 4250～4500g 肩难产的发生率为 9.1%，新生儿体重在 4500～4750g 肩难产的发生率为 21.1%。

4. 糖尿病 因高血糖与高胰岛素的共同作用，胎儿常过度生长，由于胎肩部组织对胰岛素更敏感，胎肩异常发育使胎肩成为胎儿全身最宽的部分，加之胎儿过重、胎体体型改变使糖尿病患者有肩难产的双重危险性。

5. 肩难产病史 有肩难产病史的孕妇再次发生肩难产的概率为 11.9%～16.7%。这可能与再次分娩胎儿体重超过前次妊娠、母亲肥胖或合并糖尿病等因素有关。但这并不意味着有肩难产病史的患者，再次分娩必须以剖宫产结束分娩，此类患者再次分娩方式仍应综合考虑患者产前、产时的高危因素，与患者及家属充分沟通后，再做决定。

【预测】 肩难产是一种令人恐惧的产科急症，围生儿死亡率及新生儿严重并发症高，由于缺乏准确识别肩难产的方法，很难确定哪一个胎儿会发生肩难产，因而肩难产无法预测和预防。一些预测方法理论上推测可能有效，或部分专家认为有效，但临床上效果如何仍有待进一步研究。分娩期与难产有关的表现，如产程延长、停滞、胎先露下降缓慢，尤其伴第二产程延长应视为肩难产的预警信号，结合孕妇并发症、胎儿体重分析，理论上应该可以预测肩难产的发生。

【处理原则】 目前尚无准确预测、预防肩难产的方法。因此，肩难产处理非常重要。接产过程中一旦发生肩难产，应避免惊慌，指导孕妇停止屏气用力，迅速通知产科医师、新生儿科医师、麻醉科医师，同时应行详细阴道检查，明确诊断，孕妇充分供氧，迅速清理婴儿口鼻黏液、吸氧，若有脐带绕颈，不易将脐带绕过胎头复位，在胎儿娩出前，一定不能钳夹并剪断脐带。准备新生儿复苏。助产人员应保持镇静，尽可能与孕妇及正在陪产家属解释病情，为下一步医疗干预取得孕妇充分的配合作准备。

一旦发生肩难产，母婴易发生严重并发症，甚至可能终身残疾、死亡。因此，不管任何形式肩难产出现，完成分娩后，助产人员应准确、详细记录肩难产助娩方法、时间、用力大小及采用不同方法的结局；分娩后产妇、新生儿均应详细查体，早期发现异常，及时处理，并做好记录。

【处理流程】 肩难产常出现得很突然，若要做到紧急情况下仍能准确无误地做好每一项操作，最重要的就是制订抢救流程，对医院所有可能参与肩难产抢救的人员进行培训，反复训练及考核，使所有医务人员能够各尽其职。只有这样才能为紧迫的肩难产抢救赢得时间。下面是美国妇产科学会介绍处理肩难产的口诀,即"HELPERR"(由下面流程英文的第1个字母组成)。

1. Help 请求帮助,请产科高年资医师、助产士、麻醉科及儿科医师迅速到位,导尿排空膀胱。

2. Episiotomy 做会阴侧切,以利手术操作及减少软组织阻力。

3. Leg McRobert手法 协助孕妇大腿向腹壁屈曲。

4. Pressure 耻骨联合上方加压配合接生者牵引胎头。

5. Eenter 旋肩法。

6. Remove 牵后臂法。

7. Roll 如以上方法失败,采用Gasbin法,孕妇翻身,取双手掌、双膝着床呈跪式。

除上每项操作所用时间应为30～60s。

要注意虽然口诀有先后顺序,但是操作不一定按照口诀的先后顺序完成,可以同时应用多项操作,有效且合理地使用每项操作比按部就班地完成口诀要重要。

【操作方法】

1. McRobert法 简单、有效,公认为处理肩难产的首选方法。孕妇平躺,大腿屈曲、贴向腹壁,膝关节尽量靠近胸部。此方法使原阻塞产道的骶岬变平,并使胎儿脊柱弯曲,使后肩越过骶岬,进一步下降到骶骨窝内;耻骨向母体头部方向靠拢,使受压的前肩松解。当操作有效时,正常的牵引就可以娩出胎儿。在严重肩难产时反复尝试McRobert法会增加臂丛损伤的风险。在操作过程中要警惕屈曲过度和母亲大腿在腹部的过度外展(图16-3-1)。

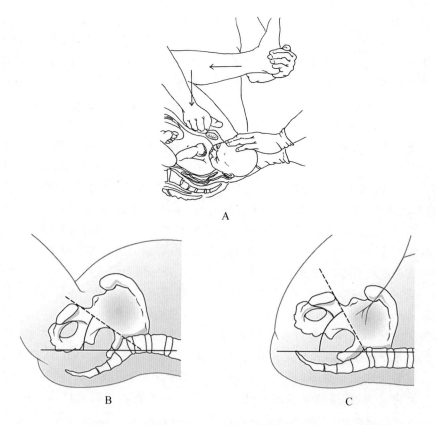

图 16-3-1 McRobert 手法
A. 产妇体位;B. 屈大腿前骨盆倾斜度;C. 屈大腿后骨盆倾斜度

2. **压前肩法** 助手在孕妇耻骨联合上方触及胎儿前肩,按压胎肩使胎肩内收或胎儿背部向胎儿胸腔方向加压。压前肩法常与 McRobert 手法同时应用。可持续加压或间断加压,使胎肩通过耻骨联合。应该注意的是,避免在实施处理肩难产操作过程中增加腹压,因为孕妇直接用力已经不能娩出胎肩,增加腹压仅仅是重复这种力量,并且只会进一步冲击耻骨联合后的胎肩,而加剧嵌顿;另外,增加腹压还可以增加新生儿 Erb-Duchenne 麻痹、胸髓损伤的风险(图 16-3-2)。

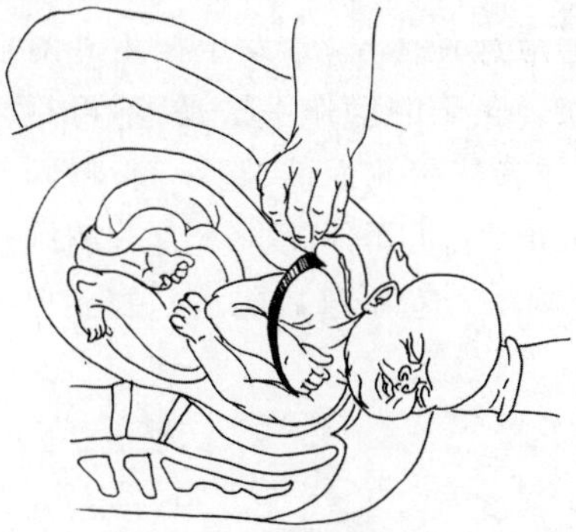

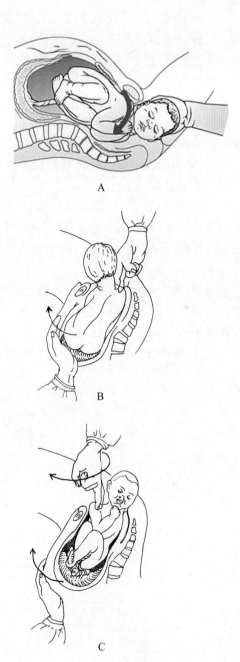

图 16-3-2 压前肩法

3. **旋肩法** 包括 Rubin 法和 Woods 法。

(1)Rubin 法:一只手的手指伸入阴道内,放在胎儿前肩或后肩的背侧将肩膀向胸侧推动。

(2)Woods 法:将一只手从胎儿一侧进入到胎儿后肩处,向胎儿后肩前表面施压外展后肩。

如未能起效,还可以尝试采用 Rubin 法和 Woods 法联用。术者一只手放在胎儿前肩背侧向胸侧压前肩(Rubin 法),另一只手从胎儿前方进入胎儿后肩处向背侧压后肩(Woods 法)。两手协同使胎肩在耻骨联合下转动,像转动螺丝钉一样将胎肩娩出。在旋转过程中,注意勿转胎儿颈部及胎头,以免损伤臂丛神经,旋肩法不宜牵拉胎头,以减少胎儿损伤(图 16-3-3)。

图 16-3-3 旋肩法

A. Rubin 法(箭头指示胎肩旋转方向);B. 压后肩前面的锁骨,旋转后肩,箭头示用力旋转方向(Woods 法);C. 前肩从耻骨下解除嵌顿,在母体腹部旋转胎体,以配合胎肩的旋转(Woods 法)

4. **牵后臂法** 术者一手进入阴道,找到胎儿后臂,并使胎儿手臂肘关节屈曲,紧接着将胎儿后臂掠过胎儿胸部,以"洗脸"的方式使后臂从胸前娩出。通常先拉出手,然后是胳膊,最后是肩膀。当手臂被拉出时,胎儿呈螺旋样旋转。前肩转至耻骨联合下方,然后娩出。牵后臂时需注意如下几点。

(1)有时候需要旋转胎体使后臂转至前面以利于牵出。

(2)正确的受力点应作用于后臂肘窝处,使肘关节屈曲,再使其从胎儿胸前滑出。不能紧握和直接牵拉胎儿上肢,以免造成骨折(图16-3-4)。

(3)肩难产时胎肩嵌顿在耻骨联合下,阴道内充满了胎体,如很难将手指插入阴道时应立即改用手-膝位法(Gasbin法)。

5. **手-膝位法(Gasbin法)** 以最早从危地马拉土著人处学习到这一技术,并加以推广的美国助产士 Gasbin 的名字命名。又称"四肢着床"操作法(All-fours maneuver),是处理肩难产的一种安全、快速而有效的操作方法。将孕妇由原来的仰卧位迅速转为双手掌和双膝着床,呈趴在床上的姿势(图16-3-5)。向下的重力和增大的骨盆真结合径和后矢状径可以使部分胎肩从耻骨联合下滑出,如无效,可先借助重力轻轻向下牵拉,先娩出靠近尾骨的后肩;如胎肩仍然无法娩出,利用 Gasbin 法+牵后臂法,当孕妇翻转后,后肩变成了前肩,但是应该注意体位改变后,一般医护人员会不适应这种体位,常发生接生者对胎儿定向错误。正确的操作手法是:不再行会阴保护,操作者从胎儿面部、胸一侧,将同侧手掌进入阴道(胎儿面部朝向术者右侧则进入右手,否则术者左手进入阴道),找到胎儿在母

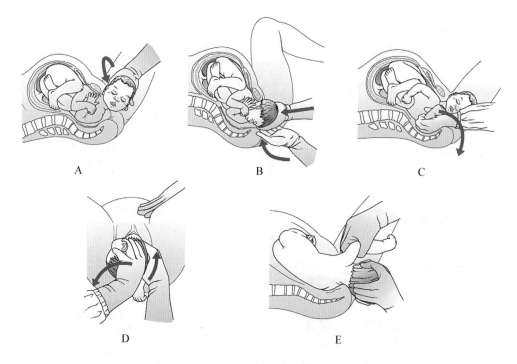

图 16-3-4　牵后臂法

A. 首先压胎头,以利于操作者的手能进入阴道;B. 一只手托住胎头,另一只手滑向后方;C. 屈胎儿肘窝,抓住胎儿的后臂;D. 娩后臂,使胎儿旋转,松解嵌顿的前肩;E. 旋转、娩出胎儿

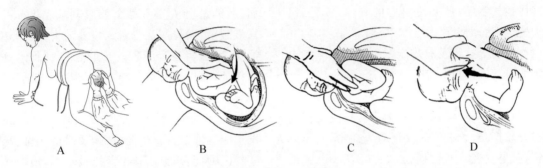

图 16-3-5 "手-膝"体位

A. "手-膝"体位姿势；B、C、D. 手-膝位法 ＋ 牵后臂法

体骶尾关节下方的手臂(多选择后臂,此时后肩已变成前肩),并使胎儿手臂肘关节屈曲,紧接着将胎儿后臂掠过胎儿胸部呈洗脸式并通过会阴娩出。通常先拉出后臂的手,然后是胳膊,最后是肩膀,当手臂被拉出时,前肩就会解除嵌顿,然后娩出。采用该方法极其有效,但需注意以下几点。

(1)将孕妇翻转后迅速放低产床便于操作。

(2)选择从阴道一侧进入,术者需根据胎儿面胸部朝向选择左或右手进入阴道助娩,医师进入阴道的手与母体骶尾关节下方胎儿的手呈左右配对,否则操作困难,不易成功。

(3)进入阴道后如胎儿肘关节呈伸直状,难以屈曲,术者手指放置胎儿腋下,顺产道先将一侧胎肩娩出。

【注意事项】

(1)有报道肩难产操作过程中增加腹压会进一步压迫胎肩进入骨盆并增加宫腔内压力,因此增加了永久性神经损伤的风险和骨损伤。美国妇产科学会关于肩难产的实践公告指出:"在宫底加腹压可加重肩部的嵌塞可能导致子宫破裂"。因此,在肩难产时应避免在宫底加压。

(2)任何形式的脐带绕颈,胎头娩出后,在胎体娩出前都不应该切断或钳夹脐带。因为即使面对伴有脐带绕颈的肩难产,仍有一些脐带血液循环会继续,而一旦剪断脐带,因

仅有胎头娩出,无法建立正常有效的呼吸,加重胎儿缺氧和低血压。Iffy 和 Varandi(1995)报道了 5 例肩难产胎体娩出前剪断脐带的病例,断脐至分娩延迟时间间隔 3 到 7min,结果所有 5 例婴儿均为脑瘫。

【产后处理】　肩难产是产科医疗诉讼的四种常见的原因之一。资料显示,因肩难产导致的医疗诉讼占所有产科诉讼的 10% 以上。如何提高医疗质量,减少母儿并发症,减少医疗诉讼,如何处理因肩难产导致的医疗诉讼是产科医师面临的难题。在所有难产中,对于医疗诉讼比较重要的措施是:①胎儿娩出后立即进行脐动脉、静脉血气测定;②与孕妇及其家属进行告知;③详尽准确地记录分娩过程。Acker(1991)推荐肩难产干预措施的记录应该包括以下信息。

(1)难产被诊断的时间及方法。

(2)产程(活跃期和第二产程)。

(3)胎头位置及旋转。

(4)会阴切开术的记录。

(5)麻醉方法。

(6)牵拉力量的估计。

(7)所使用手法的顺序,持续时间和结果。

(8)肩难产的持续时间。

(9)在开始分娩诱导和加强前骨盆测量记录。

(10)胎儿娩出后新生儿评分,脐动脉、脐

静脉血气测定;胎儿娩出后的查体;锁骨、肌力、上肢活动情况。

(11)分娩前及肩难产发生后告知孕妇出现肩难产的信息。

【并发症】

1. 产后出血、会阴伤口感染 注意仔细检查软产道。对产程较长者及时留置导尿管,及早发现泌尿道损伤,如有泌尿道、肠道损伤应及时请相关科室会诊,协同治疗。会阴伤口严重撕伤、可能发生伤口感染者,宜采用碘伏或甲硝唑注射液冲洗伤口,会阴皮肤切口宜采用丝线间断缝合,术后注意会阴部的清洁、预防感染。

2. 子宫破裂 胎肩嵌顿于耻骨联合上导致分娩梗阻,使子宫下段过度拉长、变薄,子宫上、下段之间形成病理性缩复环,此时在宫腔内旋转胎肩,牵拉后臂、上推胎肩易导致子宫破裂。子宫破裂表现为急腹痛,常伴有低血容量性休克的症状。检查孕妇时可发现腹部有压痛,尤其是耻骨联合上区,子宫下段形状不规则,或上、下段之间有病理性缩复环。随着病程的进展,全腹都有压痛、反跳痛、肌紧张、肠鸣音消失等腹膜刺激症状。子宫破裂后,胎先露从骨盆入口处消失,腹部易扪及胎儿,胎心音消失。孕妇有贫血及休克的体征,血压进行性下降、脉搏快,下段子宫破裂累及膀胱时,尿中可有血或胎粪。

3. 新生儿窒息 产时预测有肩难产的发生应立即准备新生儿复苏,及时请儿科、麻醉科医师配合,提高新生儿抢救水平,预防严重并发症发生。

4. 新生儿臂丛神经损伤 又称产瘫,是指在分娩过程中胎儿的一侧或双侧臂丛神经因受到头肩分离牵力作用而发生的牵拉性损伤。肩难产时,过度向一侧牵拉胎头;或臀位分娩胎头尚未娩出时,用力向下牵拉胎肩,均可致臂丛神经损伤。对疑有臂丛神经损伤的患儿应早认识、早诊断和给予适当的处理。对所有新生儿进行详细查体,并请 NICU 科、骨科、康复科医师会诊,协助诊断,制订详细的康复锻炼计划,动态随访,以期尽快恢复新生儿神经功能。极少不能恢复者,尽早考虑后续治疗方案。

(阎 萍 常 青)

第四节 脐带脱垂

脐带脱垂是危及胎儿生命最严重的急症。胎先露部不能衔接时,脐带易滑向胎先露前方。阴道检查可在胎先露前方触及条索状物,而胎膜完整,但临床上很少诊断,因脐带受压不严重,临床无明显异常,若脐带受压,可能出现胎心率变慢等表现。主要风险是胎儿缺氧、胎心消失、早产儿及低体重儿。针对这些风险,应尽快终止妊娠,以减少死亡率及并发率。如果胎儿存活,不能短时间内阴道分娩,或无临产迹象,应选择剖宫产。助产士需要及时协助,应向孕妇及家属解释病情及处理方式。如果正在使用缩宫素,应立即停止。应行阴道检查,评估宫颈扩张程度,胎先露及胎方位。

【病因】

(1)胎头高浮,头盆不称。

(2)经产妇、早产、先露异常(如臀先露、肩先露、复合先露、多胎)。

(3)羊水过多、脐带过长、早期胎膜早破。

(4)胎盘因素:如球拍胎盘、低置胎盘、脐带生长在胎盘边缘。

【临床表现】

1. 发生时间 一般多发生在第一产程与第二产程,但胎膜早破后更易发生。隐性脐带脱垂肉眼难以察觉,反复听胎心很重要,脐带脱垂时,胎心的次数、强度、规律性均有变化。胎膜破裂后胎心如有改变,应立即阴道检查。

2. 阴道检查 触及前羊膜囊内有搏动条索状物滑动，即脐带先露，破膜后胎心突然减慢，提示脐带脱垂，立即阴道检查，可扪及搏动的圈状脐带，若脐带无搏动提示胎儿已死亡。

3. 胎心监护 行 NST 试验，以评估胎儿宫内安全。胎心率减慢、基线平直、变异减速、晚期减退等变化，提示隐性脐带脱垂或脐带脱垂。

【急救措施】

1. 胎儿存活，以尽快娩出胎儿为原则。宫口开全，先露低于坐骨棘，立即行产钳术、臀位牵引术结束分娩。宫口未开全，胎儿存活，立即给氧，取极度抬高臀部；手托先露部，尽量原地（不搬动产妇）施以剖宫产术，同时

通知儿科医师到场协助抢救。阴道检查者的手一直向上托先露部，免其压迫脐带，并感觉脐带血管是否继续在搏动，以指导分娩方式。待胎儿娩出后，检查者的手再退出阴道。

2. 胎儿已死亡，脐带搏动停止，胎心消失，可等待宫口开全施毁胎术。

3. 术后抗生素预防感染。

4. 如果在公共场所中出现脐带脱垂，胎儿仍存活的情况下，应紧急送往医院，助产士应执行上述程序以减轻脐带受压，如左侧卧位、臀抬高，应通知接诊医师，做好急诊剖宫产的准备。

（阎　萍）

第五节　子宫内翻

产科急性子宫内翻(inversion of uterus)是指子宫底部向宫腔内陷入，使子宫内膜面向外翻出，甚至自宫颈口翻出达阴道口外。常发生在第三产程，是分娩期少见而致命的严重并发症。如处理不及时，产妇可因创伤

性休克，出血或低血容量性休克致死亡。如助产士能意识到潜在高危因素，做好防护措施，就能有效防止子宫内翻的发生。

【类型】 子宫内翻类型见表 16-5-1。

表 16-5-1　子宫内翻的常见类型

类型		主要特征
严重程度	Ⅰ型	宫底部达宫颈口
	Ⅱ型	子宫大部分内翻于子宫颈口外，但宫体仍在阴道内
	Ⅲ型	内翻的子宫体脱出于阴道外，极少数病例伴部分阴道翻出
发生时间	急性	发生在 24h 内
	亚急性	发生在 24h 后至 4 周内
	慢性	发生在 4 周后，很少见

【病因】

(1)胎盘种植在宫底，且有子宫壁松弛和宫颈扩张存在，这是子宫内翻的先决条件。

(2)第三产程处理不当，如第三产程子宫未收缩，胎盘未剥离，助产者急速按压宫底和

过快地牵拉脐带以娩出胎盘。

(3)增加腹压及牵拉脐带的共同作用，如急产或站立分娩，胎儿坠地。

(4)脐带过短或缠绕，胎儿在娩出过程中过度牵拉脐带也会造成子宫内翻。

（5）胎盘粘连植入。

（6）子宫收缩乏力时，按压宫底使胎盘娩出。

（7）腹内压骤升，用力咳嗽，喷嚏或第二产程用力屏气，也会造成子宫翻出。

（8）先天性子宫发育不良，不明原因自发性。

【临床表现】

1. 出血　出血量往往较多，凶猛。据报道 94% 的产妇都会出现，出血量大概在 800～1800ml。

2. 腹痛　突发性剧烈下腹痛，由于腹膜神经牵拉及卵巢牵拉而引起。

3. 休克　休克程度往往很严重，但和出血量不成比例。

4. 排尿　排尿困难。

5. 腹部触诊　触不到宫底，有时在耻骨联合后方能触及凹陷的宫底。

6. 阴道检查　常触及一球形包块（宫体），呈暗红色、紫黑色、灰色，有时可见输卵管开口或有胎盘附着于其上。宫颈则包围在肿块上。如果子宫内翻不完全，扪不清宫底，常易误诊。

【诊断】

1. 病史　重视病史及产程中处理操作，既往有子宫内翻病史，合并有子宫发育不良，羊水过多，急产，立位生产，脐带过短，用力按压子宫底或牵拉脐带以协助娩出胎盘操作史等。

2. 临床表现　大量阴道流血，严重的疼痛、出血、休克。

【急救措施】　助产者快速反应并明确诊断子宫内翻能减低其产妇严重并发症风险。治疗措施包括保留子宫和切除子宫。

1. 寻求帮助　立即启动产科急救团队，做好充分医患沟通。

2. 监测生命体征　充分备血、导尿、输液。

3. 快速复位子宫　用湿生理盐水纱布

覆盖翻出的子宫内膜，待生命体征平稳，镇痛后快速复位子宫。具体方法包括经阴道徒手复位、经阴道水囊复位、经腹手术复位和经阴道手术复位。需在良好的麻醉下进行。

（1）经阴道徒手复位，要求无菌操作，动作准确，轻柔。取膀胱截石位、导尿。扩张宫颈，如宫颈口过紧，可用硫酸镁、地西泮、阿托品、硝酸甘油松弛宫颈，将内翻的子宫握在掌心，用手指轻柔扩张宫颈紧缩部分，手掌将宫底沿骨盆轴方向缓慢上推，最后翻出的部分最先推进，另一手在腹部扶住凹陷的宫底，协助复位。握拳在宫内等待宫缩，复位成功后，抵住宫底，宫内停留 3～5min。同时用宫缩药（缩宫素、米索前列醇、麦角新碱），以加强子宫张力。为防止复发，可采用宫腔填塞纱条或放置水囊，24h 后取出。胎盘未剥离者，必须在复位后再行徒手剥离，以减少出血，但如妨碍操作，可先剥离再复位。

（2）经阴道水囊复位，最适用于部分性子宫翻出。

（3）手术复位法，应用于经阴道还纳失败者（包括经腹组织钳牵拉子宫复位术，经腹子宫后壁子宫切开复位术，经腹子宫前壁切开复位术）。

（4）子宫切除术（hysterectomy）指征：子宫内翻时间过长，有明显感染或坏死，即使复位，仍可能发生炎症、粘连；各种方法复位均告失败者；虽复位成功，但产妇大出血不止，不切除子宫无法止血；胎盘严重粘连或植入，剥离困难者。

（5）预防感染：整个诊疗过程都应告诉孕妇及家属，做好医患沟通并签字，生命体征及意识状态的评估尤其重要。

【预后】　急性完全性子宫内翻，多在发病后产妇即进入严重休克状态，若未及时发现并抢救，往往在发病 3～4h 内死亡。常见死因与休克、出血、感染有关。但能及时发现，纠正休克同时及时经阴道徒手法还纳复位子宫成功，预后良好。

【预防】

(1)加强助产者训练,做好第二、第三产程处理,是预防子宫内翻的重要措施。

(2)胎儿娩出后,在子宫未收缩,胎盘未剥离时,不要用力按压子宫底或牵拉脐带,在人工剥离胎盘时,也应避免牵动子宫壁。

(阎　萍　常　青)

第六节　子宫破裂

子宫破裂(rupture of uterus)是产科急症中最严重的并发症之一,直接威胁母儿生命。子宫破裂分为完全破裂及不完全破裂。完全破裂是指子宫肌壁及浆膜层全层破裂,宫腔与腹腔相通,胎儿可在宫腔内或宫腔外。不完全子宫破裂是指子宫肌层部分或全层断裂,但浆膜层完整,宫腔与腹腔不相通。但两种情况孕妇均有生命危险。

【病因】　可分为无瘢痕子宫破裂和有瘢痕子宫破裂。潜在的子宫瘢痕也可能破裂,子宫肌层断裂,但羊膜未破,胎儿仍在宫腔内,非腹腔内。

1. 无瘢痕子宫破裂　分为自然破裂和损伤性破裂。自然子宫破裂高危因素如下:

(1)梗阻性难产(obstructive dystocia)。

(2)子宫收缩药物使用不当。

(3)产科手术损伤:有可能由助产损伤所致宫颈裂伤向上延伸至子宫下段。

(4)其他:子宫发育异常或多次宫腔操作,局部肌层菲薄。

2. 瘢痕子宫破裂　发生于子宫有手术瘢痕,如以往有剖宫产史、子宫切开、妊娠子宫破裂或子宫穿孔后子宫修补术、肌瘤挖除术等。以剖宫产瘢痕破裂最常见。

3. 产时子宫破裂　一般分为先兆子宫破裂和子宫破裂两个阶段。

(1)初产妇(非瘢痕子宫)发生完全性子宫破裂时常常会突然发病,表现为剧烈腹痛,心率加快,同时伴有胎心异常,包括变异减速,甚至胎心突然消失,也可能阴道流血,宫缩消失,腹部轮廓形态改变。孕妇病情严重程度及进展,因子宫破裂的程度及失血量不同而不同。

(2)不完全子宫破裂:不完全子宫破裂可能为隐匿发病或无征象,而在顺产后或剖宫产中发现,此类型常与前次剖宫产有关,由于破裂处常在前次切口瘢痕处,子宫肌层断裂或不完全性破裂致出血较少,不完全子宫破裂也是顺产产后出血的原因之一,如果在第三产程休克出现阴道流血量不成比例,或者产妇对给予的治疗无效,应考虑到子宫不完全破裂的可能。

【急救措施】　必须紧急剖宫产。在胎儿及胎盘娩出后,应评估子宫破裂的程度,依据创伤的程度及产妇情况,决定是子宫切除或子宫修复。有报道产后成功保留子宫的案例。

1. 瘢痕子宫破裂　瘢痕子宫孕妇出现子宫破裂的风险性增高。国外曾有报道1998 年全年有 42 例胎儿产时死亡是由于子宫破裂(CESDI,1998)。瘢痕子宫孕妇发生子宫破裂的比例为 1/300～1/140,进一步研究显示比例为 0.3%～0.7%。显而易见孕妇及胎儿均有风险,但如果采用预防措施,其发病率及死亡率将大大减低。破裂可能以完全破裂或裂开的方式出现。子宫下段剖宫产发生破裂概率最低,也是目前最常见的剖宫产方式。与前列腺素有关的子宫破裂也有在英国孕、产妇死亡机密调查中报道过。瘢痕子宫运用前列腺素是禁忌证。瘢痕子宫使用缩宫素引产可能会增加瘢痕子宫破裂的风险。

2. 先兆子宫破裂　常见于产程长,梗阻性难产者。患者烦躁不安,下腹胀痛难忍、排尿困难、血尿。腹部触痛见病理性缩复环,并逐渐上升,宫缩强且频繁,胎动频繁,阴道检查常有胎位不正、宫颈水肿,胎心率图形提示重度变异减速或晚期减速。

3. 子宫破裂　产妇突然感下腹剧痛或撕裂样痛,强烈的宫缩停止,产妇随之出现急性失血貌和休克状态。腹部检查:全腹压痛、肌紧张、反跳痛,可叩及移动性浊音。腹部下段可扪及胎体,子宫缩小,位于胎儿侧边,胎动、胎心音消失。

（阎　萍）

第七节　羊水栓塞

羊水栓塞(amniotic fluid embolism, AFE),是指在分娩过程中羊水物质进入母体血循环,而引起肺动脉高压、低氧血症、循环衰竭、弥散性血管内凝血(DIC),以及多器官功能衰竭等一系列病理性变化的过程,是罕见的产科并发症。

【病因】　羊水有形物质,包括胎儿毳毛、角化上皮、胎脂、胎粪和黏液等,经宫颈宫体损伤处的开放静脉或血窦进入母体血液循环,也可经病理性开放的子宫血窦,如宫颈撕裂、子宫破裂、前置胎盘、胎盘早期剥离、剖宫产术等引起栓塞。另外,羊膜腔压力高于血管内压力,如子宫过强收缩(如缩宫素使用不当),致羊膜腔压力增高;或宫缩强烈致胎膜破裂、人工破膜时机选择不当等羊水也可从子宫黏膜或宫颈管破裂的小血管进入母体血液循环中,引起栓塞。

【临床表现】

1. 先兆症状　　烦躁不安,寒战,恶心,呕吐,呼吸急促、呛咳、胸痛。

2. 心功能衰竭　肺动脉高压表现,呼吸困难和(或)口唇发绀,血氧饱和度下降,肺底部闻及湿啰音,心率加快,血压下降,抽搐,昏迷。也可无先兆症状,仅尖叫一声,血压迅速下降,呼吸心搏骤停(可发生在分娩任何时候)大多发生在第一产程末,第二、三产程及产后,也可发生在早中孕钳刮术时。

3. 典型临床经过

(1)循环功能衰竭:表现为心动过速、低血压性休克、抽搐、意识丧失或昏迷,病情严重者可表现为室颤、无脉性室性心动过速及心脏骤停,于数分钟内死亡。

(2)凝血功能障碍:大部分 AFE 孕产妇存在 DIC,发生率高达 83% 以上,且可为 AFE 的首发表现。表现为无原因,即刻大量产后出血,且为不凝血,以及全身皮肤黏膜出血、血尿、消化道出血、手术切口及静脉穿刺点出血等 DIC 表现。

(3)急性肾功能衰竭:少尿、无尿、尿毒症的表现。

4. 不典型临床经过　可仅有大量阴道流血和休克,也有休克和出血的同时合并少尿,无尿者,千万不能把羊水栓塞导致的产后出血,误诊为宫缩乏力性出血而延误抢救与治疗。钳刮术中出现羊水栓塞也可仅表现为一过性呼吸急促、胸闷后出现阴道大量流血。

【诊断】

1. 临床表现及病史　缩宫素滴注中强烈宫缩情况下,或剖宫产术中,或分娩后不久,或钳刮术中,出现上述临床表现中任何一种征象都应高度怀疑 AFE 并立即组织抢救。

2. 辅助检查　　AFE 的诊断是临床诊断。母体血中找到胎儿或羊水成分不是诊断的必需依据。

(1)床旁胸部 X 线平片见双肺弥散性点片状浸润影,沿肺门周围分布,伴有右心扩大。

(2)床旁心电图提示右心房,右心室扩大,ST 段下降。

(3)与 DIC 有关的实验室检查。

【急救措施】 强调"三早"(早发现、早诊断、早治疗)和"三管"(氧气管、静脉通路、导尿管)齐上。主要采取的措施是维持生命体征和保护器官功能。

1. 一般处理 开放静脉通路,留置尿管,监测生命体征。

2. 呼吸支持治疗 保持呼吸道通畅,充分给氧,尽早保持良好的通气状况是成功的关键,包括面罩给氧、无创面罩或气管插管辅助呼吸。

3. 循环支持治疗

(1)液体复苏:以晶体液为基础,常用林格液。在循环支持治疗时一定要注意限制液体入量,避免补液过快过多引起心力衰竭、肺水肿。

(2)使用去甲肾上腺素和正性肌力药物等维持血流动力学稳定:多巴酚丁胺、磷酸二酯酶抑制药兼具强心和扩张肺动脉的作用,是治疗的首选药物。

(3)解除肺动脉高压:应用解痉药物缓解肺动脉高压,改善肺血流低灌注,改善缺氧,预防右心衰竭所致的呼吸循环衰竭,常用药物有前列环素、西地那非、一氧化氮及内皮素受体拮抗药等特异性舒张肺血管平滑肌的药物。

(4)应用糖皮质激素:应用大剂量糖皮质激素尚存在争议。基于临床实践的经验,尽早使用大剂量糖皮质激素或有价值。氢化可的松 500～1000mg/d 静脉滴注;或地塞米松 20mg 静脉推注,然后再予 20mg 静脉滴注。

4. 纠正凝血功能障碍 包括①应积极处理产后出血;②及时快速补充红细胞和凝血因子(新鲜冰冻血浆、冷沉淀、纤维蛋白原、血小板)等,必要时可输注氨甲环酸;③由于 DIC 早期高凝状态难以把握,使用肝素治疗弊大于利,因此不推荐肝素治疗。

5. 全面监测 包括血压、呼吸、心率、血氧饱和度、心电图、中心静脉压、动脉血气和凝血功能等。

6. 产科处理 AFE 在胎儿娩出前,抢救孕妇的同时应及时终止妊娠,行阴道助产或短时间内行剖宫产术。子宫切除不是治疗 AFE 的必要措施,不应实施预防性子宫切除术,但出现凝血功能障碍或产后出血难以控制,危及产妇生命时,应果断、快速地切除子宫。

【预防】

(1)对有高危因素或诱发因素的产妇应提高警惕。

(2)合理使用缩宫素:严格掌握缩宫素应用指征,按常规专人守护,做好医患沟通并记录、签字。

(3)掌握人工破膜指征,并在宫缩间歇时进行。

(4)大月份钳刮术或剖宫产术时尽量放净羊水后再操作。

(5)严格掌握羊水穿刺指征及技术。

(6)产力过强,急产用宫缩抑制药。

(阎　萍)

第八节　产科其他常见急救病症

由于产科患者的特殊性,产科医务人员常常面临着这样一个特殊人群:已经出现或有潜在可能发生器官或系统功能损害的孕、产妇以及直接威胁孕、产妇生命的严重急性疾病。因此,产科医务人员必须以抢救每位危重患者为己任,认真对待每一位孕、产妇,熟悉妇产科业务,不断提高抢救质量。

首先,要加强预防措施,加强监护,要防患于未然。重视高危孕妇的管理与围生期胎/婴儿的监护,特别是妊娠后期及分娩期。正确掌握常见产科急危重症的诊断与抢救技能。抢救措施直接关系到孕、产妇的生命安全,因此一支良好的训练有素的抢救队伍和多学科协作,是抢救效果的重要保证。

一、休 克

休克(shock)是机体受到致病因素强烈侵袭后,发生的一种危重的临床综合征。是由于急性循环功能障碍、全身组织和脏器的血流灌注不足,引起组织缺血、缺氧、代谢紊乱及各种重要脏器功能发生严重障碍的综合征。产科休克是产科最突出的紧急情况,是威胁孕、产妇和围生儿生命的重要原因之一。

【病理生理变化】 由于血管内有效循环血容量绝对或相对不足,以及微循环的障碍:小动脉痉挛,毛细血管的淤滞,导致机体重要器官的血流灌注量不足而造成组织缺氧,代谢紊乱等一系列严重变化,如处理不当或不及时,全身组织器官会发生不可逆损害而引起死亡。

【分类】

1. 产科失血性休克 包括妊娠期失血性休克、分娩期失血性休克和产后失血性休克。

2. 产科非失血性休克 包括感染性休克(infectious shock)、创伤性休克(traumatic shock)、阻塞性休克(obstructive shock)、仰卧位低血压综合征和过敏性休克(anaphylactic shock)。

【临床表现】

1. 休克早期(代偿期) 神志清楚,可表现烦躁不安和焦虑、口渴、面色苍白、皮肤四肢发冷、心率增快(100~120/min)。血压:收缩压下降至70~90mmHg,脉压缩小,轻压患者指甲远端,随即放松后甲床苍白缓慢转为红色,毛细血管充盈延迟,尿少(<30ml/h)。

2. 休克晚期 神志淡漠,嗜睡,甚至昏迷。肢端青紫,皮肤湿冷,收缩压<70mmHg或测不到,表浅静脉塌陷,毛细血管充盈延迟明显,少尿甚至无尿。可能发生循环系统、消化系统、呼吸系统、泌尿系统等多系统功能障碍,诱发多系统器官衰竭,甚至心搏骤停。

【诊断】 对休克的诊断,过去主要是根据血压降低程度,而当血压降低后才诊断休克,已失去良好的治疗机会。因此,产科休克的诊断贵在早期诊断,对于疑为休克的患者,首要任务是判断患者是否处于休克状态,这有赖于临床表现及实验室检查,进而判断休克的程度。在积极抢救的同时查找引起休克的病因。

【急救措施】 根据临床表现,初步判断是否处于休克状态及休克程度,在去除病因前提下同时进行紧急处理。

1. 监测生命体征 监测脉搏或心率,血压、每小时尿量是最简单易行的方法。同时,及时询问简要病史,判断休克类型,稳定患者情绪,去枕平卧(脚高,头、躯干平卧),孕晚期宜侧卧,不搬动,保暖,高热时物理降温,保持呼吸道通畅。

2. 全身检查

(1)呼吸:注意保持呼吸道通畅,给氧。

(2)腹部:有无病理性缩复环,宫缩及宫缩强度,宫底高度划痕标记,便于观察是否有宫腔内出血,腹部有无固定压痛点。

(3)产科:听胎心音,胎心监护,有无阴道流血,流液;疑有感染性休克时应做宫颈管或宫腔分泌物涂片和培养。此时立即给氧,建立静脉通路,留置导尿观察尿量及性状。

3. 注意电解质紊乱和酸中毒

(1)实验室监测:包括血常规,血乳酸,动脉血气分析,电解质及凝血功能,血糖,尿常规,尿比重,尿糖,尿酮体。

(2)中心静脉压监测(central venous pressure,CVP):中心静脉压的变化比动脉压变化早。正常值5~10cmH$_2$O,中心静脉压反映血容量、回心血量与心脏排血功能关系的动态指标,指导临床的补液扩容治疗。<5cmH$_2$O提示血容量严重不足;>15cmH$_2$O提示心功能不全;>20cmH$_2$O提示有充血性心力衰竭。

4. 血流动力学监测　为有创心血管功能监测。技术上要求较高,仅能在有条件的医院实施。

5. 抗休克措施

(1)去除病因:无论什么原因的休克,基础的处理步骤在开始是一样的,即维持血流动力学稳定和组织灌注。治疗最终目的是恢复组织血流灌注和氧的传递。

(2)扩容:任何休克患者,扩容必须先行。可以选择晶体液或胶体液进行适当输注,以维持患者的组织器官灌注。

(3)血管收缩药:选择性地作用于全身小动脉,使小动脉收缩,回心血量增加,血压上升。

(4)血管舒张药:对于液体复苏治疗效果不良的患者,应该给予血管活性药物。目前临床常用去甲肾上腺素,尽量通过中心静脉通路输注,常用剂量为 $0.1 \sim 2.0 \mu g/(kg \cdot min)$。对过敏性休克首选的血管活性药物是肾上腺素。

6. 纠正酸碱平衡和电解质紊乱　应根据血气分析和生化检查指导判断。

7. 综合治疗

(1)抗生素的应用:在病原菌不明确时应用广谱抗生素;病原菌明确后根据药敏试验选用。

(2)保护心、脑、肾的治疗。

(3)注意防治 DIC。

二、心搏骤停

心搏骤停(cardiac arrest,CA)是指患者的心脏在正常或无重大病变的情况下,受到严重打击引起的心脏有效收缩和泵血功能突然停止。CA 导致循环中断,引起全身严重缺血缺氧,甚至死亡。

【临床表现】

1. 急性意识丧失及呼吸断续后呼吸停止。

2. 桡动脉、股动脉或颈动脉搏动消失。

3. 心音消失。

4. 急性苍白或发绀。

5. 出现痉挛性强直。

6. 瞳孔急性无力性散大(心脏停搏后 $30 \sim 60s$ 出现)。

7. 脑电图波低平。

8. 心电图改变。

(1)心脏停搏(asystole):心脏大多处于舒张状态,心肌张力低,无任何动作,ECG 呈一直线。

(2)心室纤颤(ventricular fibrillation,VF):心室呈不规则蠕动而无排血功能。凡张力弱、蠕动幅度小者为"细纤颤",张力强、幅度大者为"粗纤颤"。前者 ECG 呈不规则的锯齿状小波,后者波幅高大。

(3)无脉性电活动(PEA):即电机械分离(electro-mechanical dissociation),心电图仍有低幅的心室复合波,而心脏并无有效的搏血功能。

【急救措施】　基础生命支持标准已在欧洲卫生保健等机构达成共识。基础生命支持要求保证气道通畅。在采取急救措施前,评估救援者及患者的安危尤为重要。用于转移患者,担架是必要的。如果位置不对,将直接影响胸外心脏按压及人工呼吸的效果。

1. 基础原则　C,胸外按压;A,保持气道通畅;B,人工呼吸。

2. 抢救步骤　先用简便的方法,争取时间,使心脏复苏。

(1)检查有无呼吸或正常呼吸,如发现心搏骤停,应立即启动急救系统。

(2)胸外按压:将患者置于硬木板或地板上,沿季肋摸到剑突,将一手掌根部置于按压点,另一手掌根部覆于前者之上。手指向上翘起,两臂伸直,凭借自身重力,垂直向胸骨加压,使胸骨下陷至少 5cm,缓慢放开,按压与放开的时间比为 1:1,每次按压后要允许胸部完全回弹。按压频率 $>100/\min$。尽可能减少中断胸外按压时间。

（3）将患者去枕平卧。对于孕妇,可在身体右侧用枕头或楔形物体垫高,保持左侧卧位,减轻增大的子宫对腹主动脉及下腔静脉的压力。

（4）将患者的头后仰,并一手将其下颌向上后方勾起以保持呼吸道通畅。

（5）清理呼吸道黏膜或呕吐物,取下义齿或牙套。

（6）给予人工呼吸前,正常吸气即可,无须深吸气;所有人工呼吸(无论是口对口、口对面罩、球囊-面罩或球囊对高级气道)均应该持续吹气 1s 以上,保证有足够量的气体(500～600ml)进入并使胸廓起伏;如第一次人工呼吸未能使胸廓起伏,可再次用仰头抬颏法开放气道,给予第二次通气;过度通气(多次吹气或吹入气量过大)可能有害,应避免。胸外按压与人工呼吸比为 30:2。

（7）AED 除颤:心室颤动是成人心搏骤停最初发生的较为常见且较容易治疗的心律失常。对于 VF 患者,如果能在意识丧失的 3～5min 立即实施 CPR 及除颤,存活率是最高的。对于院外心搏骤停患者或在监护心律的住院患者,迅速除颤是治疗短时间 VF 的好方法。建议能量双向波,首剂量 200J,如果首次电复律电击失败,再次电击时应逐渐提高能量级别。

（8）药物治疗

①肾上腺素:主要作用为 α 肾上腺素能受体,提高 CPR 期间的冠状动脉和脑灌注区。在高级心肺复苏期间,在至少 2min CPR 和 1 次电除颤后每 3～5min 应用肾上腺素 1mg,经静脉或骨髓腔注射。

②血管加压素:与肾上腺素相比在预后上无差异。可经静脉或骨髓腔应用 1 次 40U 血管加压素替代第 1 次或第 2 次剂量的肾上腺素。

③胺碘酮和利多卡因:用于对 CPR、除颤和血管活性药治疗无反应的心室颤动或无脉性室性心动过速。胺碘酮首剂 300mg 稀

释后快速静脉推注,随后电除颤 1 次,如仍未转复,可予 10～15min 后再应用 150mg。如无胺碘酮,可使用利多卡因,最大量为 3mg/kg。药物应用不应干扰 CPR 和电除颤的进行。

④碳酸氢钠和溶栓治疗:不常规使用。当代谢性酸中毒时可使用碳酸氢钠。当怀疑或确定肺栓塞时可考虑经验性溶栓治疗。

⑤阿托品:阿托品是症状性窦性心动过缓/房室结水平传导阻滞或窦性停搏患者等待经皮或经静脉起搏器治疗时的临时治疗措施,不作为无脉性心电活动或心室停搏时的常规治疗药物。成人静脉给药首剂 0.5mg,每 3～5min 可重复给药 1 次,总剂量为 3mg。

3. 基础生命支持要点　检查有无呼吸或正常呼吸、检查脉搏(<10s)、胸外按压与人工呼吸比 30:2。反复如此操作,直至救援到达。

三、新生儿窒息

心肺复苏的病儿应是成熟儿,无慢性宫内窒息表现,分娩前 5～10min 胎心良好,娩出后无重大产伤,无先天性异常。复苏步骤见图 14-2-1。

四、孕、产妇转院与运送

部分基层医院往往不具备抢救危重患者的设备和医护团队,或者原来平稳的患者病情恶化,需要进一步诊治而超出了当地的能力。

【指征】

（1）潜在产科并发症和胎儿并发症。

（2）妊娠期合并内、外科急性病。

（3）妊娠期外伤。

（4）产后出血,产后感染等。

【安全性评估】

（1）转送前必须进行筛查性医疗检查、病情评估、平稳治疗,①患者的情况适合且能耐

受转送。②转送前确认患者所带医疗材料设备,如静脉通道、监护设备等稳妥放置,应方便观察,避免意外受损。③准备好转运途中可能用的抢救药品。

(2)转送前必须选择有接诊能力的医院,并提前联系好,做到转送一次到位,避免反复转诊延误抢救时机。

(3)做好医患沟通,必须与孕妇及家属谈清楚转送的利、弊、风险,接诊医院的条件,现在医院的医疗条件不足,以及转送形式、转送途中的风险等,并签转院同意书。

(4)必须提交转诊病程记录,并写好病情介绍。

【途中注意事项】

1. 医护人员全程陪同 转送过程必须由医护人员全程陪同。

2. 完成三项治疗 转送过程中,必须做好以下三项措施。

(1)采取侧卧位:左侧倾斜卧位,以预防仰卧位综合征,胎盘早期剥离。

(2)吸氧:增加孕妇的氧饱和度也会增加胎儿的氧饱和状态。

(3)静脉输液:至少一条畅通的静脉通路;低血容量应保证两条外周静脉通路。有潜在出血危险或已有明显出血者,应备血或合血输血。

3. 关键检测内容

(1)生命体征。

(2)母体心肺功能状态、子宫收缩和胎心率、深部膝反射;静脉输液的速度、用药情况。

(3)产后的患者注意保暖,密切观察子宫收缩及阴道流血的情况。

(4)新生儿体温、呼吸、心率、肤色、氧浓度。

(阎 萍 严小丽)

参 考 文 献

[1] 中华医学会妇产科学分会妊娠期高血压疾病学组.妊娠期高血压疾病诊治指南(2015版)[J].中华妇产科杂志,2015,50(10):721-728.

[2] 中华医学会妇产科学分会产科学组.产后出血预防和处理指南[J].中华妇产科杂志,2014,49(9):641-646.

[3] 葛均波,徐永健,王辰.内科学[M].9版.北京:人民卫生出版社,2018:316-323.

[4] 谢幸,孔北华,段涛.妇产科学[M].9版.北京:人民卫生出版社,2013.

[5] 郭涛.心脏骤停时抢救的常用药物有哪些?[J].中国心血管杂志,2015,20(5),354.

[6] Chandraharan E, krishna A. Diagnosis and management of postpartum haemorrhage[J]. BMJ, 2017,358:j3875.

[7] American College of Obstetricians and Gynecologists. ACOG Practice Bulletin: Clinical management guidelines for obstetrician-gynecologists number 183, October 2017: postpartum hemorrhage[J]. Obstet Gynecol, 2017, 130(4):e168-e186.

[8] Westhoff G, Coller AM, Tolosa JE. Prophylactic oxytocin for the third stage of labour to prevent postpartum haemorrhage[J]. Cochrane Database Syst Rev, 2013,(10): CD 001808.

[9] Schorn MN, Dietrich MS, Donaghey B, et al. Us physician and midwife adherence to active management of the third stage of labor international recommendations[J]. J Midwifery Womens Health, 2017,62(1):58-67.

[10] Anderson JM, Etches D. Prevention and management of postpartum hemorrhage[J]. Am Fam Physician,2007,75(6):875-882.

[11] Wedisinghe L, Macleod M, Murphy DJ. Use of oxytocin to prevent haemorrhage at caesarean section-A survey of practice in the United Kingdom[J]. Eur J Obstet Gynecol Reprod Biol,2008,137(1):27-30.

[12] Lamont RF, Morgan DJ, Logue M, et al. A

prospective randomised trial to compare the efficacy and safety of hemabate and syntometrine for the prevention of primary postparum haemorrhage[J]. Prostaglandins Other Lipid Mediat,2001,66(3):203-210.

[13] Tuncalpö, Hofmeyr GJ, Gülmezoglu AM. Prostaglandins for preventing postpartum haemorrhage[J]. Cochrane Database Syst Rev, 2012,15(8):CD000494.

[14] Revert M, Cottenet J, Raynal P, et al. Intrauterine balloon tamponade for management of severe postpartum haemorrhage in a perinatal network: a prospective cohort study [J]. BJOG,2017,124(8):1255-1262.

[15] Coad SL, Dahlgren LS, Hutcheon JA. Risks and consequences of puerperal uterine inversion in the United States, 2004 through 2013 [J]. Am J Obstet Gynecol,2017,217(3):377. e1-377. e6.

[16] Kovavisarch E,Kosolkittiwong S. Bimanual uterine compression as a major technique in controlling severe postpartum hemorrhage from uterine atony[J]. J Med Assoc Thai, 1997,80(4):266-269.

[17] Fraser D, Cooper M. Myles Textbook for Midwives[M]. 14th ed. churchill livingstone, 2003:521-530.

[18] Sibai BM. Magnesium sulfate prophylaxis in preeclampsia:evidence from randomized trials [J]. Clin Obstet Gynecol,2005,48:478.

[19] Hariharan N, Shoemaker A, Wagner S. Pathophysiology of hypertension in preeclampsia[J]. Microvass Res, 2017,109:34-37.

[20] Scholl TO,Leskiw M,Chen X,et al. Oxidative stress, diet, and the etiology of preeclampsia [J]. Am J Clinical Nutrition, 2005, 81 (6): 1390-1396.

[21] Villa PM, Kajantie E, Räikkönen K, et al. Aspirin in the prevention of pre-eclampsia in high-rish women: a randomised placebo-controlled PREDO Trial and a meta-analysis of randomised trials[J]. BJOG,2013,120(1):64-74.

[22] American College of Obstetricians and Gynecologists. Practice Bulletin No. 178:Shoulder Dystocia[J]. Obstet Gynecol, 2017,129(5): e123-133.

[23] Society Maternal-Fetal Medcine (SMFM). Amniotic fluid embolism:diagnosis and management[J]. Am J Obstet Gynecol,2016,215 (2):1316-24.

第17章 产　　褥

第一节　正常产褥

一、产褥期生理

胎儿出生及胎盘娩出后,产妇开始了生理和心理的恢复期称为产褥期。自胎盘娩出后开始至除乳腺外全身各器官恢复至未孕状态止,约6周。

妊娠期母体为了适应胎儿的生长,身体发生适应性变化,胎儿胎盘娩出后除乳腺外各个器官开始逐渐恢复。

1. 生殖系统的变化

(1)子宫:由于子宫在妊娠期变化最大,因此产褥期变化也最大。子宫在胎盘娩出后逐渐恢复至未孕状态的全过程,称为子宫复旧,一般需6周,包括宫体肌纤维缩复和子宫内膜再生及宫颈的复旧。

①子宫体肌纤维缩复:胎盘胎膜娩出后,子宫立即收缩成为硬而略扁的球状体,胎盘附着部位的肌层最薄,经过几次收缩后逐渐变厚。由于子宫肌纤维的收缩,肌层血管受压、闭锁起到止血的目的。随着宫体肌纤维不断缩复,子宫体积及重量均逐渐缩小。产后子宫底位于脐耻之间,产后24h由于盆底肌肉的恢复,虽然子宫在缩小,但子宫底位置升高至脐下1横指,之后以每天1～2cm的速度下降,于产后10d左右,子宫降至骨盆腔内,腹部检查触不到宫底,子宫于产后6周恢复到孕前大小。分娩结束时子宫重量约为1000g,产后1周时约为500g,产后2周时约为300g,产后6周恢复至50～70g。

②子宫内膜修复:胎盘、胎膜从子宫内膜(底蜕膜)海绵层分离娩出后,表层蜕膜变性、坏死、脱落,形成恶露的一部分自阴道排出;深层子宫内膜腺体及间质增生形成新的子宫内膜,约于产后第3周,胎盘附着部位外宫腔表面均由新生内膜修复,产后6周胎盘附着部位内膜全部修复。

③宫颈变化:产后子宫下段肌纤维缩复,逐渐恢复为非孕时的子宫峡部。产后宫颈外口软、紫红色,如袖口状。于产后2～3d,宫颈口仍可容纳2指。产后1周后宫颈内口关闭,宫颈管重新恢复。产后4周宫颈形态恢复至非孕时形态。由于分娩时引起宫颈3点及9点钟处轻度裂伤,产妇的宫颈外口由产前的圆形,变为产后"一"字形。

④子宫血管变化:胎盘娩出后,由于子宫收缩,胎盘附着面缩小,开放的螺旋动脉和静脉窦被压缩变窄,从而达到止血目的,加之产妇血液呈高凝状态,数小时后血管内形成血栓,出血量逐渐减少直至出血停止。

(2)阴道:分娩后阴道黏膜呈紫红色,黏膜皱襞减少甚至消失,阴道壁松弛及肌张力低。阴道黏膜皱襞约在产后3周时重新恢复。阴道壁肌张力于产褥期间逐渐恢复,使阴道逐渐缩小,但阴道于产褥期结束时仍不能完全恢复至未孕时的紧张度。

(3)外阴:分娩后外阴轻度水肿,于产后2～3d水肿逐渐消退。会阴部血液循环丰富,若有轻度撕裂,缝合伤口多于产后3～5d

内愈合。处女膜在分娩时撕裂而成为处女膜痕,由于会阴后联合的损伤,会阴体缩短,大阴唇不再覆盖阴道口。

(4)盆底:分娩过程中,由于胎儿先露部长时间的压迫,阴道扩张造成盆底肌及其筋膜的部分撕裂。若盆底肌及其筋膜发生严重撕裂造成骨盆底松弛,是阴道壁脱垂及子宫脱垂的重要原因。

2. 乳房的变化 产后乳房的主要变化是泌乳。妊娠期孕妇体内雌激素、孕激素、泌乳素及胎盘泌乳素升高,使乳腺发育及初乳形成。雌激素同时能够抑制泌乳,因此妊娠晚期不泌乳或有少量乳汁。胎盘剥离娩出后,产妇血中雌激素、孕激素及胎盘泌乳素水平急剧下降,抑制了下丘脑分泌的催乳激素抑制因子(PIF)的释放,在催乳素作用下,乳汁开始分泌。婴儿吸吮乳头可刺激垂体 PIF 分泌减少,使垂体催乳激素呈脉冲式释放,促进乳汁分泌。吸吮乳头同时能够反射性地引起垂体分泌缩宫素,缩宫素具有使乳腺腺泡周围的肌上皮收缩的功能,使乳汁从腺腔、乳腺小管进入输乳导管和乳窦而喷出,此过程又称喷乳反射。吸吮是保持乳腺不断泌乳的关键环节。不断排空乳房,也是维持乳汁分泌的重要条件。

母乳喂养对母儿均有益处。首先,哺乳可以反射性引起垂体分泌缩宫素,导致子宫收缩,有利于产妇的子宫复旧。其次,哺乳可增加母子感情。更重要的是母乳营养丰富是新生儿最好的食物。初乳是指产后 5d 内分泌的乳汁,因含较多的 β-胡萝卜素呈淡黄色,含较多有形物质,故质稠。初乳中的蛋白质及矿物质较成熟乳多,尤其是分泌型 IgA。脂肪和乳糖含量较成熟乳少,极易消化。之后 4 周内逐步转变为成熟乳,蛋白质含量逐渐减少,脂肪和乳糖含量逐渐增多。初乳及成熟乳均含有大量分泌性免疫球蛋白,有助于新生儿抵抗病原体的侵袭。母乳中还含有矿物质、维生素和各种酶,同时其蛋白质以乳清蛋白为主,脂肪中含有大量的不饱和脂肪酸,糖分以乳糖为主,有利于新生儿的消化吸收及营养,对其生长发育有重要作用。

3. 循环系统的变化

(1)循环血量的变化:子宫胎盘血液循环结束后,子宫缩复,大量血液从子宫进入体循环,但由于腹压骤减,大量的血液又进入腹腔脏器,之后妊娠期潴留的组织间液被回吸收,因此产后的循环血量的变化复杂。总的来说产后 72h 内,产妇循环血量增加 15% ~ 25%,尤其是最初 24h。因此产后 72h 特别是产后 24h 内应注意预防心力衰竭的发生。循环血量于产后 2~3 周恢复至未孕状态。

(2)心脏功能的变化:与产前相比产后平均动脉压及外周阻力明显增加,心脏的射血分数、每搏输出量、心排血量等均显著下降。说明产后心脏功能逐渐恢复,但心功能的恢复较慢,产后 12 周心脏的输出量只恢复至孕前水平的 80% 左右。

4. 血液系统的变化 产褥早期血液仍处于高凝状态,有利于减少产后出血量,但也易出现静脉血栓。血纤维蛋白原、凝血酶、凝血酶原于产后 2~4 周内恢复至正常。由于产后出血及产后 72h 的组织间液被回吸收导致的血液稀释,因此产后血红蛋白水平较低。白细胞总数于产褥早期仍较高,可达(15~30)×10⁹/L,中性粒细胞比例增加,一般 1~2 周内恢复正常。产后红细胞沉降率增快,约于产褥期结束时降至正常。

5. 呼吸系统的变化 产后子宫逐渐缩小,腹压逐渐恢复,产妇由胸式呼吸变为腹式呼吸,产褥早期呼吸深而慢。以后逐渐恢复。

6. 消化系统的变化 妊娠期间孕妇胃肠肌张力及蠕动力均减弱,妊娠期间孕妇胃液中胃酸分泌量少,因此产后短期内产妇食欲较差,产后需 1~2 周逐渐恢复。产褥期间由于活动减少,导致肠蠕动减弱,加之腹肌及盆底肌松弛,容易发生便秘。

7. 泌尿系统的变化 产后由于妊娠期

体内潴留的水分及子宫内的大量血液回到体循环肾血流量增加,故产后 2～5d 内尿量明显增多。妊娠期发生的肾盂及输尿管扩张,产后需 2～8 周恢复。在分娩过程中,膀胱受压,黏膜水肿、充血,以及外阴伤口疼痛、麻醉等均可能导致尿潴留,尤其在产后 24h 内。

8. 内分泌系统的变化　月经复潮及排卵时间与是否哺乳有关。不哺乳产妇通常在产后 4～6 周恢复垂体对促性腺释放激素的反应,6～8 周月经复潮,多数前 2 次月经不排卵,之后恢复排卵。产后哺乳者月经复潮延迟,有的在哺乳期间月经一直不来潮,平均在产后 4～6 个月恢复排卵。产后较晚月经复潮者,首次月经来潮前多数有排卵,故哺乳产妇虽未见月经来潮,却有受孕的可能。

二、产褥期临床表现

1. 生命体征　产后的体温多数在正常范围内。产伤、过度疲劳的产妇产后 24h 内体温略升高,一般不超过 38℃。产后 3～4d 可出现乳房的血管淋巴管充盈过度,体温仍可能升高,但多数在 38℃ 以内,称为泌乳热,24h 恢复正常。由于产后迷走神经兴奋脉搏较慢,约于产后 1 周内恢复正常。产后呼吸由妊娠晚期的胸式变为胸腹式呼吸,相对深而慢。正常产妇血压于产褥期平稳。妊娠期高血压疾病产妇的血压于产后逐渐恢复。

2. 子宫复旧　胎盘娩出后,由于子宫复旧子宫逐渐缩小,产后当天宫底在脐耻之间。产后第 1 天由于盆底肌肉的张力恢复,略升至可达脐下 1 横指,以后每天下降 1～2 cm,至产后 10d 左右子宫降入盆腔内,哺乳者较不哺乳者子宫下降速度快。

3. 产后宫缩痛　产后由于子宫强烈收缩,子宫肌肉相对缺氧,会出现下腹疼痛,称为宫缩痛。随产次增加,疼痛更明显。哺乳时反射性缩宫素分泌增加使疼痛加重。于产后 2～3d 自然消失。多数能够忍受,不需处理。严重者可以用止痛药物。

4. 恶露　产后血液、坏死蜕膜、宫腔渗出物、细菌等经阴道排出,称恶露。因其性状不同,恶露分为以下几种。

(1)血性恶露:含大量血液,色鲜红,量多,有时有小血块并含有少量胎膜、坏死的蜕膜等。血性恶露持续 3～4d。

(2)浆液恶露:由于子宫出血减少,而含多量浆液呈淡红色,同时含有坏死蜕膜组织、宫颈黏液和细菌等。浆液恶露持续 10d 左右。

(3)白色恶露:由于子宫内膜的修复,子宫无出血,恶露呈白色。含白细胞、坏死蜕膜组织、表皮细胞及细菌等。持续 2～3 周干净。

正常恶露开始有血腥味,但无臭味,持续 4～6 周干净,总量个体差异较大。若胎盘、胎膜残留及子宫复旧不良或合并感染时,恶露增多,持续时间延长。合并感染时有臭味。

5. 褥汗　产褥 1 周内,皮肤排泄功能旺盛,排出大量汗液,以夜间睡眠和初醒时更明显,有利于水分的排出。

三、产褥期护理及保健

(一)产褥期护理

1. 产后 2h 内的处理　产后 2h 内是严重并发症的高发时期,应在产房内严密观察生命体征、子宫收缩情况及阴道流血量。产后立即测量血压、脉搏、呼吸,之后每 15 分钟至半小时 1 次,离开产房前再次测量。有心脏病和子痫前期的病人测量应间隔时间更短,同时注意心功能的情况。胎儿娩出及羊水流出后,最好用接血盆等器具放于产妇臀下收集阴道流血,精确估计出血量。并检查胎盘胎膜的完整情况及软产道的损伤情况,发现异常立即处理。若发现子宫收缩乏力,应立即按摩子宫并肌内注射子宫收缩药,如缩宫素、麦角新碱或卡前列腺素氨丁三醇等,注意有心脏病、高血压的病人禁用麦角新碱,有高血压的病人禁用卡前列腺素氨丁三醇。

即使阴道流血量不多,但宫底上升者,提示宫腔内有积血,应挤压宫底排出积血,并给予子宫收缩药。若产妇自觉肛门坠胀,应进行指肛检查排除阴道后壁血肿,应及时处理。在此期间还应协助产妇首次哺乳。若产后 2h 一切正常,将产妇连同新生儿送回病室,仍需勤巡视,尤其是产后 6h。

2. 饮食　如无麻醉禁忌产后 1h 左右产妇即可进流质饮食或清淡半流质饮食,以后可进普通饮食。由于产后胃肠功能较差,为保证营养应少食多餐。食物应富于营养、足够热量和水分。若哺乳,应多进蛋白质和汤汁食物,并适当补充维生素、钙和铁剂。应保证热量在 3000kcal 以上,其中脂肪摄入量占总热能的 25%,蛋白较正常妇女增加 25g,钙 1500mg,铁 28mg,维生素 B_1 2.1mg,维生素 B_2 2.1mg,维生素 C 100mg,维生素 A 800U,维生素 D 400～800U。

衡量哺乳妇女摄入量是否充足,应该以产妇的体重和婴儿的状况来判断。若婴儿体重增加不够标准、尿量少或每次哺乳后不能保证 3h 安静说明摄入不足。

3. 大小便　孕期体内潴留的水分约在产后 5d 内排出,因此尿量明显增多。由于分娩过程中胎儿先露对膀胱的压迫导致黏膜水肿、盆底肌肉松弛、麻醉及伤口疼痛等因素容易出现尿潴留,应鼓励产妇尽早自解小便。若排尿困难,除鼓励产妇起床排尿外,可选用以下方法:①温开水冲洗尿道外口周围诱导排尿;②热敷下腹部,按摩膀胱,刺激膀胱肌收缩;③针刺三阴交、关元、气海、阴陵泉等穴位;④新斯的明 1mg 肌内注射或 0.25mg 双侧足三里穴位注射;⑤若使用上述方法均无效时应予导尿,留置导尿管定期开放 2d,并给予抗生素预防感染。

由于肠蠕动减慢、盆底肌肉松弛及会阴部伤口疼痛等因素,产后易发生便秘,应鼓励产妇多吃粗粮、蔬菜、水果等粗纤维食品并早下床活动。若发生便秘,可口服适量缓泻药、

开塞露塞肛或温肥皂水灌肠。

4. 子宫复旧及恶露情况的观察　产后 1 周内应于每天同一时间测量宫底高度,了解子宫复旧情况。测量前应嘱产妇排空膀胱、屈膝屈髋、腹壁放松,先按摩子宫使其收缩,然后测量宫底高度。每日应观察恶露颜色、气味及量。

5. 外阴处理　用 0.05% 碘伏液擦洗外阴或 1:5000 高锰酸钾冲洗外阴每日 2～3 次,会阴部有伤口者大便后用上述液体再次冲洗或擦洗。尽量保持会阴部清洁及干燥。会阴部有水肿者,可用 50% 硫酸镁液局部湿热敷,产后 24h 后可用红外线照射外阴,注意有出血倾向者不用。会阴部伤口于产后 3～5d 拆线。每日注意观察伤口有无红肿、出血、分泌物及硬结。如果有感染者提前拆线或行扩创处理,并换药及抗感染治疗。

6. 心理护理　经历妊娠及分娩的激动与紧张,产后产妇精神开始放松;但由于对哺育婴儿的担心以及产褥期的不适和激素的波动等均可造成产妇情绪不稳定,尤其在产后 3～10d,表现为抑郁、焦虑等,应帮助产妇减轻身体不适,家人及护理人员应给予精神关怀、鼓励、安慰,使其恢复自信。抑郁严重者,给予抗抑郁症药物治疗。

7. 乳房护理

(1)乳胀:多因乳房淋巴回流障碍或乳腺管排出不通畅所致。应增加哺乳次数,减少间隔。适当减少汤类食物的摄入,并湿热敷按摩乳房后挤出或吸出乳汁,排空乳房。

(2)乳汁分泌不足:鼓励产妇树立信心,指导哺乳方法,实行按需哺乳。保证产妇充分的休息和足够的营养和水分的摄入,哺乳后尽量排出剩余乳汁。还可选用下述方法催乳:①强刺激手法针刺膻中、合谷、外关、少泽等穴位;气血虚弱者弱刺激手法针刺足三里。每日一次。②用中草药王不留行 10g,太子参 15g,穿山甲（代）9g,黄芪 15g,通草 6g,桔梗 12g,漏芦 15g 等加减。

（3）退奶：产妇因病或其他原因不能哺乳，应尽早退奶。要退奶首先要停止哺乳，不排空乳房，少进汤汁。常用的退奶方法有：①生麦芽 60～90g，水煎服，每日 1 剂，连服 3～5d；②芒硝 250g 分装两纱布袋内，敷于两乳房，湿硬干燥后碾碎再用或更换；③维生素 B$_6$ 200 mg 口服，每日 3 次，共 5～7d 但效果较差；④上述方法效果不好时可以用溴隐亭 2.5mg，每日 2 次或雌激素制剂（如戊酸雌二醇等）。

（4）乳头皲裂：哺乳时要让婴儿将乳头及大部分乳晕含入口中，可以预防发生乳头皲裂。轻者可继续哺乳。哺乳前湿热敷 3～5min 挤出少许乳汁，使乳晕变软，哺乳后挤少许乳汁涂在乳头和乳晕上，短暂暴露和干燥，也可涂蓖麻油铋剂或 10% 复方苯甲酸酊涂于皲裂处，哺乳前洗净。皲裂严重者应停止哺乳，但要挤出乳汁或吸出乳汁。

（二）产褥期保健

产褥期保健的目的是防止产褥期并发症，促进产后生理功能恢复及保护产妇的哺乳功能。

1. 一般生活指导　饮食中要保证足够的营养和水分，具体见产褥期处理。同时要保证足够的睡眠，并注意身体清洁，勤换内衣常擦身，如果没有腹部伤口或伤口已愈合应常洗澡，洗澡应以淋浴为宜。居室应清洁通风，但应避免直接吹风。

2. 活动　产后尽早活动及做产后保健操有利于体力恢复、排尿及排便，促进骨盆底及腹肌张力恢复，减少下肢深静脉栓塞的发生。自然分娩的产妇，产后 6～12h 内即可起床轻微活动，于产后第 2 天可在室内随意走动，剖宫产的产妇，可适当推迟活动时间，但床上活动同样重要。所有产妇均应避免过早地重体力劳动。

产后健身操有利于补充产妇在产褥早期活动的不足，同时可以促进腹壁及盆底肌肉的恢复。健身操主要是针对盆底肌肉、腹肌和腰肌的锻炼。产后第 2 天就可以进行。会阴切开或剖宫产的产妇待拆线后伤口不感疼痛时，也应做产后健身操。

3. 计划生育指导　产后 6～8 周禁止性生活。恢复性生活后，应采取避孕措施，原则是哺乳者以工具避孕为宜，包括避孕套及宫内节育器。正常产后 3 个月、剖宫产者 6 个月可放置宫内节育器。不哺乳者除了工具避孕外可以选用药物避孕。对于不适合再次妊娠的产妇最好在剖宫产当时或阴道分娩产后 2～3d 行绝育术。剖宫产后需再次妊娠者需严格避孕 2 年以上。

4. 产后访视　产妇出院后，在出院后 3d 内，产后 2 周，产后 4 周分别做 3 次产后访视，了解产妇及新生儿健康状况。一般产妇可由社区医疗保健人员访视，而有并发症者最好由负责接生的医院派人访视。内容包括：①了解产妇睡眠、饮食及心理状况；②乳房情况及哺乳情况；③子宫复旧及恶露情况；④会阴伤口、腹部伤口情况等。若发现异常应给予及时指导。产妇应于产后 42d 医院常规随诊，包括全身检查、妇科检查及合并症和并发症的恢复情况。同时应带婴儿到医院做一次全面检查。

（阎　萍）

第二节　异常产褥

一、产褥感染

产褥感染（puerperal infection）是指产褥期生殖道受病原体侵袭，引起生殖器官及其周围组织局部或全身的感染。产褥感染仍然是目前导致孕产妇死亡的主要原因之一。

【病因】

1. 诱因　正常女性阴道有保持阴道自

净作用的能力,对感染有一定的防御能力,但营养不良、贫血、妊娠晚期性生活、胎膜早破、羊膜炎、合并慢性疾病、产科手术操作、产程延长、出血过多的产妇,抵抗力下降,可增加病原体侵入生殖道的机会,引起产褥感染。

2. 病原体种类 女性生殖道内寄生大量需氧菌、厌氧菌、真菌、衣原体及支原体,其中以乳杆菌为主。一旦抵抗力下降,杂菌大量繁殖即可出现感染。

3. 感染途径

(1)内源性感染:寄生于孕妇生殖道的病原体,多数并不致病,当抵抗力降低和(或)菌群失调等感染诱因出现时由非致病菌转化为致病菌而引起感染。

(2)外源性感染:指外界的病原体入侵产道所导致的感染。可以通过被污染的衣物、各种手术器械及产妇临产前性生活等途径感染。

相对于外源性感染,内源性感染更多见。因孕妇生殖道病原体不仅可以导致产褥感染,而且还能通过胎盘、胎膜、羊水间接感染胎儿,导致流产、早产、胎膜早破、死胎等。

【临床表现】 发热、疼痛、恶露有变化,为产褥感染的三大主要症状。产后 2～3d 低热后突然出现高热则应考虑感染可能。根据感染发生的部位不同可分为会阴炎、阴道炎、宫颈炎、腹部伤口感染、子宫切口感染、急性子宫内膜炎、急性盆腔结缔组织炎、全腹腹膜炎、血栓性静脉炎、脓毒血症及败血症等。

1. 急性外阴阴道炎 分娩时会阴部损伤导致病原体入侵而发生感染,以葡萄球菌和大肠埃希菌感染为主。主要表现为会阴部疼痛,伤口红肿、触痛、脓性分泌物,较重时可出现低热。阴道裂伤及挫伤感染表现为黏膜充血、水肿、溃疡、脓性分泌物增多。

2. 急性宫颈炎 宫颈炎可以出现宫颈充血水肿、触血和宫颈口脓性分泌物。感染向深部蔓延,可达宫旁组织,通过淋巴管蔓延,引起盆腔结缔组织炎,甚至败血症。

3. 子宫感染 包括急性子宫内膜炎、子宫肌炎。病原体入侵子宫蜕膜层者称为子宫内膜炎,侵入子宫肌层者称为子宫肌炎。子宫内膜感染可导致子宫内膜充血、坏死,阴道有脓性分泌物排出且有异味。子宫肌炎,表现为子宫复旧不良、腹痛、恶露增加、子宫压痛明显,可伴发高热、白细胞增高等全身中毒症状。

4. 急性盆腔结缔组织炎 病原体沿子宫随淋巴和血液达宫旁组织,出现急性炎性反应。临床表现为下腹痛,可伴寒战、高热等全身中毒症状。体征有下腹压痛、反跳痛、肌紧张,宫旁一侧或两侧结缔组织增厚、压痛。

5. 急性输卵管炎 病原体经子宫内膜逆行或由盆腔结缔组织侵犯输卵管,表现为下腹痛,可伴有阴道分泌物增多、脓性。查体见下腹压痛、附件区包块,伴腹膜炎可伴有腹膜刺激征。

6. 急性盆腔腹膜炎及弥散性腹膜炎 感染盆腔腹膜出现盆腔腹膜炎,继续发展导致弥散性腹膜炎。一旦感染腹膜,全身中毒症状明显,高热、恶心、呕吐、腹胀,检查时下腹部有明显压痛、反跳痛、肌紧张。

7. 血栓静脉炎 盆腔内血栓静脉炎常侵及子宫静脉、卵巢静脉、髂内静脉、髂总静脉等,病原体以厌氧性细菌为多。病变单侧居多,产后 1～2 周多见,表现为寒战、高热,症状可持续数周或反复发作。下肢血栓静脉炎,病变多在股静脉、腘静脉,多继发于盆腔静脉炎,表现为发热、下肢持续性疼痛、局部腓肠肌压痛、下肢水肿、皮肤发白。

8. 脓毒血症及败血症 细菌进入血液循环可引起脓毒血症,可并发感染性休克和迁徙性脓肿。若病原体大量进入血液循环并繁殖形成败血症,表现为持续高热、寒战、全身明显中毒症状,可危及生命。

【诊断】

1. 详细询问病史及分娩经过 对产后发热者排除引起产褥病率的其他疾病。

2. 全身及局部检查 仔细检查腹部、盆

腔及会阴伤口,确定感染的部位和严重程度。

3. 辅助检查　B超、CT、磁共振等检测手段,能够对感染形成的炎性包块、脓肿做出定位及定性诊断。检测血清C反应蛋白、降钙素有助于早期诊断感染。彩色多普勒对血栓性静脉炎的诊断有重要价值。

4. 确定病原体　病原体的鉴定对产褥感染诊断与治疗非常重要。可通过宫腔分泌物、脓肿穿刺物、后穹穿刺物做妇女细菌培养和药物敏感性试验,必要时需做血培养和厌氧菌培养。病原体抗原和特异抗体检测可作为病原体的快速诊断。

【鉴别诊断】　主要与上呼吸道感染、急性乳腺炎、泌尿系统感染、血栓静脉炎相鉴别。

【治疗】

1. 支持疗法　加强营养并补充足够的维生素,增强全身抵抗力,纠正水、电解质失衡。病情严重或贫血者,多次少量输新鲜血或血浆及人血白蛋白,以增加抵抗力。产妇采取半卧位,利于恶露引流或使炎症局限于盆腔。

2. 引流　清除宫腔残留物;会阴伤口或腹部切口感染,及时行切开引流术;疑盆腔脓肿可经腹或后穹切开引流。

3. 胎盘胎膜残留处理　经有效抗感染同时清除宫腔内残留物。如患者处于急性感染期,伴发高热,应在感染有效控制和体温下降后,再彻底刮宫,避免因刮宫引起感染扩散和子宫穿孔。

4. 抗生素的应用　当未确定病原体时,应根据临床表现及临床经验选用广谱高效抗生素,注意覆盖需氧菌、厌氧菌、阳性菌、阴性菌及耐药菌株,然后依据细菌培养和药物敏感性试验结果调整抗生素的种类和剂量,选择恰当的用药途径和时间,保持有效的血药浓度。中毒症状严重者,短期加用肾上腺皮质激素,提高机体应激能力。

5. 血栓静脉炎的治疗　在应用大量抗生素的同时,可加用肝素、尿激酶,用药期间监测凝血功能。口服双香豆素、阿司匹林等,也可用活血化瘀中药治疗。

6. 手术治疗　子宫严重感染,经积极治疗无效,炎症继续扩展,出现不能控制的出血、脓毒血症时,应当及时行子宫切除术,清除感染原,抢救患者生命。

【预防】　加强孕期卫生宣传,临产前2个月避免性生活及盆浴,加强营养,增强体质。及时治疗外阴阴道炎及宫颈炎等慢性疾病和并发症,避免胎膜早破、滞产、产道损伤与产后出血。消毒产妇用物,接产严格无菌操作,正确掌握手术指征,保持外阴清洁。必要时给予广谱抗生素预防感染。

二、产后晚期出血

分娩24h后,在产褥期内发生的子宫大量出血,称为晚期产后出血。以产后1~2周发病最常见,亦有迟至产后6周发病者。阴道流血可为少量或中等量,持续或间断;亦可表现为急骤大量流血,同时有血凝块排出。

【病因与临床表现】

1. 胎盘、胎膜残留　为阴道分娩最常见的原因,多发生于产后10d左右,黏附在宫腔内的残留胎盘组织发生变性、坏死、机化,当坏死组织脱落时,暴露基底部血管,引起大量出血。临床表现为血性恶露持续时间延长,之后反复出血或突然大量流血。检查发现子宫复旧不全,宫口松弛,有时可触及残留组织。

2. 蜕膜残留　蜕膜多在产后1周内脱落,并随恶露排出。若蜕膜剥离时间长,也可影响子宫复旧,继发子宫内膜炎症,引起晚期产后出血。临床表现与胎盘残留不易鉴别,宫腔刮出物病理检查可见坏死蜕膜,不见绒毛。

3. 子宫胎盘附着面感染或复旧不全　胎盘娩出后其附着面血管即有血栓形成,继而血栓机化,管腔变窄、堵塞。胎盘附着部边缘有内膜向内生长,底蜕膜深层残留腺体和内膜重新生长,子宫内膜修复,此过程需 6～8 周。若胎盘附着面感染、复旧不全可引起血栓脱落,血窦重新开放,导致子宫出血。多发生在产后 2 周左右,表现为突然大量阴道流血,检查发现子宫大而软、宫口松弛,阴道及宫口有血块堵塞。

4. 感染 常见于子宫内膜炎,感染引起胎盘附着面复旧不良和子宫收缩欠佳,血窦关闭不全导致子宫出血。

5. 剖宫产术后子宫伤口裂开 多见于子宫下段剖宫产横切口两侧端。在缝合线溶解脱落后,血窦重新开放,多发生在术后 2～3 周,出现大量阴道流血,甚至引起休克。

6. 其他 产后子宫滋养细胞肿瘤、子宫黏膜下肌瘤等均可引起晚期产后出血。

【诊断】

1. 病史 注意分娩方式,产程进展,手术指征、术中及术后情况、产后恶露变化情况等。

2. 症状和体征

(1)阴道出血:胎盘胎膜残留、蜕膜残留引起阴道出血多在产后 10d 发生,胎盘附着部位复旧不良常发生于产后 2 周左右,可以反复多次阴道出血,也可以是突然大量阴道出血。剖宫产子宫切口裂开或愈合不良所致的阴道出血多在术后 2～3 周发生,常常是突然大量出血,可导致失血性休克。

(2)腹痛和发热:常合并感染,伴发恶露增加、恶臭。

(3)全身症状:继发性贫血,严重者因失血性休克危及生命。

(4)体征:子宫复旧不佳可扪及子宫增大变软,宫口松弛,有时可触及残留组织和血块,伴有感染者子宫压痛。

3. 辅助检查

(1)血常规、C 反应蛋白、降钙素等:了解贫血和感染情况。

(2)超声:了解子宫大小、宫腔有无残留物及子宫切口愈合情况。

(3)病原菌和药物敏感性试验:确定抗生素选择应用。

(4)hCG 测定:有助于排除胎盘残留及滋养叶细胞肿瘤。

(5)病理检查:若有宫腔刮出物或切除子宫标本,应送病理检查。

【治疗】

1. 少量或中等量阴道流血,应给予广谱抗生素、子宫收缩药及支持疗法。

2. 有胎盘、胎膜、蜕膜残留者,应在建立静脉通路输液、备血条件下刮宫,操作应轻柔,以防子宫穿孔。刮出物应送病理检查,以明确诊断。术后继续给予抗生素及子宫收缩药。

3. 剖宫产术子宫切口裂开,阴道流血少,可给予广谱抗生素及支持疗法,密切观察病情变化;若阴道流血多,可行髂内动脉或子宫动脉栓塞术,必要时剖腹探查,若切口周围组织坏死范围小,炎症反应轻微,可做清创缝合,若组织坏死范围大,可行子宫全切除术。

4. 肿瘤引起的阴道出血,应做相应处理。

【预防】 严格掌握剖宫产手术指征。产后应仔细检查胎盘、胎膜,如有残缺,应及时清宫;在不能排除胎盘残留时,术后应用抗生素预防感染。

三、产褥期精神障碍

产褥期精神障碍,又称产后精神障碍,是指与分娩后 6 周内有关的精神和行为障碍。国际上对此定义一直有明显分歧,目前大多数学者将其分为产后忧郁综合征(postpartum depression sydrome)、产后抑郁症(postpartum depression)和产后精神病(postpartum psychosis)三类。产后忧郁综合征是指产后 7 d 内出现一过性哭泣或忧郁状态,占 50%～80%,症状轻微、病程短暂,极少数可发展为产后抑郁症,一般 24h 内即可恢复如常。产后抑郁症是指在产褥期发生的抑郁,本症较为常见,发病率的差异因各国的文化背景、社会状况及诊断标准不同所致,通常在产后2周内发病,积极治疗预后良好,少数有残留症状或再次妊娠复发的危险。产后精神病是与产褥期有关的重度精神和行为障碍,本病较少见,但病情严重,其发病率为0.1%~0.2%,以产后7d内发病者居多。产后忧郁综合征除给予精神安慰外,部分需要干预性治疗,也可能为正常情绪反应。

【病因】 随着医学模式的改变,近二十年来对其研究取得了明显进展,目前认为妊娠分娩可引起生理、病理、心理及社会角色方面的巨大变化,若产妇在这一特殊转化时期,不能做出适应性调整,则可能导致精神疾病。产后抑郁症的病因比较复杂,一般认为是多方面的。总的来说主要有生物学因素、心理因素和社会因素三方面。

1. 生物学因素

(1)内分泌因素:在妊娠、分娩的过程中,体内内分泌环境发生了很大变化,尤其是产后24h内,体内激素水平急剧变化是产后抑郁症发生的生物学基础。研究发现,临产前胎盘类固醇的释放达最高值,患者表现为情绪愉快;分娩后胎盘类固醇分泌突然减少时患者表现抑郁。也有研究显示,产后抑郁与尿中去甲肾上腺素减少有明显关系,与垂体、甲状腺功能低下密切相关;此外,胎儿胎盘娩出,使来源于胎儿胎盘单位的激素突然撤退,胎盘分泌的绒毛膜促性腺激素,胎盘生乳素含量急剧下降,以及雌、孕激素的不平衡,在产后抑郁症的发生上起一定作用。当然,激素与产后抑郁症的关系尚无定论,还有待进一步的研究证实。

(2)躯体因素:产时产后的并发症、难产、滞产、手术产是产后抑郁症不可忽视的诱因。一般认为,不同分娩结局的产妇所接受的心理应激源不同,因而产生的生理、心理反应也有所不同。由于分娩带来的疼痛与不适使产妇感到紧张恐惧,出现滞产、难产时,产妇的心理准备不充分,紧张、恐惧的程度增加,产程持续时间更长,导致躯体和心理的应激增强,造成心理不平衡,从而诱发产后抑郁发生。其次,有躯体疾病或残疾的产妇易发生产后抑郁,尤其是感染、发热时对产后抑郁促发有一定影响。中枢神经功能的易损性,情绪及运动信息处理调节系统(如多巴胺)的影响,可能与产后抑郁的发生有关。

(3)遗传因素:精神障碍的潜在因素。有精神病家族史,特别是有家族抑郁症病史的产妇,产后抑郁的发病率高,说明家族遗传可能影响到某一妇女对抑郁症的易感性。

2. 心理因素 研究发现妇女在孕产期均有心理退化、感情脆弱、依赖性强等变化,孕产期各种刺激都可能引起心理异常。其中常见的心理应激除上述躯体因素外,还有对妊娠与分娩忧虑、恐惧,担心难产和胎儿健康,婴儿异常,婴儿性别非所愿,成为母亲角色与照料婴儿的焦虑等均可造成心理压力。当心理冲突未能解决时,可能导致产后精神疾病的发生。由此可见分娩本身对产妇精神状况可能有一种特殊的伤害作用,婴儿出生也是其一种易患性因素。

3. 社会因素

(1)孕期应激压力:孕期发生不良生活事件越多,患产后抑郁症的可能性越大。可以认为,孕期及分娩前后应激性生活事件的发生,诸如失业、夫妻分离、亲人病丧、家庭不和睦等,是促发产后抑郁症的重要诱因。还有居住环境低劣,家庭经济条件差,产后亲属冷漠等都是引发产后抑郁的危险因素。研究表明,产后抑郁症者的病前人格缺陷极易引发产后负性生活事件,而负性生活事件又可引起抑郁、焦虑等负性情绪体验,进而引发产后抑郁症。

(2)缺乏家庭和社会的支持与帮助:特别是来自丈夫和长辈的帮助,是产后抑郁症发生的危险因素。在日本,产后抑郁症发病率仅为 3.1%，这与其家庭的支持和保护性环境有关。

（3）角色突然变化：在产后抑郁症发生上起一定作用。产妇往往对突然承担的母亲角色毫无准备，而周围的人却强烈期待其母性行为，并且以往对孕妇的情感，也大部分转向了婴儿，这对未成熟的女性是难以忍受的。

【临床表现】　产后抑郁症多在产后 2 周内发病，产后 4～6 周症状明显。其表现以抑郁状态为主，有情绪低落、孤独、悲观、食欲低下、反应迟钝、疲劳感、内疚感、自责自罪感、焦虑烦躁等，还可出现罪恶感，怀疑自己患有种种疾病，最严重者出现自杀企图，认为活着无用，太痛苦，可有不语、不动、不吃等。可伴有自主神经功能紊乱症状，如食欲缺乏、心悸、出汗、耳鸣、头晕等。还常有早醒或入睡困难等。情绪障碍可有晨重夜轻的波动。

【诊断】

1. 症状自评量表　目前国内外对于产后抑郁症尚无特异的实验室指标和统一的诊断标准，多依据各种症状自评量表，表格由患者自行填写，以相应的评分结果做出判定。常用于对产妇行为进行定量和标准化的测定评估与协助诊断的主要量表如下。

（1）爱丁堡产后抑郁量表（EPDS）：特别适用于产后抑郁症的检测。主要评定心境低落、愉快感缺乏、焦虑及睡眠障碍等，简明易行，具有满意的灵敏度和特异性。

（2）明尼苏达多项个性调查表（MMPI）：它包含了婚姻、家庭、社会及身心等方面，用于测评产妇性格倾向及精神疾病的易患性。

（3）90 项症状自评量表（SCL - 90）、抑郁和焦虑自评量表（SDS、SAS）：用于测评产妇情绪状态及其程度。

（4）生活事件量表（LES）和围生期应激评定量表（PPS）：两量表能测定负性生活事件和与妊娠分娩本身应激有关的事件造成心理压力大小，多维评价致病诱因，不利产科因素和社会支持的影响等。

2. 诊断标准　目前国内外较常用于产褥期抑郁症的诊断标准是 1994 年美国精神病学会在《精神疾病的诊断与统计手册》（DSM-Ⅳ）中制订的"产褥期抑郁症的诊断标准"。其内容如下：在产后 4 周内出现下列症状中的 5 条或 5 条以上，但至少有一条为情绪抑郁或缺乏兴趣或愉悦：①情绪抑郁；②对全部或多数活动明显地缺乏兴趣或愉悦；③体重显著下降或增加；④失眠或睡眠过度；⑤精神运动性兴奋或阻滞；⑥疲劳或乏力；⑦遇事皆感毫无意义或有自罪感；⑧思维能力减退或注意力涣散；⑨反复出现死亡的想法。

【治疗】

1. 心理治疗　对产后抑郁症患者通常可采用方法简单、应用广泛的认知行为疗法，根据患者难以排解的忧伤、角色转变与矛盾以及缺乏交往的人际心理进行治疗，可改善患者的情绪、兴趣和人际关系。对患者的心理治疗，要在详细了解心理状态及个性特征的基础上予以解释、疏导及鼓励，提出指导性建议或劝告，使其正确评估心理社会应激源，增强生活自信心，改变价值观念，以做好自我调整和适应。同时要重视开展夫妻或家人间的矛盾冲突的心理治疗，但需要家庭成员及社会各方面的热情支持与协助。心理治疗对婴儿产生的危害小，故被视为产后抑郁症的首选治疗。单独使用适用于轻、中度产后抑郁症者和产后拒绝用药者，也可作为重度产后抑郁症的辅助治疗手段。由于产妇产前的人格特征及对疗效的评估手段等方面均存在差异，故心理治疗的疗效不尽相同，但已被普遍认可。

2. 药物治疗　根据病情轻重、母乳喂养与否，应选用不同药物的最小有效剂量进行治疗。对轻度产后抑郁症使用稳定情绪及镇静作用的地西泮、氯氮䓬、奥沙西泮等弱镇静药。但前两种药物可在哺乳婴儿体内蓄积需慎用，而后者较为安全。对中、重度产后抑郁症患者,可用改善抑郁、焦虑、睡眠障碍的三环类抗抑郁药(多塞平、阿米替林等)和 5-羟色胺重吸收抑制药的新型抗抑郁药(帕罗西汀、百优解等),后者具有不良反应小,耐受性好等优点。但它们均可进入乳汁,目前虽无对乳儿产生毒性的证据,一般认为使用最低有效治疗量和对婴儿的监测,母乳喂养相对是安全的,并可获得良好的效果。

【预防】

1. 产前咨询和教育　产前门诊应简要了解孕妇既往情况、有无精神病家族史、抑郁、焦虑及与怀孕相关的并发症,高度重视出现危险因素的孕妇,帮助识别潜在的人际矛盾,学会处理情绪问题的技巧,加强自我调适,保持乐观稳定的良好情绪。广泛宣传有关妊娠、胎儿宫内生长发育等知识,使孕妇了解妊娠过程中的正常生理现象。对伴有并发症者需把握妊娠指征,使孕妇树立信心,及时调整孕妇妊娠期的不良心态,同时帮助孕妇克服早孕反应造成的不适,减轻其紧张和恐惧心理。

2. 产时心理支持　临床实践证明,改善产科住院环境,提高服务质量,开展导乐式一对一陪伴分娩等,均有利于减轻产妇心理压力。在分娩过程中继续给予产妇心理和情感上的支持,用亲切、友善的语言指导产妇配合医护人员顺利完成分娩,使其处于良好的身心适应状态,减少分娩方式及产时并发症给产妇带来的心理负担。

3. 产后心理疏导　产后为产后抑郁症发病的高危时期。产妇经阵痛和分娩,体力和精力消耗巨大,需创造良好的环境保证产妇的休养,减少不必要的打扰和探视,避免各种精神刺激,尤其是敏感问题,如婴儿的性别、孩子将加重经济负担、产后体形的恢复等应尽可能避免。医护人员应及时向其传授育婴知识,指导如何进行母乳喂养、母婴互动情感交流,使产妇顺利实现角色转换,并指导产妇及家属正确护理新生儿。对出院产妇应建立系统化的家庭访视制度,积极开展产妇心理卫生保健服务,并对产后抑郁高危人群进行心理疏导。

4. 保证良好的家庭、社会氛围　家庭、社会及其他有关人员除在生活上关心体贴产妇外,还要耐心倾听其诉说,使其感到自己在社会、家庭中的地位,正确对待和处理产褥期间工作、生活的各种变化,及早融入社会生活中。

5. 建立良好的护患关系　护士要热情接待产妇,介绍病房环境,以家庭化病房替代传统喧闹的易受干扰的大病房。介绍主管医师和护士,提倡导乐陪产,进行分娩过程中基本知识的宣教,主动与产妇交谈,认真回答产妇及家属提出的问题,针对普遍存在的期待、恐惧、焦虑等心理活动进行情感疏导和健康教育,使其情绪安定。所做检查、处理都要及时向产妇及家属解释,争取家属的理解和配合。密切观察产程,及时处理异常情况。胎儿娩出后,热情恭贺产妇成为母亲,进行早接触,建立母子感情,通过新生儿的吸吮反射,刺激子宫收缩,减少出血,并为母乳喂养的成功奠定基础。

四、产褥期其他常见异常

(一)会阴伤口

经阴道分娩有会阴切口的产妇,产后很快就会感到明显的会阴伤口疼痛,这是由于麻醉消退及周围组织水肿所致,甚至可能是会阴血肿形成。会阴血肿多发生于会阴筋膜层内,若同时有会阴水肿,单凭肉眼很难发现,巨大的会阴血肿出血量可超过1000ml,引起产妇贫血及休克,一旦发生会阴血肿,通常需要在麻醉下行会阴血肿清除及会阴伤口缝合术。除了会阴血肿外,会阴组织的水肿也可引起明显的会阴伤口疼痛和牵拉感。局部冷敷可以明显缓解水肿,对疼痛剧烈的产妇也可给予口服镇痛药来缓解疼痛。

如果是产后晚期（5～6d后）产妇自觉有明显的会阴疼痛，应该考虑是否有会阴伤口的感染。会阴伤口感染表现为切口发白、水肿，有脓性分泌物。对感染的会阴伤口应取局部分泌物涂片进行革兰染色了解细菌种类，同时针对感染的细菌类型使用敏感的抗生素进行治疗。助产士应告知产妇如何进行会阴局部的清洗，穿棉质宽松内裤，勤换护垫，禁止盆浴等注意事项。

（二）剖宫产伤口

目前剖宫产患者常规都使用了预防性抗生素，这有利于预防术后伤口感染和宫内膜异位症的发生。同时术后24h及时更换敷料也有助于伤口的愈合和减少感染。助产士应告知产妇在淋浴后应保持伤口的干燥和清洁，对腹壁有皱褶的肥胖妇女应适当延长腹部伤口敷料敷盖时间，以保持伤口局部的清洁和干燥。如果腹部伤口出现红、肿、热、痛等症状，应考虑有感染发生，需及时取伤口分泌物涂片及细菌培养。如果产妇感觉腹部伤口某一局部疼痛明显，应警惕伤口局部血肿和脓肿形成。

在个别时候可能行腹部伤口扩开清创引流术。随着目前剖宫产患者住院天数的缩短，很多关于伤口的问题都发生在出院以后，这是做产后防视的社区医师及助产士需特别注意的问题之一。

（三）高血压

有妊娠期高血压疾病的产妇，在产后一段时间内仍然可能有高血压存在，某些产妇可能仍然有症状甚至发生产后子痫，因此，对这些产妇在产后应继续密切监测血压波动，必要时用口服降压药控制血压并告知其理想的血压波动范围。个别没有妊娠期高血压疾病的产妇也可能在产后出现高血压，因此一旦产妇出现类似于妊娠期高血压疾病的症状，助产士应考虑到产后高血压的可能性并进行相应的检查和血压监测。

对于有原发性高血压的产妇，应由其家庭医师对她产后恢复及血压波动情况进行监测并据此制订出后续的抗高血压治疗方案。

（四）头痛

头痛是产褥期常见的症状之一。对有头痛症状的产妇，应详细询问头痛的程度，持续时间和频率以及曾经使用过的止痛药及疗效。如果产时或产后使用过硬膜外麻醉，应联系麻醉师了解麻醉情况。一般而言，硬膜外穿刺导致的头痛多为体位性的，站立和活动时加重，平躺后缓解，同时可伴颈部张力增加，呕吐或视觉障碍。

头痛也可能是产后抑郁症的早期表现，对这类产妇应注意了解是否同时伴有脱水、失眠、紧张等表现，关于产后抑郁症的临床表现，诊断和处理详见产褥期精神障碍章节。助产士应尽量和这些产妇交流，进行心理疏导，缓解她们紧张焦虑的情绪。

（五）腰背痛

大多数孕妇在妊娠期及产后因为腹部肌肉的分离（腹直肌分离）会感觉到腰背痛。这是由于妊娠期在孕激素和松弛素作用下胶原纤维拉伸，结缔组织伸展性增加所致。对这类孕妇应建议她们尽量采取正确的哺乳姿势，制订个体化的锻炼方案，如果腰背痛影响了日常生活，可能需要进行物理治疗及康复治疗。妊娠期由于耻骨联合分离所引起的疼痛在产后随着耻骨负荷的缓解及激素水平的下降多可自然缓解。

（六）泌尿系统异常

近年来随着产时和产后护理的进展，产后发生急性尿潴留已十分罕见。但产后注意监护产妇的小便状况及相关伴随症状仍然十分重要。尿失禁是指腹压大于最大尿道压时，在无逼尿肌收缩的状态下，尿液不自主地排出。产后盆底组织的结构及功能因分娩而受到影响，形成盆底支撑组织的肌肉、筋膜、韧带在阴道分娩过程常常受到过度牵拉，这些异常的作用可以对上述结构发生形态和功能上不可逆转的改变。文献报道一些产科因素如分娩次数增加、第二产程时间过长、胎儿的体重及胎儿头围偏大、会阴切开术等，均可导致盆底、尿道横纹肌的部分失神经作用，引起产后尿失禁。

产后尿失禁与其他病因引起的尿失禁相比，主要是妊娠及分娩过程中对盆底组织的损伤，约有 1/3 的产妇分娩后出现尿失禁，但多数患者未经治疗症状改善，甚至消失，因此对产后尿失禁的治疗首选非手术疗法，包括盆底肌肉和膀胱训练，盆底肌肉神经电刺激治疗等。对于非手术治疗无效或效果欠佳患者可采用微创手术治疗。无张力阴道吊带手术是治疗压力性尿失禁的微创手术，将吊带放置于尿道中段下面，抬高膀胱颈，恢复正常尿道后角度，加强对尿道中段的支持，增强尿道紧缩力和尿道阻力。对压力性尿失禁的治愈率达 86%，具有简单、微创、并发症少和恢复快的优点。

（七）便秘

由于孕激素对肠道平滑肌的作用，妊娠期一般很少发生痔疮和便秘。产后便秘的常见原因包括饮食结构的改变，产时脱水以及会阴伤口的疼痛。对这类产妇应建议进食富含纤维及水分的食物，症状严重的可给予肠道刺激轻微的轻泻药。助产士应告知产妇肠道功能一般在产后数日即可自然恢复，正常大便不会导致会阴伤口的裂开和愈合不良。如果产妇产后持续便秘，必要时可行灌肠，但还是应尽量提前告知产妇如何保持大便通畅，尽量避免灌肠。有痔疮的产妇也应尽量进食富含纤维素和水分的食物，多饮水，适当使用轻泻药软化大便，局部外敷减轻水肿和疼痛。

某些产妇产后还可能发生大便失禁，此时应注意了解大便失禁的性质，以便和腹泻相鉴别，要仔细询问产妇在 24h 内是否服用轻泻药，近期所吃的食物是否有污染等。产后大便失禁并非都与 III 度会阴撕伤相关，其具体病因尚不十分清楚，但目前有研究表明近年来其发生率有所上升。助产士应主动关心产妇的大便情况，如果产妇自觉产褥期大便习惯明显与妊娠期不同，应建议她及时去看家庭医师，以便尽早处理。

（八）乳房异常

不管产妇是否进行母乳喂养，都会在产后 3~4d 开始感觉到乳房的肿胀和紧张感，对母乳喂养的产妇应鼓励她们尽量哺乳，保持乳汁通畅，有时可能还需要服用止痛药来缓解乳房的胀痛不适。对不进行母乳喂养的产妇，应告知尽量穿戴大小合适的文胸，避免文胸过紧挤压乳房，同样也可以服用适量止痛药缓解乳房胀痛，还可以通过冷、热、淋浴交替来缓解症状。助产士应该注意观察产妇乳房肿胀的持续时间是否过长，是否有乳腺感染的征兆，单纯的乳房肿胀不应有局部红肿和压痛。如果发现有乳腺感染的症状，应立即看医师，采用抗生素治疗，如果是母乳喂养的产妇，可以继续哺乳。

（九）贫血

正常产妇在分娩后数日内看上去都很苍白和疲倦。对有产时、产后大出血病史的产妇，应该及时进行血常规检查，了解血红蛋白情况，以便及时纠正贫血。如果血红蛋白低于 60.0g/L，必须输血治疗，若血红蛋白＞80.0g/L，需给口服铁剂或合理饮食。如果产妇产前无贫血，产时出血不多，一般产后都未常规复查血红蛋白，对这类产妇，助产士应根据临床表现，如头晕乏力、心动过速、睑结膜苍白等来综合判断是否有贫血存在。因此，产后血红蛋白的复查对于指导产后康复有重要指导意义。

（彭　冰）

第三节　产后避孕

自我国二胎政策开放以来，再次生育成为世纪热门话题，如何有效保护女性生殖健康，再次妊娠间隔时间成为关注的热点。WHO 提出生育间隔过短会增加母儿不良结局，为减少母儿不良结局，建议至少在活产后 24 个月（2 年）再次妊娠。因此，如何落实产后 2 年内高效、可逆避孕措施是降低高危人工流产，减少由于生育间隔过短造成母儿不良结局的关键。产后妇女由于分娩、喂养、闭经等原因易忽视产后避孕的问题，来自 WHO 一项有关产后避孕的调查显示 37.58% 的女性产后没有或未及时避孕。92%～97% 的女性生产后 2 年内不想再次生产，而产后 1 年内意外妊娠行人工流产风险极大易出现严重并发症，影响产后妇女生殖健康。产后如何推荐产妇、配偶选用合适、高效避孕措施，是临床医护人员必备知识，通过孕妇学校、产前教育等手段，普及产后避孕知识，有效避免产后高危意外妊娠。

产后哺乳期妇女的避孕需求有一定的特殊性，主要考虑以下因素：①避孕有效性及安全性；②避孕方式对哺乳的影响；③避孕方式对新生儿生长发育的影响。在哺乳期内应选择安全、有效、可逆、对哺乳及新生儿生长发育均无影响的避孕措施。目前国内外通行的产后避孕方法有以下几项，结合产妇具体情况，可建议采用不同的避孕方法。

一、避孕方法

1. **哺乳期闭经避孕法**（the lactational amenorrhea method，LAM）　哺乳期闭经避孕是指产后 6 个月内，通过哺乳、无月经来潮出现生理性闭经，作为产后的避孕方法。采用此方法必须完全满足以下三项条件：①新生儿月龄小于 6 个月；②产妇须全程、专一母乳喂养，按需哺乳（每天哺乳 8～12 次），婴儿未添加任何辅食并生长发育在正常范围；③月经尚未复潮（无任何形式长于 2d 的阴道流血），处于闭经状态。以上三项条件均满足时，哺乳期避孕方法有效率为 98%。对一些需严格避孕高危人群，如剖宫产术后，前置胎盘，胎盘粘连，剖宫产术中行肌瘤剔除术，产妇有严重合并症、并发症不宜再次妊娠者不建议采用此方法避孕。

2. **屏障避孕法**（barrier methods）　屏障避孕对哺乳影响尚不清楚，通过机械地阻止精子进入宫腔从而达到避孕的目的，主要包括男用避孕套、女用避孕套、阴道膈膜、宫颈帽等。但是需建议产后女性，与其他避孕方式（如宫内节育器，皮下埋置剂等）相比较，屏障避孕法避孕失败率较高。

（1）男用避孕套：避孕套可以减少阴道细菌上行感染，降低产后子宫内膜炎发病率。因此，在哺乳期为首选避孕措施。值得注意的是避孕套避孕失败率相对宫内节育器、皮埋等避孕措施，失败率仍较高，特别是不能正确使用或选用质量低劣避孕套时，因其有一定失败率。因此，使用过程中需要特别注意用前检查、全程使用，每次使用后检查避孕套是否有破漏。

（2）女用避孕套：女用避孕套用透明的聚氨酯塑料制成，两端各有一塑料环，封闭端的环用于帮助插入把避孕套固定在宫颈，开口端的环较大，在外阴之外展开。这种避孕套的外形与男用避孕套有点相似，但体积远远超过男用品，除避孕外也有预防性传播疾病的传播。

（3）其他：阴道膈膜、宫颈帽等避孕方式在我国使用较少。

3. **宫内节育器**（intrauterine devices，IUD）

（1）含铜宫内节育器：含铜宫内节育器是目前我国使用最为广泛的一类活性宫内节育

器,主要通过金属铜使子宫内膜形成无菌性炎症,宫腔内化学变化干扰受精或阻止受精卵着床,不影响母乳喂养,避孕效果可靠,对于产后需长期、严格避孕者适用。WHO 建议产后 48h 内或 4 周以后可放置宫内节育器。产时或剖宫产时有胎盘残留、感染或潜在感染、大出血、生殖器官畸形、性传播疾病者禁用。

(2)左炔诺孕酮宫内节育系统:左炔诺孕酮宫内节育系统(曼月乐)主要通过抑制子宫内膜干扰受精卵着床,改变宫颈黏液稠度阻止精子通过达到避孕的效果,有效率高于 99.9%,是目前避孕效果唯一可与结扎相媲美的宫内节育器。哺乳期妇女使用不影响哺乳质量及新生儿发育。除几近完美的避孕效果外曼月乐还可治疗部分妇科疾病,如子宫内膜异位症、月经过多等,特别适用于产后高危人群需严格避孕者和有以上妇科疾病者。

4. 单纯孕激素避孕法 WHO 建议哺乳期妇女产后的 6 周内禁用复方口服避孕药,哺乳期间最好不使用含雌激素避孕药物,主要不良影响为增加血栓的风险性,有可能影响母乳喂养。有研究表明在产后 6 周内使用复方口服避孕药会影响泌乳的量,不利于母乳喂养的建立。非哺乳期产后女性可在产后 3 周使用复方口服避孕药。

(1)纯孕激素类口服避孕药(progestogen-only pill,POP):纯孕激素口服避孕药可用于产后哺乳期妇女避孕,WHO 建议哺乳期妇女用纯孕激素避孕药替代复方口服避孕。研究表明在产后短时间内使用纯孕激素避孕药不影响产妇乳汁质量,不影响产妇授乳母乳中含有少量孕激素对新生儿第一年生长、发育,一般情况无明确不利影响。目前我国尚无该类产品。

(2)植入孕激素(progestogen implants):皮下埋植避孕法是一种新型的避孕方法,目前已在世界部分地区推广使用。这种避孕方法是将一定剂量的孕激素放在硅胶囊管中,然后将此管于皮下,使其缓慢地释放少量的孕激素,从而起到避孕作用。避孕有效率高达 99.5%,目前我国广泛应用的皮埋为依托孕烯单根皮下埋植避孕药,产后 6 周即可安全使用,对乳汁的质与量及新生儿无不良影响。产后 6 周内、乳腺癌患者、血栓高风险者禁用。

(3)注射孕激素(medroxyprogesterone acetate,DMPA):DMPA 是目前国外临床应用较为广泛的单纯孕激素长效制剂,对乳汁的质与量及新生儿生长发育无不良影响,有效率达 99.7%。使用 DMPA 后可能延迟生育能力恢复的时间,因此,对产后两年之内有生育计划的女性不适用。据国内资料显示目前我国哺乳期妇女对 DMPA 的接受度不高,参与调查的人员中仅 10% 愿意继续使用本方法避孕。

5. 含有雌激素的复方激素类避孕法 含有雌激素的复方激素类避孕法包括复方口服避孕药,经皮避孕贴,阴道环等方式,雌激素降低产后女性母乳分泌量,增加产后女性深静脉血栓及肺栓塞的风险。因此,含雌激素的避孕方式并不适合哺乳期女性。

6. 紧急避孕法(emergency contraception) 紧急避孕在无保护性交或者避孕失败后 72h 内使用是最为有效的,可供选择的方式有放置宫内节育器、口服紧急避孕药。紧急避孕药的主要不良反应是恶心、呕吐、点滴出血、月经紊乱等,不能作为常规避孕措施推荐给产后妇女。在母亲服用紧急避孕药后乳汁中检测到含激素水平量在 1~4h 或 2~4h 达到高峰,逐渐递减,哺乳期妇女慎用。放置宫内节育器对母乳喂养影响较小,也可达到长效避孕的目的,哺乳期女性也可选择。

7. 结扎避孕法(tubal ligation) 结扎避孕是指通过手术或者非手术的方式切断、结扎、电凝、阻塞输卵管或输精管的方式达到永久节育的目的。值得注意的是结扎术前须充分知情同意,签署相关同意书,在新生儿一般情况欠佳或者母亲有其他合并症不适宜行结扎手术时应暂缓手术。

二、避孕指导

1. 哺乳期闭经避孕法　产后母乳喂养为新生儿最佳的喂养方式,可为新生儿提供营养、增加免疫力的同时抑制母体排卵,达到避孕的效果。WHO指出医务工作者需告知产妇随着哺乳时间延长,超过产后6个月或者月经复潮,婴儿添加辅食,哺乳期闭经避孕法有效率降低,有意外妊娠的风险,为避免意外妊娠应及时采取其他有效的避孕措施。

2. 屏障避孕　避孕套由于对乳汁的分泌和质量无影响,所以对于产后特别是哺乳期妇女是较好的避孕方式,可对部分产后需严格避孕的高危人群(剖宫产≥2次、子宫破裂修补后、子宫肌瘤剥除术后等)需告知意外妊娠风险,推荐更为高效的避孕措施。

3. 宫内节育器　WHO推荐宫内节育器在产后48h内或4周后放置,目前我国推荐的放置时间为产后立即放置(10min内)或者顺产后1个月、剖宫产后6个月,我国通过大量的临床研究认为产后10min内放置宫内节育器脱落率明显低于产后10min～48h之间放置,值得注意的是产后子宫软,在放置宫内节育器术中易子宫穿孔,应由经验丰富医务人员操作,减少术中并发症的发生。由于产后立即放置IUD脱落率高,点滴出血时间长,我国应用并不广泛。

4. 激素类避孕方式　产后妇女特别是哺乳期妇女不建议使用含雌激素避孕方式,主要不良影响增加血栓的风险性,影响母乳喂养。孕激素制剂可用于产后妇女,如纯孕激素口服避孕药、注射孕激素避孕、皮下埋置药,对母乳喂养的建立及新生儿的生长发育无不良影响。

2013年,WHO提出产后避孕并不是一项"纵向"项目,而是关于孕产妇安全和儿童健康工作的一部分,在我国产后1年意外妊娠率明显高于发达国。为降低产后1年意外妊娠率,减少母儿不良后果,医疗体系应推广规范化的产后避孕服务,医务工作者应熟练掌握各种避孕方式的利弊,根据产后妇女的特殊性,指导产后高效避孕方式的落实。

(罗静雯　常　青)

参 考 文 献

[1] 金力.产后避孕的必要性及知情选择[J].中国计划生育和妇产科,2012,4(6):16-18.

[2] 世界卫生组织生殖健康与研究部编,国家人口计生委科学技术研究所译.避孕方法选用的医学标准[M].4版.北京:中国人口出版社,2011:12-13.

[3] 刘小艳,罗静雯.3889例左炔诺孕酮宫内缓释系统临床分析[J].实用妇产科杂志,2013,29:376-379.

[4] 黄咏梅.产后避孕[J].中国实用妇产科杂志,2009,25(10):731-733.

[5] 谢幸,孔北华,段涛.妇产科学[M].9版.北京:人民卫生出版社,2018:214-218.

[6] 陈奕,朱燕.妊娠期及产褥期静脉血栓栓塞症的诊断与治疗[J].中华妇产科杂志,2018,53(9):635-639.

[7] 侯自红,顾向应,吴尚纯.产后和流产后使用长效可逆避孕方法的技术指南[J].国际生殖健康/计划生育杂志,2013,32(4):267-268,289.

[8] World Health Organization 2006 report of a WHO technical consultation on birth spacing.

[9] Ross JA,Winfrey WL. Contraceptive Use, Intention to use and Unmet Need during the Extended Postpartum Period[J]. International Family Planning Perspective,2001,27(1):20-27.

[10] DaVanzo J,Hale L,Razzaque A,et al. Effects of interpregnancy interval and outcome of the preceding pregnancy on pregnancy outcomes in Matlab, Bangladesh[J]. BJOG, 2007, 114

(9):1079-1087.

[11] Kennedy KI, Trussell J. postpartum contraception and lactation[M]. New York: Ardent Media Inc,2007:403-431.

[12] Faculty of Family Planning and Reproductive Health Care Clinical Effectiveness Unit. FFPPHC Guidance(January 2004). The copper intrauterine device as long-term contraception [J]. J Fam Plann Reprod Health care,2004,30(1):29-42.

[13] Programming Strategies for Postpartum Family Planning WHO,2013.

[14] WHO Statement:Progestogen-only contraceptive use during lactation and its effects on the neonate,2008.

[15] FFPRHC Guidance(July 2004). Contraceptive choices for breastfeeding women[J]. J Fam Plann Reprod Health Care, 2004,30(3):181-189.

[16] World Health Organization (WHO). Medical eligibility criteria for contraceptive Use. Geneva,Switzerland:WHO,2000.

[17] Kapp N, Curtis K, Nanda K. Progestogen-only contraceptive use among breastfeeding women:a systematic review [J]. Contraception,2010,82(1):17-37.

[18] World Health Organization. Technical consultation on hormonal contraceptiveuse during lactation and effects on the newborn: summary report. Geneva:WHO Press,2010.

[19] Graesslin O, Korver T. The contraceptive efficacy of Implanon: a review of clinical trials and marketing experience [J]. Eur J Contracept Report Health Care,2008,13(b1):4-12.

[20] Bjarnadóttir RI,Gottredsdóttir H, Sigurdardóttir K, et al. Comparative study of the effects of a progestogen-only pill containing desogestrel and an intrauterine contraceptive device in lactating women [J]. BJOG, 2001, 108: 1174-1180.

[21] ShaamashT AH, Sayed GH, Hussien MM, et al. A comparative study of the levonorgestrel-releasing intrauterine system Mirena versus the copper T380A intrauterine device during lactation: breast-feeding performance, infant growth and infant development[J]. Contraceptive,2005,72:346-351.

[22] Qiao Yu-hui,Fang Hua-lin,Jiang Li-fang. 150 cases of lactation women with acetic acid medroxyprogesterone acetate of acceptability and evaluation[J]. Clinical medicine,2005,8:P39-40.

[23] Oladapo OT, Fawole B. Treatments for suppression of lactation[J]. Cochrane Database Syst Rev,2012,9:CD005937.

[24] Kapp N, Curtis KM. Combined oral contraceptive use among breastfeeding women: A systematic review[J]. Contraception,2010,82:10-16.

[25] Gainer E, Massai R, Lillo S, et al. Levonorgestrel pharmacokinetics in plasma and milk of lactating women who take 1. 5mg for emergency contraception [J]. Hum Reprod,2007,22(6):1578-1584.

[26] World Health Organization. Department of Reproductive Health and Research (WHO/RHR) and Johns Hopkins Bloomberg School of Public Health/Center for Communication Programs (CCP),INFO Project. Family planning:a global handbook for providers. Baltimore and Geneva:CCP and WHO, 2007.

[27] SMFM, Society for Maternal-Fetal Medicine. SMFM Consult Series ♯ 47. Sepsis during pregnancy and the puerperium[J]. Am J Obstet Gynecol,2019,220(4):B2-B10.

[28] QLD, Queensland Health. Venous thromboembolism(VTE)prophylaxis in pregnancy and the puerperium, www. health. qld. gov. au/qcg,2014-02-01.

[29] SMFM, Society for Maternal-Fetal Medicine. SMFM Consult Series ♯ 48:Immediate postpartum long-acting reversible contraception for women at high risk for medical complications [J]. Am J Obstet Gynecol,2019,220(5):B2-B12.

第18章 产后护理

在产褥期,产妇全身各系统,尤其是生殖系统发生了较大的生理变化,同时,也会经历一个心理和社会的适应过程。因此,在这一时期,助产士仍然需要做好对产妇的观察及护理,以保证母婴的健康。为了达到这一目的,助产士需要掌握相应的产后护理技术。需要注意的是,在进行各项产后护理技术操作之前,应做到:①保护产妇的隐私:由于大部分产科操作涉及妇女生殖系统或隐私部位,因此在操作前一定要请家属暂时离开病房,并将床旁帘拉上或用屏风遮挡;②操作前后洗手:接触每一个产妇前后一定要做好洗手工作,避免交叉感染。

第一节　子宫复旧的评估

一、判 断 指 标

子宫复旧情况是产褥期妇女生殖系统恢复的一个非常重要的指标,主要通过评估子宫底高度、子宫质地、子宫轮廓及阴道流血或恶露的情况等来判断。

1. 子宫底高度和位置　分娩后,子宫底应平脐或在脐下1～2指的位置。一般不会出现子宫底位于脐上的情况,如果出现,应该考虑是否有子宫收缩不良或血凝块在子宫腔内残留的情况。产后第1天,因子宫颈外口升至坐骨棘水平,使宫底稍上升至平脐,以后每日下降1～2cm,至产后10d,子宫降至骨盆腔内,在耻骨联合上方不能扪及子宫底(图18-1-1)。

2. 子宫质地　产后,子宫的质地硬,其硬度类似于成人额头的硬度。

3. 子宫轮廓　子宫轮廓清楚,为一圆形包块状物。

4. 阴道流血或恶露的情况　胎儿及胎盘娩出后,血液是阴道流出物的主要成分。随着子宫复旧的进展,其成分改变从最初以

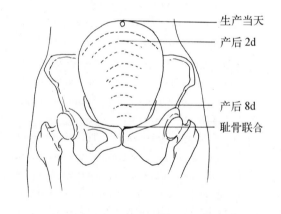

图18-1-1　不同时期子宫底位置

（右侧标注：生产当天、产后2d、产后8d、耻骨联合）

新鲜血为主到以陈旧血液成分,胎脂、胎毛及其他残留物为主。

评估后,应清楚地记录子宫在脐部与耻骨联合之间具体位置;子宫收缩状态及触诊时出现的疼痛情况。

二、子 宫 触 诊

【目的】　评估产妇子宫复旧情况,预防产后出血。

【操作方法】

(1)产妇排空膀胱,解释评估子宫的必要性,获得产妇同意。

(2)家属暂时离开病房,并拉上床旁帘。

(3)产妇取平卧位,暴露腹部。

(4)助产士清洁、温暖双手。

(5)助产士站在产妇的左侧,面向产妇,右手的下缘放于脐部,然后轻轻地朝产妇脊柱侧向内按压直至触到子宫底(图 18-1-2)。

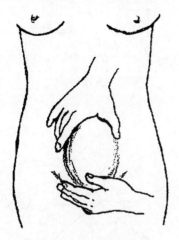

图 18-1-2 产后子宫触诊手法

(6)观察子宫底的高度并用手感受子宫的硬度及形状。

(7)询问产妇阴道流血的颜色及量,以及她是否排出血凝块。

(8)评估结束时,协助产妇穿好衣裤,并采取舒适的卧位。

(9)告知产妇评估结果及注意事项,并记录评估情况。

【护理要点】

(1)产后 2h 内应密切观察子宫收缩及阴道流血状况,此期最易发生产后出血。

(2)评估时不能隔着衣物或盖被。

(3)触诊子宫时,注意产妇有无疼痛或触痛,手的力量应从小到大,以不引起产妇疼痛为宜。

(4)如果子宫没有按照预期进展缩小、触诊子宫体积大或松软提示子宫收缩乏力,需

要按摩子宫底,必要时进一步治疗。

(5)当发现子宫偏向一边时,应考虑是膀胱充盈的结果。如果在评估之前,产妇已排空了膀胱,考虑是否有尿潴留。

(6)定期评估子宫复旧情况,尤其是当产妇感到不舒服、有腹痛、阴道流血呈鲜红色或比过去明显增多、阴道排出大量血凝块或产妇自己诉说自己的阴道流血情况正在加重时,应进一步评估子宫复旧情况。

(7)评估结束后,清晰准确地记录评估结果。记录应及时、准确,不能用英语缩写或含糊不清的词语。

三、阴道流血评估

【目的】 了解产妇阴道流血的情况,及时对各种异常阴道流血进行处理。

【用物准备】 手套、会阴垫、量筒、电子秤(图 18-1-3)。

【操作方法】

(1)在产后触诊子宫时,询问产妇阴道流血情况。

(2)观察阴道流血的颜色、性状、量及气味等。

(3)若出血量大于平时月经量,应对出血进行量化。具体的方法有三种:①容积法:用带有刻度的量具测定出血量;②面积法:按照血染的面积计算出血量,血染的面积 10cm×10cm 时为 5ml,血染面积 15cm×15cm 时为 10ml;③称重法:称量使用前后的会阴垫重量,计算重量差,再按血液比重(1.05)换算成实际出血量。

【护理要点】

(1)操作时保护产妇的隐私部位及注意保暖。

(2)询问产妇时,可将阴道流血量与平时月经量进行比较。同时应以开放式问题为主,如"你能告诉我今天你的阴道流出物的颜色及量吗?"而不是问"你的阴道流出物是棕色的还是红色的?"等。

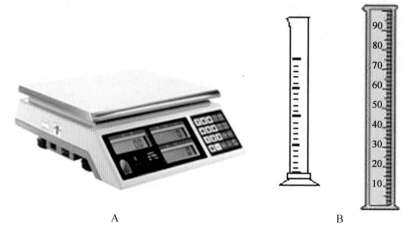

图 18-1-3　阴道流血称量用物

A. 电子秤；B. 量筒

（3）使用对产妇常用或熟悉的词来描述血凝块情况能提高评估的准确性。比如让产妇描述卫生垫上阴道流血浸润的面积，更换卫生垫的频率以及将血凝块与硬币等大家熟悉的物体相比较了解血凝块的大小。

（4）评估结束后准确记录并告知产妇评估结果。

四、子宫按摩

【目的】　促进子宫收缩以减少出血。

【操作方法】

1. 腹壁按摩子宫法　一手按压耻骨联合上方使子宫抬起，一手置于子宫底部，拇指在前壁，其余 4 指在后壁，均匀而有节律地按摩子宫底（图 18-1-4）。

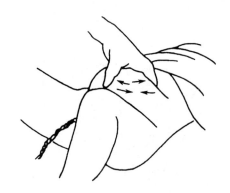

图 18-1-4　单手按摩子宫法

2. 腹壁-阴道按摩子宫法　一手握拳置于阴道前穹，顶住子宫前壁，另一手自腹壁按压子宫后壁，使子宫体前屈，两手相对紧压子宫并作按摩。必要时可由另一人将手置于耻骨联合上缘，按压下腹正中部位，将子宫上推。按压至子宫恢复正常收缩，并能保持收缩状态为止（图 18-1-5）。

【护理要点】

（1）按摩子宫手的力量应从小到大。

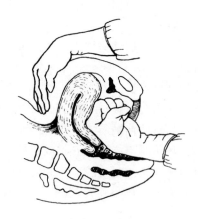

图 18-1-5　腹壁-阴道双手按摩子宫法

（2）按摩时应注意观察产妇的表情、子宫的硬度、子宫底的高度、阴道流血量等，以便及时发现产后出血的征象。

（3）使用镇痛泵者可于按摩前追加镇痛药剂量，减轻疼痛。

（易淑华）

第二节　会阴切口护理

分娩后，应对会阴部进行特殊的护理，特别是在行外阴切开术、裂伤缝合术，或在会阴部挫伤、肿胀时尤为重要。会阴部护理可减轻疼痛，增加产妇舒适感，促进伤口愈合，防止感染。会阴伤口通常在 4～6 周愈合，产妇可能在一段时间内感到不适。

一、会阴擦洗或冲洗

【目的】　保持会阴及肛门部清洁，使产妇感觉舒适；防止生殖道和泌尿道的逆行感染；促进会阴部切口愈合。

【适应证】

（1）分娩或剖宫产术后仍安置保留尿管者。

（2）会阴部有伤口的产妇。

（3）自理能力受限的产妇。

【用物准备】

（1）一次性会阴垫 2 张，便盆 1 个，医疗垃圾桶 1 个。

（2）会阴擦洗：擦洗盆 1 只。盆内放置消毒弯盘 2 只、无菌镊子 2 把，擦洗液 500ml（0.02％碘伏溶液、1：5000 高锰酸钾或 0.1％苯扎溴铵溶液等），无菌干棉球 2～3 个。

（3）会阴冲洗：冲洗壶 1 个（壶中放置冲洗液 500ml：由碘伏溶液与蒸馏水配制成淡茶色冲洗液）、大棉签数根。

【操作方法】

（1）携用物至床旁，向产妇解释操作的目的。

（2）嘱产妇排空膀胱，取膀胱截石位暴露外阴部。

（3）将会阴垫置于产妇臀下，抬高床头。如行会阴冲洗，将便盆放于产妇臀下。

（4）用消毒棉球或蘸消毒液的大棉签擦洗或冲洗会阴部。顺序为从上到下、由内向外，最后擦洗或冲洗肛门（图 18-2-1）。用干棉签或干棉球擦干会阴部。

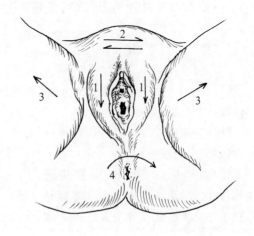

图 18-2-1　会阴冲洗或擦洗顺序

（5）为产妇更换会阴垫，协助盖好被子，取舒适卧位。

【护理要点】

（1）操作时应注意观察产妇阴道分泌物的性状、颜色及有无异常气味。

（2）会阴部有切口者，注意切口有无红、肿、热、痛及伤口愈合情况。发现异常及时记录并汇报医师。

（3）会阴部有切口者，应先擦洗切口部位；若有会阴部切口感染者，则应最后擦洗或冲洗，以免交叉感染。

（4）留置尿管者应擦净尿管，并观察尿管是否通畅、有无脱落等。

（5）进行会阴冲洗时，注意用无菌纱球堵住阴道口，防止污水进入阴道，导致上行感染。

(6)当尿管去除后,或产妇活动能力增强时,应指导其使用冲洗器进行自我清洁,提高产妇的自护能力,注意保暖。

二、会阴湿热敷

【目的】

(1)促进局部血液循环,改善组织营养,增强局部白细胞的吞噬作用,加速组织再生、消炎和止痛。

(2)使陈旧性血肿局限,有利于伤口愈合。

(3)降低神经末梢的兴奋性,缓解局部疼痛。

【适应证】 常用于会阴部有水肿、疼痛、切口硬结及早期感染者。

【用物准备】

(1)同会阴擦洗用物。

(2)煮沸后的50%硫酸镁溶液,凡士林软膏1支,无菌纱布1张,热敷垫1个,棉垫1个,热水袋1个,热敷钳2把,会阴垫等。

【操作方法】

(1)携用物至床旁,向产妇解释操作的目的并嘱其排空膀胱,请家属暂时离开病房。

(2)产妇取膀胱截石位,暴露外阴,臀下垫会阴垫。

(3)按会阴擦洗方法擦洗会阴部。

(4)在热敷部位涂一层凡士林,盖上无菌纱布,将热敷溶液中的温热热敷垫置于纱布外,再盖上棉垫。

(5)放热水袋于棉垫外面,以延长热敷时间。

(6)热敷完毕,协助盖好被子,取舒适卧位。

【护理要点】

(1)湿热敷的温度为41~48℃,其范围为病损范围的2倍,时间为15~20min,一般每日进行热敷2次。

(2)避免热敷垫温度过高,导致患者局部组织烫伤。

(3)在热敷过程中要注意观察产妇热敷部位局部状况,尤其是休克、昏迷以及感觉不敏感者。

(4)热敷过程中应随时评价效果。

(5)在产妇活动受限时,随时满足产妇的生活需要。

三、坐 浴

【目的】

(1)促进局部组织血液循环,增强抵抗力,减轻外阴局部的炎症及疼痛。

(2)使创面清洁,有利于组织恢复。

(3)对切口感染、外阴、阴道非特异性炎症进行辅助治疗。

【用物准备】

(1)坐浴盆1个,41~43℃的坐浴溶液2000ml,无菌纱布1张。

(2)坐浴溶液的配制:①滴虫性阴道炎,常用0.5%醋酸溶液,1%乳酸溶液或1:5000高锰酸钾溶液;②阴道假丝酵母菌病,常用2%~4%碳酸氢钠溶液;③外阴及其他非特异性阴道炎,常用0.025%碘伏溶液,1:5000高锰酸钾溶液,1:2000苯扎溴铵溶液或中成药,如洁尔阴等。

【操作方法】

(1)坐浴盆外罩一次性盆套。

(2)按坐浴目的配制坐浴溶液,调节好水温。

(3)向产妇解释操作目的,请家属暂时离开病房。

(4)嘱产妇排空膀胱后将臀部和外阴部浸泡于坐浴液中,持续20min左右(图18-2-2)。

(5)坐浴完毕,嘱产妇用无菌纱布蘸干外阴部。

(6)整理用物,协助产妇上床休息。

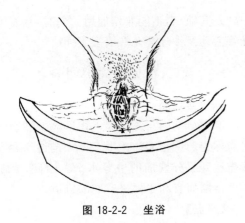

图 18-2-2 坐浴

【护理要点】

(1)分娩后 7d,即恶露减少后才可进行坐浴。

(2)坐浴溶液的浓度和温度应按要求进行配制和调节,以避免引起高浓度灼伤或高温烫伤。

(3)坐浴过程中,应注意观察产妇有无头昏、心慌、大汗等不适,必要时停止坐浴。

(4)坐浴时,需将臀部及全部外阴浸入药液中。

四、会阴红外线照射

【目的】 利用红外线的热作用,使局部血管扩张、血液循环加快,加速炎症产物的吸收和消散,协助消炎、消肿。此外,红外线热还可降低神经末梢的兴奋性,减轻局部疼痛。

【适应证】 常用于会阴部有水肿、疼痛、切口硬结及早期感染者。

【操作方法】

(1)携红外线灯至床旁,向产妇解释操作的目的,请家属暂时离开病房。

(2)请产妇将两腿屈曲分开,暴露外阴。

(3)将灯头移至距离会阴部 30～50cm 处,打开开关,根据患者感觉再次调节灯距。

(4)照射完毕,整理用物,并谢谢患者的合作。

【护理要点】

(1)照射治疗前,应向产妇讲明注意事项,请产妇不要移动体位,以免烫伤。

(2)照射过程中,应注意观察产妇有无头晕、心悸、过热等不适,必要时停止照射。

(3)一般每日照射 2 次,每次照射时间为 20～30min。

(4)照射过程中及照射完毕,应仔细观察和检查局部皮肤有无发红、水疱、灼痛等异常现象。

(5)照射过程中,应注意产妇其他部位的保暖。

(易淑华)

第三节 产后疼痛护理

疼痛是一种常与疾病或受伤相关的不愉快感觉,引起生理不适且常伴随痛苦。分娩后,产妇均存在不同程度的多因素疼痛,其中最多见的是子宫收缩痛、会阴切口痛、性交痛、下尿路疼痛、腰背痛及头痛等。虽然这些疼痛可能不会造成严重的后果,但可以明显影响产妇的舒适度及生活质量,因此对产妇的疼痛护理应引起重视。

一、一般护理

【疼痛评估】 采用多种疼痛问卷,如 McGill 问卷、简明疼痛问卷等。

1. 程度 即疼痛的大小等级,用评分来表示。常用的评价工具有视觉模拟量表(VAS)、语言评价量表(VRS)及数字评价量表(NRS)等。

2. 部位 即疼痛的解剖位置,如腹部、会阴部等。

3. 性质 即所经历的感受,如钝痛、烧灼痛、刺痛等。

4. 持续时间 如持续性、间断性等。

5. 发作时间 如翻身时、压迫子宫时等。

【疼痛处理】

1. 非药物镇痛　非药物镇痛可用于程度轻且持续时间不长的疼痛。它也可辅助药物治疗,提高镇痛效果。因此,在临床上应用广泛。常用的非药物镇痛方法有局部按摩,针灸,热、冷疗法(如湿热敷),转移注意力及冥想法等。

2. 心理护理　向产妇解释疼痛产生的原因、可能产生的后果及可以采取的措施,有利于减轻产妇的疼痛感。

3. 药物镇痛

(1)药物治疗按照世界卫生组织所制订的阶梯式镇痛药使用步骤进行。轻至中度的疼痛至少持续 3～4h 时,开始使用低剂量非阿片类药物,中度疼痛或疼痛无法由非阿片类药物良好控制时,使用非阿片类药物合并使用低剂量阿片类药物,严重疼痛时,将高剂量阿片类药物加入非阿片类药物中,或使用一种使止痛效果类似抗组胺药物。

(2)使用口服麻醉药物时,使用的剂量要兼顾产妇镇痛、能自我照顾和护理婴儿的需要。尽管镇痛药的剂量不大,仍可通过乳汁进入婴儿体内。同时,因为麻醉药能引起嗜睡,多数产妇仅按需用药,并改用较低的药力达到疗效。患者如果能根据自己的情况使用镇痛药同样可达到护士给药的镇痛效果,且产妇的满意度更高。因此,可以尝试在对产妇进行相应健康教育的基础上,由产妇根据自己疼痛的情况用药,同时记录药量,由护士进行监督。

(3)采用患者自控式止痛法(patient-controlled analgesia,PCA)。这是一种含有注射器的装置,使产妇可自行给予麻醉性止痛药物治疗。当需要镇痛时,产妇能通过按钮释放小剂量麻药到静脉液体中。助产士应指导产妇很好控制 PCA 以达到舒适和快速镇痛。使用 PCA 产妇经常是用药不多,镇痛很好,比那些按照常规注射或口服麻醉药者不常出现头昏眼花。PCA 和静脉输液同在一处是其缺点,不能兼作他用。同时,带着静脉管活动及护理婴儿有诸多不便。

二、常见疼痛护理

(一)宫缩痛

产褥早期因宫缩引起下腹部阵发性剧烈疼痛称为产后宫缩痛。很多产妇描述产后宫缩痛达到了分娩痛的中等水平。因此,控制产后宫缩痛有利于促进产妇的舒适。

【特点】

(1)呈强直性收缩,于产后 1～2d 出现,持续 2～3d 自然消失。

(2)母乳喂养及使用缩宫素类药物时疼痛明显:因为母乳喂养可以促进缩宫素的分泌,引起子宫收缩,这是引起产后疼痛的主要原因。

【处理】

(1)一般不需要药物处理,可以用放松或减慢呼吸来缓解疼痛。

(2)心理护理:向产妇解释疼痛产生的原因及她们在疼痛时会出现更多的阴道流血或血凝块,对缓解妇女的疼痛也有一定帮助。1周后,子宫收缩痛会自然消失。

(3)如果严重,也可适当使用布洛芬或其他镇痛药控制疼痛,而且尽量选择在母乳喂养之前。

(4)子宫持续性疼痛或在腹部触诊时出现的疼痛与产后痛没有太大的关系,需要进一步检查以了解其原因。

(二)会阴疼痛

【特点】

(1)不论在分娩过程中是否出现外阴撕裂伤或会阴部是否有伤口,在产后数天常常会出现会阴疼痛,这与分娩时,会阴部过度伸展引起局部水肿有关。

(2)随着会阴局部水肿的加重,伤口缝合处张力增加,会阴疼痛会进一步加重。

(3)与未行外阴切开术的分娩相比,外阴切开术尤其是会阴侧切术会增加会阴疼痛的强度和持续时间。

【处理】

(1)观察会阴部,尤其是会阴伤口的恢复情况,尽早发现感染、血肿、伤口裂开或其他可治疗的问题。

(2)局部应用冷敷或坐浴可减轻水肿,因此减轻疼痛。可将薰衣草或茶树的油加入坐浴的水中,或涂抹于会阴部。

(3)盐浴、脉冲电磁治疗、红外加热或超声、孕期会阴按摩等治疗对会阴疼痛有一定缓解作用。

(4)避免采用铬制肠线进行会阴切口的缝合,采用可吸收缝线可减小伤口,减轻疼痛。

(5)缝合方式上,连续缝合与间断缝合相比,采用前者的产妇,短期疼痛更轻。

(6)使用口服镇痛药有一定镇痛效果,如布洛芬等。

(7)出院时患者仍存在持续性、未得到控制的会阴痛应引起重视。为了能较好地控制疼痛,有必要进行频繁的产后随诊,以免形成慢性疼痛。

(8)在与分娩有关的急性盆腔或会阴疼痛之后,在产后随诊中可以存在明显的延迟性疼痛。这些妇女需要额外的治疗,包括适当的盆腔理疗、生物反馈或药物治疗。

(9)会阴手术很少被采用,只适用于存在解剖缺陷和非手术治疗症状不能缓解的患者。

(10)感染伤口需行清创术,并给予抗生素;当组织仍有感染或炎症时不应进行二次缝合。

(11)物理治疗包括会阴或阴道瘢痕进行脱敏和瘢痕软化治疗。

(12)患者主诉会阴疼痛伴有大便失禁时应立即对其进行评价并开始进行使会阴疼痛减轻的治疗,包括系统或局部止痛药物、局部伤口处理和给予软化大便药物等治疗。

(三)性交痛

【特点】

(1)性交困难常常发生于阴道分娩之后,

偶尔发生于剖宫产之后。

(2)通常这些不适恢复至正常性生活的过程是短暂的,并且稳步改善,不需要治疗。

(3)产后,由于激素的变化而使阴道的润滑功能减低,因此开始时可能会感到疼痛,如果母乳喂养的话,这种情况将继续。

【处理】

(1)在伤口痊愈、阴道分泌物减少且产妇想进行性生活时,性生活"温和"一些。

(2)任何一种无菌的、水溶性润滑剂、润肤油和维生素E油都可以有所帮助。

(3)当性交痛或性交困难程度严重或持续存在时,应要求患者复查并进行评价。在不存在明显盆腔病理改变的情况下,新出现的产后性交困难与分娩本身所引起的撕裂和修补有关。所以在有创盆腔检查之前应该通过体格检查了解产道解剖学上的完整性。

(4)助产士应与产妇讨论相关问题,并给予相应指导和支持。双方在讨论性健康问题时可能会感觉有困难。助产士应选择合适的时间,充分考虑产妇的文化背景和相关需要给出健康建议和支持。指导产妇保持幽默感并坦诚说出自己的感受。当初产妇对性交甚至是接触与抚爱都不感兴趣,而配偶对性的兴趣依然没有改变时,应帮助双方认识到其中的差异,促进彼此的配合。

(四)下尿路疼痛

【特点】

(1)导尿后出现的尿道刺激可以困扰产妇。

(2)分娩后出现尿潴留,疼痛十分明显,并且能够引起膀胱壁的缺血性损伤。

(3)虽然少见,有时也可发现为尿路病变(如尿道下肿块或尿道憩室)所引起。

【处理】

(1)最初的评估应该包括泌尿道感染的检查和体格检查。

(2)如果产后查体正常并且尿培养阴性,则下尿路疼痛可以采用简单行为治疗:定时排尿、液体控制和避免用力排尿。

(3)预防是最重要的,包括持续膀胱引流,直到硬膜外麻醉导致的感觉短缺恢复正常为止。上述过程可能需要8h,取决于选择的麻醉药的类型。

(五)腰背疼痛

【特点】

(1)在产前受过伤或尾骨骨折的妇女或巨大胎儿妇女产后会在上述部位出现疼痛、触痛或有挫伤的感觉,正常康复后没有疼痛。

(2)耻骨联合分离也可引起腰背痛,导致行走困难和耻骨联合处疼痛。

(3)偶尔会是其他情况引起的,如骨癌或妇科恶性肿瘤。

【处理】

(1)坐在扁平的环形(汽车轮胎状)垫上会减轻疼痛。

(2)对患区进行热敷或冷敷。

(3)口服镇痛药,如布洛芬。

(4)尾骨骨折者不应对骨折的尾骨尖进行手术去除,因为其不能改善症状,并且会加重疼痛。为了控制和消除症状可进行骨盆固定和理疗,尾骨骨折会自行愈合,但一般需要几周甚至几个月。

(5)所有出现新发生的、无改善的产后疼痛的妇女均应进行彻底的评价。

(六)头痛

【特点】

(1)由麻醉造成的低颅压头痛通常在产妇开始下床活动后出现,站立时最明显,而在躺下时减轻。这种头痛通常不伴随有颈僵硬、呕吐及视觉失调等症状。

(2)也可能是心理压力的先兆表现。

【处理】

(1)如果产妇使用了硬膜外麻醉,助产士应通知产科医师,并联系实施麻醉的麻醉师到场共同处理。这时,产妇应制动,取去枕平卧位休息,助产士协助麻醉师进行治疗。

(2)了解产妇与分娩有关的事情和心理状态有利于缓解因心理压力引起的头痛。需要了解的相关因素有:脱水、睡眠缺失以及高度压力的环境。还需要与产妇讨论其心理感受,提供建议并重塑其自信以帮助产妇承担起做母亲的角色。

(3)如果产后出现严重、持续且频繁的头痛,应考虑是否为病理性的,神经内科医师参与治疗。

(七)手术切口疼痛

硬膜外或脊髓麻醉在剖宫产后第1天可以有效镇痛而不造成嗜睡。这种镇痛法使产妇比较容易下床走动。但是,瘙痒和恶心是硬膜外和脊髓麻醉常见的不良反应。有些药物能对抗这些不良反应,但是它可能造成嗜睡和减小镇痛。如果产妇有容易发作咽喉痛的倾向,在使用了吗啡的硬膜外或脊髓麻醉以后,会暴发咽喉痛(口部疱疹)。在硬膜外或脊髓麻醉作用消失以后(注射后几小时和24h之间),产妇常服口部镇痛药至痊愈。另外,剖宫产后产妇可使用控制镇痛仪器(PCA)。

具有使切口瘢痕软化和脱敏作用的理疗有助于早期症状的减轻。当不具备有经验的理疗医师时,应该教会产妇如何活动疼痛的切口部位以增加局部周期性注射麻醉药物的镇痛作用。

(陈 玲)

第四节 产后膀胱护理

一、尿潴留与尿失禁

分娩以后,因膀胱受压,导致黏膜水肿、充盈及肌张力降低,再加上会阴伤口疼痛,不习惯卧床排尿等原因,产妇容易出现尿潴留或尿失禁等膀胱问题。虽然这些状况的发生率不高,但会引起产妇生理及心理的不适,减慢其康复过程。因此,恰当的膀胱护理是产褥期护理的重要组成部分。

(一)尿潴留护理

(1)产后或尿管去除时,指导产妇饮入适量的水,一般 500ml 左右。

(2)给予心理安慰,鼓励产妇放松。

(3)诱导方法:让产妇听滴水声、手握冰块或把手放入冷水中、温水坐浴或冲洗会阴部、热敷下腹部,或听音乐,分散注意力。

(4)指压法:如诱导排尿无效,而膀胱不十分充盈时,可采用此方法。双手大拇指重叠按压在肚脐与耻骨联合上缘连线的中点,其余手指按压腹部两侧的髂嵴上,按压力量由大到小,以促使膀胱收缩排尿。

(5)如果以上方法仍不能排出小便,且产妇膀胱充盈明显,需进行导尿。

(二)尿失禁护理

(1)指导产妇使用卫生巾来减轻漏尿引起的不适。情况严重时还可使用成人纸尿裤。

(2)鼓励产妇多饮水,多吃水果、高纤维食物以防止便秘。

(3)产后盆底训练。

二、盆底软组织功能训练指导

女性的盆底由不同类型的肌肉和结缔组织排列成向上的、弧形的盆状结构,支持着女性的生殖器官,同时帮助维持膀胱和直肠处于正常解剖位置,对维持其生理功能具有突出的作用。但妊娠、分娩对盆底组织结构及功能有较大影响。妊娠期子宫重量逐渐增加、位置逐渐变得垂直,导致直接压向盆底支持组织的重力增加,易诱发盆腔脏器脱垂;增大的子宫上推膀胱,使膀胱、尿道位置上升,膀胱颈呈漏斗状,受增大子宫的压迫,膀胱容量减小,易发生压力性尿失禁;阴道分娩,尤其是难产,能不同程度地损伤会阴神经、肛提肌及盆内筋膜等盆腔支持组织,导致生殖道

脱垂、张力性尿失禁和大便失禁;第二产程延长、巨大儿、器械助产(如胎吸、产钳使用不当等),更易造成盆底损伤。这些盆底功能障碍会影响女性日常生活。因此,有必要采取措施帮助产妇缓解或消除盆底功能障碍。重症患者常需要手术治疗,轻中度患者可采取非手术治疗。盆底康复治疗即属于非手术治疗的范畴。盆底康复治疗包括盆底肌肉训练、生物反馈和电刺激。

(一)盆底肌肉训练

盆底肌肉训练又称为 Kegel 训练。

【目的】 增强支持尿道、膀胱、子宫和直肠等盆腔器官的盆底肌张力,增加尿道阻力,恢复松弛的盆底肌,达到预防和治疗盆腔器官脱垂、尿失禁及大便失禁的目的。

【训练方法】

(1)教会产妇正确识别所要进行锻炼的盆底肌群:由指导人员指导产妇将示指和中指放置于阴道内,收缩肛门时,手指周围感觉到有压力包绕,即为正确的肌群收缩。

(2)在产妇排尿时收缩盆底,如尿流在收缩时终止,而放松时继续排出亦表示为正确的肌群收缩。

【护理要点】

(1)在收缩盆底肌群的同时要尽量避免其他肌肉,如大腿、背部和腹部肌肉的收缩。

(2)训练前应对肛提肌的强度和收缩情况等进行全面评估,制订出个性化的训练方案。

(3)训练的强度和时间可以逐渐增加,开始每次收缩尿道、肛门和会阴 5～10s 后放松,间隔 5～10s 重复收缩和放松动作,连续 5min,每天 2 次。以后逐渐增加训练量。

(4)训练可以在一天中的任何时间进行,取站立、仰卧和坐位等任何体位均可进行。

(5)训练时排空膀胱、双膝并拢、呼吸深而缓。

(6)至少持续 8～10 周,最好可终身进行。

(二)生物反馈治疗

与盆底肌肉训练一样,是一种主动的盆底康复方法,用以指导患者正确地收缩盆底肌肉。其原理是借助于阴道或直肠内的电子生物反馈治疗仪的探头,监视盆底肌肉的肌电活动或者阴道内压力的变化,同时也可监测腹部肌肉活动和逼尿肌活动,将这些肌肉活动的信息转化为听觉和视觉信号反馈给患者,指导患者进行正确的、自主的盆底肌肉训练,并形成条件反射。

(三)电刺激

刺激尿道外括约肌收缩,通过神经回路进一步增强尿道括约肌收缩,加强控尿能力。另外,刺激神经和肌肉,通过形成冲动,兴奋交感通路并抑制副交感通路,抑制膀胱收缩功能,降低逼尿肌代谢水平,增加膀胱容量,加强储尿能力。

产后 1 个月内,由于子宫处于恢复期,会有少量的阴道出血,这时只适合做简单的盆底肌肉训练(即 Kegel 训练)。阴道出血停止后,可以选择生物反馈或电刺激治疗。

三、导　尿

【目的】

(1)收集无菌尿标本,协助诊断。

(2)为尿潴留产妇排出尿液,减轻痛苦。

(3)尿失禁或会阴部损伤产妇留置尿管可保持局部清洁、干燥。

【用物准备】　导尿包(消毒棉球若干、镊子 3 把、手套 2 双、液状石蜡棉球 1 个、Foley 尿管 1 根、纱布 1 张、注射器 1 个、尿袋 1 个、无菌水 10ml)、弯盘 1 个、垃圾桶 1 个。

【操作方法】

(1)向产妇解释导尿的操作目的,取得配合,同时请家属暂时离开病房。

(2)洗手,戴好帽子、口罩。备齐用物并检查物品是否在有效期内。

(3)关闭门窗,遮挡产妇,注意保护其隐私。

(4)病情许可时,可让产妇自己洗净外阴部,病情较重时,则由助产士协助清洗。

(5)产妇采取仰卧位,两腿屈曲外展,操作者站在产妇右侧,脱去其对侧裤腿盖于近侧腿上,同时用盖被遮盖对侧下肢,露出外阴。

(6)调整光线,使尿道口保持最好的观察条件。铺治疗巾于产妇臀下,进行外阴擦洗。擦洗的顺序是由外向内,自上而下。

(7)将导尿包置于产妇大腿两侧,打开导尿包,戴无菌手套,铺洞巾,使洞巾和导尿包内层包布形成一无菌区,然后先检查尿管球囊是否完好。

(8)用液状石蜡棉球润滑导尿管前端,以防损伤尿道黏膜。用左手拇指、示指分开并略向上提起小阴唇,固定,右手持血管钳夹消毒液棉球自上而下,由内向外分别消毒尿道口及小阴唇,尿道口再加强消毒 1 次。每个棉球只用 1 次。用过的血管钳和棉球置弯盘内移出无菌区。

(9)消毒完毕后,右手持另一血管钳夹导尿管轻轻插入尿道 4~6cm,见尿液流出后再插入 1cm。松开左手,固定尿管于尿道口,勿将尿管滑出,使尿液流入弯盘内。

(10)如需要留置尿管,需在 Foley 尿管的球囊内打入 10ml 无菌液体以固定导尿管。

如不需要保留尿管,则导尿后缓慢拔出导尿管,撤去用物,为患者擦净外阴部,协助患者穿好裤子,整理床铺。

【护理要点】

(1)严格按无菌操作进行,防止泌尿系统感染。

(2)保持会阴部清洁,定期进行会阴冲洗。

(3)若尿管留置时间长,普通尿袋需每天更换,抗反流尿管每周更换 1 次预防感染。

(4)鼓励产妇多饮水,以达到内冲洗作用。

(5)尿管应妥善固定,防止打折、扭曲等。

(6)定时观察尿管及引流尿液的情况。若尿液出现浑浊、结晶、沉淀或出血等,应进行尿液分析或培养,以判断异常情况。

(陈　玲)

第五节　产后康复指导

一、产后康复概念

产后康复是指在科学的健康理念指导下,针对女性产后心理和生理变化进行主动地、系统地康复指导和训练,包括子宫复旧、盆底功能康复、形态恢复、乳腺的泌乳与形态的恢复、心理及营养等方面的检查与指导,促进产妇在分娩后的一年内快速、全面恢复身心健康。本节重点介绍产后盆底康复。

女性在妊娠期间,因胎儿及其附属物生长发育,孕妇腹腔压力增大,盆腔脏器自重增加,导致盆底肌肉负担加重。持续盆腹腔压力增加使盆底肌肉功能障碍疾病发生增加,如尿失禁、盆腔器官脱垂、慢性盆腔疼痛、性生活质量下降等。临床研究发现,约 30% 产后女性出现尿失禁。产后 3 个月内,约 70% 妇女存在性问题(性交疼痛占第 1 位)。同时,医源性因素作为盆底功能障碍的致病因素逐渐引起人们重视,如胎儿体重过大、会阴切开、阴道助产、阴道缝合术后,因此,对产后 40d 左右妇女常规进行盆底功能检查及康复训练,能有效减少盆底器官脱垂、尿失禁、性生活不满意等盆底功能障碍性疾病的发生。同时,经适当锻炼、康复理疗,能恢复盆底神经及肌肉功能,产妇阴道更好地恢复到孕前紧缩状态,提高性生活质量。

二、产后盆底康复

1. 产后盆底功能障碍表现及发生情况

(1)产后疼痛:产后 2 个月内,约 20% 妇女发生不同部位疼痛,建议适当锻炼,增加钙摄入。

(2)产后盆底肌力降低:在产后 6～8 周盆底肌力下降最明显,因此需要尽早启动盆底康复。

(3)产后尿失禁:产后尿失禁发生率约 30%,妊娠初期或妊娠前已有尿失禁妇女产后尿失禁发生率更高,需尽早、长期干预。

(4)大便失禁:产后大便失禁发生率为 1%～5%,为盆底功能严重受损表现,需尽快就诊,明确诊断,部分患者需手术治疗。

2. 产后盆底功能障碍原因　妊娠、分娩等机械性牵拉造成直接肌源性损伤;妊娠、分娩导致神经支配减少,使盆底肌肉发生失神经退行性变;神经递质减少或其他原因,如分娩损伤造成盆底血管病变、血流灌注不足导致肌肉萎缩变性等。

(1)妊娠与盆底功能障碍:妊娠期间因子宫重量逐渐增加,损伤盆底功能、结构;盆底胶原总量减少、胎盘分泌了大量孕激素、松弛素导致盆底松弛。

(2)分娩与盆底功能障碍的相关因素:损伤盆底肌纤维和神经、减弱盆底胶原组织、尿道支持结构受损。

(3)分娩后与盆底功能相关因素:产褥期长期仰卧位导致子宫后位,易致经血排出不畅;习惯蹲式劳动;过早地参加体力劳动;慢性咳嗽、习惯性便秘、慢性腹泻;长期从事蹲位、站立、肩挑、搬举重物等。

3. 产后早期盆底损伤表现

(1)阴道分娩后会引起盆底肌收缩力量减弱:产后 8 个月盆底括约肌收缩力尚不能恢复到产前的水平,34% 妇女产后 6 周不能主动有效收缩盆底。

(2)盆底神经的损伤:会阴神经引起盆底肌肉收缩时间延长。

（3）对尿道控尿机制影响：尿道关闭压力降低，有效尿道长度缩短。

随着社会老龄化加重，由于妊娠、分娩造成的盆底功能障碍的发病率将会进一步升高，必须重视产后对盆底功能的恢复和训练，为此建议将采取以下措施：①普及相关知识教育，提高患者对本病的认知程度；②提高医护人员对于本病的认识；③妇产科医生在患者就诊时，应主动筛查有无尿失禁问题；④设立盆底功能障碍性疾病专科门诊，方便广大女性患者就诊，产后女性应建议做常规的盆底康复训练。

4. 产后盆底功能康复治疗　产后盆底功能障碍防治应该将盆底部和腹部的盆底功能障碍进行一体性防治，产后盆底功能障碍防治效果明显，结合使用多种治疗手段比单独使用一种治疗手段效果更佳。

（1）产后康复适应人群：①产后有盆底功能障碍症状者；②预防产后出现盆底功能障碍引起并发症；③产后6～8周产后盆底功能减退或功能不全；④盆底部和腹部肌肉收缩之间生理协同作用困难。

（2）产后康复禁忌证：分娩通常可造成神经损伤，故对产后近期有神经损伤的情况，在产后盆底功能障碍物理治疗中避免使用电刺激治疗。

（3）产后康复治疗：盆底肌锻炼。

1）凯格尔操锻炼

①目的：增强支持尿道、膀胱、子宫和直肠等盆腔器官盆底张力、增加尿道阻力、恢复松弛盆底肌，达到预防和治疗盆腔器官脱垂、尿失禁和大便失禁。

②训练方法：教会产妇正确识别进行锻炼盆底肌群：指导产妇将示指和中指置于阴道内，收缩肛门时，手指周围感觉到有压力包绕，即为正确的肌群收缩；嘱产妇收缩会阴及肛门周围肌肉，每次持续3～5s后放松，每天10～15min，每日2～3次。

③护理要点：在收缩盆底肌群同时要尽量避免其他肌肉，如大腿、腹部肌肉收缩；训练前应对肛提肌强度和收缩情况等进行全面的评估，制订出个性化训练方案；训练强度和时间可以逐渐增加，开始每次收缩尿道、肛门和会阴2～3s后放松，间隔5～10s重复收缩和放松动作，连续5min，每天2次，以后逐渐增加训练量至每天10～15min，每日2～3次；训练可以在一天中任何时间进行，取站立、仰卧和坐位等任何体位均可进行；训练时排空膀胱、双膝并拢、呼吸深而缓（图18-5-1）；至少持续8～10周，最好可终身进行。

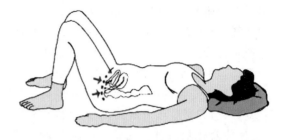

图18-5-1　凯格尔操训练方法图示

2）盆底康复器（阴道哑铃）（图18-5-2）：盆底康复器是1985年Plevnik介绍的加强盆底肌方法，由带有金属内芯的医用材料塑料球囊组成，球囊的形状和体积相同，重量从20～70g不等，或重量相同直径大小不等，尾部有一根细线，方便从阴道取出。盆底康复器常分5个重量级，编号为1～5，重量逐步

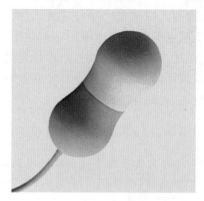

图18-5-2　阴道哑铃

增加。具有简单、方便、安全、有效、无不良反应等特点，属初级的生物反馈治疗。

①训练方法：将阴道哑铃送进阴道内，并进行收缩，放置时间从 1min 开始逐渐延长至 10min，当患者适应后，推荐每天 1 次，每次 15min，连续 3 个月。

②护理要点：随着锻炼的时间增加逐渐增加阴道哑铃的重量，已达到更佳的锻炼效果；阴道哑铃需专人专用，不可交叉使用，使用后应清洗晾干后备用。

3)生物反馈治疗：通过高科技仪器将盆底肌生物活动情况以声音、图像等直观形式，实时形象表现出来，协助妇女避免腹肌、臀肌等不该用力的肌肉收缩，以达到主动、正确收缩盆底肌。进行生物反馈治疗时，仪器能检测到正确收缩的盆底肌肉，医务人员根据收缩情况指导女性正确、有选择性地收缩和放松盆底肌，而保持其他肌肉松弛，为每位女性制订个性化的治疗程序，指导其训练。

①训练方法：通过专用仪器，对每位产后女性盆底功能进行评估，根据个体情况选择不同生物反馈程序进行盆底肌肉锻炼（图18-5-3）。

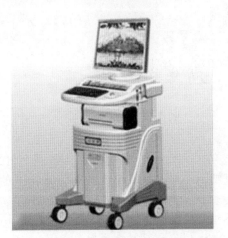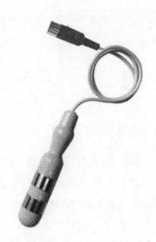

图 18-5-3　盆底电子生物反馈治疗仪

②护理要点：恶露未净、有阴道流血、月经期女性不宜做生物反馈治疗；训练程序可根据训练情况进行调整，及时和患者进行沟通，了解训练后的不良反应及时处理；要求患者持续训练以保证肌肉锻炼效果，一般产褥期结束后即可开始治疗，每周进行 2 次治疗，10 次为一个疗程，已出现盆底功能障碍表现者如压力性尿失禁、阴道壁膨出者 15 次一疗程。至少 3 个疗程的治疗。45 岁以上的女性每周治疗 3 次。盆底肌肉治疗应结合电刺激治疗才能取得良好疗效，盆底功能较差者可进行多个疗程的治疗。

4)电刺激治疗：电刺激是指借助专业设备使用特定参数的电流，刺激盆腔组织器官或支配神经纤维，通过对效应器的直接作用，或对神经通路活动影响，改变膀胱、尿道功能状态，以改善储尿或排尿功能。电刺激不仅可以作用于盆底肌，还可以作用于逼尿肌，抑制其不稳定收缩，达到治疗急迫性尿失禁。盆底肌电刺激平均有效率在 50% 以上。其主要不良反应为少数患者因反复操作可能发生的阴道激惹和感染。

生物反馈及电刺激治疗是目前国内外治疗盆底功能障碍性疾病首选非手术性治疗方案，对产后发生尿失禁等盆底功能障碍性疾病的女性应尽早在专业医护人员的指导下进行治疗。对经过评估未发生病理性损伤的女性并不推荐进行预防性生物反馈电刺激治疗。

5. 选择性剖宫产能否防止产后盆底功能障碍发生

(1)妊娠过程本身对盆底功能有重要影响：整个妊娠期间，子宫重量逐渐增加，子宫在盆腔、腹腔的位置逐渐变得垂直，到妊娠晚期子宫几乎变成了一垂直器官，更大力量直接压向盆底支持组织；妊娠晚期盆底韧带胶原溶解增加，韧带松弛，宫颈环受到的合力虽然是向后下的，但以向下为主，作用于生殖裂孔。因此，妊娠期间已逐渐发生盆底功能损害。

(2)妊娠 30~34 周时，约 50% 孕妇存在尿失禁，多胎妊娠妇女妊娠期间及产后更易并发尿失禁，3 年以上剖宫产患者尿失禁发生率增高。

总之，单纯通过提高剖宫产率，无法有效避免女性盆底功能损害，预防盆腔脏器脱垂、尿失禁、产后性生活质量低下等分娩并发症发生。而且，剖宫产率上升到一定程度，新生儿死亡率并不下降，孕产妇死亡率则明显增加，剖宫产后子宫瘢痕形成影响下次妊娠结局，因此，应严格掌握剖宫产指征，通过有效产后康复，保障母婴健康。

（冯春雨）

第六节　新生儿喂养

一、母乳喂养好处

母乳是婴儿最佳的天然食物，母乳含有婴儿生长发育必需的各种营养成分。母乳喂养对婴儿、母亲、家庭及社会都具有其他喂养方式无可比拟的益处，尤其对婴儿而言，合理的母乳喂养对婴幼儿生长发育、营养和健康都极为重要。

(一)母乳喂养对婴儿的好处

1. 提供给婴儿足够的营养　对于营养良好的母亲，母乳喂养能够满足 0~6 个月婴儿的营养和生长需要。母乳中不仅含有适合婴儿消化吸收的各种营养物质，而且比例适中。

乳汁中存在各种促进子代胃肠道发育的物质，从而提高婴儿对母乳营养素的消化、吸收、利用，如生长因子、胃动素、胃泌素、乳糖、双歧因子（促进乳酸杆菌、双歧杆菌等益生菌在肠道的生存）及消化酶类（乳糖酶、脂肪酶）等。

随着婴儿的生长发育，母乳的成分及营养物质比例都会随之相应改变，以满足婴儿的需求，减少营养性疾病的发生。

2. 免疫调节

(1)降低患病风险：乳汁中至少有 50 种成分具有免疫特性。母乳中的免疫球蛋白主要是分泌型 IgA、IgM、IgG 等，这些抗体物质在肠道中不被降解，因而具有抗病毒及抗细菌的高度活性。母乳中还含有一类非特异性免疫物质，如溶菌酶，对防止细菌感染有重要作用。母乳中乳铁蛋白可与婴儿肠道中的细菌竞争铁元素，使其因得不到必要的铁而停止生长和增殖，为机体抗感染机制清除细菌创造了条件。此外，母乳中含有的免疫活性细胞可合成或产生补体、溶菌酶、乳铁蛋白、干扰素等多种细胞因子而发挥免疫调节作用。通过母乳，婴儿获得各种免疫因子，增强自身的抗感染能力，从而减少疾病的发生。

母乳喂养对于防止婴幼儿腹泻具有积极作用。出生后 6 个月内的母乳喂养对于保护婴幼儿免于罹患腹泻和急性呼吸道感染具有明显作用。母乳喂养同非母乳喂养相比，能够明显降低 1 岁以内婴儿发生猝死综合征的机会,并降低在儿童和成人期发生糖尿病、淋巴瘤、白血病等疾病的危险。

(2)预防过敏:母乳具有物种特异性。母乳中所含的蛋白质对新生儿来说是同种蛋白,不属于抗原,不会被新生儿的免疫系统所排斥,从而降低致敏及过敏现象的发生。母亲饮食中的异源蛋白经母体的消化降解,有适度的免疫原性,给婴儿的免疫系统比较温和的刺激,诱导婴儿产生免疫耐受,为今后婴儿饮食多样化打下良好的免疫基础。另外,母乳喂养能够帮助婴儿肠道快速建立以双歧杆菌为优势的共生菌群,降低肠道通透性,有助于避免外源性物质进入血液,引发过敏反应。

3. 促进发育

(1)促进神经系统发育

①必需营养素:热能营养素、矿物质、维生素、胆固醇、必需脂肪酸,如牛磺酸、DHA 等。

②喂养过程中良性神经系统刺激,如温度、气味、接触、语言、眼神等,促进中枢神经系统发育,增进婴儿对外环境认识及适应。母乳喂养能促进婴儿嗅觉、味觉、温度觉、听觉、视觉、触觉发育。

(2)促进肠道发育:新生儿小肠肠壁薄弱,通透性高,屏障功能差,大分子物质容易通过肠道黏膜直接进入血液,肠内毒素、消化不全产物和过敏原等可经肠黏膜进入体内,引起全身感染和变态反应性疾病。母乳喂养对处于危险期的新生儿提供了非常重要的保护作用,除了已经明确的抗体、补体、乳铁蛋白、溶菌酶、吞噬细胞、淋巴细胞等抗感染免疫成分外,还发现一些物质,如表皮生长因子(EGF)、转化生长因子(TGF)等对于新生儿肠道发育具有促进作用。另外,母乳中的糖皮质激素、甲状腺素等可以引导新生儿肠道致密细胞联结形成,改变其通透性,发挥肠道的屏障作用。

正常生理状态下,肠道菌群对人体有重要的作用,包括促进体内维生素合成、生长发育、参与机体物质代谢,形成黏膜屏障、发挥免疫防御作用等。新生儿肠道微生态的建立是决定婴儿短期和长期健康状态的重要因素,喂养方式的不同又会对肠道微生态的形成有决定性的影响。

4. 对婴儿的远期影响　纯母乳喂养至 6 个月,并在适当辅食添加的基础上持续母乳喂养至 1－2 岁可减少成年后肥胖、高血压、高血脂、糖尿病、冠心病等疾病发生概率。

5. 促进情感交流　母乳喂养可促进婴儿的感知功能,激发人类独有的感情和高级神经中枢的活动,不仅可促进智力发育,还可使婴儿对母亲产生信任感,建立依恋关系。哺乳是潜在的母子心灵沟通的过程,通过母乳喂养,婴儿能够频繁地与母亲进行皮肤接触,有利于母婴情感联系的建立,帮助母亲顺利适应角色转换。另外,母亲的抚摸、温柔的话语,带给婴儿深刻、微妙的心理暗示与情感交流,使婴儿获得最大的安全感;母婴目光的对视,增加了相互的了解与信任,进而发展为对周围世界的安全感。母乳喂养对婴儿甚至儿童期的气质发育具有积极的影响,母乳喂养儿比人工喂养儿情绪更稳定,社交恐惧、焦虑、烦躁、睡眠障碍等问题的发生率明显降低。此外,母乳喂养还被认为是注意缺陷、多动障碍的保护因素。

(二)母乳喂养对产妇好处

1. 促进子宫复旧,减少产后出血　产妇在哺乳期母乳喂养不但可以增加母子间感情、增加婴儿安全感,促进婴儿健康成长,同时促进产妇体内分泌催产素(oxytocin),有助子宫收缩,减少产后出血,加速子宫复旧,促进产妇产后康复;预防产妇远期乳腺疾病。

2. 快速恢复体重　妊娠期妇女,其体重和身体脂肪含量增加,增加脂肪在哺乳期通过母乳喂养消耗。产后母乳喂养,特别是按需哺乳、纯母乳喂养,能够大量消耗脂肪,并调整脂肪体内分布,协助体型恢复。连续母乳喂养 6 个月以上时,可逐渐消耗妊娠期间储存脂肪,使母亲体型逐渐恢复至妊娠前状态。美国的一篇研究也证实,哺乳女性产后体重恢复速率高于非哺乳女性。

3. **降低患乳腺疾病、妇科肿瘤风险** 母乳喂养可以降低妇女患乳腺癌风险,尤其是绝经前女性乳腺癌危险,25% 妇女在一生中进行母乳喂养时间决定乳腺癌发生比例。母乳喂养还可以降低患子宫内膜癌和卵巢癌概率。2002 年,发布在杂志 *Lancet* 上的 Meta 分析指出,每 12 个月母乳喂养可以降低 4.3% 乳腺癌发生率。近期研究认为英国乳腺癌患者中 3% 妇女母乳喂养时间不足 6 个月。

4. **减少骨质疏松风险** 随着女性年龄增长,骨质疏松逐渐成为一个严重问题。研究表明,母乳乳汁分泌钙含量增加,使机体产生钙质代谢改变,不仅提高骨质对钙的吸收率,而且提高肾脏重吸收率,使尿中的钙析出量显著降低。因此虽然妊娠期和哺乳期女性的骨密度损失可达 5%,但在断奶后 6 个月内可完全恢复。而且多项研究表明,在同等条件下,与未发育或未哺乳相比,生育多个孩子和哺乳期较长的女性,其骨密度较高,绝经期后骨折风险低;但哺乳期建议高钙饮食,多吃奶制品,适当补充含维生素 D 钙制剂。

5. **生育调节** 坚持纯母乳喂养,昼夜喂奶,能抑制排卵,产生哺乳期间闭经,延长生育间隔,起到避孕作用;但不主张以母乳喂养作为避孕措施,建议母亲采用避孕工具(避孕套)避孕。详细内容参见产后避孕一节。

6. **促进心理健康,加深母子感情** 哺乳有助于母亲身心健康,哺乳时增加的催产素(oxytocin)具有让产妇放松、满足作用,哺乳时产妇受到催产素作用更易入睡,从而缓解产妇分娩过程和哺乳期间紧张和压力。另外,与哺乳母亲相比,母乳喂养增强了母亲副交感神经系统的调节功能,增加血管弹性,进而减少抑郁症状;母乳喂养还可以增强神经内分泌系统对应激的反应,并减少不良情绪。母乳喂养过程中亲子互动能够增进母婴情感联系。

(三)对家庭及社会的好处

1. **减少人工喂养费用及人力** 母乳喂养是一自然过程,母亲按需喂养,无须计算奶量。母乳卫生、温度适合、方便,可以随时、随地哺乳。可免去配奶、温奶、洗涮奶瓶及奶嘴等麻烦。从经济角度考虑,配方奶粉价格攀升;目前,全人工喂养婴儿一个月需 3600g(4 桶)左右奶粉,预期每月奶粉费用在 1000~1600 元。

2. **减少婴幼儿患病医疗开支** 美国 2001 年关于母乳喂养经济学研究显示,如果美国住院母乳喂养率从当时 64% 提高至 75%,6 个月母乳喂养率 29%~50%,仅对儿童三项疾病(中耳炎、肠道疾病和坏死性小肠结肠炎)医疗费用可以预计节省 36 亿美元,如果将更多儿童疾病计入,该数字还将更高。

3. **有利情绪稳定、提高工作效率** 鼓励和支持女性员工母乳喂养,能够让母亲和婴儿更健康,母亲能够更好地专心工作,减少病假、事假,提高工作效率。企业中,营造一个温馨的母乳喂养氛围,不仅能够让员工安心,增加员工忠诚度和工作积极性,还能体现公司以人为本,尊重女性权益、利益,可以提升企业社会形象。

(四)对人类远期健康质量好处

"人类疾病与健康起源"研究,许多成年疾病,特别是影响健康与寿命的疾病,如肥胖、糖尿病、高血脂、高血压、冠心病等与胎儿宫内营养、乳儿期喂养方式、生后 1~2 年追赶生长速度及第二次脂肪存积(青春前期)密切相关,母乳喂养可减少婴儿(生后 1~2 年)生长发育迟缓,有利于预防成年期代谢性疾病的发生。

二、提高母乳喂养成功率

1. 母乳喂养差异率除产妇背景因素外还与医院实际操作有关。需大力改善并加强医院操作和规范化处理。应遵守爱婴医院《成功促进母乳喂养十项措施》，该措施由 WHO 和 UNICEF 共同发起，于 1991 年 6 月在土耳其首次发表。以下是 2018 年更新的《成功促进母乳喂养十项措施》的内容。

2. 围产期政策和措施需有利于母乳喂养顺利开始，美国母乳哺育医疗会（ABM）对围产期的指南包括以下内容：婴儿出生后应即刻与母亲进行皮肤接触，直到完成首次喂养，并在整个产后阶段鼓励该行为；在完成首次喂养之前，延迟其他常规医学措施（如称重、测量、洗澡、血液检查、疫苗注射及眼部清洁等）；将肌内注射维生素 K_1 时间延迟至首次喂养之后，但在出生 6h 之内完成；确保每 24 小时内亲喂 8～24 次；确保至少在每次护理交班时，由经过培训的护理人员对母乳喂养进行正规评估和记录（包括姿势、含接、乳汁流速情况、相关检查）；对母乳喂养新生儿不应添加任何补充食物（水、葡萄糖、市售婴儿配方奶，或其他液体），除非在医疗指征情况下，根据循证医学证据指导为治疗高胆红素血症或低血糖症患儿添加相应食物；告知母亲使用奶瓶、人工奶嘴和安抚奶嘴的风险。

3. 所有母乳喂养的新生儿应在 3～5d 时，即出院 48～72h 期间由儿科医生进行回访；评估婴儿情况（如排泄情况）；评估体重，评价喂养情况，就母婴双方的各种问题进行交流；观察如何喂养婴儿。

关键管理规范

1. ①完成遵守《国际母乳代用品销售守则》和世界卫生大会相关决议。
　②制订书面的婴儿喂养政策，并定期与员工及家长沟通。
　③建立持续的监控和数据管理系统。
2. 确保工作人员有足够的知识、能力和技能以支持母乳喂养。

重要的临床实践

3. 与孕妇及其家属讨论母乳喂养的重要性和实现方法。
4. 分娩后即刻开始不间断的肌肤接触，帮助母亲尽快开始母乳喂养。
5. 支持母亲开始并维持母乳喂养及处理常见的困难。
6. 除非有医学上的指征，否则不要为母乳喂养的新生儿提供母乳以外的任何事物或液体。
7. 让母婴共处，并实践 24h 母婴同室。
8. 帮助母亲识别和回应婴儿需要进食的迹象。
9. 告知母亲使用奶瓶、人工奶嘴和安抚奶嘴的风险。
10. 协调出院，以便父母与其婴儿及时获得持续的支持和照护。

4. 建议母婴同室,按需哺乳。婴幼儿喂养全球战略建议婴儿纯母乳哺育至 6 个月,适时添加营养、安全的辅食,并持续哺乳至 2 岁或 2 岁以上。

三、乳房异常情况处理

1. 乳房肿胀

(1)乳房胀奶:在产后初期,产妇分泌奶水增加时,感觉乳房热、重而硬,但乳汁流出顺畅,可见乳汁由乳房滴出,这是正常的胀奶,有时胀奶会有硬块;应让婴儿多吸吮以移出乳汁,哺乳后乳房重及硬的感觉或硬块都会减轻,乳房变软,感觉舒适。

(2)乳房肿胀:肿胀是指乳房过度充盈,泌乳素激增会使乳房的血流量增加,同时伴有乳汁增多和间质组织水肿。因为水肿的关系,乳房会看起来发亮,母亲也会觉得乳房疼痛。当乳房肿胀时,因为乳房内液体压力的增加,加上催产素反射作用的降低,会使乳汁流出更不顺畅。乳头也会因为皮肤紧绷,变得扁平,而当乳头因为紧而变平时,婴儿就不易做到深含乳及有效的吸吮,而造成妈妈的乳头疼痛及皲裂。有时乳房肿胀会合并皮肤发红及发热,而被误诊为乳腺炎,但这种发热通常在肿胀消退 24h 内就会消失,医疗人员应清楚胀奶及乳房肿胀的差异,胀奶不需治疗,但乳房肿胀则需医疗人员花时间去处理。

乳房胀奶及乳房肿胀的差异:胀奶时乳房会热、重、硬,但乳汁流出顺畅,产妇不会发热;乳房肿胀时乳房会感觉痛、水肿、紧绷,尤其是乳头看起来发亮、红红的,产妇可能出现发热。

(3)乳房肿胀的预防:需要有效率高效、彻底、频繁地排出乳汁。

①最好的含接,早期频繁哺乳,按饥饿信号需求哺乳,不限频率或时长的哺乳。

②先完成一侧乳房再开始另一侧。

③若母婴分离,使用手挤奶或吸奶器将乳汁移出。

④因肿胀不适可在哺乳间歇期冷敷乳房。

⑤若婴儿吸吮结束时,乳房仍然肿胀,不需要额外移出乳汁,移出过多乳汁乳房会产生过多乳汁,可再次进行冷敷缓解肿胀。

(4)乳房肿胀的应对

①若婴儿能够吸吮,频繁地让婴儿吸吮乳房,并帮助产妇和婴儿采取正确的姿势。

②若乳房肿胀明显,影响了新生儿含接乳晕,应帮助产妇用手或吸奶器挤出部分乳汁后再进行母乳喂养,也可以采用反向施压的方式将乳晕按摩松软。

③若婴儿不能吸吮,指导产妇用手或吸奶器将乳汁挤出或吸出,使乳房松软舒适。

④若婴儿吸吮结束时,乳房仍然肿胀,不需要额外移出乳汁,因肿胀不适可在哺乳间歇期冷敷乳房。

⑤夜间泌乳素高,乳房奶量大,鼓励产妇坚持夜间哺乳或通过其他方式移出乳汁。

⑥按摩乳房的方法:使用手掌鱼际肌在乳房肿胀处按摩,力度从小逐渐增大,以产妇能耐受的最大力度为宜(图 18-6-1)。

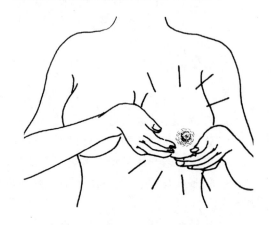

图 18-6-1 乳房按摩手法

2. 乳头皲裂 乳头皲裂主要是由于婴儿含接姿势不正确、婴儿吸吮力量大引起。

(1)听取产妇主诉和评估乳头皲裂情况。

(2)观察产妇在喂奶中的表现和婴儿含接是否正确。

（3）观察和评估婴儿口腔解剖结构有无异常。

（4）若无效含接或产妇哺乳姿势不正确，指导母亲哺乳技巧；若婴儿口腔解剖结构异常，使用相适应的哺乳姿势哺乳，或使用辅具哺乳。

（5）哺乳结束时，用示指轻轻下按婴儿下颌，以免口腔负压情况下拉出乳头而导致皮肤破损，或将与乳头大小相称的手指置于婴儿上下牙龈之间，破坏婴儿口腔的负压状态，便于乳头的移出。

（6）哺乳后，乳头涂乳汁让其自然风干。哺乳后可以使用不影响哺乳的纯羊脂膏（乳头皲裂霜）涂抹乳头促进愈合。

（7）鼓励和指导产妇继续哺乳。

（8）乳头皲裂或者疼痛严重时，可以暂停哺乳24～28h，给伤口以修复时间，以手挤奶方式移出乳汁。

3. 扁平及凹陷乳头

（1）分娩后尽量早接触、早吸吮、早开奶。

（2）剖宫产产妇回室后，责任护士应尽快帮助产妇完成与婴儿的皮肤接触。

（3）由于部分婴儿可能在乳房上含接困难，应告诉产妇多让婴儿靠近乳房，只要婴儿感兴趣就会尝试含接乳房。

（4）哺乳前可尝试进行乳头伸展练习：将两拇指平放在乳头两侧，慢慢地由乳头向两侧外方拉开，牵拉乳晕皮肤及皮下组织，使乳头向外突出，接着将两拇指分别放在乳头上侧和下侧，将乳头向上、向下纵行拉开（图18-6-2）。

（5）指导产妇母乳喂养技巧，如乳房塑形、哺乳姿势等。

（6）有指征为婴儿加奶时，避免使用奶瓶加奶，可使用杯喂方式加奶。

（7）使用乳头保护罩应慎重，并指导产妇使用要点。婴儿能在乳房上含接时，应及时撤下乳头保护罩。

4. 短乳头 哺乳婴儿含接时建议含住乳头和大部分乳晕，同时增加产妇喂养信心。

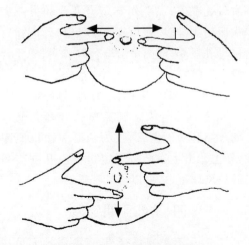

图 18-6-2　乳头伸展练习

5. 乳腺炎

（1）遵医嘱使用抗生素，同时多喝水并尽可能多休息。

（2）继续哺乳，患侧乳腺也需要哺乳，哺乳有利于乳腺炎的恢复。

（3）若因疼痛影响哺乳，可在哺乳前30min服用镇痛药缓解疼痛，如布洛芬或对乙酰氨基酚等。

6. 乳房脓肿　尽快至乳腺专科就诊，明确诊治方案。

（1）及时清除乳腺脓液，根据患者具体情况采用穿刺抽出脓液，必要时需切开引流。

（2）遵医嘱暂停母乳喂养，如乳汁仍分泌，需及时地挤出乳房中乳汁，一旦脓肿消除，应尽快恢复母乳喂养。

7. 完全不能母乳喂养女性

（1）产妇患有癌症需要进行化疗或放疗时，应暂停母乳喂养。

（2）产妇患有严重心脏病、慢性肾炎、高血压，为避免病情加重，不宜哺乳。患精神病和癫痫患者，若在哺乳时发作，可能对婴儿造成损害，应注意避免。

（3）产妇患有结核病或流行性传染病等不宜喂奶，以免传染婴儿。

（4）产妇吸毒或静脉注射毒品，在戒毒前

不宜母乳喂养，以免伤害新生儿。如果产妇单次服用咖啡因、阿片或大量饮酒后，应建议暂停母乳喂养，产妇挤出母乳并弃去，婴儿暂时行人工喂养。

（5）母亲HIV阳性，不宜母乳喂养。

8. 产妇乙肝表面抗原阳性时母乳喂养

如产妇肝功能正常，仅为乙肝表面抗原阳性，新生儿出生后已按规定接种乙肝疫苗和乙肝免疫球蛋白，可以母乳喂养。

四、泌乳Ⅱ期延迟

2013年，有关媒体报道，产科医护人员在新生儿出生后，回到病房即使用婴儿用代乳品，未能有效指导母乳喂养，与经济利益等相关，引起广泛争议。产后部分产妇存在泌乳Ⅱ期延迟情况，如何规范指导管理产后母乳喂养，须将产后女性根据其自身状况分别对待。

泌乳Ⅱ期延迟是指产后72h以上，母体仍然无法感知到乳房充盈、肿痛及溢奶。出现以上情况的高危因素：胎盘残留（最高危）、席汉综合征、初产妇、心理压力、疼痛、母体肥胖症、糖尿病、高血压、分泌应激、计划外剖宫产手术、哺乳前喂养、围产期哺乳频率低等。临床上主要为早产人群、未临产剖宫产人群。通常正常足月儿产妇泌乳Ⅱ期在产后30～40h开始，将大量分泌乳汁。一旦出现泌乳Ⅱ期延迟需在积极干预情况下，早期结合人工喂养。

泌乳Ⅱ期延迟干预方法可以分为0级筛查和评估、Ⅰ级哺乳支持、Ⅱ级保持泌乳和Ⅲ级对因治疗。

（一）筛查与评估

在妊娠期进行临床泌乳评估有助于发现泌乳问题的高危人群。乳房手术史、增大或缩小术、乳房发育不全、既往泌乳不足史或母乳喂养儿生长缓慢，提示可能出现泌乳延迟或失败。乳房间距过大、管状乳房、乳房发育不全等可能引起泌乳失败。早期评估乳头形状是否正常，关注婴儿能否有效含接或维持

含接等问题，含接不当可导致对乳房刺激不足，乳房排空不完善，从而减少乳汁分泌。分娩后，医护人员及时获取与泌乳量有关的附加信息（如产程、用药情况、是否存在胎盘残留、产后出血等），并进一步针对婴儿哺喂频次、乳汁摄入量和哺乳有效性进行评估，以此全面评估泌乳不足的潜在风险，尽早告知，并采取对应措施。

（二）哺乳支持

医护人员在产后应积极关注产妇哺乳姿势、频次、有效性，以及产前和产时泌乳高危因素。任何影响婴儿有效吸吮的问题，如含接姿势不当、乳头扁平凹陷或新生儿舌系带过短等，及时评估、纠正。

当存在乳胀或乳头损伤、疼痛时，应根据医院母乳喂养临床指南采取适当措施以缓解症状，保证哺乳舒适性并促进乳汁有效流出。

（三）保持喂养、吸乳记录

医护人员指导产妇做好日常喂养、吸乳及婴儿大小便情况等简单记录。该记录可帮助医务人员了解母乳喂养状况，并指导母亲采取母乳喂养改善措施。

哺乳时无法通过婴儿哺乳后表现客观评估婴儿摄入量。唯一客观的方法是对婴儿哺乳前后称重，计算摄入量，可用于早期诊断和评估疑似泌乳Ⅱ期延迟或失败现象，也可以在确定母亲泌乳充足时评估哺乳时吸乳能力。称重时是采用精密度较高的电子秤（精确到至少1～2g），在哺乳前后几乎完全相同的条件下称量着衣的婴儿，然后用哺乳后重量减去哺乳前重量。通过该过程，增加1g的重量约为1ml的乳汁摄入量。某些情况下租用电子秤成本太高，建议医护人员通过每周访视对母乳喂养模式、加奶量及哺乳后可吸出乳量进行评估。教会产妇们学会准确称重和观察哺乳过程，将有助于确保适当补充量，评估改善泌乳措施有效性。

（四）加奶不应当影响泌乳

在改善母婴含接效果和哺喂频率后，如

无法改善母乳喂养状况时,为保证婴儿生长和热量摄入,必须正确评估是否需要补充挤出母乳或代乳品。

婴儿摄入不足时将无力进行有效吸吮。如果产妇存在"泌乳启动失败"时,医护人员仅仅机械地建议增加哺乳次数以刺激泌乳可能无效。而泌乳Ⅱ期延迟时婴儿可能仅需要短期少量补充,可用挤出母乳或配方奶进行补授(哺乳后添加)而不是代替哺乳,以最大程度刺激产妇乳房并保持婴儿哺乳能力。

选择加奶方法(喂杯、注射器或喂管)时,应考虑加奶方法是否会减少婴儿对乳房的刺激,同时应对母婴提供有效指导,确保其掌握正确使用这些器械的方法,避免乳头混淆,干扰母乳喂养。

辅助哺乳系统仪器通过乳旁加奶的方式补充挤出的母乳或代乳品。乳旁加奶的优点在于能够在确保婴儿输入量同时,增加对乳房有效刺激,增加母亲泌乳。

(五)增加乳房刺激

确保乳液完全排空、纠正影响婴儿有效吸吮问题。哺乳后用医院级吸乳器吸乳,排空乳房,刺激泌乳。

当发现泌乳延迟高危因素时,特别是多个高危因素叠加时,应采取积极干预措施,即在哺乳后采用高效医院级吸乳器进行吸乳,从而增加对乳房刺激,促进乳房有效排空。医护人员可以根据哺乳和泌乳情况制订吸乳频次。同时对吸乳效果进行评估和解读。例如,母亲可能会发现哺乳后吸乳器吸汁量没有增加。若没有采用哺乳前后婴儿称重措施,母亲可能会认为哺乳后吸乳没有效果;然而实际上,由于吸乳过程刺激了乳汁产生和乳房排空,婴儿在哺乳时可能获得了更多乳汁。因此如何评估和解读吸乳效果,将显著影响母亲后续哺乳信心。

最新研究发现,对早产儿母婴分离时,在产后 1h 内开始使用医院级吸乳器能够提高第一次吸乳量、提高产后 1 周的吸乳量,并改善泌乳Ⅱ期延迟的发生。

同时,双侧吸乳与单侧交替吸乳比较,不仅可以缩短吸乳时间,还可以提高吸乳量,乳房排空效果更好,有利于增加后续泌乳量。

(六)对因治疗

当疑是"泌乳Ⅱ期延迟或失败"且通过哺乳支持和刺激泌乳仍无法有效,应分析原因并针对病因制订干预计划。如由于激素水平异常,需进行诊断和适当治疗,同时配合吸乳等增加泌乳措施。胎盘残留、卵泡膜黄体囊肿等疾病干预能促发泌乳Ⅱ期正常启动。

预防泌乳Ⅱ期延迟症状需要早期识别,以便对将来泌乳不足进行及时干预有效预防。主要干预措施:确保婴儿泌乳入量、为母亲提供哺乳支持和指导、提供哺乳相关设备、用品增加乳房有效刺激、保证泌乳,喂养过程书面记录、泌乳情况评估、出院计划、访视安排等。

五、母乳喂养指导

【目的】母乳是婴儿天然的理想食品,进行母乳喂养有利于母婴健康。

【方法】

1. 一般指导

(1)喂养前,产妇洗净双手,将婴儿抱于怀中。

(2)产妇将拇指与其余 4 指分别放于乳房上、下方,呈 C 形托起整个乳房(图 18-6-3)。

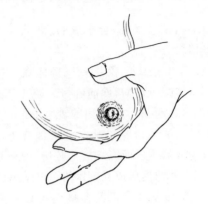

图 18-6-3 托乳房的手法

2. 产妇体位 产妇舒适地坐或躺,在其腰部和手臂下方放置一软枕,坐位时在足下放一脚凳,以使产妇放松,哺乳的姿势主要有以下几种(图 18-6-4)。

(1)侧卧式:适用于①剖宫产术后产妇,以避免切口受到压迫;②产妇备感疲惫,希望在婴儿吃奶时休息;③乳房较大,利于婴儿含接;④夜间哺乳时;⑤喷乳反射时,奶出来速度太快,侧卧式可以减缓奶流出来速度。哺乳时产妇应保持清醒,过于疲惫或疾病暂停哺乳,以免未能及时发现婴儿异常情况,或压伤婴儿等。

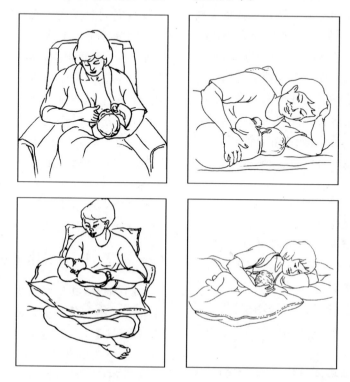

图 18-6-4 喂奶的各种姿势

(2)摇篮式:大多数产妇喜欢和常用哺乳姿势。

(3)橄榄球式:适合于双胎、婴儿含接困难、乳房较大者。

3. 婴儿体位 婴儿头与身体在一条直线上,身体贴近产妇,面向乳房。婴儿鼻头在含到乳房之前正对着产妇的乳头,婴儿颈部稍微伸展,婴儿口腔与乳母乳头保持正确关系,以免鼻部受压而影响婴儿呼吸,要防止婴儿颈部过度伸展形成吞咽困难(图 18-6-5)。

4. 婴儿含接 婴儿含接前可以用产妇乳头触碰婴儿唇周使其将嘴张开;当婴儿嘴张大时,顺势将产妇乳头放进其口中,随即婴

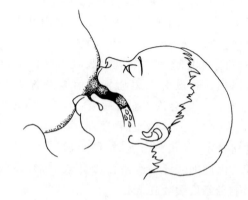

图 18-6-5 哺乳时婴儿与产妇乳头的关系

儿含住乳头及周围乳晕部分。保持婴儿腹部紧贴于乳母胸腹（图 18-6-6）。乳房过大者，将整个乳房稍向上托起，婴儿臀部稍向产妇身体一侧挪动，重新调整位置以保持婴儿呼吸通畅（图 18-6-7）。有效吸吮时，能听到婴儿吞咽声音，产妇能感觉到乳腺腺体内导管有液体流动感觉。充盈乳腺通过婴儿吸吮，肿胀感迅速消失、乳腺体积减小。原则上一侧乳腺哺乳时间 20min 左右，再换成另一侧乳房哺喂，如一次不能吸净双侧乳房中乳汁，应及时用吸奶器排空，可保存在洁净容器中，放入冰箱保存。HMBANA（北美人乳库协会）母乳储存指南（2006）指出：新鲜母乳放于 4℃冰箱冷藏可保存<8d（健康婴儿），放于 −5℃冰箱冷冻可保存<6 个月（健康婴儿）。

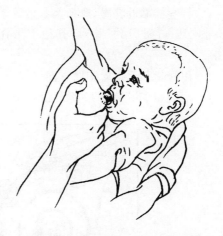

图 18-6-7　乳头过大时婴儿含接姿势

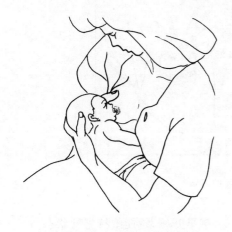

图 18-6-6　婴儿含接姿势

5. 其他

（1）哺乳结束时，用示指轻轻下按婴儿下颌，取出乳头。

（2）将婴儿竖起，轻拍背部 1～2min，排出胃内空气，防止溢奶。

【护理要点】

（1）挤出一些初乳涂擦在乳头上可增加婴儿吸乳兴趣。

（2）在进行母乳喂养指导时，指导者应选择舒适姿势，产妇及婴儿身体应有足够支撑，避免肌肉过度疲劳，出现背痛和其他不适。

（3）哺乳时应保持愉快心情、舒适体位，全身肌肉松弛，有利于乳汁排出。

（4）鼓励丈夫陪伴，使产妇尽可能在安静平和的氛围中进行哺乳，同时注意保护产妇隐私。

（5）确保婴儿口内含有尽可能多的乳晕部分，以保证深含乳。注意保持婴儿呼吸通畅。

（6）在进行母乳喂养过程中，产妇应面对面地注视婴儿，通过眼光、语言、抚摸等沟通技巧与婴儿进行情感交流。

（7）如果产妇一侧乳房中乳汁未排空，应将该侧乳房中剩余乳汁挤出，下一次喂哺时先喂另一侧乳房，两侧乳房交替喂哺。

六、人工促乳汁排空

【目的】

（1）挤出多余乳汁，预防乳房肿胀。

（2）母婴分离时，保持产妇泌乳状态。

【适应证】

（1）母婴分离情况。

（2）产妇需要接受治疗或服用药物，而这些措施对婴儿不安全。

（3）乳汁分泌量超过婴儿食量。

【方法】

1. 手挤法

（1）刺激喷乳反射。

（2）将容器靠近乳房,拇指及示指置于距乳头根部 2cm 处,两指相对,其他手指托住乳房。

（3）用拇指和示指向胸壁方向轻轻下压。

（4）用拇指和其余手指指腹相对挤压乳窦。

（5）连续用手指对向挤压及朝胸壁一侧压迫乳房,直至乳汁停止流出,重复该过程直至乳汁流出减缓及获得所需要乳汁（图18-6-8）。

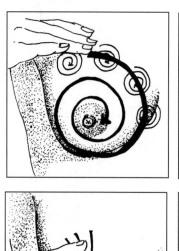
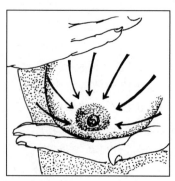
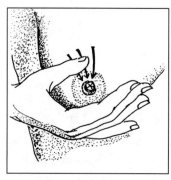
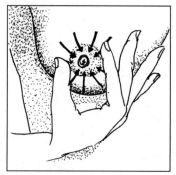

图 18-6-8　用手挤乳汁的方法

2. 吸乳法　使用手动吸奶器、电动吸奶泵或吸奶器抽吸。

（1）安静、不受干扰而温暖的环境。

（2）在抽吸之前按摩乳房。按摩时,将手窝成杯状从四周罩住乳房,自胸壁至乳晕方向轻柔而沉着地敲击,或抖动或轻轻地晃动乳房。也可用指尖轻轻敲击乳房刺激喷乳反射。

（3）将吸奶器漏斗和按摩护垫紧紧压在乳房上,不要让空气进入。

（4）打开吸奶器开关或手动产生负压。

【护理要点】

1. 挤奶次数　产妇母婴分离情况应在产后尽快开始挤奶,并且每24小时至少8～12次,越早开始,越能维持泌乳状态。

2. 挤奶时间　未限制每次挤奶时间,产妇应根据奶量而不是时间来判断挤奶过程长短,应达到挤不出来为止,然后休息,频繁地挤奶会产生更好的效果。

3. 挤奶环境　安静温馨、能保护产妇隐私。

七、人工喂养

【目的】　为不能实施母乳喂养婴儿提供营养支持。

【操作方法】

（1）按照配方乳生产商提供配制方法进行配制。

（2）喂养前测奶温，避免过烫或过冷，可采用前臂掌侧皮肤感受奶温。

（3）喂养时，以半躺卧位抱持婴儿，婴儿体位舒适、吞咽较少空气。

（4）喂完后应将新生儿竖抱，轻拍背部1～2min，排出胃内空气，防止溢奶。

（5）妥善保管喂养工具，定时消毒。

【护理要点】

（1）当准备配方奶时，如果水源可安全饮用，可使用温开水拌和配方奶。如果使用来自井中或不能安全饮用水源时，在使用配方奶之前需煮沸。可以使用瓶装水及经过过滤器过滤的水，但不宜使用蒸馏水，因为其缺乏某些水中本应含有的有益矿物质。

（2）配制浓度合适，用水过少会造成婴儿腹泻、脱水及其他障碍；用水过多会影响婴儿获得的热量和营养素，所以应严格按照配方乳包装上的使用说明配制。

（3）选择恰当的人工奶嘴，如果配方奶滴出过缓或根本滴不出，婴儿会疲劳且不能得到足够的配方奶。如果人工奶嘴孔洞过大，易呛奶，甚至导致误吸。

（4）以右臂或左臂交替抱持婴儿，促进婴儿眼部肌肉、颈部肌肉对称发育，因为婴儿吃奶时会凝视喂乳者。

（5）不应将奶瓶固定好而让婴儿独自吸奶。哺乳中与人相互交流，可使婴儿的情绪饱满，并对其照料人产生信任感。

（6）不应在婴儿使用的水中加入蜂蜜，给1岁以下婴儿喂蜂蜜可能导致婴儿肉毒中毒。

八、喂养工具消毒

【目的】 保证喂养工具清洁无菌，促进婴儿健康。

【方法】

1. 煮沸消毒 使用这种方法时，喂养工具需完全浸入水中，并且煮沸10min以后再取出喂养工具并晾干备用。

2. 化学消毒 使用低氯制剂消毒喂养工具。喂养工具同样需要完全浸入消毒液中，并浸泡达到消毒液所要求的时间，再取出清水冲净，晾干备用。

3. 蒸气或微波消毒 应检查奶瓶及奶嘴是否能够承受该消毒方式。

【护理要点】

（1）用乳头刷清洗橡皮乳头，再用热水漂净，然后使之彻底干燥。

（2）应该遵照制造商的建议清洗喂养工具后再进行消毒。

九、母乳喂养小知识问答

1. 哺乳一段时间以后，感觉乳房一直软塌，再也不涨奶了，是不是奶水不够了，需要加奶粉吗？

婴儿正常生长发育与母亲泌乳量已经达到供需平衡，不用加奶粉，恭喜产妇不受胀奶困扰了。

2. 产妇怎么知道宝宝每天吃够了奶？

按需喂养，让宝宝自己决定何时吃，吃多少，动态监测体重、大小便情况，一般情况宝宝每天都吃到刚刚好。

3. 混合喂养产妇想实现纯母乳喂养，正确的"追奶"方法？

首先产妇与婴儿增加皮肤接触，再增加乳房亲喂和吸吮乳房次数。逐渐而稳定地减少喂奶粉量和次数；奶粉单独喂，喂母乳则不喂奶粉；产妇喂奶前和喂奶时大量喝水；宝宝吃奶频繁或时间太久，产妇心神不定时，看看小说或育儿书把注意力从焦虑纠结上分散开。

4. 产妇开始胀奶后，宝宝不肯吸吮产妇乳头，可能是因为什么？

也许乳胀太厉害，乳头乳晕质硬，宝宝含接不上；或乳头混淆，宝宝已经习惯了吃人工奶嘴，轻松、容易，暂时忘了本能中就有的吸吮母乳能力。

5. 不肯吃母乳宝宝,产妇应该怎么办?

尽快停止使用奶瓶,只给宝宝留下一种吸吮方式,宝宝很快就会重新想起吸吮母乳能力,接受产妇乳房。如果要补充配方奶行人工喂养,采用勺子或杯子。

6. 宝宝快速生长期一般在什么时候?

3～6 周,3～6 个月。

7. 如何处理母乳乳胀?

宝宝多吸,防止奶结,如果乳汁分泌供大于求,可以用吸奶器或手挤排空乳液,两次喂奶中间用冷毛巾冷敷乳房,缓解乳房疼痛。

8. 怎样处理母乳性黄疸?

增加母乳喂养次数;如果在混合喂养,应该转成全母乳;多晒太阳。

第七节　新生儿护理

在产科,助产士不仅要照顾产后妇女的健康,同时也对新生儿的健康负有责任。新生儿的健康成长对产妇的康复,尤其是心理康复有直接的影响。因此,掌握新生儿护理技术是助产士提供良好母婴服务的保证。

一、新生儿沐浴

【目的】　沐浴不仅能清洁皮肤,还通过水对皮肤的刺激加快血液循环,促进新陈代谢,从而增加食欲,改善睡眠,同时沐浴过程中新生儿能够很好地感受到皮肤触觉、温度等感觉刺激,使其得到训练和发展。

【用物准备】　浴盆、水温计、沐浴露、洗发露、浴巾、小方巾、衣服、一次性纸尿裤、消毒液、棉签、护脐带、磅秤等。

【方法】

(1)为浴盆套上盆套,盛半盆热水并测量水温。水温是浴温的 $1/2\sim2/3$ 为宜,下水前要再试一下水温,准备浴水时,水要先放凉水再放热水。

(2)将新生儿放于浴台上,脱去衣服及尿布,用浴巾包裹新生儿全身,测量体重并记录。

(3)左手掌托住头颈部,左臂及左肘部夹住新生儿臀部及下肢。

(4)用小方巾清洗眼,从内眦擦向外眦,以后依次洗脸、鼻、耳郭。

(5)左拇指与中指分别将新生儿双耳郭折向前方,并轻轻按住,堵住外耳道口,右手

洗头,用清水洗净,并用浴巾擦干头发。

(6)解开浴巾,平铺于浴台上,左手握住新生儿的左肩及腋窝,使其头颈部枕于操作者前臂,右手握住其左大腿,使其臀部位于操作者右手掌上,轻轻放入水中。

(7)松开右手,用小方巾取沐浴露依次清洗颈部、上肢、前胸、腹部、腹股沟、下肢。

(8)右手握住新生儿左肩及腋窝,使其头部及胸部靠于右手臂,左手用小方巾从上向下清洗新生儿的后颈、背腰、会阴及臀部、腿、脚。

(9)将新生儿置于浴巾内,迅速包裹并擦干。

(10)用干棉签蘸干脐窝,用消毒液消毒脐带和脐窝,其顺序为:从内向外呈螺旋形消毒,包扎护脐带。

(11)穿好纸尿裤,穿好衣物,保暖。

【护理要点】

(1)沐浴的时机选择在喂奶前后 1h 左右,以防止溢奶或呕吐。

(2)沐浴时保持适宜的环境,室温应该在 $24\sim26℃$,水温 $37\sim39℃$ 为宜。

(3)沐浴过程中动作轻柔,保暖、避免受凉,保证安全。

(4)操作者在操作前修剪指甲,取下身上硬物。

(5)沐浴前检查新生儿的全身皮肤有无破损、干裂等。观察脐带有无红肿、渗血等情况。

(6)沐浴过程中密切观察新生儿的反应及全身皮肤有无红肿、皮疹、脓点等。

(7)沐浴过程中,应通过语言和非语言方式与新生儿进行情感交流,充分表达爱和关怀。

二、新生儿抚触

【目的】 通过对新生儿进行科学和系统的抚触提高迷走神经兴奋性,促进胃泌素和胰岛素的释放,有利于消化吸收,促进新生儿体重增长和智力发育;减少哭闹;促进呼吸循环功能;刺激新生儿淋巴系统,增强抗病能力;增进母子感情,改善新生儿睡眠状况,满足新生儿情感需求。

【用物准备】 浴巾、尿不湿、婴儿润肤油、新生儿衣物等。

【操作者准备】 操作者不佩戴首饰,修剪指甲、眼神柔和有爱。

(1)将新生儿平放于铺有消毒浴巾的抚触台上,脱去衣服及尿不湿。

(2)温暖双手并涂以润肤油。抚触顺序:头部→胸部→腹部→上肢→下肢→背部→臀部(所有的操作步骤均可重复4~6次)。

(3)前额、下颌:新生儿仰卧,两拇指指腹自眉心向两侧推至颞部;双手两拇指指腹自下颌中央向上推至耳后下方,反复进行3~5次。

(4)胸部:操作者双手放在新生儿胸前两侧肋缘,右手向上滑向新生儿右肩复原,左手以同样方法进行,反复进行3~5次。

(5)腹部:右手四指指腹自右上腹滑向右下腹;自右上腹经左上腹滑向左下腹;自右下腹经右上腹,左上腹滑向左下腹。抚触过程中避开脐部、动作轻柔。

(6)上肢:双手握住新生儿手臂,自上臂至手腕轻轻挤捏和搓揉;两拇指指腹由手腕推至手指根部;捏提手指各关节。

(7)下肢:双手握住新生儿一侧下肢,自股根部至踝部轻轻挤捏和搓揉;两拇指指腹由足跟推至足趾根部;捏提足趾各关节。

(8)背部:新生儿俯卧,用双手由背部从颈部向下按摩,然后用指尖轻轻按摩脊柱两侧肌肉,再次从颈部向底部迂回运动。最后按摩臀部。

(9)将婴儿衣服、尿布或尿不湿穿好,整理用物。

【护理要点】

(1)室内温度应为26~28℃。保持空气流通,防止噪声,避免刺激光源。

(2)抚触应选择在两次喂奶之间,清醒、不疲倦、不饥饿、不烦躁、沐浴或游泳后,午睡醒后或晚上睡前较好。

(3)抚触过程中应注意观察新生儿的反应,如有哭闹、肌张力增加、肤色异常、呕吐等则应停止抚触。同时,应通过目光、语言等与新生儿进行交流。

三、尿布更换法

【目的】 保持臀部皮肤清洁、干燥,使新生儿舒适,预防尿布疹。

【用物准备】 纸尿裤或尿布、温热水、小毛巾、护臀霜。

【方法】

(1)打开包被,左手轻轻提起新生儿双足,解下被大小便浸湿的尿布或纸尿裤。

(2)用温热水洗净臀部,干毛巾擦干臀部,并涂上护臀霜。

(3)将干净的纸尿裤或尿布垫于臀下穿好,注意松紧度。拉平新生儿衣服,盖好被子。

【护理要点】

(1)室内温度调节至24~28℃。

(2)尿布或纸尿裤穿戴应松紧合适,防止因过紧而影响新生儿活动或过松造成大小便外溢。

(3)操作过程中应观察新生儿大小便的颜色、性状及臀部皮肤的完整性等。

(4)更换尿布的过程中,应与新生儿进行语言及非语言交流。

(吕 瑶 夏 雪 孟 珊 刘 可)

参 考 文 献

[1] 谢幸,孔北华,段涛.妇产科学[M].9版.北京：人民卫生出版社,2018:215-218,278-286.

[2] 中华医学会妇产科学分会妇科盆底学组.女性压力性尿失禁诊断和治疗指南（2017）[J].中华妇产科杂志,2017,52(5):289-293.

[3] 中华医学会妇产科学分会妇科盆底学组.盆腔器官脱垂的中国诊治指南（草案）[J].中华妇产科杂志,2014,49(9):647-651.

[4] 中国营养学会.哺乳期妇女膳食指南[J].中华围产医学杂志,2016,19(10):721-726.

[5] 曾淑琴.人性化护理在产后护理中的应用效果[J].中国全科医学,2018,21(A1):352-354.

[6] 王潇,段培蓓,杜世正,等.孕期盆底肌训练预防或治疗初产妇尿失禁效果的 Meta 分析[J].护理研究.2019,33(1):29-36.

[7] 朱虹,葛文贤,唐梅琴,等.初产妇产后缺乳的子午流注穴位按摩干预[J].护理学杂志,2018,33(16):42-44.

[8] 中华医学会围产医学分会.新生儿早期基本保健技术的临床实施建议（2017 年,北京）[J].中华围产医学杂志,2017,20(9):625-629.

[9] 王娜.人性化护理在产后护理中的应用效果分析[J].基层医学论坛,2019,23(3):341-342.

[10] 马丽.产后延伸护理服务应用于妇产科中的效果研究[J].实用护理学电子杂志,2018,3(48):196-196.

[11] Dewey KG, Heining MJ, Nommsen LA. Maternal weight loss patterns during prolonged lacation[J]. AM J Clin Nutr,1933,58(2):162-166.

[12] Parkin DM. Cancers attributable to reproductive factors in the UK in 2010[J]. Br J Cancer, 2011,105(S2):S73-S76.

[13] King JC. Effect of reproduction on the bioavailabilty of calcium, zinc and selenium.[J] Nutr,2001,131:S1355-S1358.

[14] Karlsson MK, Ahlborg HG, Karlsson C. Maternity and bone mineral density[J]. Acta Orthop,2005,76(1):2-13.

[15] Weimer JP. The Economic Benefits of Breastfeeding: A Review and Analysis[J]. Food review, 2001,24(2):23-26.

[16] Hestenes S, Høymork SC, Løland BF, et al. Do women with Caesarean section have to choose between pain relief and breastfeeding? [J]. Tidsskr Nor Laegeforen,2008,128(19):2190-2192.

[17] The Main Trial collaborative Group. Preparing for breastfeeding: treatment of inverted and nonprotractile nipples in pregnancy[J]. Midwifery,1994,10(4):200-214.

[18] Taylor JS. Geller L, Risica PM, et al. Birth order and breastfeeding initiation: results of a national survey[J]. Breastfeed Med,2008,3(1):20-27.

[19] Keister D, Roberts KT, Werner SL. Strategies for breastfeeding success[J]. Am Fam Physician,2008,78(2):225-232.

[20] Leung AK, Sauve RS. Breast is best for babies[J]. J Natl Med Assoc, 2005,97(7):1010-1019.

[21] Albers LL. Borders N. Minizing genital tract trauma and related pain following spontaneous vaginal birth [J]. J Midwifery Womens Health,2007,52(3):246-253.

[22] Karadeli E, Uslu N. Postpartum sacral fracture presenting as lumbar pain [J]. J Womens Health,2009,18(5):663-665.

[23] Kindberg S, Klunder L, Strøm J, et al. Ear acupuncture or local anaesthetics as pain relief during postpartum surgical repair: a randomized controlled trial. BJOG,2009,116(4):569-576.

[24] ACOG, American College of Obstetricians and Gynecologists. Optimizing Postpartum Care [J]. Obstet Gynecol,2018,131(5):e140-e150.

[25] CNGOF, collège national des gynécologues et obstétriciens francais. Postpartum practice:

guidelines for clinical practice from the French College of Gynaecologists and Obstetricians (CNGOF)[J]. Eur J Obstet Gynecol Reprod Biol,2016,202:1-8.

[26] Barrett G,Pendry E,Peacock J,et al. Women' s sexual health after childbirth[J]. BJOG, 2000,107(2):186-195.

[27] WHO Guidelines Approved by the Guidelines Review Committee, Pregnancy, Childbirth, Postpartum and Newborn Care: A guide for essential practice. 3rd edition. Geneva: WHO, 2015.

[28] Newburg DS,Walker WA. Protection of the neonate by the innate immune system of developing gut and of human milk[J]. Pediatric Research,2007,61,2-8.

[29] American Academy of Pediatrics Section on Breastfeeding 2012. Breastfeeding and the use of human milk[J]. Pediatrics,129:e827-e841.

[30] World Health Organization/UNICEF, 2003. Global strategy for infant and young child feeding. Geneva, Switzerland:WHO.

[31] Human Milk Banking Association of North America, Jones F, Tully MR, 2006. Best practice for expressing, storing and handling human milk in hospitals, homes and child care settings. Raleigh, NC:HMBANA.

[32] World Health Organization & UNICEF,2009. Section2: Strengthening and sustaining the baby-friendly hospital initiative: A course for decision-makers. In Baby-friendly hospital initiative: Revised, updated and expanded for integarated care. Retrieved from http://whqlibdoc. who. int/publications/2009/97892415 94974 eng. pdf.

第 19 章　新生儿发育特点、体检与危重新生儿的救治与管理

第一节　新生儿发育特点

一、各系统发育特点

正常新生儿(normal newborn infant)从出生后脐带结扎开始到整 28d 前的一段时间定为新生儿期。绝大多数新生儿为足月分娩,即胎龄满 37 周(259d)以上,42 周(294d)以下,2500g<出生体重<4000g,无任何疾病或畸形的活产婴儿。胎儿出生后生理功能需进行有利于生存的重大调整,因此必须很好掌握新生儿的特点和护理,保证新生儿健康成长。

1. 呼吸系统

(1)胎儿呼吸处于抑制状态,出生时由于本体感受器及皮肤温度感受器受刺激,反射地兴奋了呼吸中枢,大多数新生儿开始时呼吸比较规则,胎儿肺泡中含有少量液体。因肺泡壁的气液面的存在,第 1 次吸气所需胸腔负压可达 3.92kPa(29.4mmHg),以后正常呼吸的维持则需有足够的肺表面活性物质存在。

(2)新生儿肋间肌薄弱,呼吸主要依靠膈肌的升降,若胸廓软弱,随吸气而凹陷,则通气效能低,在早产儿中能引起呼吸暂停,新生儿呼吸运动较浅表,但呼吸频率快(40～60/min),故每分钟相对呼吸量并不比成人低。初生 2 周呼吸频率波动大,是新生儿的正常现象。当快动眼睡眠相时,呼吸常不规则,可伴有 3～5s 的暂停。在非快动眼睡眠相时,呼吸一般规则而浅表。

2. 循环系统

(1)脐带结扎,胎盘-脐血循环终止;出生后呼吸建立、肺膨胀、肺循环阻力下降、肺血流增加;回流至左心房血流明显增多,体循环压力上升;卵圆孔功能上关闭;动脉血氧分压上升,动脉导管功能上关闭,从而完成了胎儿循环向成人循环的转变。

(2)正常足月新生儿的心率一般为 120～160/min。血压为 50/30～80/50mmHg。

3. 体温调节

(1)因室温较宫内温度低,婴儿出生后体温明显下降,以后逐渐回升,并在 12～24h 内达到 36℃以上。出生时体温的不稳定是因为新生儿的体温调节中枢功能未完善,皮下脂肪较薄,体表面积相对较大,容易散热,新生儿寒冷时无颤抖反应,而由棕色脂肪产热。寒冷时受去甲肾上腺素的调节而发挥化学产热作用,新生儿在肩胛间区有特殊的静脉网引流,故寒冷时脊髓上部重要中枢能得到较温暖的血液保护。另一产热途径是动用白色脂肪分解为脂酸。

(2)室温过高时,足月儿能通过增加皮肤水分的蒸发散热,炎热时有的新生儿发热是因为水分不足、血液溶质过多,故称脱水热。室温一般应维持在 25～26℃。如室温低于 20℃,新生儿应戴帽和包裹两层毯子。

(3)适中温度(neutral temperature),又

称中性温度,是指在这一环境温度下机体耗氧、代谢率最低,蒸发散热量亦最少,而又能保持正常体温。

4. 胃肠系统

(1)消化道面积相对较大,肌层薄,能适应较大量流质食物的消化吸收。吞咽功能完善,生后不久胃囊中就见空气。咽-食管括约肌吞咽时不关闭,食管不蠕动。食管下部的括约肌也不关闭,故易发生溢乳。整个消化道尤其下消化道运动较快,出生时咽下的空气 3～4h 内到达直肠。

(2)新生儿唾液分泌少,常呈中性甚至酸性反应,胃酸于出生后暂时地显著增高,第 1 天后逐渐下降,至第 8 天游离酸为零,新生儿消化道能分泌足够的消化酶,喂胰淀粉酶要到生后 4 个月才达成人水平。若适当提前喂淀粉类食物,有可能促进此酶的分泌。新生儿消化蛋白质的能力好,其胃中的凝乳酶起了较大作用。肠壁有较大的通透性,有利于初乳中免疫球蛋白的吸收,故母乳喂养小儿血中的 IgG、IgA 及 IgM 浓度较牛乳喂养者高。但其他蛋白分子通过肠壁可产生过敏,如牛乳过敏、大豆蛋白过敏等;新生儿胃解脂酶对脂肪的消化起较大作用。人乳脂肪 85%～90% 能被吸收,牛乳脂肪吸收率较低。

(3)婴儿出生后不久即可排出墨绿色胎粪,3～4d 转为过渡性大便,若生后 24h 未见胎粪,宜进行检查以排除先天性畸形(如肛门闭锁或巨结肠等)。

5. 泌尿系统　胎儿出生时肾已具有与成人数量相同的肾单位,但组织学上还不成熟,滤过面积不足,肾小管容积更不足,因此肾的功能仅能适应一般正常的代谢负担,潜力有限。新生儿由于肾功能不足,血氯及乳酸含量较高。人工喂养者由于新生儿肾排磷功能差及牛乳含磷高、钙磷比例失调,易发生血磷偏高和低钙血症。大多数新生儿生后不久便排尿,如果喂养不足,生后第 1 天可仅排少量的尿。新生儿一般排尿量为 40～60ml/(kg·d)。

6. 免疫系统

(1)人类免疫系统的发生发育起始于胚胎早期,其 T 淋巴细胞的发育在胚胎 6 周时胸腺已形成,12 周左右在淋巴细胞表面出现分化抗原,成为 T 辅助细胞(CD3$^+$、CD4$^+$)和 T 抑制细胞(CD3$^+$、CD8$^+$),出生时对植物血凝素(phytohemagglutinin,PHA)的刺激反应较成人高,T 抑制细胞的功能已较强,因而出生后早期接种卡介苗可以免疫致敏。但由于 T 辅助细胞的功能尚较弱,其产生的 IL-2 活力也较低,因而尚不能发挥细胞免疫的防御功能,较易被一些病毒和真菌引起严重感染。

(2)B 淋巴细胞的发育早在胚胎 7.5 周,在细胞质内已出现 IgM 的 μ 链,10.5 周血清中出现 IgM,12 周血清中出现 IgG,30 周血清中才出现 IgA。因而出生时血清中的 IgA 含量极低,IgM 一般均在 200mg/L 以下,由于有来自母体的大量 IgG,故出生时 IgG 已达正常人水平,但实质上由新生儿自己合成的 IgG 含量很低。

(3)在新生儿非特异性免疫反应中,虽然在胎龄 20 周已有各种补体形成,但出生时各种补体成分如 C1q、C3、C4、C5、B 因子和 C3 激活前体(C3PA)等的含量仅为成人含量的一半左右,调理素也较缺乏,中性粒细胞的储备较少,趋化能力低,因而容易导致感染扩散而成为败血症。

7. 血液系统

(1)新生儿血容量的多或少与脐带结扎的迟或早有关,若推迟结扎 5min,血容量可从 78ml/kg 增至 126ml/kg。新生儿血红蛋白与成人比较有质的不同,出生时胎儿血红蛋白占 70%～80%,出生 5 周后降为 55%,以后逐渐被成人型血红蛋白所取代。

(2)白细胞计数第 1 天平均 18×10^9/L,第 3 天开始明显下降,第 5 天接近婴儿值。

分类计数,第 1 天中性粒细胞 0.67±0.05,淋巴细胞 0.18±0.08,单核细胞 0.07±0.03,嗜酸性粒细胞 0.01～0.02,嗜碱性粒细胞 0.004。其后中性粒细胞数下降,淋巴细胞及单核细胞上升,到第 1 周末两者几乎相等。周围血中可见中幼粒细胞,生后第 1 天平均 0.036,第 2 周 0.002。

8. 酶系统 新生儿肝内葡萄糖醛酸转移酶不足,早产儿尤甚,故多数新生儿生后第 2 天开始表现不同程度的生理性黄疸。此酶的不足还使新生儿不能对多种药物进行代谢处理,产生过量现象,如氯霉素可引起"灰婴综合征"。

9. 内分泌系统

(1)出生后腺垂体已具有功能,神经垂体分泌稍不足。甲状腺功能良好,生后第 1 天血蛋白结合碘含量平均为 370.36nmol/L（4.7μg/dl）;碘吸收率约 20%,到第 2～3 天增到较高水平。甲状旁腺常有暂时性功能不足。

(2)肾上腺在胚胎第 6 周开始形成,其后皮质分化为胎儿带（近髓质）和成人带（被膜下）;后者在胎儿出生时占皮质的 20%。出生后胎儿带开始退行性变,到 4～35d 成人带则增宽至皮质的 50%,到 1 周岁前胎儿带完全消失。

(3)出生时皮质醇较高,此可能是通过胎盘从母体得来,也可能是婴儿自身对分娩的应激反应。肾上腺髓质分泌和存储的激素以去甲肾上腺素为主。

10. 正常新生儿的特殊表现 正常新生儿中普遍存在着一些特殊表现,属于正常范围。但有些则只限于个别新生儿,这些特殊表现或在短时期内存在,或可持续终身。但在实际工作中也必须注意鉴别一些特殊表现与正常和异常之间的关系,正如统计学上正态分布曲线所显示的,在其两侧末端内,正常

和异常分布之间有相重叠的情况。因此,新生儿的一些特殊表现将可能包括以下三种情况:①属正常范围,实质却为异常;②看似异常,却属正常现象;③介于正常和异常之间,一时或永久性难以区分。

二、特殊感知系统

1. 大脑 新生儿脑相对大,占体重的 10%～12%（成人为 2%）,但脑沟、脑回仍未完全形成。出生时大脑皮质和纹状体发育尚未完善,神经鞘没有完全形成,故常常出现兴奋泛化反应。

2. 脊髓 相对较长,其末端在第 3、第 4 腰椎下缘。新生儿脑的含水量较多,髓质化不完全,髓鞘未完全形成,因而在 CT 检查时,足月儿在双侧额部、早产儿在双侧额部和枕部可呈现与发育有关的正常低密度现象。通常在胎龄 48 周,即生后 2 个月,这些低密度现象才消失。

3. 条件反射 新生儿呈现下列各种条件反射,即觅食、吸吮、伸舌、吞咽、恶心、拥抱及握持反射等;佛斯特征、巴宾斯基征、凯尔尼格征呈阳性;腹壁反射及提睾反射生后儿个月不稳定,紧张性颈反射可能要待数周后出现。

4. 味觉 发育良好,甜味引起吸吮运动。

5. 嗅觉 新生儿出生后嗅觉已相当灵敏,能区别不同的气味,尤其对来自母亲身上的气味就特别敏感。

6. 视觉 新生儿有视觉感应功能,瞳孔有对光反射,但视觉不清晰,只有在 15～20cm 范围内才最清楚。

7. 听觉 出生 3～7d 后听觉开始增强,响声常可引起眨眼及拥抱反射。

8. 其他 如触觉及温度觉灵敏,痛觉较钝。

第二节　新生儿体检

新生儿体格检查的目的是获得有关生长发育的资料,发现危重情况、遗传疾病及先天畸形,要求环境必须温暖、明亮、洁净。检查前医务人员须先洗手,并使手温暖,在检查每个新生儿时换用一次性手套;检查时动作要轻柔,速度要快。

一、新生儿发育检查

1. 测量记录　体温(大多数采用电子温度计腋下测量体温,需要了解中心温度时可采用直肠测肛温)、脉搏、呼吸、血压、头围、胸围、体重(精确到克)、身高。

2. 一般情况　观察外貌、面容、面色、神志、反应、精神状态、姿势、呼吸节律,有无呻吟和三凹征。

3. 皮肤黏膜　分娩后新生儿全身有胎脂覆盖;面部、眼睑部易见血管瘤或微血管痣;瘀点和瘀斑可能与产伤有关;前额和鼻尖部<1mm 的白色小点,为粟粒疹;生后 2d、3d 在胸腹部、四肢及面部可见边缘不清的多形性红斑,约米粒大或豆粒大,为新生儿毒性红斑;苍白见于缺氧、酸中毒、贫血或休克等;皮肤呈深红色应考虑红细胞增多症;肢端青紫,遇冷时更明显,是因末梢循环缓慢所致;当宫内窘迫时,胎粪污染羊水,娩出后可见指(趾)甲、脐带被染成黄色;还要注意颈部、腋窝及腹股沟皱褶处有无糜烂或脓疱;新生儿黄疸时面部、躯干、四肢可见黄染。

4. 头部　检查头颅大小和形状,注意有无小头畸形或头颅过大(先天性脑积水)、有无产瘤和头颅血肿;还应注意有无颅骨缺损,以及囟门大小和紧张度。前囟是判断新生儿有无颅内压增高、脑积水、失水等的重要窗口。

5. 面部　是否对称,鼻唇沟深度及双侧是否对称。

6. 眼耳鼻

(1)眼:有无眼睑下垂、活动情况,瞳孔大小,对光反射,巩膜有无黄染,结膜有无充血及分泌物。

(2)耳:外耳道有无分泌物,耳郭有无畸形。

(3)鼻:外形是否正常,有无鼻翼翕动。

7. 口腔　口角是否歪斜,口唇颜色是否红润,口腔黏膜有无苍白及出血。在牙龈上可见白色较硬的小块(俗称马牙),硬腭中线两边的 Epstein 珠,呈绿豆大黄白点,均是上皮细胞的堆积,为新生儿所特有,无须处理,更不要挑刮,以免引起感染。

8. 颈部　颈部活动度,有无畸形,有无斜颈、胸锁乳突肌血肿。某些染色体畸变新生儿可见到颈蹼。气管是否居中。

9. 胸部　新生儿胸廓呈桶状,两侧扁平。偶见在正常乳头下有一副乳,虽属先天异常,但只要不影响美观,可不必进行手术。锁骨部有无畸形及包块。同时应注意有无吸气三凹征。

10. 肺　新生儿呼吸以腹式为主,如出现明显的胸式呼吸,或胸廓吸气性凹陷,应考虑为肺部病变引起的呼吸困难。新生儿呼吸频率通常为 40~60/min,不稳定,常出现一过性的快慢变化,哭闹后可增快至 80/min 左右,不属异常。若持续超过 60/min,则为心肺功能不良的指征。要注意有三凹征及呼吸暂停。听诊时注意双侧呼吸音是否对称,有无干湿啰音及痰鸣音。

11. 心脏　触诊可确定心脏位于右侧还是左侧,若触及强烈的心尖搏动,提示血流动力学改变,系由先天性心脏病引起。心脏叩诊较重要,初生头几天心脏显著扩大见于心内膜弹力纤维增生症和糖原贮积症,先天性心脏病通常在出生 1 周后心脏逐渐扩大。新生儿正常心率为 90～160/min，睡眠时可降至 70/min，活动时可增至 180/min。多数新生儿可出现窦性心律不齐及早搏，多属功能性的，无须处理，一般 1 周后可消失。新生儿时期的心脏杂音，其意义不能立即肯定。如初生第一天，若仔细检查约 80% 的婴儿可听到暂时性杂音，此时不要立即诊断为先天性心脏病，除非持续 3d 以上。

12. 腹部　正常新生儿腹部稍胀。新生儿如果腹部平坦或舟状腹应警惕先天性膈疝；新生儿腹壁较薄，易观察到肠型，尤其是胎龄较小的未成熟儿。脐部应注意脐带是否脱落、脐窝有无渗血及脓性分泌物、脐轮及脐周有无红肿。注意观察有无脐疝。肝脏很易在锁骨中线上肋缘下触及 2～3cm，脾脏和肾脏也可触及。新生儿腹部肿物最多见的是泌尿道畸形、肾胚胎瘤和卵巢囊肿，其次是胎粪性腹膜炎。注意脐带是否脱落，脐部有无分泌物及红肿等。腹部的先天性缺损有先天性腹肌缺如，有脐疝，最严重的腹部畸形是脐膨出和腹裂。

13. 四肢和脊柱　观察有无外伤和畸形。要注意四肢活动情况、四肢温度、毛细血管再充盈时间是否延长。臂丛神经损伤诊断主要依靠单侧手臂无力的临床表现，若同时伴有肩关节活动受限，则需要考虑臂丛神经根撕脱。

14. 肛门和外生殖器　受母体影响，女婴阴道可见白带样分泌物，有时可见血性分泌物，称新生儿假月经，持续数日即消退，保持局部清洁即可。男婴阴囊相对较大，鞘膜积液多见，根据成熟程度睾丸可下降至阴囊、腹股沟管，或在腹腔内不能被触及。性别的鉴定在新生儿期不应忽视，但阴囊裂、尿道下裂、阴蒂肥大往往使该问题复杂化。肛门异常主要是肛门闭锁和瘘管。

15. 神经系统　意识、头部的形状和大小，前囟和颅缝。肌张力低下者表现为"蛙状体位"，肌张力增高者表现为强直状体位。生理反射：觅食、吸吮、握持、拥抱。

二、新生儿疾病筛查

新生儿疾病筛查（neonatal screening）是指在新生儿期对严重危害新生儿健康的先天性、遗传性疾病施行专项检查，提供早期诊断和治疗的母婴保健技术。新生儿疾病筛查是防治残疾、提高人口素质的基本手段，也是时代进步和科学技术发展的标志。依据《中华人民共和国母婴保健法》和《中华人民共和国母婴保健法实施办法》，2009 年 2 月 26 日颁布了《新生儿疾病筛查管理办法》，并于 2009 年 6 月 1 日起开始施行。在 2010 年，为贯彻落实《新生儿疾病筛查管理办法》，进一步规范新生儿疾病筛查工作，切实提高筛查质量，原卫生部对 2004 年印发的《新生儿疾病筛查技术规范》进行了修订，制订了《新生儿疾病筛查技术规范》。

目前，在我国新生儿疾病筛查对象包括每例活产新生儿，筛查病种包括苯丙酮尿症（PKU）、先天性甲状腺功能减低症（CH）、葡萄糖-6-磷酸脱氢酶缺乏症等新生儿遗传代谢病和听力障碍。在美国，建议所有新生儿出院前进行胆红素筛查。

（一）新生儿遗传代谢病筛查及血片采集技术规范

血片采集是新生儿遗传代谢病筛查技术流程中最重要的环节。血片质量直接影响实验室检测结果，开展新生儿遗传代谢病血片采集及送检的医疗机构应当按本技术规范要求完成血片采集工作。

1. 基本要求

（1）采血机构设置：设有产科或儿科诊疗科目的医疗机构均应当开展新生儿遗传代谢病筛查血片采集。

（2）采血人员要求：①具有与医学相关的中专以上学历，从事医学临床工作 2 年以上。②接受过新生儿遗传代谢病筛查相关知识和技能的培训并取得技术合格证书。培训内容包括:新生儿遗传代谢病筛查的目的、原则、方法及网络运行;滤纸干血片采集、保存、递送的相关知识;新生儿遗传代谢病筛查相关信息和档案管理。

2. 血片采集步骤

(1)血片采集人员清洗双手并佩戴无菌、无滑石粉的手套。

(2)按摩或热敷新生儿足跟,并用 75% 乙醇消毒皮肤。

(3)待乙醇完全挥发后,使用一次性采血针刺足跟内侧或外侧,深度<3mm,用干棉球拭去第 1 滴血,从第 2 滴血开始取样。

(4)将滤纸片接触血滴,切勿触及足跟皮肤,使血液自然渗透至滤纸背面,避免重复滴血,至少采集 3 个血斑。

(5)手持消毒干棉球轻压采血部位止血。

(6)将血片悬空平置,自然晾干呈深褐色。避免阳光及紫外线照射、烘烤、挥发性化学物质等污染。

(7)及时将检查合格的滤纸干血片置于密封袋内,密闭保存在 2～8℃ 冰箱中,有条件者可 0℃ 以下保存。

(8)所有血片应当按照血源性传染病标本对待,对特殊传染病标本,如艾滋病等应当做标识并单独包装。

3. 采血工作质量控制

(1)血片采集的滤纸应当与试剂盒标准品、质控品血片所用滤纸一致。

(2)采血针必须一人一针。

(3)正常采血时间为出生 72h 后,7d 之内,并充分哺乳;对于各种原因(早产儿、低体重儿、正在治疗疾病的新生儿、提前出院者等)未采血者,采血时间一般不超过出生后 20d。

(4)合格滤纸干血片应当:①至少 3 个血斑,且每个血斑直径>8mm;②血滴自然渗透,滤纸正反面血斑一致;③血斑无污染;④血斑无渗血环;⑤滤纸干血片应当在采集后及时递送,最迟不宜超过 5 个工作日;⑥有完整的血片采集信息记录。

(二)苯丙酮尿症

苯丙酮尿症(PKU),又称苯酮尿症,是一种可遗传的氨基酸代谢缺陷,是由于肝脏中缺乏苯丙氨酸羟化酶,使得食物中的苯丙氨酸无法转化为酪氨酸,结果导致大脑内苯丙氨酸聚集,经转氨酶的作用转化为苯丙酮酸,从而影响患者的大脑发育,引起智力障碍和癫痫,并使患者出现皮肤白化、头发变黄、尿液有鼠臭味等症状。如果能及早发现,及早采用低苯丙氨酸奶粉替代一般婴儿奶粉或母乳,可避免体内苯丙氨酸的堆积,从而阻止大脑的损害。

1. 新生儿筛查

(1)以苯丙氨酸(Phe)作为筛查指标。

(2)Phe 浓度阳性切值根据实验室及试剂盒而定,一般大于 $120\mu mol/L$(2mg/dl)为筛查阳性。

(3)筛查方法为荧光分析法、定量酶法、细菌抑制法和串联质谱法。

2. 诊断　新生儿血苯丙氨酸浓度持续 $>120\mu mol/L$ 为高苯丙氨酸血症(HPA)。所有高苯丙氨酸血症者均应当进行尿蝶呤谱分析、血二氢蝶啶还原酶(DHPR)活性测定,以鉴别苯丙氨酸羟化酶(PAH)缺乏症和四氢生物蝶呤缺乏症。四氢生物蝶呤(BH4)负荷试验可协助诊断。

(1)苯丙酮尿症:高苯丙氨酸血症排除 HB4 缺乏症后,Phe 浓度 $>360\mu mol/L$ 为 PKU,血 Phe $\leqslant 360\mu mol/L$ 为轻度 HPA。

(2)四氢生物蝶呤缺乏症:最常见为 6-丙酮酰四氢蝶呤合成酶(PTPS)缺乏症(尿新蝶呤增高,生物蝶呤及生物蝶呤与新蝶呤百分比极低),其次为 DHPR 缺乏症(DHPR 活性明显降低),其他类型少见。

3. 治疗　治疗原则为一旦确诊,立即治疗,以避免或减轻脑损伤。

在正常蛋白质摄入情况下,血苯丙氨酸

浓度持续＞360μmol/L 两次以上者应当给予低苯丙氨酸饮食治疗,血苯丙氨酸浓度≤360μmol/L 者需定期随访观察。

（1）血苯丙氨酸浓度监测:低苯丙氨酸饮食治疗者,如血苯丙氨酸(Phe)浓度异常,每周监测 1 次;如血 Phe 浓度在理想控制范围内可每月监测 1～2 次,使血苯丙氨酸浓度维持在各年龄组理想控制范围。定期进行体格发育评估,在 1 岁、3 岁、6 岁时进行智能发育评估。

（2）治疗至少持续到青春发育成熟期,提倡终身治疗。

（3）对成年女性 PKU 患者,应当告知怀孕之前半年起严格控制血苯丙氨酸浓度在120～360μmol/L,直至分娩。

（4）四氢生物蝶呤缺乏症:给予四氢生物蝶呤、神经递质前质(多巴胺、5-羟色氨酸)等联合治疗。

（三）先天性甲状腺功能低下

先天性甲状腺功能减低症(CH,简称先天性甲低)是因甲状腺激素产生不足或其受体缺陷所致的先天性疾病,如果出生后未及时治疗,先天性甲低将导致生长迟缓和智力低下。由于先天性甲低患儿在新生儿期可无特异性临床症状或者症状轻微,对新生儿进行群体筛查是早期发现先天性甲低的主要方法。

1. 新生儿筛查　对于 2 次实验结果均大于阳性切值的,须追踪确诊。

（1）以促甲状腺素(TSH)作为筛查指标。

（2）TSH 浓度的阳性切值根据实验室及试剂盒而定,一般大于 10～20μU/ml 为筛查阳性。

（3）筛查方法为时间分辨免疫荧光分析法(Tr-FIA)、酶免疫荧光分析法(FEIA)和酶联免疫吸附法(ELISA)。

2. 诊断

（1）确诊指标:血清促甲状腺素(TS),游离甲状腺素(FT_4)浓度。

（2）血 TSH 增高,FT_4 降低者,诊断为先天性甲状腺功能减低症。

（3）血 TSH 增高,FT_4 正常者,诊断为高 TSH 血症。

（4）甲状腺超声检查、骨龄测定及甲状腺同位素扫描(ECT)等可作为辅助手段。

3. 治疗　无论是原发性或者继发性先天性甲低,一旦确定诊断应该立即治疗。对于新生儿筛查初次结果显示干血滤纸片 TSH 值超过 40mU/L,同时 B 超显示甲状腺缺如或发育不良者,或伴有先天性甲低临床症状与体征者,可不必等静脉血检查结果立即开始左甲状腺素钠(L-T_4 治疗)。不满足上述条件的筛查阳性新生儿应等待静脉血检查结果后再决定是否给予治疗。

（1）甲状腺激素替代治疗:先天性甲状腺功能减低症患儿给予 L-T_4 治疗,每天剂量 1 次口服。L-T_4 初始治疗剂量 10～15μg/(kg·d),使 FT_4 在 2 周内达到正常范围。在之后的随访中,L-T_4 维持剂量必须个体化,根据血 FT_4、TSH 浓度调整。血 FT_4 应当维持在平均值至正常上限范围之内。高 TSH 血症酌情给予 L-T_4 治疗,初始治疗剂量可根据 TSH 升高程度调整。

（2）患者需定期复查 FT_4、TSH 浓度,以调整 L-T_4 治疗剂量。首次治疗后 2 周复查。如有异常,调整 L-T_4 剂量后 1 个月复查。在甲状腺功能正常情况下,1 岁内 2～3 个月复查 1 次,1 岁至 3 岁 3～4 个月复查 1 次,3 岁以上 6 个月复查 1 次。

（3）定期进行体格发育评估,在 1 岁、3 岁、6 岁时进行智能发育评估。

（4）甲状腺发育不良、异位者需要终身治疗,其他患儿可在正规治疗 2～3 年后减药或者停药 1 个月,复查甲状腺功能、甲状腺 B 超或者甲状腺同位素扫描(ECT)。如 TSH 增高或伴有 FT_4 降低者,应当给予 L-T_4 终身治疗;如甲状腺功能正常者为暂时性甲状腺功能减低症,停药并定期随访。

(四)葡萄糖-6-磷酸脱氢酶缺乏症

葡萄糖-6-磷酸脱氢酶(glucose-6-phosphate dehydrogenase,G6PD)缺乏症是由于红细胞膜的G6PD缺陷,导致红细胞戊糖磷酸途径中谷胱甘肽还原酶的辅酶－还原型烟酰胺腺嘌呤二核苷酸磷酸(NADPH)生成减少,使得维持红细胞膜稳定性的还原型谷胱甘肽生成减少而不能抵抗氧化损伤,最终导致红细胞破坏并溶血的一种遗传病。

1. 新生儿筛查

(1)世界卫生组织(WHO)建议在男性患病率>3%~5%的地区应常规开展G6PD缺乏症的产前健康教育及新生儿筛查。各地区应结合本地区的G6PD缺乏症流行病资料及对公众健康的危害程度,选择性开展该项新生儿疾病筛查。

(2)筛查方法及原理:G6PD缺乏症新生儿筛查主要是通过检测干血滤纸片的G6PD酶活性完成,G6PD酶活性筛查方法主要包括荧光定量法或荧光斑点法,由于荧光定量法具有较高的特异性与灵敏性,因此新生儿筛查推荐使用该方法。

(3)筛查流程及质量管理:G6PD缺乏症的新生儿筛查应严格遵循原卫生部2009年《新生儿疾病筛查管理办法》、2010年《新生儿疾病筛查技术规范》及《医疗机构临床实验室管理办法》卫医发(2006)73号的要求执行,实施筛查全程质量管理,同时需注意以下事项。

①知情同意原则:知情同意书应包括筛查目的、方法及局限性,女性杂合子患者有漏筛可能,对于筛查阳性新生儿应早期确诊并告知容易出现新生儿黄疸等注意事项。

②样本采集与递送:样本采集和递送应按照2010年《新生儿疾病筛查技术规范》执行,建议冷链(2~8℃)递送样本。

③优先检测原则:由于G6PD酶活性容易受温度、湿度及待检时间等因素的影响,同时严重型G6PD缺乏症新生儿有可能早期发病,故筛查样本到达实验室后,应优先于其他新生儿筛查的项目检测。

④筛查阳性切值:各实验室应参照试剂盒说明及本实验室数据制订合理的阳性切值。荧光定量法切值多设定为2.1~2.6 U/g血红蛋白。针对男、女新生儿设置不同的切值有助于女性杂合子的检出。

⑤阳性召回:对初筛阳性的新生儿召回后应直接进行诊断性检查。

⑥在G6PD酶活性检测前,需对血片递送时间、标本保存条件等质控指标进行监控。在标本检测后,需对阳性样本召回率进行监控。

2. 实验室确诊方法　对新生儿G6PD缺乏症筛查阳性者需立即召回,进行诊断性G6PD酶活性检测,推荐采用静脉血红细胞G6PD酶活性测定法或G6PD/6磷酸葡萄糖酸脱氢酶(6PGD)比值法进行确诊。基因诊断也是可靠的确诊方法,有条件的实验室可同时开展。

3. 治疗　患儿在无溶血发作时无须特殊治疗。当出现急性溶血时,应立即阻断诱因,并对症治疗。当合并慢性溶血性贫血时,应根据贫血程度选择相应治疗,严重贫血可输入G6PD活性正常的红细胞或全血。对达到病理性黄疸的新生儿,应根据胆红素水平及个体情况,给予药物、蓝光或换血治疗,预防新生儿胆红素脑病的发生,其中蓝光治疗是最常用的安全有效的方法,能有效降低外周血胆红素浓度。

4. 预防　在高发地区应常规开展G6PD缺乏症的新生儿筛查。对于G6PD缺乏症患者及家属须及时给予健康教育,避免进食干鲜蚕豆及其制品,避免接触樟脑丸等日用品,尤其避免使用禁用、慎用氧化类药物。当出现急性溶血时,应立即停止接触和摄入可疑食物、药物,并按急性溶血性贫血的处理原则进行治疗。

三、新生儿听力筛查

新生儿听力筛查是早期发现新生儿听力障碍，开展早期诊断和早期干预的有效措施，是减少听力障碍对语言发育和其他神经精神发育的影响，促进儿童健康发展的有力保障。

1. 新生儿筛查

（1）正常出生新生儿实行两阶段筛查：出生后48h至出院前完成初筛，未通过者及漏筛者于42d内均应当进行双耳复筛。复筛仍未通过者应当在出生后3个月龄内转诊至省级卫生行政部门指定的听力障碍诊治机构接受进一步诊断。

（2）新生儿重症监护病房（NICU）婴儿出院前进行自动听性脑干反应（AABR）筛查，未通过者直接转诊至听力障碍诊治机构。

（3）具有听力损失高危因素的新生儿，即使通过听力筛查仍应当在3年内每年至少随访1次，在随访过程中怀疑有听力损失时，应当及时到听力障碍诊治机构就诊。新生儿听力损失高危因素：①新生儿重症监护病房（NICU）住院超过5d；②儿童期永久性听力障碍家族史；③巨细胞病毒、风疹病毒、疱疹病毒、梅毒或毒浆体原虫（弓形体）病等引起的宫内感染；④颅面形态畸形，包括耳郭和耳道畸形等；⑤出生体重低于1500g；⑥高胆红素血症达到换血要求；⑦病毒性或细菌性脑膜炎；⑧新生儿窒息（Apgar评分1min 0～4分或5min 0～6分）；⑨早产儿呼吸窘迫综合征；⑩体外膜氧合；⑪机械通气超过48h；⑫产妇孕期曾使用过耳毒性药物或襻利尿药，或滥用药物和酒精；⑬临床上存在或怀疑与听力障碍有关的综合征或遗传病。

（4）在尚不具备条件开展新生儿听力筛查的医疗机构，应当告知新生儿监护人在3个月龄内将新生儿转诊到有条件的筛查机构完成听力筛查。

（5）操作步骤：①清洁外耳道；②受检儿处于安静状态；③严格按技术操作要求，采用筛查型耳声发射仪或自动听性脑干反应仪进行测试。

2. 诊断

（1）复筛未通过的新生儿应当在出生3个月内进行诊断。

（2）筛查未通过的NICU患儿应当直接转诊到听力障碍诊治机构进行确诊和随访。

（3）听力诊断应当根据测试结果进行交叉印证，确定听力障碍程度和性质。疑有其他缺陷或全身疾病患儿，指导其到相关科室就诊；疑有遗传因素致听力障碍，到具备条件的医疗保健机构进行遗传学咨询。

（4）诊断流程：①病史采集；②耳鼻咽喉科检查；③听力测试，应当包括电生理和行为听力测试内容，主要有声导抗（含1000Hz探测音）、耳声发射（OAE）、听性脑干反应（ABR）和行为测听等基本测试；④辅助检查，必要时进行相关影像学和实验室辅助检查。

3. 干预 对确诊为永久性听力障碍的患儿应当在出生后6个月内进行相应的临床医学和听力学干预。

4. 随访

（1）筛查机构负责初筛未通过者的随访和复筛。复筛仍未通过者要及时转诊至诊治机构。

（2）诊治机构应当负责可疑患儿的追访，对确诊为听力障碍的患儿每半年至少复诊1次。

（3）各地应当制订追踪随访工作要求和流程，并纳入妇幼保健工作常规。妇幼保健机构应当协助诊治机构共同完成对确诊患儿的随访，并做好各项资料登记保存，指导社区卫生服务中心做好辖区内儿童的听力监测及保健。

5. 康复

（1）对使用人工听觉装置的儿童，应当进行专业的听觉及言语康复训练。定期复查并调试。

（2）指导听力障碍儿童的家长或监护人，

到居民所在地有关部门和残联备案,以接受家庭康复指导服务。

四、新生儿出院前胆红素筛查

2017年4月美国儿科学会(AAP)更新了儿童预防医学建议,增加了新生儿胆红素筛查一项。有较新证据支持,建议所有新生儿出院前进行胆红素筛查,可以选择血清总胆红素检查或经皮胆红素测量,有助于评价高胆红素血症的风险。根据出院前胆红素水平、出生胎龄和危险因素可以选择不同的干预和随访措施。大多数新生儿都会出现高胆红素血症,大部分情况下属于生理性胆红素升高,呈自限性,而病理性黄疸如果得不到及时识别和处理则可能产生严重后果,尤其是胆红素脑病会对神经系统造成不可逆的损害。胆红素脑病指的是胆红素毒性造成的中枢神经系统基底节和脑干神经核病变。新生儿出生1周内出现急性胆红素毒性表现,称为急性胆红素脑病。

对新生儿胆红素进行适当的监测和干预可以尽可能减少不良预后的发生。在一些特殊情况下,例如合并G6PD缺乏症、脓毒症、遗传易感性或其他应激情况下,出现急性重度高胆红素血症,尽管有监测和治疗,仍可能造成神经系统损害。

1. 危险因素评估

(1)新生儿重症高胆红素血症的危险因素:①出院前胆红素水平在高危或中高危水平(图19-2-1);②出生时胎龄较小;③纯母乳喂养的新生儿喂养不良、体重明显下降;④出生后24h内出现黄疸;⑤免疫性溶血或其他溶血性疾病,如G6PD缺乏症;⑥有兄、姐出现过黄疸;⑦头颅血肿或明显瘀斑;⑧东亚人种。

(2)重症高胆红素血症的新生儿出现脑损伤的危险因素:出生时胎龄小、免疫性溶血、G6PD缺乏症、窒息史、明显昏睡、体温不稳定、脓毒症、酸中毒、白蛋白<30g/L。当有以上任何一种危险因素存在时,开始光疗或换血疗法的胆红素水平指征需要适当放宽。

2. 出院前胆红素筛查　出院前进行胆红素化验及危险因素筛查有助于预测高胆红素血症的发生。不同小时龄的胆红素危险程度分级见图19-2-1,有助于选择是否进行进一步检查或治疗。出生时胎龄也是重要指标,胎龄越小,重症高胆红素血症发生的风险越高。除出生胎龄和胆红素水平分级外,还可以结合临床危险因素进行高胆红素血症的风险评估。临床危险因素:①纯母乳喂养的新生儿喂养不良或体重明显下降(>8%~10%);②免疫性溶血或其他溶血疾病,如G6PD缺乏症、遗传性球形红细胞症;③有兄、姐出现过黄疸;④头颅血肿或明显瘀斑;⑤东亚人种。综合胎龄、出院胆红素水平、危险因素分析,对重症高胆红素血症预测效力最强的指标是胎龄和纯母乳喂养。

3. 出院胆红素筛查的解读和处理

(1)出生胎龄35—37周且有危险因素的新生儿,出院时胆红素水平位于高危区或中高危区需要考虑光照疗法,中低危区及低危区者则可随访观察。

(2)出生胎龄35—37周无危险因素或出生胎龄38周及以上伴有危险因素的新生儿,出院时胆红素水平位于高危区或中高危区需要考虑光照疗法,中低危区及低危区者则可随访观察。

(3)出生胎龄38周及以上无危险因素的新生儿,仅出院时胆红素水平位于高危区者需要考虑光照疗法,其余可随访观察。

(4)大部分出生后72h内出院的新生儿需要2d后进行随访,重症高胆红素血症风险的新生儿需要更密切的随访。

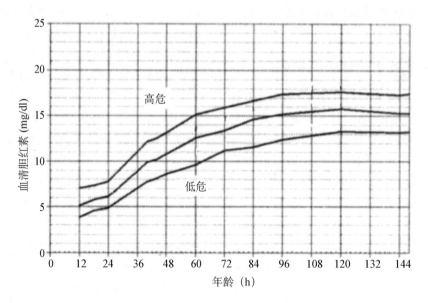

图 19-2-1 不同小时龄新生儿胆红素水平（mg/dl）危险程度分级，三条曲线由上到下分别为
95％、75％、40％百分位数，95％百分位数以上为高危区，75％～90％百分位数之间为
中高危区，40％～75％百分位数之间为中低危区，40％百分位数以下为低危区

第三节 新生儿观察与护理

一、母婴同室

(一)主要意义

当初，母婴同室（rooming-in）仅是将初生婴儿放在母亲身旁的小篮里，不进产婴室，由母亲自己照顾婴儿的保暖、喂养、换尿布等工作，直至出院，与在家分娩一样。优点是使母亲学习如何正确护理婴儿，有利于喂养母乳及减少产婴室交叉感染，后来母婴同室在西方国家逐渐受到重视和推广，内容也有所发展，在临产时丈夫陪伴在一旁，产下婴儿后，将母亲和父亲及新生婴儿安置在一个房间里，不受外界干扰。婴儿放在母亲身旁，在保暖的条件下，婴儿完全裸体，母亲通过抚摸接触孩子的头面部及肢体，父亲则坐或站在旁边，并暂时不给婴儿用药物滴眼，使母亲和婴儿可以面对面相视，一般在 15～30min 母子都入睡。以后当婴儿显示吸乳

动作（将鼻部挨近母亲的乳房等），随即可开始喂奶。在住院期间母子一直生活在一起，这种措施一般适用于正常足月儿及 1500g 以上的早产儿。

(二)主要优点

1. 有利于建立和巩固母乳喂养 母乳供给和婴儿需要之间的平衡取决于母子关系，亦即是母亲的心愿及婴儿的吸吮，双方互相做出反应才能维持。此外婴儿的哭声可以激发母亲垂体催乳素的分泌，促使母亲乳房充盈和泌乳，显然母子间协调是必要的，母婴同室的实践证明，母乳喂养的成功率较高，孩子生长发育较满意。

2. 有利于牢固母子间的亲密关系和感情 分娩前母子原是一体，直至婴儿出生。故母婴同室可避免人为隔阂，母婴生活在一起显示非常亲切，表现在会心地面对面相视和拥抱，或轻轻呼唤激起婴儿的合拍动作，这

是世界上母子密切关系的伊始。

3. 母婴同室有利于预防新生儿感染性疾病　护理人员经常深入病房进行健康教育和护理指导，不仅能加深医护人员与产妇的关系，还可以减少婴儿室医源性感染。母婴同室的资料表明新生儿发病率明显下降，只要在母婴室注意通风换气和适当使用空气消毒剂、接触新生儿前注意洗手等，可以预防多种疾病的发生。

(三)患病新生儿住院期间的喂养

在患病新生儿住院期间，做到母婴同室很困难，但母亲在家休养，常感不安，致母乳减少，对母体康复极为不利。即使患儿健康出院，母乳已减少，不得不进行人工喂养，不仅需花费大量精力、时间与财力，而且婴儿患病率与营养不良发生率亦大大提高。因而，医护人员和病婴的父亲和亲属须对病婴母亲进行鼓励，增强其信心，对病婴痊愈康复要持乐观态度，鼓励天天送奶，开始可将母乳挤出后由家属送到医院哺喂，等婴儿病情好转，产妇体质条件许可时，要允许母亲探望，允许抚摸病婴，换尿布，并亲自喂奶，以促进母婴双方的体格和精神的健康发展，这是广义的母婴同室。

二、产房内早期护理

(一)正常新生儿

产房室温至少应在 25℃ 以上，阳光充足，空气流通，并须注意保持适当湿度。室内宜用湿法进行日常清洁，并应定期大扫除及消毒，隔天一次紫外线照射。

工作人员应身体健康，经常注意个人卫生，严守无菌操作规程及消毒隔离制度。护理每个婴儿后应洗手，患感染性疾病及带菌者必须隔离。应注意上班时勿用手接触自己的鼻孔、面部及口腔，勿戴首饰，尽量少谈笑。切忌工作时经常将身体依靠婴儿检查台上，或将检查用具、病历牌随手放置，这是不良且有害的习惯。

(二)刚出生新生儿

1. Apgar 评分　正常新生儿出生时呈粉红色，健康活泼，生后 1~2min 内哭声有力，Apgar 评分应在 7 分以上。

2. 保暖　出生后体温可有明显降低，体温过低可影响代谢及血液循环，故保暖极为重要。新生儿娩出后应立即放置于预热的红外线射台上，迅速用预热的毛巾擦干新生儿，并用毯子包裹。气温较低情况下接生时应准备取暖设备。

3. 呼吸道护理　婴儿娩出开始呼吸之前宜迅速清除口咽内黏液，必要时接有软导管注射器(或其他器皿)吸引，清洁鼻腔以保持呼吸道通畅。吸引可刺激新生儿呼吸也是有利的。

4. 脐带护理　对于窒息新生儿生后应立即结扎脐带有比较一致的意见，但正常新生儿或早产儿结扎脐带的适宜时间尚无定论。脐带的处理采用不同方法，有用脐带夹夹住或用线双道结扎，也有钳紧后剪断，不留残端者。对残端的处理及包扎也不同。

5. 双眼护理　出生后新生儿眼部可用消毒纱布或脱脂棉花清洁，常以 0.25% 氯霉素滴眼。

6. 皮肤护理　出生后即用消毒软纱布蘸温开水将头皮、耳后、面部、颈部及其他皮褶处轻轻擦洗干净，尿布区及皮褶可涂无菌植物油或抑菌软膏。一般不主张生后立即给新生儿洗澡，容易造成低体温，可推迟24h以后进行。

7. 名签　新生儿应给戴上统一的名签，写明母亲姓名、床号、婴儿性别及出生时间。

8. 维生素 K_1　每一新生儿娩出后应肌内注射 1mg 维生素 K_1，以预防新生儿出血症。

9. 疾病筛查　对一些临床尚未出现异常的先天代谢异常的新生儿，生后早期给予筛查，及时干预，以达到早期防治的目的。目前我国广泛开展的先天代谢异常疾病的筛查包括先天性甲状腺功能减低、苯丙酮尿症及新生儿听力筛查等。

10. 早期哺乳 新生儿经上述处理后，可放置在母亲手臂中，医护人员应鼓励母亲给新生儿哺乳。正常新生儿在出生后 20～30min，常处于兴奋期，吸吮力强，容易吸吮成功，早吸吮有利于乳汁有效分泌。喂哺前可先将乳头触及新生儿口唇，诱发觅食反射后再予喂哺。下列情况不宜早吸吮：入新生儿重症监护室者、产妇曾经高危抢救、有母乳喂养禁忌证者、早产儿吞咽反射弱或无吞咽反射者。

三、环境温度管理

(一)环境温度偏低对新生儿的影响

低环境温度寒冷刺激时，机体去甲肾上腺素释放增加，通过血管收缩以减少散热，并增加代谢率使产热增加来保持体温，这些调节对机体固然有有利的一面，但对机体亦会造成一些不良影响。由于血管收缩使组织得氧量减少，无氧酵解过程增加，代谢产生的酸性物质积聚，导致代谢性酸中毒，去甲肾上腺素的作用及缺氧、酸中毒又使肺部血管收缩，形成恶性循环。

正常新生儿刚娩出时，常有轻度的混合性酸中毒，生后通过呼吸代偿使 pH 维持在正常范围。在环境温度低(23℃)和在温度高(34℃)的产房娩出的新生儿进行比较，室温低的一组在生后 2h 出现代谢性酸中毒。

新生儿糖储备不多，环境温度低时，在最初阶段由于儿茶酚胺的释放及胰岛素活性受抑制故血糖暂时上升，如寒冷持续刺激则体内糖储备终因维持体温而过度消耗，使血糖降低。冷刺激后血中游离脂肪酸增加，它与胆红素竞争清蛋白的结合位点，使血中游离胆红素增加，高胆红素血症者发生胆红素脑病危险性增加。

寒冷刺激时，肺部血流灌注减少且伴有缺氧及酸中毒，不利于肺泡表面活性物质的合成，使早产儿肺透明膜病的发生率增高或病情加重。新生儿出生后在温度较低的环境中，机体动用较多热量来维持体温，因而影响了小儿体重与身高的增长。

环境温度低且持久可引起寒冷损伤，机体出现体温降低、代谢性酸中毒、低血糖、微循环障碍、血液黏稠度增高、凝血机制紊乱、尿素氮增高、皮下组织硬肿等病理生理改变，严重者发生大量肺出血。

(二)环境温度偏高对新生儿的影响

保暖过度对小儿同样不利，因为可使水分丧失量明显增加，若不注意补充可致脱水和高钠血症。血液浓缩时红细胞破坏增多，进而可引起高胆红素血症。环境温度骤然升高可诱发呼吸暂停。环境温度过高可引起小儿发热，严重者甚至可以致死。

第四节 危重新生儿的救治与管理

新生儿危重病学是小儿危重病医学(pediatric critical care medicine, PCCM)的一部分。在新生儿中，胎龄<32 周或出生体重<1500g 者临床问题较多、病死率较高，是危重新生儿管理的重点。早产儿是指出生时胎龄<37 周的新生儿，其中出生体重<1500g 者为极低出生体重儿(VLBW)，<1000g 为超低出生体重儿(ELBW)。

一、出生前和出生时处理

1. 产前激素的使用 强有力证据显示产前应用激素对新生儿呼吸窘迫综合征(RDS)有明显的预防作用，因此对胎龄<35 周可能发生早产者都可使用单疗程激素，而单疗程激素不会使母亲和胎儿发生不良反应；在第 1 个疗程激素使用后 2～3 周，胎龄

<33 周,可以使用第 2 疗程激素;胎龄足月准备择期剖宫产的产妇,也应该考虑产前使用激素。

2. 产前抗生素的使用　对先兆早产、胎膜早破的产妇应使用抗生素,以降低发生早产的危险性。

3. 产前抗分娩药的使用　可以短期使用抗分娩药,以争取时间完成一个疗程产前皮质类固醇的使用和(或)将孕妇安全转运到围产中心。

4. 出生前医生的准备　对可能发生早产者,新生儿医师要尽早参与,并充分了解孕期母亲和胎儿情况、早产的可能原因、有否促胎肺成熟的措施,评估分娩时可能发生的情况,做好出生时的处理准备,出生时积极复苏。

5. 生后复苏　早产是复苏指征之一,因此生后应分秒必争,产、儿科医生共同进行,并严格执行 ABCDE 方案:A(ainway)为尽量吸净呼吸道黏液;B(breathing)为建立呼吸;C(circulation)为维持正常循环;D(drug)药物治疗;E(evaluation)评价。其中 A 是根本,B 是关键,E 贯穿于整个复苏过程中。

二、保　暖

产房温度应保持在 27～28℃(表 19-4-1),出生后迅速将全身擦干,放在预热棉毯中,尽量不让患儿裸露,在复苏处理后尽快放在预热的暖箱中,暖箱相对湿度一般为60%～80%。胎龄和出生体重越低,暖箱湿度要高一些(表 19-4-2),对 ELBW 暖箱湿度对维持体液平衡非常重要。出生体重较大(超过 2000g)的早产儿也可以用开放式辐射式保暖床并盖以塑料薄膜进行保暖。在任何情况下体温要维持在 36.5～37.5℃。

表 19-4-1　不同出生体重早产儿适中温度(暖箱)

出生体重 (g)	温度				相对湿度
	35℃	34℃	33℃	32℃	
1000	初生 10d 内	10d 后	3 周后	5 周后	
1500	—	初生 10d 内	10d 后	4 周后	55%～65%
2000	—	初生 2d 内	2d 后	3 周后	
2500	—	—	初生 2d 内	2d 后	

表 19-4-2　超低出生体重早产儿暖箱温度和相对湿度

日龄(d)	1～10	11～20	21～30	31～40
温度(℃)	35	34	33	32
相对湿度(%)	100	90	80	70

三、呼 吸 管 理

1. 吸氧　吸室内空气时经皮血氧饱和度($TcSO_2$)<85%～87%并有呼吸困难者为吸氧指征,根据需要采取鼻导管、头罩和暖箱吸氧,早产儿吸氧必须监测 $TcSO_2$,严格控制吸入氧浓度(FiO_2),根据 $TcSO_2$ 或血气检测调整 FiO_2,一般将 $TcSO_2$ 维持在 88%～93%(怀疑 RDS 应维持在 90%～95%),不宜高于 95%。

2. 持续气道正压呼吸(CPAP)　适用于轻度或早期新生儿呼吸窘迫综合征(NRDS)、感染性肺炎、呼吸暂停的新生儿,CPAP 的作用是能使肺泡在呼气末保持正压,有助于萎陷的肺泡重新张开,早期及时使用 CPAP 可有效减少机械通气的使用。CPAP 压力一般为 4~6cmH₂O,吸入氧浓度根据 TcSO₂ 尽快调整至<0.4。

3. 机械通气 如用 CPAP 后病情仍继续加重、PaCO₂ 升高>60~70mmHg(1 mmHg = 0.133kPa)、PaO₂ 下降<50mmHg,则改用机械通气,一般先用常频机械通气,根据病情和血气分析调节呼吸机参数,如常频机械通气效果不理想,可使用高频机械通气。

4. 肺表面活性物质(PS)的应用 对诊断或疑诊 NRDS 者应给 PS 治疗,要早期给药,一旦出现呼吸困难、呻吟,即可给药,不必等到 X 线出现典型 NRDS 改变才给药。如 FiO₂>0.4 或 MAP>8cmH₂O,可考虑重复给药,如果有证据提示 RDS 在进展,持续吸氧,需要机械通气,应使用第 2 剂,有时需要第 3 剂 PS。天然型 PS 在减少肺气漏的发生和降低病死率方面都优于人工合成者,所以首选天然制备的 PS。使用 INSURE 术(气管插管-使用 PS-拔管使用 CPAP)可减少机械通气的使用,降低 BPD 发生率,越早使用 PS,越有可能避免机械通气,出生后>1周使用 PS 仅短期有效,对远期无作用。研究发现,使用固尔苏初始剂量 200mg/kg 比 100mg/kg 效果更好。预防用药:对胎龄小于 28 周和出生体重小于 1000g 的早产儿,出生时即可考虑使用。

5. 呼吸暂停的防治 应采取综合防治措施。

(1)支持治疗:推荐对所有收入新生儿重症监护病房(NICU)的早产儿进行初始心肺监测,因为这些新生儿有发生呼吸暂停的风险。支持治疗的重点在于消除增加呼吸暂停风险的因素。包括维持恒温环境和鼻腔通畅、避免颈部过屈和过伸,以及识别与呼吸暂停相关的任何其他潜在情况(如脓毒症)。

(2)刺激呼吸:托背、弹足底,出现青紫可气囊给氧。

(3)经鼻气道正压(nCPAP)通气:气道正压可降低上气道塌陷和阻塞的风险,并增加氧合。对于这些早产儿,通过鼻塞或鼻罩以 4~6cmH₂O 的压力开始给予气道正压。

(4)药物治疗:对于需要多次触觉刺激或通气支持的早产儿呼吸暂停婴儿,推荐使用咖啡因而非茶碱作为早产儿呼吸暂停患儿的首选,因为咖啡因的半衰期更长、安全范围更广且不良反应发生率更低。咖啡因的负荷剂量为 20mg/kg 枸橼酸咖啡因(相当于 10mg/kg 咖啡因碱);24h 后给予每日维持剂量,即每剂 5~10mg/kg(相当于 2.5~5mg/kg 咖啡因碱)。对于超低出生体重儿,应给予预防性咖啡因治疗,以避免插管和机械通气或用于加快拔管。对于矫正胎龄为 32~34 周且持续 5 日未出现任何呼吸暂停、心动过缓或去氧饱和警戒事件发作的婴儿,考虑停用咖啡因。如果母亲产前(4~6h)用过麻醉药如盐酸哌替啶(杜冷丁)者,经咖啡因治疗后效果不理想者,可使用纳洛酮,剂量 0.1mg/kg,静脉滴注,必要时 4~6h 重复使用。

(5)输血:对于血细胞比容小于 25%~30%且存在频发和(或)严重呼吸暂停而需要干预的婴儿,建议输注红细胞。

6. 支气管肺发育不良(BPD)的防治

(1)呼吸支持:BPD 患儿对呼吸机和吸氧产生依赖,要以尽可能低的平均气道压力和吸入氧浓度,维持血气指标基本正常,争取尽早撤离呼吸机。

(2)激素的应用:吸入糖皮质激素可作为预防及治疗 BPD 的选择,因其可显著降低 BPD 发病率,同时不增加主要副作用发生率,但对短期死亡率无明显改善。

(3)维生素 A 的使用:维生素 A 是呼吸道上皮细胞的必要营养素,早产儿维生素 A 缺乏的比例比较高,现有的研究表明:补充维生素 A 可小幅度降低 BPD 死亡的发生。

(4)防治肺部感染:首先应防治院内感染,对 BPD 患儿确定有肺部感染者,应反复做痰培养,获取病原资料,根据药敏结果选用抗生素,同时应注意抗生素疗程,防止过度使用抗生素导致耐药菌产生及肺部及肠道微生态紊乱。

(5)积极营养支持:在生后第一天就可以开始全量肠外营养,包括蛋白质 3.5g/(kg·d)和脂肪酸 3g/(kg·d),给予足够的热量,每天 120kcal/kg,同时需及时补充微量元素和维生素 A、维生素 E、维生素 D。

(6)适当限制液体量:BPD 的发生与液体量过多、肺水肿有关,应限制液体入量,一般每天 100~120 ml/kg;可使用利尿药,但利尿药易引起电解质紊乱,剂量宜小,可用氢氯噻嗪和螺内酯口服,或呋塞米每次 0.5mg/kg,每天 1 次。

四、动脉导管开放的治疗

大量研究表明环氧化酶抑制药和手术治疗对闭合动脉导管疗效显著,但对支气管肺发育不良、坏死性小肠结肠炎、感觉神经损伤等不良事件无明显改善;早产儿出生 12h 内预防性使用吲哚美辛可以显著降低脑室内出血和肺出血发生率,但并不能改善长期神经发育和呼吸系统不良事件,有研究指出早期使用布洛芬对神经系统保护作用并不取决于动脉导管是否关闭;不仅药物治疗的效果遭受质疑,动脉导管未闭结扎术的长期预后也值得商榷,预防性使用吲哚美辛治疗失败后减少手术闭合的使用率也可以降低坏死性小肠结肠炎的发生,同时不会增加其他不良事件的风险。这些证据表明早期(早产儿出生两周内)、常规(出于预防目的,超声心动图证实动脉导管未闭且伴或不伴临床表现)治疗闭合动脉导管并不能改善长期预后。此外,药物、手术治疗动脉导管开放的治疗(PDA)产生的不良反应也不容忽视。尽管动脉导管未闭结扎术可以达到完全、迅速闭锁动脉导管的目的,但早期手术严重的术后血流动力学不稳定和呼吸衰竭需要加强重症护理支

持;环氧合酶抑制药也会增加肾功能损伤、肠穿孔等不良事件发生的风险。因此,对于 PDA 新生儿应做好:保持适宜的温度、吸氧治疗、降低对左心功能的需求;利用呼气末正压通气,保证气体交换;将红细胞比容维持在 35%~40%,增加肺血管阻力从而减少从左向右的分流;限水,尽管缺乏足够的证据支持,限制水的摄入在新生儿 PDA 的控制中广泛应用。

五、早产儿脑损伤防治

1. 颅内出血　早产儿主要为室管膜下-脑室内出血(PVH-IVH),预防主要措施:维持血压稳定和血气正常,保持安静,出生后常规用维生素 K 1mg 静脉滴注,1 次。影像学检查是诊断的重要手段,对出生体重<1500g 者在出生后 3~4d 可进行头颅 B 超检查,出生后第 14d 和 30d 随访 B 超,以后还要定期随访,必要时头颅 CT 检查。

2. 脑室周围白质软化(PVL)　PVL 与早产、缺氧缺血、机械通气、低 $PaCO_2$、低血压、产前感染等因素有关,临床症状不明显,可表现为抑制、反应淡漠、肌张力低下、喂养困难,严重者发生脑瘫。B 超是重要的诊断手段,一般损伤 4 周左右软化灶明显。PVL 尚无有效的治疗方法,要重视预防,强调在新生儿期开始早期干预和康复治疗,尽可能减少后遗症。

六、感染防治

早产儿产前感染发生率较高,感染以败血症和肺炎为多,其他有尿路感染和中枢感染常发生院内感染,早产儿感染的临床表现不典型,对可疑感染者应做血培养、C 反应蛋白、血常规、降钙素原、尿培养、X 线片等检查,及时诊断并评估病情变化。

1. 早产儿感染应以预防为主,要严格遵守消毒隔离制度,尽可能减少接触患儿,减少侵袭性操作,每次检查患儿或操作前,都必须

认真洗手,各种监护治疗仪器(监护仪、呼吸机、保暖箱等)要严格消毒,同时在 NICU 要严格按照抗生素使用指征,防治抗生素滥用导致耐药菌流行。

2. 对已发生感染的早产儿应根据病原特点和药敏结果选用抗感染药物。

3. 对严重感染者加强支持疗法,可使用冰冻血浆,同时注意改善微循环。

4. 对机械通气合并肺部感染者,应加强气道痰液的清理。

七、保持血糖稳定

1. 低血糖症　血糖<2.6mmol/L,为低血糖症,早产儿出生后应常规检测血糖,每天 3~4 次,直到血糖稳定,低血糖易导致脑损伤,应积极防治:①早期喂养:常规对所有高危新生儿出生 30min 内进行血糖筛查,随后每 3h 复查 1 次,至少筛查 2 次。糖尿病母亲的新生儿或出生体质量<2kg 的新生儿则每小时筛查 1 次,共 3 次。即使初筛血糖正常(>2.5mmol/L),高危新生儿也应进入临床管理流程,以确保高危新生儿出生后数小时内血糖正常。所有被列入筛查范围的新生儿均需尽早开始母乳或配方奶喂养;一些新生儿需要经口喂养、鼻胃管喂养或静脉补液;对异常血糖结果的新生儿进行干预后,需复查血糖;对呼吸>60/min 的新生儿应采用鼻胃管喂养或静脉补液,不宜经口喂养;如新生儿低血糖经干预后症状无改善,需考虑可能存在其他疾病(如败血症、先天性代谢异常或内分泌疾病),应予进一步检查以明确诊断。②静脉滴注葡萄糖:血糖<2.6mmol/L,应 10% 葡萄糖 6~8mg/(kg·min)静脉滴注,血糖<1.7mmol/L,应 10% 葡萄糖 8~10mg/(kg·min)静脉滴注,对反复发生或顽固性低血糖症,应积极查找病因,进行病因治疗。

2. 高血糖症　血糖>7 mmol/L 为高血糖症,如血糖持续>15 mmol/L,其他治疗方法未奏效时,可应用胰岛素,开始剂量每小时 0.1U/kg,静脉滴注维持,密切监测血糖,根据血糖结果调节剂量。

八、消化问题的处理

1. 胃食管反流的防治　胎龄和出生体重越小发生率越高,常伴有吸入和呼吸暂停。治疗措施主要如下。

(1)体位:推荐所有存在反流的新生儿在睡觉时采取仰卧位,喂养后将婴儿抱成直立位(例如,可使其趴在父母肩上)并保持 10~20min。

(2)改变喂养模式:单纯性反流是由胃扩张所引起,故减少喂养量通常可以减少反流的频率和程度。

(3)尝试无牛乳饮食:对膳食蛋白质(通常为牛乳)不耐受的婴儿可出现与 GERD 类似的临床表现,故经验性推荐无牛乳饮食。

(4)药物:许多新生儿的症状不经治疗也会自行消退,故单纯性反流的婴儿通常不需要药物治疗,病情严重者可尝试使用小剂量红霉素、多潘立酮(吗丁啉)、PPI。

2. 坏死性小肠结肠炎(NEC)的防治　早产儿易发生 NEC,要积极防治,由于 NEC 进展快,因此必须争分夺秒。主要防治措施如下。

(1)禁食。

(2)胃肠减压。

(3)肠外营养。

(4)防治感染可用氨基糖苷类抗生素(阿米卡星)+甲硝唑。

(5)控制肠道炎症。

(6)改善肠道微循环功能。

(7)外科治疗。

九、营养支持

1. 能量需求　生后第 1 天 30kcal/(kg·d),以后每天增加 10kcal/(kg·d),直至 100~120kcal/(kg·d)。

2. 喂养途径和方法

(1)经口喂养:最好的营养途径,适用于吸吮、吞咽功能较好的早产儿。

(2)胃管喂养:适用于吸吮、吞咽功能不协调的小早产儿,包括间歇胃管法和持续胃管法。对有严重窒息者应适当延迟(出生后24h)肠道内喂养。

(3)十二指肠喂养:适用于胃潴留较明显和频繁胃食管反流的患儿。

3. 乳类选择　母乳对早产儿有利,但需补充母乳强化剂。

4. 肠道外营养　氨基酸用量,从 $1.5\sim2.0g/(kg \cdot d)$ 开始,足月儿可增加至 $3.0g/(kg \cdot d)$,早产儿可增加至 $3.5\sim4.0g/(kg \cdot d)$;脂肪乳剂在生后 24h 内即可应用,推荐剂量从 $1.0\ g/(kg \cdot d)$ 开始,按 $0.5\sim1.0g/(kg \cdot d)$ 的速度增加,总量不超过 $3.0g/(kg \cdot d)$,脂肪和对出生体重较小的早产儿,需要较长时间肠道外营养,可通过外周静脉中心置管(PICC)输注营养液。对肠道外营养患儿可给予非营养性吸吮,防止胃肠功能萎缩。

十、保持液体平衡

早产儿所需液体量因个体而异,需根据不同临床条件(光疗、暖箱、呼吸机、心肺功能、各项监测结果等)调整。总液体在 $20\sim24h$ 内均匀输入,建议应用输液泵进行输注。如患儿体重每天减轻超过 $2\%\sim5\%$ 或任何时候体重减轻超过 $10\%\sim15\%$,尿量少于 $0.5\ ml/(kg \cdot h)$ 超过 8h,需增加液体量。

十一、新生儿贫血的防治

新生儿贫血包括急性贫血和慢性贫血,急性贫血通常为失血所致,慢性贫血常发生在生后 $2\sim3$ 周,新生儿贫血较重者可影响生长发育,严重者可引起器官功能障碍,应积极防治。

(1)减少医源性失血:新生儿需做许多检查,取血标本,但应尽量减少抽血量,并每天记录取血量,要积极推广微量血或经皮检查

方法。

(2)药物治疗:对慢性贫血可使用重组促红细胞生成素(EPO),每次 $250U/kg$,每周 3 次,皮下注射或静脉滴注,疗程 $4\sim6$ 周,但使用 EPO 仅减少输血次数,不能避免输血,在使用 EPO 的同时,可给维生素 E $10mg/d$,分 2 次口服;1 周后再给铁剂,先用元素铁 $2mg/(kg \cdot d)$,分 2 次口服,每周增加 $2\sim6mg/(kg \cdot d)$ 维持。

(3)输血指征:日龄为 $1\sim7d$ 的新生儿,毛细血管采血如果需要呼吸支持新生儿 Hb $\leqslant115g/L$,未接受呼吸支持的新生儿 Hb $\leqslant110g/L$;日龄为 $8\sim14d$ 的新生儿,如果需要呼吸支持新生儿 Hb $\leqslant100g/L$,未接受呼吸支持的新生儿 Hb $\leqslant85g/L$;日龄为 $\geqslant15d$ 的新生儿,如果需要呼吸支持新生儿 $\leqslant85g/L$,未接受呼吸支持的新生儿 Hb $\leqslant75g/L$。一般输浓缩红细胞,输血量每次 $10\sim20ml/kg$,$3\sim4$ 次输完。

十二、新生儿黄疸的治疗

1. 早期黄疸的防治　新生儿胆红素代谢能力差,血脑屏障未成熟、血清白蛋白低,常伴有缺氧、酸中毒、感染等,易使游离胆红素通过血脑屏障,发生胆红素脑病。应根据胎龄、生后日龄及所具有的危险因素,并根据所达到的总胆红素值,决定治疗方法,选择光疗或换血疗法。

2. 早产儿胆汁淤积　常在出生后 $3\sim4$ 周开始出现阻塞。防治措施包括如下。

(1)尽可能早期肠内喂养。

(2)减少肠道外营养的量和时间。

(3)积极防治感染。

十三、早产儿视网膜病的防治

早产儿视网膜病变(retinopathy of prematurity,ROP)是儿童致盲的主要原因,本病主要影响胎龄<32 周的早产儿,胎龄越小患该病的风险越高、病情越重。预防措施如下。

（1）要积极治疗早产儿各种合并症，减少对氧的需要；需要氧的新生儿应合理用氧，监测经皮血氧饱和度，不宜超过 95%，避免血氧分压波动过大。

（2）加强母乳喂养、早期积极肠外营养、鱼油基脂肪乳及饮食补充维生素 A、维生素 E、肌醇和叶黄素。

（3）早期诊断：ROP 早期诊断的关键在于开展筛查，胎龄≤34 周或出生体重＜2000g 的早产儿，不论是否吸过氧都应列为筛查对象。

（4）筛查时机：应根据具体的胎龄确定筛查时间，如胎龄为 22－26 周早产儿，生后应在纠正胎龄 30 周时进行筛查；27－30 周早产儿应在生后 4 周进行筛查；31－33 周早产儿应在纠正胎龄 35 周筛查；34 周、35 周新生儿应在生后 2 周进行筛查。

（5）早期治疗：Ⅰ、Ⅱ期为早期，以密切观察为主，Ⅲ期是早期治疗的关键。

十四、积极护理

1. 环境舒适　灯光柔和，在保暖箱上盖深颜色的小被单，减少光线刺激，同时要减少噪声。

2. 减少不良刺激　尽量减少不必要的操作，必需的操作尽量集中在一起进行。

3. 消毒隔离　严格消毒各种仪器，各种操作要严格无菌。

4. 做好记录　用心电监护仪随时监护，仔细观察，每小时记录 1 次病情变化，病情不稳定的新生儿应随时观察，如有病情变化应及时向医生汇报。

（陈　盛）

参 考 文 献

［1］邵肖梅,叶鸿瑁,丘小汕.实用新生儿学［M］. 4 版.北京:人民卫生出版社,2011：51-54, 755-758.

［2］中华人民共和国卫生部,新生儿疾病筛查技术规范(2010 版),2011.

［3］中华医学会儿科学分会内分泌遗传代谢学组,中华预防医学会儿童保健分会新生儿疾病筛查学组.先天性甲状腺功能减低症诊疗共识［J］.中华儿科杂志,2011,49 (6):424-424.

［4］中华预防医学会出生缺陷预防与控制专业委员会新生儿筛查学组.葡萄糖-6-磷酸脱氢酶缺乏症新生儿筛查、诊断和治疗专家共识［J］.中华儿科杂志,2017,55(6):411-414.

［5］中华医学会肠外肠内营养学分会儿科学组.中国新生儿营养支持临床应用指南［J］.中华小儿外科杂志,2013,34(10):782-787.

［6］中华医学会儿科学分会新生儿学组.新生儿高胆红素血症诊断和治疗专家共识［J］.中华儿科杂志,2014,52(10):745-748.

［7］Committee on Practice and Ambulatory Medi- cine; Bright Futures Periodicity Schedule Workgroup. 2017 Recommendations For Preventive Pediatric Health Care［J］. Pediatrics, 2017,139(4):e20170254.

［8］David G S, Virgilio Carnielli, Gorm Greisen, et al. European Consensus Guidelines on the Management of Respiratory Distress Syndrome-2016 Update［J］. Neonatology, 2017, 111(2):107-125.

［9］Fang J L, Sorita A, carey W A, et al. Interventions To Prevent Retinopathy of Prematurity: A Meta-analysis［J］. Pediatrics,2016,137(4): e20153387.

［10］Girelli G, Antoncecchi S, Casadei A M, et al. Recommendations for transfusion therapy in neonatology［J］. Blood Transfus,2015,13(3):484-497.

［11］Eichenwald E C, Committee on Fetus and Newborn, American Academy of Pediatrics. Apnea of Prematurity ［J］. Pediatrics, 2016, 137 （1）: e20153757.

第 20 章　产科常用指南与相关法律纠纷

第一节　产科指南简介

产科作为最古老的一门医学学科，不仅涉及妊娠期及产褥期妇女的身心健康，更涉及人类后代的繁衍昌盛，因此产科诊治技术与规范尤其重要。近年来国内妇产科学界开展了多项基础与临床研究，并针对产科临床制订了多项诊疗指南，逐步与国际接轨。现将国内妇产科学界制订指南经常参考的相关国外指南作一个简介，以供国内同行借鉴。

目前国外产科指南有不同级别之分，有各国妇产科协会或学会制订的指南、也有国际组织或机构制订的指南，有发表于各种妇产科相关杂志的指南，也有循证医学图书馆的指南等。其中由各国妇产科协会或学会制订的指南最为权威，如果要比较学习各国产科指南，建议优先学习这些指南。本节主要介绍各国妇产科协会或学会制订的指南，这些指南发表于各种专业学术杂志，部分指南全文可以在相应网站免费下载。

一、西方国家妇产科协会或学会制订指南 4 个鲜明特点

(一)遵照循证医学原则

指南制订前在世界范围内全面检索相关主题的学术文章，多采用 Cochrane Library、Embase 及 Medline 等权威学术数据库，采纳 RCT、系统综述及荟萃分析等文章结论撰写指南文本。当然英语国家仅采用英文文献制订指南也存在一定的缺陷。

(二)定期更新指南

各国妇产科协会或者学会均按照反馈意见及最新循证资料定期更新所制订的指南。通常指南的更新有三种形式。

1. 替换原指南　用新指南替换原指南是指南的主要更新形式，并列出所有指南的时效性。

2. 撤销原指南　如果原指南有重大改变，则由协会撤销该指南。

3. 重申原指南　如果原指南没有更新内容，则重申原指南。

(三)明确标示证据质量级别及推荐评价级别

每个指南的制订均采用循证证据，因此在指南文本中均列出了证据的质量级别，同时对于该疾病的诊治提出了协会或学会的推荐意见，也列出了推荐级别。

循证医学的证据质量的分级有以下两种划分方法。

1. 美国预防医学工作组的分级方法　该分级方法可以用于评价治疗或筛查的证据质量，美国妇产科协会指南遵循这一分级方法。该分级系统共有三级。

Ⅰ级证据：来自至少一个设计良好的随机对照临床试验的证据。

Ⅱ-1 级证据：来自设计良好的非随机对照试验的证据。

Ⅱ-2 级证据：来自设计良好的队列研究或病例对照研究(最好是多中心研究)的证

据。

Ⅱ-3级证据:来自多个带有或不带有干预的时间序列研究得出的证据。非对照试验中得出的差异极为明显的结果也作为这一等级的证据。

Ⅲ级证据:来自临床经验、描述性研究或专家委员会报告的权威意见。

2.英国国家医疗保健服务部分级方法

该系统使用另外一套以字母标识的证据分级体系,共分四级,英国皇家妇产科学院指南遵循这一分级体系。

Ⅰa级证据:来自随机对照试验荟萃分析的证据。

Ⅰb级证据:来自至少一个随机对照试验的证据。

Ⅱa级证据:来自至少一个设计良好的非随机对照试验的证据。

Ⅱb级证据:来自其他类型的设计良好的准实验研究的证据。

Ⅲ级证据:来自设计良好的非实验描述性研究,如对比研究、相关性研究及病例报道。

Ⅳ级证据:来自专家委员会报告或者观点和(或)权威的临床经验。

上述的分级体系适用于证据质量分析,加拿大等国也有类似的分级体系。在临床指南中,还有一套建议评价体系,通过衡量医疗行为的风险与获益,以及该操作基于何种证据等级来对医疗行为做出指导。常采用的是美国预防医学工作组的建议评价标准。

A级建议:良好的科学证据提示该医疗行为带来的获益实质性地压倒其潜在的风险。临床医生应当对适用的患者实施该医疗行为。该建议基于Ⅰa、Ⅰb级证据。

B级建议:至少是尚可的证据提示该医疗行为带来的获益超过其潜在的风险。临床医生应对适用的患者实施该医疗行为。该建议基于Ⅱa、Ⅱb及Ⅲ级证据。

C级建议:至少是尚可的科学证据提示该医疗行为能提供益处,但获益与风险十分接近,无法进行一般性推荐。该建议基于Ⅳ级证据。

D级建议:至少是尚可的科学证据提示该医疗行为的潜在风险超过潜在获益。临床医生不应该向无症状的患者常规实施该医疗行为。

Ⅰ级建议:该医疗行为缺少科学证据,或证据质量低下,或相互冲突,例如风险与获益无法衡量和评估。

临床医生应当帮助患者理解该医疗行为存在的不确定性。

通常在各国产科指南中仅列出 A 级、B级及 C 级建议。

(四)指南列出所有参考文献

所有指南均列出制订指南的参考文献供读者进一步学习研究。

二、英语国家产科指南介绍

1.英国产科指南 英国产科指南由英国皇家妇产科学院(Royal College of Obstetricians and Gynaecologists,RCOG)制订或发布,其官方网站(https://www.rcog.org.uk/en/guidelines-research-services/guidelines/)提供免费全文浏览及下载。

英国妇产科指南包括了最佳实践文件(Best Practice Papers)、临床管理建议(Clinical Governance Advice)、临床咨询解答(Clinical Query Answer)、同意书建议(Consent Advice)、最佳实践(Good Practice)、最佳指南(Green-top Guidelines)、国家健康保健医学研究所指南(NICE Guidelines)、其他指南及报告(Other Guidelines and Reports)、患者安全警示(Patient Safety Alert)及科学影响文件(Scientific Impact Papers)十类文件,其中最佳指南(Green-top Guidelines)是最重要的指南。

RCOG 的最佳指南通常包括概述、临床相关问题、参考文献三部分。其中概述部分介绍了指南制订的目的、背景、证据的识别及评估,临床相关问题部分则围绕主题列出临床诊断和处理的建议,在其右侧列出了证据级别和建议级别,最后列出了相应的参考文献。

截至 2019 年 4 月共发布了产科相关最佳指南如下(表 20-1-1)。

表 20-1-1　英国产科指南汇总

题目	发表日期
肥胖妇女的孕期管理(Green-top 72)	2018 年 11 月
前置血管的诊断与处理(Green-top 27b)	2018 年 9 月
前置胎盘与胎盘植入的诊断与处理(Green-top 27a)	2018 年 9 月
早发性 B 族链球菌病(Green-top 36)	2017 年 9 月
遗传性出血性疾病的孕期管理(Green-top 71)	2017 年 4 月
外倒转与减少足月臀位发生率(Green-top 20a)	2017 年 3 月
臀位的管理(Green-top 20b)	2017 年 3 月
产后出血的预防与处理(Green-top 50)	2016 年 12 月
单绒毛膜性双胎的管理(Green-top 51)	2016 年 11 月
异位妊娠的诊断与处理(Green-top 21)	2016 年 11 月
早孕反应和妊娠剧吐的处理(Green-top 69)	2016 年 6 月
妊娠合并癫痫(Green-top 68)	2016 年 6 月
瘢痕子宫分娩(Green-top 45)	2015 年 10 月
三度及四度会阴撕伤的处理(Green-top 29)	2015 年 6 月
产科输血(Green-top 47)	2015 年 5 月
妊娠期及产褥期血栓栓塞性疾病的急诊处理(Green-top 37b)	2015 年 4 月
降低妊娠期及产褥期血栓及栓塞性疾病的风险(Green-top 37a)	2015 年 4 月
妊娠合并水痘(Green-top 13)	2015 年 1 月
脐带脱垂(Green-top 50)	2014 年 11 月
存在红细胞抗体的孕妇管理(Green-top 65)	2014 年 5 月
妊娠期 β 地中海贫血的处理(Green-top 66)	2014 年 3 月
小于孕龄儿的调查及处理(Green-top 31)	2013 年 3 月
妊娠期细菌性败血症(Green-top 64a)	2012 年 4 月
继发于妊娠的细菌性败血症(Green-top 64b)	2012 年 4 月
肩难产(Green-top 42)	2012 年 3 月
产前出血(Green-top 63)	2011 年 12 月
妊娠期镰形红细胞贫血的处理(Green-top 61)	2011 年 8 月
复发性流产调查及处理(Green-top 17)	2011 年 5 月
产科胆汁淤积症(Green-top 43)	2011 年 5 月
乳腺癌与妊娠(Green-top 12)	2011 年 4 月

（续　表）

题目	发表日期
胎动减少（Green-top 57）	2011 年 2 月
妊娠期及产褥期衰竭（Green-top 56）	2011 年 2 月
阴道手术产（Green-top 26）	2011 年 2 月
晚期妊娠死胎及死产（Green-top 55）	2010 年 11 月
羊膜腔穿刺和绒毛膜采样（Green-top 8）	2010 年 6 月
妊娠期疟疾的诊断及处理（Green-top 54b）	2010 年 10 月
妊娠期疟疾的预防（Green-top 54a）	2010 年 10 月

2. 加拿大产科指南　加拿大妇产科指南由加拿大妇产科医师协会（Society of Obstetricians and Gynaecologists of Canada，SOGC）制订颁布，SOGC 负责制订和发布国家级指南，目前临床使用的指南可在 SOGC 的官方杂志《加拿大妇产科杂志》（Journal of Obstetrics and Gynaecology Canada）网站（https://www.jogc.com/current-guidelines-english）浏览，大部分指南可以全文下载，但是部分指南需要相应权限才能下载全文。

加拿大妇产科指南通常包括摘要、正文及参考文献三部分，其中摘要部分包括制订指南的目的、证据来源及临床建议总结，正文部分则按照临床建议总结展开叙述，最后列出相关参考文献。正文部分详细介绍了各项临床建议及其证据来源，并根据实际情况制订了流程图，可操作性强。

截至 2019 年 4 月 SOGC 发布的与产科相关指南如下（表 20-1-2）。

表 20-1-2　加拿大指南

诊断影像

编号	发布时间	标题
375	2019 年 3 月	妊娠早期超声诊断临床指南
374	2019 年 3 月	宫颈长度筛查
304	2019 年 2 月	SOGC/CAR 对胎儿超声非医学应用的联合声明
359	2018 年 5 月	产科超声的生物学效应及安全性
352	2018 年 12 月	技术更新：早期超声检查胎儿解剖结构的作用
340	2017 年 1 月	羊水：生理及测量的技术更新
337	2016 年 10 月	早孕期并发症的超声评估
314	2014 年 10 月	胎儿神经管缺损的产前筛查、诊断及处理
306	2014 年 4 月	MRI 在产科患者中的应用
303	2014 年 2 月	超声确定孕龄
260	2017 年 10 月	双胎妊娠的超声检查
257	2018 年 2 月	超声测量宫颈长度预测单胎早产

（续 表）

编号	发布时间	标题
223	2017 年 4 月	孕中期完整的常规超声检查及报告的内容
192	2017 年 7 月	胎儿性别确定及公开的政策声明

遗传学

编号	发布时间	标题
365	2018 年 10 月	具备正常染色体但产前检查诊断胎儿异常的围产儿尸体解剖
363	2018 年 8 月	胎儿非免疫性水肿的调查及处理
352	2018 年 12 月	技术更新:早期超声检查胎儿解剖结构的作用
271	2017 年 11 月	延迟生育
262	2017 年 9 月	双胎妊娠的非整倍体筛查和诊断
261	2017 年 9 月	单胎妊娠的非整倍体筛查
348	2017 年 9 月	SOGC 及 CCMG 联合指南:胎儿非整倍体、胎儿异常及妊娠并发症的产前筛查技术更新
343	2017 年 5 月	加拿大胎儿 Rh 血型基因型的常规产前无创预测技术
335	2016 年 8 月	SOGC 及 CCMG 联合观点:遗传疾病基因携带者筛查
324	2015 年 5 月	孕前叶酸及多种维生素的补充预防胎儿神经管缺损及其他叶酸敏感导致的胎儿异常
323	2015 年 5 月	植入前遗传学筛查及诊断
314	2014 年 10 月	胎儿神经管缺损的产前筛查、诊断及处理

感染性疾病

编号	发布时间	标题
368	2018 年 12 月	妊娠期风疹病毒感染
274	2018 年 8 月	妊娠期水痘的处理
298	2018 年 8 月	早发型新生儿 B 族溶血性链球菌病的预防
357	2018 年 4 月	妊娠期免疫
354	2018 年 1 月	加拿大艾滋病妊娠计划指南
342	2017 年 3 月	乙肝病毒感染与妊娠
319	2015 年 2 月	加拿大埃博拉病毒暴露或感染孕妇的处理
316	2014 年 12 月	妊娠期 B19 病毒感染
310	2014 年 8 月	艾滋病孕妇的护理及干预以减少围产期传播
309	2014 年 7 月	乙肝病毒、丙肝病毒及艾滋病病毒感染孕妇的产前侵入性操作
276	2018 年 2 月	妊娠期 B 族溶血性链球菌病的处理
247	2017 年 9 月	产科预防性抗生素的使用

编号	发布时间	标题
240	2018 年 2 月	妊娠期巨细胞病毒感染
233	2017 年 9 月	未足月胎膜早破抗生素的使用
225	2017 年 8 月	可疑 SARS 产科患者及可疑患者分娩的新生儿的处理指南
211	2017 年 8 月	妊娠期细菌性阴道病的筛查及处理
208	2017 年 8 月	妊娠期单纯疱疹病毒感染的处理指南
185	2017 年 7 月	妊娠期 HIV 的筛查

母胎医学

编号	发布时间	标题
376	2019 年 4 月	硫酸镁用于胎儿脑保护
375	2019 年 3 月	妊娠早期超声临床运用指南
373	2019 年 2 月	宫颈功能不全及宫颈环扎
369	2018 年 12 月	死胎后妊娠的处理
367	2018 年 10 月	加拿大妊娠期运动指南
364	2018 年 9 月	产前运用糖皮质激素改善新生儿预后
239	2018 年 8 月	妊娠期肥胖
274	2018 年 8 月	妊娠期水痘的处理
361	2018 年 7 月	孕妇要求的剖宫产
360	2018 年 6 月	人工流产及妊娠中期引产方法
197c	2018 年 4 月	产前及产时胎儿监护的标准:质量控制及风险管理
197b	2018 年 4 月	胎儿监护:产时监护共识指南
197a	2018 年 4 月	胎儿监护:产前监护共识指南
257	2018 年 2 月	超声监测宫颈管长度预测单胎早产
133	2018 年 1 月	预防 Rh 阴性孕妇致敏
281	2017 年 12 月	加拿大剖宫产分类:改良罗伯森标准
349	2017 年 10 月	妊娠期物质滥用
217	2017 年 10 月	前置血管的处理
233	2017 年 9 月	未足月胎膜早破患者抗生素的使用
347	2017 年 9 月	临界存活的产科处理
346	2017 年 5 月	年龄增长与生育力
336	2016 年 6 月	健康孕妇足月自然临产的处理
334	2016 年 5 月	妊娠期糖尿病
328	2015 年 9 月	脐带血咨询、收集及存储

编号	发布时间	标题
327	2015 年 8 月	青春期孕妇的管理指南
325	2015 年 6 月	创伤孕妇的处理指南
316	2014 年 12 月	妊娠期细小病毒感染
308	2014 年 6 月	妊娠期静脉血栓性疾病及抗血栓治疗
307	2014 年 5 月	妊娠期高血压疾病的诊断、评估及处理：执行概要
295	2013 年 8 月	胎儿生长受限：筛查、诊断及处理
226	2009 年 6 月	臀位阴道分娩

产科

编号	发布时间	标题
376	2019 年 4 月	硫酸镁用于胎儿脑保护
372	2019 年 2 月	家中计划分娩的声明
115	2018 年 12 月	失血性休克
235	2018 年 12 月	积极处理第三产程：预防及处理产后出血
369	2018 年 12 月	死胎后妊娠的处理
368	2018 年 12 月	妊娠期风疹病毒感染
367	2018 年 10 月	加拿大妊娠期运动指南
364	2018 年 9 月	产前运用糖皮质激素改善新生儿预后
361	2018 年 7 月	孕妇要求的剖宫产
360	2018 年 6 月	人工流产及妊娠中期引产方法
197c	2018 年 4 月	产前及产时胎儿监护的标准：质量控制及风险管理
197b	2018 年 4 月	胎儿监护：产时监护共识指南
197a	2018 年 4 月	胎儿监护：产前监护共识指南
286	2018 年 3 月	妇产科手术安全核查
148	2018 年 3 月	阴道手术产指南
355	2018 年 2 月	产时疼痛的生理基础及循证处理
352	2017 年 12 月	技术更新：早期超声检查胎儿解剖结构的作用
282	2017 年 12 月	乡村孕妇保健
281	2017 年 12 月	加拿大剖宫产分类：改良罗伯森标准
271	2017 年 11 月	推迟生育计划
263	2017 年 10 月	正常孕妇休假
349	2017 年 10 月	妊娠期物质滥用
247	2017 年 9 月	产科预防性抗生素的使用

编号	发布时间	标题
245	2017 年 9 月	妊娠期饮酒共识性指南
347	2017 年 9 月	临界存活的产科处理
346	2017 年 5 月	年龄增长与生育力
342	2017 年 3 月	乙肝病毒感染与妊娠
120	2016 年 12 月	早孕反应的处理
336	2016 年 6 月	健康孕妇足月自然临产的处理
334	2016 年 5 月	妊娠期糖尿病
—	2016 年 5 月	女性营养的加拿大共识
333	2015 年 12 月	产科肛门括约肌损伤的预防、识别及修复
328	2015 年 9 月	脐带血咨询、收集及存储
327	2015 年 8 月	青春期孕妇的管理指南
325	2015 年 6 月	产科外伤患者的处理
296	2015 年 4 月	引产总结
307	2014 年 5 月	妊娠期高血压疾病的诊断、评估及处理：执行概要
286	2013 年 1 月	妇产科手术安全核查
233	2017 年 9 月	未足月胎膜早破患者抗生素的使用
226	2009 年 6 月	臀位阴道分娩
225	2017 年 8 月	可疑 SARS 产科患者及可疑孕妇分娩的新生儿的处理指南
214	2017 年 8 月	妊娠 41^{+0} 周—42^{+0} 周处理
211	2017 年 8 月	妊娠期细菌性阴道病的筛查与处理
208	2017 年 8 月	妊娠期单纯疱疹病毒感染的处理指南
185	2017 年 7 月	妊娠期 HIV 的筛查
155	2018 年 3 月	剖宫产后阴道分娩指南
89	2000 年 5 月	产时管理的参与

3. 美国产科指南　美国妇产科指南由美国妇产科医师协会（American Congress of Obstetricians and Gynecologists，ACOG）制订和发布，可在其官方网站上浏览目录，其页面为：https://www.acog.org/Clinical-Guidance-and-Publications/Search-Clinical-Guidance。所有指南全文均发表在 ACOG 官方杂志 Obstetrics and Gynecology 上。

ACOG 妇产科指南可分为六大类，分别为实践公告（ACOG practice bulletin）、委员会观点（ACOG Committee Opinion）、实践指导（Practice Advisories）、产科保健专家共识（Obstetric Care Consensus Series）、工作组报告（Task Force and Work Group Reports）及技术评估（Technology Assessments）。

ACOG 实践公告通常就妇产科某一专题展开，为美国妇产科医师提供已有技术的最新知识及妇产科疾病的临床处理指南，ACOG 定期审查该专题的最新动态，保证指南的时效性，如无更新，则重申原指南，ACOG 也会根据情况增加指南或者撤销个别指南。每一个实践公告的内容包括妇产科疾病概况、临床注意事项建议、建议总结和结论、参考文献四部分。第一部分介绍疾病定义、流行病学特征及现有的诊断处理手段等，第二部分针对疾病的临床处理展开讨论，尽量采用高质量的文献，给出临床处理的建议。

第三部分是对前两部分的总结，均给出了建议的级别以备临床抉择。最后列出参考文献以备读者进一步阅读。

ACOG 委员会观点致力于就妇产科存在争议的问题、伦理问题及出现的临床处理做出具有时效性的信息。委员会观点包括摘要、正文及建议三部分，文末列出参考文献。同样也会定期更新。

截至 2019 年 4 月，ACOG 公布的产科方面的指南见表 20-1-3—表 20-1-8。

表 20-1-3 ACOG 实践公告

编号	题目	发表日期
210	粪失禁	2019 年 3 月
209	产科镇静及镇痛	2019 年 2 月
207	妊娠期血小板减少症	2019 年 2 月
205	瘢痕子宫再次妊娠阴道分娩	2019 年 1 月
204	胎儿生长受限	2019 年 1 月
203	妊娠合并慢性高血压	2018 年 12 月
202	妊娠期高血压及子痫前期	2018 年 12 月
201	孕前糖尿病	2018 年 11 月
200	早期妊娠丢失	2018 年 8 月
199	产时预防性使用抗生素	2018 年 8 月
198	预防阴道分娩时产道撕伤	2018 年 8 月
197	妊娠合并遗传性易栓症	2018 年 6 月
196	妊娠期血栓栓塞性疾病	2018 年 6 月
192	妊娠期胎儿溶血的处理	2018 年 3 月
190	妊娠期糖尿病	2018 年 2 月
188	未足月胎膜早破	2018 年 1 月
187	胎儿神经管缺损	2017 年 12 月
183	产后出血	2017 年 10 月
181	Rh 阴性孕妇胎儿溶血的预防	2017 年 8 月
178	肩难产	2017 年 5 月
175	产科超声	2016 年 12 月
173	巨大儿	2016 年 11 月
171	早产处理	2016 年 10 月

（续　表）

编号	题目	发表日期
170	妊娠危重症管理	2016 年 10 月
169	多胎妊娠	2016 年 10 月
163	胎儿非整倍体筛查	2016 年 5 月
162	遗传性疾病的产前诊断	2016 年 5 月
161	外倒转术	2016 年 2 月
156	妊娠期肥胖	2015 年 12 月
154	阴道助产	2015 年 11 月
151	妊娠期巨细胞、细小病毒、水痘病毒及弓形虫感染	2015 年 6 月
148	妊娠期甲状腺疾病	2015 年 4 月
146	延期妊娠及过期妊娠的处理	2014 年 8 月
145	产前胎儿监护	2014 年 7 月
143	早孕药物流产	2014 年 3 月
142	宫颈环扎术处理宫颈功能不全	2014 年 2 月
135	中孕流产	2013 年 6 月
132	抗磷脂综合征	2012 年 12 月
130	早产的预测及预防	2012 年 10 月
116	产时胎心监护的管理	2010 年 11 月
107	引产	2009 年 8 月
106	产时胎心监护：命名、解释及处理原则	2009 年 7 月
105	减肥手术与妊娠	2009 年 6 月
102	死胎的处理	2009 年 3 月
95	妊娠期贫血	2008 年 7 月
92	妊娠期及哺乳期精神科用药	2008 年 4 月
90	妊娠期哮喘	2008 年 2 月
86	妊娠期病毒性肝炎	2007 年 10 月
82	妊娠期疱疹感染的处理	2007 年 6 月
78	妊娠期血红蛋白病	2007 年 1 月

表 20-1-4　ACOG 委员会观点

编号	题目	发表日期
776	妊娠期及产褥期免疫调节治疗	2019 年 3 月
775	妊娠期非产科手术	2019 年 3 月
771	脐带血存储	2019 年 2 月
767	妊娠期及产后急性发作的严重高血压的紧急处理	2018 年 12 月
766	产时减少干预的手段	2018 年 12 月
765	避免非医学指征的早期足月分娩及新生儿相关的并发症	2019 年 1 月
764	医学指征的晚期早产及早期足月分娩	2019 年 1 月
762	孕前咨询	2018 年 12 月
761	孕妇要求的剖宫产	2018 年 12 月
757	围产期抑郁症的筛查	2018 年 10 月
753	怀疑或者确诊流感的孕妇的评估及处理	2018 年 9 月
752	产前及围产期艾滋病毒检测	2018 年 8 月
751	艾滋病孕妇的分娩处理	2018 年 8 月
746	妊娠期飞行旅行	2018 年 7 月
745	足月单胎臀位分娩方式	2018 年 7 月
743	妊娠期小剂量阿司匹林的运用	2018 年 6 月
742	产后疼痛处理	2018 年 5 月
741	孕妇免疫接种	2018 年 6 月
736	优化产后保健	2018 年 5 月
732	妊娠期流感疫苗注射	2018 年 4 月
731	团队产前保健	2018 年 3 月
726	产科医生及机构应对医院灾难的措施	2017 年 12 月
723	妊娠期及产褥期影像诊断指南	2017 年 10 月
722	妊娠期及产褥期大麻使用	2017 年 10 月
721	妊娠期戒烟	2017 年 10 月
720	胎儿脊膜膨出的手术治疗	2017 年 9 月
719	多胎妊娠减胎	2017 年 9 月
718	妊娠期破伤风、白喉、百日咳的免疫接种更新	2017 年 9 月
717	磺胺类及呋喃类药物与出生缺陷	2017 年 9 月
713	产前糖皮质激素促进胎儿成熟	2017 年 9 月
712	羊膜腔内感染的产时处理	2017 年 8 月

编号	题目	发表日期
700	推算预产期的方法	2017 年 5 月
699	青春期妊娠、避孕及性行为	2017 年 5 月
697	计划家中分娩	2017 年 4 月
689	伴随胎粪污染的新生儿处理	2017 年 3 月
688	预产期不清孕妇的管理	2017 年 3 月
684	脐带延迟结扎	2017 年 1 月
680	妇产科清单的运用及发展	2016 年 6 月
679	水中分娩	2016 年 11 月
670	产后长效可逆性避孕措施的使用	2016 年 8 月
667	基于医院的产科病人的分类	2016 年 7 月
664	妊娠期拒绝医疗建议	2016 年 6 月
660	代孕问题	2016 年 3 月
657	妇产科住院医师	2016 年 2 月
652	产科硫酸镁的使用	2016 年 1 月
650	妊娠期及产褥期的运动与锻炼	2015 年 12 月
644	Apgar 评分	2015 年 10 月
643	妊娠期孕妇遗传疾病的识别与转诊	2015 年 10 月
616	新生儿筛查及妇产科医生的作用	2015 年 1 月
614	可疑李斯特菌接触孕妇的处理	2014 年 12 月
597	引产催产与孤独症	2014 年 5 月
590	妇产科临床急诊的应对	2014 年 5 月
579	足月妊娠的定义	2013 年 11 月
570	护理欠佳的产妇的母乳喂养	2013 年 8 月
569	妊娠期及生命周期中的口腔卫生	2013 年 8 月
563	妊娠期预防流感流行计划的种族问题	2013 年 5 月
548	妊娠期体重增长	2013 年 1 月
533	妊娠期及哺乳期铅筛查	2012 年 8 月
501	母胎干预及胎儿治疗中心	2011 年 8 月
495	妊娠期维生素 D 的筛查与补充	2011 年 7 月
473	物质滥用的报告与妊娠：妇产科医生的职责	2011 年 1 月
462	妊娠期中量咖啡消费	2010 年 8 月

（续　表）

编号	题目	发表日期
455	硫酸镁用于早产脑保护	2010 年 3 月
447	妇产科患者安全	2009 年 11 月
441	产程中饮食	2009 年 9 月
427	米索用于流产后处理	2009 年 2 月
346	羊膜腔灌注不能预防胎粪吸入综合征	2006 年 10 月
275	脊髓损伤患者的产科处理	2002 年 9 月
205	剖宫产时输卵管结扎	1998 年 8 月

表 20-1-5　ACOG 实践指导

编号	题目	发表日期
	寨卡病毒暴发期间的产科患者的管理	2019 年 4 月
	游离 DNA 用于筛查单基因病	2019 年 2 月
	对于低危单胎的孕妇引产与期待治疗的 ARRIVE 试验发现的临床指导	2018 年 8 月
	妊娠期海鲜消费建议	2017 年 1 月
	FDA 关于幼儿及孕妇使用全麻及镇静药物的警告	2016 年 12 月

表 20-1-6　ACOG 产科保健专家共识

编号	题目	发表日期
8	妊娠之间的保健	2018 年 12 月
7	胎盘植入谱系疾病	2018 年 11 月
6	胎儿可存活阶段的分娩	2017 年 10 月
5	严重孕产妇疾病筛查及回顾	2016 年 9 月
2	孕妇保健的分级	2015 年 2 月
1	安全防止初次剖宫产	2014 年 3 月

表 20-1-7　ACOG 工作组报告

编号	题目	发表日期
	新生儿臂丛神经损伤	2014 年
	新生儿脑病和神经系统疾病预后（第二版）	2014 年
	妊娠期抑郁的处理（美国精神协会和妇产科协会的报告）	2009 年

表 20-1-8　ACOG 技术评估

编号	题目	发表日期
	现代遗传学在妇产科中的运用	2018 年

4. 澳大利亚和新西兰妇产科指南　澳大利亚和新西兰妇产科指南由皇家澳大利亚和新西兰妇产科学院(The Royal Australian and New Zealand College of Obstetricians and Gynaecologists,RANZCOG)制订和发布,可在其官方网站 http://www. ranzcog. edu. au/college-statements-guidelines. html 浏览并下载全文,截至 2019 年 4 月已有的产科指南如下(表 20-1-9)。

表 20-1-9　澳大利亚和新西兰产科指南

孕前保健

编号	题目
C-OBS 3A	孕前咨询
C-OBS 63	基因携带者的筛查

常规产前检查

编号	题目
C-OBS 19	孕妇 B 族溶血性链球菌感染:筛查及处理
C-OBS 49	妊娠期肥胖的处理
C-OBS 44	妊娠前及妊娠期免疫接种
C-OBS 60	妊娠期胎儿结构的评估
C-OBS 59	胎儿染色体及基因疾病的产前筛查与诊断
C-OBS 35	胎儿基因疾病及结构异常的产前筛查
C-OBS 29A	黄体期及早孕期的孕酮支持
C-OBS 29B	孕激素在妊娠中晚期的应用
C-OBS 03B	没有妊娠并发症的常规产前评估
C-OBS 61	不良围产结局的早孕期评估
C-OBS 46	妊娠期亚临床甲状腺功能减退及临床甲状腺功能减退
C-OBS 25	妊娠期维生素和微量元素的补充
C-OBS 27	宫颈长度测量用于预测早产
新西兰奥克兰大学 Liggins 学院	分娩前糖皮质激素的使用
新西兰卫生部	妊娠期体重合理增长
RANZCOG/ASUM/RANZCR 联合申明	晚孕期胎儿生长超声评估的报告模板

（续 表）

红细胞同种免疫及 Rh 溶血的预防

编号	题目
C-OBS 6	澳大利亚 Rh 免疫球蛋白的运用指南
澳大利亚红十字会	BMI＞30 的孕妇使用 Rh 免疫球蛋白
RCOG 2014	妊娠期具有红细胞抗体的孕妇的管理
国家血液管理局	2013 年关于抗 D 抗体指南的总结与更新

围生期精神健康

编号	题目
C-OBS 48	围生期精神疾病管理
	围生期妇女心理状态评估及抑郁筛查

产时监护及分娩

编号	题目
C-OBS 38	剖宫产后阴道分娩
C-OBS 11	足月臀位分娩的处理
C-OBS 39	社会因素剖宫产
C-OBS 14	剖宫产紧急程度分类
C-OBS 37	剖宫产娩出胎儿
C-OBS 2	家中分娩
C-OBS 16	阴道助产
C-OBS 20	胎盘植入
C-OBS 43	产后出血的处理
C-OBS 31	没有妊娠并发症的常规产时处理
C-OBS 8	产时麻醉药的使用
C-OBS 36	足月胎膜早破
C-OBS 23	足月择期剖宫产的时机
C-OBS 22	前列腺素制剂用于引产
C-OBS 24	水中分娩
国家血液管理局	患者血液指南管理 1：严重出血
国家血液管理局	患者血液指南管理 2：围术期
国家血液管理局	患者血液指南管理 3：医疗
国家血液管理局	患者血液指南管理 4：重症管理
国家血液管理局	患者血液指南管理 5：产科及母体管理
SOGC 2013	胎儿生长受限的筛查、诊断及处理

（续　表）

编号	题目
FIGO 2014	在医疗资源不足地区米索用于产后出血
RCOG 2016	产后出血预防与处理
RCOG 2012	肩难产
RCOG 2013	小于孕龄儿的调查及处理
RCOG 2015	会阴三度及四度撕伤的处理
RCOG 2014	脐带脱垂
NHMRC 2009	澳大利亚医院内患者血栓栓塞疾病的预防

胎儿监护

编号	题目
	产时胎儿监护（第 3 版）
	产时胎儿监护（第 3 版流程图）
	产时胎儿监护：建议总结及良好实践要点
PSANZ	家中胎心监护
PSANZ-SANDA	胎动减少孕妇的管理

多胎妊娠

编号	题目
C-OBS 42	单绒双胎的处理

妊娠与感染

编号	题目
C-OBS 50	妊娠期乙肝病毒感染的处理
C-OBS 51	妊娠期丙肝病毒感染的处理
C-OBS 45	妊娠期流感疫苗
	先天性巨细胞病毒感染的预防
	围产期感染的处理
RCOG 2012	妊娠期细菌性败血症
RCOG 2015	妊娠期水痘
SOGC 2012	妊娠期水痘的处理

妊娠合并内科疾病

编号	题目
C-OBS 07	妊娠期糖尿病的诊断
C-OBS 47	血管前置
RHD 2013	急性风湿热的预防、诊断及处理
ADIPS 共识	澳大利亚及新西兰妊娠期高血糖的检测及诊断

（续　表）

编号	题目
SOMANZ	妊娠期高血压疾病的处理
RCOG 2011	产科胆瘀症
RCOG 2011	妊娠期镰形细胞贫血的处理
ISSHP 2014	妊娠期高血压疾病的分类、诊断及处理

新生儿

编号	题目
C-OBS 32	新生儿复苏的职责
C-OBS 28	新生儿帽状腱膜下出血的预防、发现及处理
NHMRC 2000	新生儿使用维生素 K 预防儿童期维生素 K 缺乏的出血
RACP 2000	男婴的包皮环切

保健模式

编号	题目
C-OBS 33	协作型孕产妇保健
C-OBS 30	不同保健模式下的孕产妇适应及转诊条件
C-OBS 34	澳大利亚偏远及乡村地区妇产科服务
ACM 2015	咨询与转诊的国家助产士指南

一般性指南

编号	题目
C-OBS 56	己烯雌酚的宫内暴露
C-OBS 62	妊娠期运动
C-OBS 52	高龄妇女的辅助生育技术
C-OBS 12	米非司酮的产科运用
C-OBS 55	妊娠期物质滥用
C-OBS 18	高危家庭的脐血存储及公益性脐血存储
PSANZ 2019	单胎胎儿生长受限的筛查及处理
SANDS 2018	流产、死胎及新生儿死亡家庭的护理
HREOC 2013	妊娠指南
澳大利亚死胎基金会及 Joanna Briggs 学院 2014	对于经历死胎的家庭的护理:第一部分　诊断到分娩
澳大利亚死胎基金会及 Joanna Briggs 学院 2014	对于经历死胎的家庭的护理:第二部分　分娩
澳大利亚死胎基金会及 Joanna Briggs 学院 2014	对于经历死胎的家庭的护理:第三部分　分娩后护理

三、中国香港妇产科医师协会指南

中国香港妇产科学院（Hong Kong Col-lege of Obstetricians and Gynaecologists，HKCOG）负责制订香港地区妇产科指南，其所有指南见下表（表 20-1-10）。

表 20-1-10　中国香港产科指南

发表时间	题目	发表时间	题目
2017 年	对于可疑寨卡病毒暴露孕妇的处理指南	2004 年	妊娠早期超声检查(1)
2016 年	妊娠期糖尿病		妊娠早期超声检查(2)
2011 年	高危妊娠筛查指南	2003 年	产前地中海贫血筛查
2009 年	羊膜腔穿刺及绒毛采样		妊娠期 SARS
2008 年	产前保健指南(1)		因先天异常终止妊娠
	产前保健指南(2)	2001 年	妊娠期 HIV 检查
2006 年	多胎妊娠(1)		
	多胎妊娠(2)		

（姚　强　刘兴会）

第二节　产科相关法律制度与医疗纠纷

一、相关法律制度

（一）母婴保健

1. 母婴保健专项技术服务许可制度

（1）凡开展《中华人民共和国母婴保健法》规定的婚前医学检查、遗传病诊断、产前诊断、施行结扎手术和终止妊娠手术技术服务的医疗保健机构，必须取得《母婴保健技术服务执业许可证》。

（2）结扎手术、终止妊娠手术由县级卫生行政部门审批，婚前医学检查由设区的市级以上卫生行政部门审批，遗传病诊断、产前诊断以及涉外婚前医学检查由省级卫生行政部门审批。

（3）凡从事《中华人民共和国母婴保健法》规定的婚前医学检查、遗传病诊断、产前诊断、施行结扎手术和终止妊娠手术以及家庭接生技术服务的人员，必须取得《母婴保健技术考核合格证书》《家庭接生员技术合格证书》。未取得合格证书施行终止妊娠手术或者采取其他方法终止妊娠，致人死亡、残疾、丧失或者基本丧失劳动能力的，依法追究刑事责任。

（4）遗传病诊断、产前诊断技术服务从业人员的资格由省级卫生行政部门考核，婚前医学检查技术服务资格由设区的市级以上卫生行政部门，结扎手术和终止妊娠手术以及从事家庭接生技术服务资格由县级以上地方卫生行政部门考核。

2. 婚前医学检查内容　严重遗传性疾病、指定传染病、有关精神病的检查，并应当出具婚前医学检查证明或提出医学意见；接受婚前医学检查的人员对检查结果持有异议的，可以根据《母婴保健医学技术鉴定管理办法》申请医学技术鉴定。

3. 母婴保健内容

（1）孕产期保健服务：母婴保健指导，对孕育健康后代以及严重遗传性疾病和碘缺乏病等地方病的发病原因、治疗和预防方法提供医学意见。

（2）孕、产妇保健：为孕、产妇提供卫生、营养、心理等方面的咨询和指导以及产前定期检查等医疗保健服务。

（3）胎儿保健：为胎儿生长发育进行监护、提供咨询和医学指导等；新生儿保健包括为新生儿生长发育、哺乳和护理提供的医疗保健服务等；对患严重疾病或者接触致畸物质，妊娠可能危及孕妇生命安全或者可能严重影响孕妇健康和胎儿正常发育等予以医学指导。

（4）经产前检查，医师发现或者怀疑胎儿异常的，应当对孕妇进行产前诊断。诊断为胎儿患严重遗传性疾病、胎儿有严重缺陷，因患严重疾病，继续妊娠可能危及孕妇生命安全或者严重危害孕妇健康等情形，医师应当向夫妻双方说明情况，并提出终止妊娠的医学意见。

（5）生育过严重缺陷患儿的妇女再次妊娠前，夫妻双方应当到县级以上医疗保健机构接受医学检查。

（6）严禁采用技术手段对胎儿进行性别鉴定，但医学上确有需要的除外。

（7）围生保健内容：包括早孕保健，产前检查，高危妊娠筛查、监护和管理，产时保健，新生儿保健，产褥期保健，围生保健指导及宣教等。

（8）终止妊娠或者结扎手术，应当经本人同意，并签署意见。本人无行为能力的，应当经其监护人同意，并签署意见。

（二）人口和计划生育

1. 从事计划生育技术服务的机构应当获得《计划生育技术服务机构执业许可证》，并由发证机关在《计划生育技术服务机构执业许可证》上载明获准开展的计划生育技术服务项目，作为机构执业依据。从事产前诊断、使用辅助生育技术治疗不育症等，应当由省级以上人民政府卫生行政部门审查批准。

个体医疗机构不得从事计划生育手术。

2. 计划生育技术服务从业人员应当依照执业医师法和国家有关护士管理的规定，分别取得执业医师、执业助理医师、乡村医师或者护士的资格和《计划生育技术服务人员合格证》。

3. 公民实行计划生育时，有权了解自身的健康检查结果和常用避孕节育方法的作用机制、适应证、禁忌证、优缺点、使用方法、注意事项、可能出现的不良反应及其处理方法，在计划生育技术服务人员指导下，负责任地选择适合于自己的避孕节育方法。

4. 服务机构在施行避孕、节育手术、特殊检查或者特殊治疗时，应向服务对象做必要的解释并征得同意。包括本身有一定危险性、可能产生不良后果的检查或治疗，或因服务对象体质特殊或者病情危重可能产生不良后果和危险的检查或治疗，或临床试验性检查和治疗，或需收费并可能对服务对象造成较大经济负担的检查和治疗等。

5. 国家向农村实行计划生育的育龄夫妻免费提供避孕、节育技术服务，包括发放避孕药具，孕情、环情检查，放置、取出宫内节育器及技术常规所规定的各项医学检查；人工终止妊娠术及技术常规所规定的各项医学检查；输卵管结扎术、输精管结扎术及技术常规所规定的各项医学检查；计划生育手术并发症诊治。所需经费由各级财政保障。

6. 因生育病残儿经鉴定获准再生育者，怀疑胎儿可能为伴性遗传病需进行性别鉴定的，由省级病残儿医学鉴定组确定，到指定的机构按照有关规定进行鉴定；鉴定确诊后，要求人工终止妊娠的，应出具省级病残儿医学鉴定组的鉴定意见和处理意见。

7. 实施医学需要的胎儿性别鉴定，应当由实施机构三人以上的专家组集体审核，经诊断，确需终止妊娠的，由实施机构为其出具医学诊断结果，并通报县级人民政府计划生育行政部门。

8. 符合省、自治区、直辖市人口与计划生育条例规定生育条件，已领取生育服务证，拟实行中期以上（妊娠 14 周以上）非医学需要的终止妊娠手术的，需经县级人民政府计划生育行政部门或所在乡（镇）人民政府、街道办事处计划生育工作机构批准，并取得相应的证明。承担施行终止妊娠手术的医务人员，应在手术前查验、登记受术者身份证，以及相关医学诊断结果或相应的证明。

9. 现行法律禁止的行为：非法为他人施行计划生育手术；利用超声技术和其他技术手段为他人进行非医学需要的胎儿性别鉴定和选择性别的人工终止妊娠；实施假节育手术、进行假医学鉴定、出具假计划生育证明；伪造、变造、买卖计划生育证明；侵犯公民人身权、财产权和其他合法权益；滥用职权、玩忽职守、徇私舞弊；索取、收受贿赂。

（三）人类辅助生殖技术管理

1. 法律界定

（1）人类辅助生殖技术是指运用医学技术和方法对配子、合子、胚胎进行人工操作，以达到受孕目的的技术，分为人工授精和体外受精-胚胎移植技术及其各种衍生技术。

（2）人工授精是指用人工方式将精液注入女性体内以取代性交途径使其妊娠的一种方法；根据精液来源不同，分为丈夫精液人工授精和供精人工授精。

（3）体外受精-胚胎移植技术及其各种衍生技术是指从女性体内取出卵子，在器皿内培养后，加入经技术处理的精子，待卵子受精后，继续培养，到形成早期胚胎时，再转移到子宫内着床，发育成胎儿直至分娩的技术。

2. 相关规定

（1）人类辅助生殖技术必须在经过批准并进行登记的医疗机构中实施并应当符合卫生部制订的《人类辅助生殖技术规范》的规定。

（2）开展丈夫精液人工授精技术由省、自治区、直辖市人民政府卫生行政部门审查批准，开展供精人工授精和体外受精-胚胎移植技术及其衍生技术由卫生部审批。

（3）实施供精人工授精和体外受精-胚胎移植技术及其各种衍生技术的医疗机构应当与卫生部批准的人类精子库签订供精协议，严禁私自采精。

（4）实施人类辅助生殖技术必须以医疗为目的，并符合国家计划生育政策、伦理原则和有关法律规定。

（5）获准开展使用辅助生育技术治疗不育症服务项目的机构和技术人员，应当按照使用辅助生育技术治疗不育症的技术规范开展服务。

（6）实施人类辅助生殖技术时应当索取精子检验合格证明，不得进行性别选择，应当为当事人保密并建立健全技术档案管理制度，供精人工授精相关技术档案和法律文书应当永久保存。

（7）实施人类辅助生殖技术应当遵循知情同意原则，并签署知情同意书。涉及伦理问题的，应当提交医学伦理委员会讨论。

（8）医疗机构和医务人员不得实施任何形式的代孕技术。

（9）禁止以任何形式买卖配子、合子、胚胎。

（10）现行法律禁止未经批准擅自开展人类辅助生殖技术，禁止买卖配子、合子、胚胎，禁止实施代孕技术，禁止使用不具有《人类精子库批准证书》机构提供的精子，禁止擅自进行性别选择等。

二、医疗纠纷防范与处理

（一）常见原因

1. 不依法执业 如未取得执业资质的医护或助产人员及在读研究生等无资质执业，已取得执业资质，但跨类别、超范围及异地执业或非法多地点执业，诊疗行为违反技术规范和医疗常规，未尽安全防范和警示义务导致新生儿被盗，以产妇配偶或其他亲友签字(即见证签字)代替产妇本人签字(自决签字)而实施"保产妇"或"保胎儿"的处置,或以未成年患者签字(即无效签字)代替其监护人签字(有效签字)而实施人工流产等引发的医疗纠纷。

2. 知情告知不当　如未就 B 超检查对胎儿畸形判断的局限性或不确定性导致畸形胎儿出生的风险告知,未在第一时间履行确认程序致新生儿"调包"之争,未向患者说明病情、医疗措施、医疗风险、替代医疗方案并取得其书面同意而实施手术、特殊检查、特殊治疗,未取得患方书面授权而销毁死婴或患者尸体,患者死因不明时未告知家属尸检权利致尸体火化、缺乏尸解结论、不能判定死因,医学告知违反保护性医疗制度导致恶性肿瘤患者轻生自杀等引发的医疗纠纷。

3. 不求精钻研　如敬业精神不够,或基本理论、基础知识、基本技能不足,或新业务、新技术、新材料不熟,以至未尽到与当时的医疗水平相应的诊疗义务,出现疗效不佳或患者损害等引发的医疗纠纷。

4. 不注意保护隐私　如未经知情同意实施有损未婚患者处女膜的检查、未经患者知情同意而安排实习学生见习人流或接生、未经患者同意擅自将其病历资料提供给配偶、亲友及非法定调查机构或公开发表等引发的医疗纠纷。

5. 违规出具医学文书　如未亲自诊查、调查或资料不全而出具《出生医学证明》等医学文件,或出具医学文书不及时、不规范,或超出执业类别、执业范围出具医学文书等引发的医疗纠纷。

6. 其他

(1)隐匿、拒绝提供、伪造、篡改或者销毁与纠纷有关的病历资料等引发的医疗纠纷。

(2)以医疗条件不足或亲属不同意等为由拒绝抢救急危患者等。

(3)使用无资质或资质不全的药品、消毒药剂和医疗器械等。

(4)非医疗目的违规使用麻醉、毒性、放射性和精神药等。

(5)违反诊疗常规或诚信、合理原则实施不必要的检查治疗,或缺乏人性关怀和诚信沟通等。

(6)利用职务之便,索取、非法收受患者财物或者牟取其他不正当利益等。发生医疗事故、传染病疫情、涉嫌伤害事件或者非正常死亡时,不按规定时间向有关机构、部门报道等。

(二)基本对策

1. 强化"三个意识"

(1)风险意识:由于国家医事立法的不断完善和公民依法维权意识的不断提高,医疗纠纷隐患已呈现无时不在、无处不在的局面。尽管如此,医方因疏忽大意或过于自信导致医疗纠纷的事件却时有发生。如何强化风险意识,对医疗纠纷的防范保持高度的自觉性、敏锐性、预见性并谨言慎行,已成为医疗行业的当务之急。

(2)守法意识:实践表明,诊疗违法是几乎所有医疗纠纷案件中医方败诉的根源,包括违反医事法律、医事法规和诊疗常规三大方面,其中尤以违反常规、显而易见的低级过失居多。如何强化守法意识,严格依法行医、克服主观随意、确保诊疗合法,已经成为对医疗执业的重要挑战。

(3)服务意识:随着生物医学模式向生物心理社会医学模式转变,医疗服务理念正在从技术至上向兼顾人性转化、医疗服务方式正在从服从权威向平等协同转变,以医疗质量为基础的医疗服务满意度已成为医疗服务评价的社会共识。但在目前医疗行业,关注患方感受及其服务满意度的新型服务理念尚未普遍形成,并正在成为引发医疗纠纷的重要因素。不少医疗纠纷正是以患方不满医疗服务开端,逐渐向质疑医疗质量、质疑医疗不当演变,最终因暴露深层次医疗问题而升级为医疗纠纷。因此,强化服务意识、关注患方感受、提高服务满意度,已成为预防纠纷发生或避免纠纷升级的重要思路。

2. 强化"三项培训"

(1)医德修养教育:旨在应以卫生部《医务人员医德规范及实施办法》《关于加强卫生行业作风建设八项行业纪律》等规范要求,促进医疗从业人员医德品质达到的应有水平,不仅包括根据医德原则与规范自我反省、自我修正,而且包括医务人员的举止、仪表、品德、情操等,以达到"为医奉献"医德境界,消除滋生以医谋私、扩大医疗等医疗纠纷的道德根源。

(2)专业技能培训:旨在以"三基"为重点的多层次、多形式的专业技能培训,不断提高医疗从业人员业务水平,减少误诊误治、漏诊漏治、延误诊治等医疗纠纷的技术根源。

(3)人文知识与沟通技能培训:旨在通过以社会心理学为代表的人文知识的学习和人际沟通技能训练,不断提高医患沟通水平,特别在医疗质量缺陷、医疗效果欠佳情形下,通过细微周到的人性化关心和真诚沟通提高患方满意度,以增进理解的方式消除医疗纠纷的人际根源。

3. 强化"三项制度"

(1)三级检诊与会诊制度:三级检诊与会诊制度不落实、一人水平代表一科甚至一院水平等情形是不少医疗纠纷发生的制度性根源,而且其影响往往超越个案而成为一个科室或一个医院整体水平质量下降、纠纷隐患上升的重要原因。实践表明,在众多医疗质量管理制度中,三级检诊与会诊制度在及时发现并处置或补救医疗不当、消除纠纷隐患方面具有不可替代的作用,应当常抓不懈。

(2)病历书写与管理制度:在医疗过错推定(俗称"医疗举证倒置")的大背景下,医疗文书已成为医疗机构作为不存在医疗过错或不存在因果关系的最重要、有时甚至是唯一的抗辩证据。由于病历书写不准确、病历资料不完整,或病历修改不规范被视为伪造、篡改,或病历管理不善造成病历资料被盗、丢失、毁损等原因,进而导致因证明程度不足或没有证据可举而遭遇败诉、蒙受冤屈的情形时有发生,应当大力避免。

(3)人文关怀与医患沟通制度:如前所述,患方感受、服务满意度正成为引发医疗纠纷的重要因素。因此,逐步将对患者的人文关怀融入日常的医患沟通之中,并使之常态化、制度化已势在必行,应当广泛建立。

(三)一般处理方法

1. 纠纷协调"三步曲"

(1)一听:即倾听患方陈述,它是每起医疗纠纷的首要环节,其看似简单但却最具难度,不少纠纷激化或人身伤害事件往往发生于此。在此环节,情绪最大、理性最少是患方的最大特点,情绪宣泄、要求答复是患方的主要诉求。因此,顺势而为、平息情绪和诚恳沟通、争取调查时间是医方的两大任务。经验表明,热心、耐心、诚恳倾听应是医方的基本方法,而医方针对争议问题的任何当面说明、解释或辩解均可能成为患方情绪激化或借题发挥、制造事端的借口或导火索。当患方陈述基本完成且情绪基本稳定后,医方应适时主动地做出"认真调查、限时答复"的承诺,并借此铺垫采取以理服人、以诚感人的耐心沟通,商请患方给予合理调查时间(一般以5~10d为宜)。此举不仅为内部调查创造条件,更重要的是以时间换取患方情绪进一步平息的效果,为后续理性沟通奠定基础。

(2)二报:根据争议大小和层级管理原则报告上级,按照"举证倒置原则"(过错推定原则)围绕诊断依据的可靠性、方案选择的恰当性、诊疗实施的规范性、异常情况处置的及时性,以及医疗告知形式的合法性及告知内容的完整性等关键问题进行全面评价,最终对医疗行为是否存在过错、与损害结果是否有因果关系等两大实体问题做出客观认定,据此统一内部认识、确定基本思路(无错抗辩、有错调解或人性化补偿等)并确定专人回复,杜绝"话出多口"或"政出多门"。

（3）三回复：一是回复医方对争议的基本认定及必要的说明、解释或沟通；二是告知患方仍持异议的维权途径，如告知患方有权申请医疗事故鉴定或依法向人民法院提起诉讼等。一般讲，患方知晓回复后，除部分表示理解、误会消除而结案外，不少患方会出现二次或多次情绪激化。此时医方应当避免义正词严、不留余地、人为激化矛盾，并遵循前述"三步曲"的技巧要求引导患方二次或多次进入上述"听""报"环节。实践表明，类似情形一般具有"次数愈多、时间愈长、情绪愈平稳、沟通愈理性"的规律，医方对此应持良好的心态和充分的耐心。

2. 证据保全"三措施"

（1）一清：即按照病历管理规则，系统清理各种医疗文书，确保资料齐全、书写规范、签名完善。

（2）二存：即对存在纠纷或纠纷隐患的病历资料应当特别保存，必要时应对患方签署文件单独保存，避免因丢失、毁损等无法举证情形。封存病历应当由医患双方在场的前提下进行，并确保封存完整可靠、双方签名及日期清晰。

（3）三告知：即对必须通过患方才能形成的证据（尸体解剖资料等），应书面告知患方的权利，以转移举证义务。如果患方既不表达口头意见又不签字确认医方已履行告知义务的事实，告知人应当注明不签订原因，并商请 2 名以上在场的其他人员进行见证签字。

3. 纠纷处理"三形式"

（1）直接商议：主要指医患双方对医疗过错及医疗行为与损害后果之因果关系等基本事实争议不大，自愿简捷、和谐处理争议且在无第三方介入情形下直接协商谈判的一种争议解决形式。该形式优点在于既妥善处理医疗纠纷又尽可能避免不必要的负面影响和矛盾激化，因此是医疗纠纷处理的最常用形式。

（2）行政调解：主要指医患双方对医疗过错及医疗行为与损害后果之因果关系等基本事实争议较大，不具备直接商议的前提条件，而由卫生行政主管机关主持医患双方进行商谈调解的一种争议解决形式。由于该形式必须以医疗事故技术鉴定为前置条件，加之患方对事故鉴定机构的中立性和医疗事故赔偿标准的合理性等多有质疑，使该形式的实际应用日益减少。

（3）民事诉讼：主要指患方就医疗纠纷向人民法院提起诉讼，请求人民法院依照法定程序进行审理的一种争议解决形式。鉴于目前纠纷发生日益增多、激化程度日益强烈、索赔要求日益增长的大背景，从规范调处机制、扼制滥诉成风的长远考虑，对确无明显过错或虽有一定过错但患方索赔要求远远超过法律规定或医方承受度的医疗纠纷，引导患方通过诉讼解决不失为最佳选择。

4. 侵害或损害赔偿范围　主要包括医疗费、护理费、交通费等为治疗和康复支出的合理费用，以及因误工减少的收入。造成残疾的，还应当赔偿残疾生活辅助费和残疾赔偿金。造成死亡的，还应当赔偿丧葬费和死亡赔偿金。造成他人严重精神损害的，被侵权人可以请求精神损害赔偿。具体计算方法因医疗事故损害赔偿和医疗过错损害赔偿的不同案由，分别由国务院《医疗事故处理条例》和最高人民法院《关于审理人身损害赔偿案件适用法律若干问题的解释》做出详细规定，不再赘述。

三、典型案例分析

案例一

【案情摘要】　田某因停经 10 个月，见红 8h 入某医院待产。现病史：停经后轻度早孕反应，妊娠 5 个多月自觉胎动，孕早、中期正常，孕 34 周胎儿宫内发育迟缓，经治疗好转，产前检查均正常。入院前 8 时见红，伴腰酸，无腹痛，未流水。检查：一般情况好，体温正常，BP：120/80mmHg，心肺正常，宫高

36cm,腹围 103cm,头位,浅入,胎心好,140/min,估计胎儿 3200g 左右,肛查:宫颈未全消,宫口未开,S-2,双坐骨棘不突,坐骨棘间径 10cm,坐骨切迹容 3 指,骶尾关节不突,尾骨活动好,TO＞7.5cm。入院诊断"孕 1 产 0,孕 40 周头位未产"。经阴道分娩过程中,第二产程延长,继发性宫缩乏力。患儿娩出后即发现左上肢肌力差,左腕下垂。经某儿童医院会诊,诊断为左臂丛神经麻痹。患方遂提出异议,要求赔偿。

【法律认定】

1. 首次医疗事故技术鉴定 患儿左臂丛神经损伤为产时处理不当所致,为三级医疗技术事故。再次医疗事故技术鉴定认为:该产妇骨盆测量属于正常范围,胎儿估计中等大小,医院采取阴道分娩方式是正确的,产程处理未违反医疗常规,产时发生肩难产致新生婴儿左臂丛神经麻痹,属分娩并发症,不属于医疗事故。

2. 一审法院认定 根据查明的事实,产妇分娩过程中,医护人员对其进行的产程处理未违反医疗常规且采取的分娩方式是正确的,患儿臂丛神经麻痹系分娩时肩难产并发症所致。双方医疗纠纷已经市级医疗事故鉴定委员会鉴定,不属医疗事故,故医方不应承担赔偿责任。患方以患儿臂丛神经损伤系被告医护人员不负责任,产时措施不当所致之主张,证据不足,其要求医方赔偿之请求,无法律依据,不予支持。在案件审理过程中,医方自愿给付患方 6000 元经济帮助费,予以支持。遂做出判决:医方一次性给付患方经济帮助费 6000 元,驳回患方的诉讼请求。

3. 二审法院审议 在审理本案期间,患方请求就本案是否有过错并导致患儿左臂丛神经麻痹进行法医学鉴定,法院准许并由某司法鉴定机构进行了鉴定,结论认为:医方在对患儿接产的过程中有操作不当的过错,这种过错可以导致患儿左侧臂丛神经麻痹。但由于肩难产发生率低,难以预测,发生后必须尽快解除,否则易造成更为严重的后果。因此,可以减免医院的部分责任。二审法院认为,本案中,导致患儿左臂丛神经麻痹的原因是诉争的焦点。从表面上看,市级医疗事故鉴定委员会做出医疗问题技术鉴定,认为患儿左臂丛神经麻痹是由于产妇分娩过程中胎儿发生肩难产所致,属于分娩并发症;法医学鉴定则认定医方在对田某接产的过程中有操作不当的过错,此过错可以导致患儿左臂丛神经麻痹。两种鉴定意见似乎大相径庭,但对一点事实的认定则一致,即产妇在分娩患儿的过程中发生了肩难产。目前的医学研究表明,肩难产发生后引发的并发症和处理过程中操作不当均可以导致新生儿臂丛神经损伤,而接产操作不当,则是其中的重要原因之一。根据现有证据,医方在接产过程中处理方法的选择及发生肩难产后实施旋肩法的手法上,确有操作不当之处,存在一定的过错,故应承担相应责任;但结合目前的医学理论和临床实务看,肩难产的发生原因和发生机制并不完全清楚,多数专家认为要完全预防是不可能的。由于其发生率低,许多问题需要研究、探讨,尚缺乏成熟的处理经验,而且一旦发生肩难产,如果处理不当或不及时,均可能造成母儿严重并发症,甚至造成胎儿窒息、死亡等严重后果。所以,医方在胎儿发生肩难产的紧急情况下,本着抢救的目的,让胎儿尽快娩出的做法是正确的,这一客观情况及其指导思想应予充分肯定。综上,医方应根据其过错向患方承担相应赔偿责任;具体赔偿范围和赔偿数额,法院将结合本案的具体情况依法酌定。此外,本案法医鉴定做出后,患方又要求对其进行伤残鉴定。法院认为,患儿的左臂丛神经麻痹尚在锻炼和功能恢复之中,目前不具备进行伤残鉴定的条件,故对其该项请求不予支持;其要求医方予以精神赔偿,但其目前精神损害的事实及程度尚不明确,亦缺乏充足的法律依据,法院难予支持。

4. 二审法院判决　鉴于二审期间本案出现了新证据,且直接影响对案件事实的认定,故法院在查清事实的基础上对原审判决予以改判。依照《中华人民共和国民法通则》第 119 条、《中华人民共和国民事诉讼法》第 153 条第 1 款第 3 项、最高人民法院《关于民事经济审判方式改革问题的若干规定》第 38 条的规定,判决如下。

(1)撤销某区人民法院民事判决。

(2)医方赔偿患方医药费 4025.9 元、家庭针灸治疗费 4000 元、交通费 2614.3 元、陪护费 3600 元。

(3)医疗问题鉴定费 1400 元(含患方已交纳的 300 元)、法医学鉴定费 800 元,均由医方负担(已交纳医疗问题鉴定费 1100 元,其余部分于本判决生效后 7 日内给付田某)。

(4)驳回患方其他诉讼请求。

【点评】　肩位难产为临床上比较少见的并发症,国外文献报道发生率为 0.15% ~ 0.6%,我国学者报道的发生率为 0.15%。肩难产常于胎头娩出后发生,情况危急,贻误时机或者处理不当,均可能造成母儿严重并发症。

1. 常见难产征象　肩难产是否可以预防的问题争论比较大,但多数人的观点认为,完全预防是不可能的,但是一些临床征象可以预示有发生肩位难产的可能性。

(1)巨大胎儿,如胎儿体重 > 4000g,肩难产的发生率可高达 1.7%,胎儿体重 > 4500g,肩难产的发生率可高达 10%。

(2)头盆不称,尤其是骨盆入口狭窄、骶尾骨前凸者,容易发生肩难产。

(3)产程异常是肩难产的警告信号。活跃晚期(减速期)及第二产程的延长,以及困难的助产手术娩出胎头,均应警惕发生肩难产。

(4)其他因素,如孕妇患有糖尿病、过期妊娠等。

2. 处理原则

(1)预测肩难产的发生非常重要。在出现警告信号后,接产人员应该认识到此症发生的可能性。

(2)及时处理,不能延误。

(3)选择处理方式恰当,手法正确。

3. 处理方式、方法　处理方式、方法比较多,一般认为可以采用以下方法。

(1)做足够大的会阴切开,使有足够操作空间。

(2)屈大腿法。此方法为首选。

(3)压前肩法。此方法与其他手法联合使用。

(4)旋肩法。助产者手进产妇阴道放于胎儿肩峰与肩胛间,另一手置于胎儿肩前部,双手持续加压旋转,使双肩至产妇的骨盆斜径上,使嵌顿的前肩得以松解。使用该手法不能转儿头及颈部,否则损伤臂丛神经。

(5)先牵后臂娩出后肩法。

(6)切断锁骨法,多用于死胎。切忌暴力牵拉胎头。

4. 新生儿常见并发症

(1)肩难产时,若短时间内不能娩出,可能出现如臂丛神经麻痹、锁骨或肱骨骨折、颅内出血,甚至窒息、死亡。

(2)远期并发症还可能发生神经生理功能障碍等。

5. 预防难产　虽然说肩难产难以预测,但绝不是不能预测。分析本案医方接产患儿的情况,第二产程明显延长。从接产实践来说,第二产程的延长,是产生肩难产的危险警告。因此,不是到了胎头娩出的时刻才能诊断肩难产,而是在更早的时候已经有提示肩难产的信息。有经验的产科医师在估计到有肩难产的可能性之后,应该从思想上和工作上予以重视和准备。但是,从病历记载来看,医方是在胎头娩出后发现肩娩出困难,抬头回缩的情况下才意识到发生了肩难产。另外,在接产的处理方法选择上,没有完全按照医学常规处理,在接产记录中没有提及“屈大腿(膀胱截石位)”等处理过程,在实施旋肩法时采用了该手法的禁止动作遂将"胎头"逆时针旋转。由此可见,本案医方在接产过程中存在一定的过错。法医的鉴定已经发现这一问题,并从医学理论和实践的角度加以分析、鉴别。

6. 法医鉴定 其可取之处在于将医院的医疗行为放在一个公平、客观的实践操作环境中来分析,在认定医院的医疗行为有一定过错的前提下,又提出从医学角度可以减轻责任的情节,便于审判人员充分了解案件中的医疗问题,实事求是地对待案件中发生的情况。肩难产毕竟是产科中少见的并发症,发生率低,在我国每千名产妇中仅有 1.5 人发生。杨辛等联合统计了北京军区总医院和海军总医院 7 年(1980 年 1 月至 1987 年 7 月)的病例,共发现 17 例。张成莲等在分析山东省济南市第四医院的病例中(1 年)仅发现 2 例。可见发生率不高,医师见识少,缺乏处理经验。而且,该并发症难以预测,多在生产中胎头娩出时意外发生,容易造成医务人员的紧张。一旦出现肩难产,如果处理不当或者不及时,常常会造成窒息、死亡等严重后果。因此,医务人员本着抢救的目的,让胎儿尽快娩出的做法是正确的,这一客观情况也可以减免本案医方在处理中有不当操作的责任。

案例二

【案情摘要】 某女妊娠 33 周,因感下腹胀,由某医院以其患有妊娠期糖尿病收入住院。院方建议妊娠第 37 周阴道产终止妊娠、提前将胎儿取出。25d 后医方对患者行水囊引产,水囊脱出无效。次日行人工破膜,1h 后开始有规律宫缩,2h 后给予患者上腹部绑腹带,此后宫缩现象减少,宫口也无变化,此间医师未对孕妇检查。10h 后胎儿缺氧,立即行剖宫产术,胎儿取出时没有哭声,头面四肢发紫,三凹征,立即抢救。13d 患儿出院。经外院确诊为脑瘫。患方遂提出异议,要求赔偿。

【法律认定】

1. 首次医疗事故技术鉴定

(1)患者虽尿蛋白(一),但门诊血压 150/90mmHg、135/82.5mmHg,下肢水肿(+),诊断为妊娠期高血压疾病,该院提早收入住院进行母胎监护。通过餐后血糖结果及糖耐量试验结果确诊糖尿病后,及时用胰岛素控制血糖在正常范围,并按常规促胎肺成熟。

(2)糖尿病不是剖宫产的必然指征。在控制血糖、胎肺成熟、宫颈成熟情况下人工破膜引产是可行的。在引产过程中产程进展欠佳改行剖宫产是适宜的。剖宫产分娩的新生儿 Apgar 评分 6~8 分、羊水清,未出现严重缺氧状况。

(3)经专家会诊,患儿目前脑性瘫痪的诊断可成立。专家认为脑性瘫痪与妊娠期、围生期、孕妇和胎儿等各种因素有关,其中早产、产伤、围生期窒息及核黄疸等是主要因素。患儿出生时有窒息史,但程度较轻,不能解释患儿头颅 CT"胼胝体较薄"及 MRI"脑白质及胼胝体发育不完善"的诊断。本例医疗事件不属医疗事故。患方不服,申请再次鉴定。

2. 再次医疗事故技术鉴定

(1)依病历资料记载,产妇入院后,经硫酸镁治疗,胰岛素控制血糖,促胎肺成熟后,于 36^{+5} 周时进行引产,符合终止妊娠时机。采用水囊引产和气囊助产,无原则性错误。因腹壁松弛,胎头高,使用腹带是促胎头下降的一种助产方式,无违反操作常规,剖宫产术亦有手术指征。

(2)剖宫产时羊水清,新生儿 Apgar 评分 1min 和 5min 分别为 6 分和 8 分,说明新生儿仅有轻度窒息,不足以导致脑瘫。脑瘫的发生原因复杂,该患儿脑瘫与产妇患有妊娠期高血压疾病、糖尿病致胎儿慢性宫内缺氧导致脑损害、高胆红素脑病等因素有关,与院方诊断、处理并无直接关系。

（3）院方亦有不足之处：关于终止妊娠的时机和方式的选择以及使用腹带，对患者及家属解释不够，妊娠合并糖尿病对母婴的危害的解释也不够详尽，但这些不足与新生儿脑瘫并无因果关系。鉴定结论认为不属医疗事故。

3. 一审法院认定　医方是否应当对患儿目前脑瘫的状态承担损害赔偿责任，取决于医方在为患方治疗的过程中是否有过错。也就是说患儿目前的状况与医方的行为是否存在有因果关系。产妇入住医方时，医方诊断正确。入院后，经硫酸镁治疗，胰岛素控制血糖，促胎肺成熟后于 36^{+5} 周时进行引产，符合终止妊娠时机。采用水囊引产和气囊助产，无原则性错误。使用腹带未违反操作常规。新生儿仅有轻度窒息，不足以导致脑瘫，并且脑瘫的发生原因复杂，与产妇患有妊娠期高血压疾病、糖尿病致胎儿慢性宫内缺氧导致脑损害、高胆红素脑病等因素有关，与医方的诊断、处理并无直接关系。因此，经省医疗事故技术鉴定委员会鉴定，认为未发现医方存在失职或技术过失行为，医疗行为与患儿目前的状态没有因果关系。患方起诉要求医方赔偿损失，缺乏事实依据，法院不予支持。患方不服，提起上诉。

4. 二审法院判决　驳回上诉，维持原判结论。

【点评】

1. 医方责任认定　医方的不足与患儿的损害后果之间无因果关系，不构成医疗事故，不需要承担赔偿责任。根据再次医疗事故技术鉴定结论，医方的不足之处是：关于终止妊娠的时机和方式的选择以及使用腹带时，对患者及家属解释不够，妊娠合并糖尿病对母婴的危害的解释也不够详尽。医方虽然存在不足之处，但法院肯定了鉴定机构认为不构成医疗事故的意见，并判决医方不需要承担赔偿责任，这一判决最主要的根据是医方的不足之处与患者的损害后果之间没有因果关系。理由如下。

（1）患儿的损害后果不是医方的行为所导致的，两者没有因果关系。因果关系是指客观现象之间的引起与被引起的关系。本案中，综合各种证据表明，医方的治疗行为不是引起患儿脑瘫的原因：①脑性瘫痪与妊娠期、围生期、孕妇和胎儿等各种因素都可能有关，其中早产、产伤、围生期窒息及核黄疸等是主要因素。由于产妇患有妊娠期高血压疾病、糖尿病，患儿脑瘫可能与因此而导致的宫内缺氧所致脑损害、高胆红素脑病等因素有关。②患儿脑瘫与提前终止妊娠无关。医方诊断正确，促胎肺成熟后于 36^{+5} 周进行引产，符合终止妊娠时机。③患儿生产过程中的轻度窒息，不足以导致脑瘫。可见，患儿脑瘫与医方的治疗行为没有因果关系。

（2）因果关系是医疗事故的构成要件，没有因果关系，就不构成医疗事故。根据《医疗事故处理条例》规定，医疗事故的构成要件包括三方面：一是医方存在违法违规行为；二是患者发生了人身损害；三是患者人身损害是医方违法违规行为所导致，即两者之间存在因果关系。本案中，医方不足与患儿损害后果之间没有因果关系。因此，不构成医疗事故。

（3）因果关系是侵权责任的构成要件，没有因果关系，就不存在侵权责任承担。是否构成医疗事故，并不是医方是否承担赔偿责任的唯一因素。在不构成医疗事故的情况下，如果医方行为符合《民法通则》关于侵权责任的规定，仍然可能承担赔偿责任。对此，《最高人民法院关于参照〈医疗事故处理条例〉审理医疗纠纷民事案件的通知》第一条作了明确规定："条例施行后发生医疗事故引起医疗赔偿纠纷，诉到法院的，参照条例有关规定办理；因医疗事故以外原因引起的其他医疗赔偿纠纷，适用民法通则规定。"本案不构成医疗事故，不需要按照医疗事故有关规定承担赔偿责任。

医方不足是否意味着一定要承担责任呢？医方是否需要承担赔偿责任，取决于医方不足是否构成《民法通则》所规定的侵权责任。侵权责任构成要件包括四方面：一是有侵权行为；二是侵权人有过错；三是产生了损害后果；四是损害后果是由于侵权行为所导致的，即两者之间存在因果关系。本案中，医疗不足与患儿损害后果之间没有因果关系。因此，法院最后判决医方也不需要根据《民法通则》向患者承担赔偿责任。

2. 提高医疗服务质量有利于预防和化解医患纠纷　本案中，原告一直坚持认为患儿脑瘫是由于医方治疗不当及医务人员严重缺乏责任心造成的，在两次医疗事故鉴定认定未发现医方存在直接造成患儿脑瘫的失职或技术过失行为时，仍然坚持提起诉讼，经过一审、二审，耗费了大量人力物力。为什么会出现这种医患纠纷不易化解的情况？医方应当如何有力地化解和预防医患纠纷呢？我们发现，在诉讼中，患方陈述诉求时提到了几个细节。

(1)医方称产妇的糖尿病需要在妊娠第37周终止妊娠，提前将胎儿取出，并建议采用阴道产，医师是专业人士，患方只能听从医师的意见。

(2)医方使用腹带后，产妇宫缩次数减少，宫口也无变化。

(3)在第一产程的潜伏期阶段，医师一直没有给产妇进行检查，直至医师交接班时才突然说胎儿已经缺氧，要立即进行手术。

患方对这几个细节有很强的疑问，并基于这些细节产生了医方违反诊疗常规、医方极端不负责任的看法，从而使得这起医患纠纷难以化解。从医学专业角度来看，医方这些细节并没有违反诊疗常规，与患儿脑瘫也没有因果关系。但是，从医疗服务的角度上来看，这些细节揭示了医方不足，主要体现在两个方面：一是对患者知情权和选择权尊重不够；二是对患者关心照顾方面存在不足，在

产妇第一产程潜伏期阶段，虽然不需要进行持续胎儿监护仪监护，但是医方也应当更多地给予关心和照顾，化解患者的忧虑。医方这些不足，虽然从法律上看，不需要因此而承担赔偿责任；但从预防和化解医方纠纷的角度来看，医方有必要进一步提高医疗服务质量。

3. 没有每天进行病历记录将导致法律后果　患方在上诉时提出，病历记录存在多天缺损未记录。本案中，医方病历没有每天进行记录，这一行为是否合法？医方病历记录如果存在问题，将是否承担法律后果，是否可能影响案件结果？首先，客观、真实、准确、及时、完整地书写和保管病历资料是医方法定义务，如果不履行这一义务，将可能导致相应的行政责任。其次，病历是医疗纠纷案件的主要证据，其记录是否全面真实，可能影响到医疗纠纷诉讼案件的审理结果。医疗纠纷诉讼案件中，由医方承担举证责任，如果医方提供病历真实性方面存在疑问，导致相关事实无法查明时，法院将依法判决由医方承担不利的诉讼后果，即败诉。另外，如果医方提供的病历在完整性方面存在问题，患方又主张医方未提供的那部分病历中记录的内容不利于医方时，法院可能综合相关证据推定患方的主张成立，从而导致医方承担不利的法律后果。

具体到本案来看，医方病历记录真实性、完整性没有问题，所以，没有对案件判决结果产生影响。患方提出病历记录存在多天缺损未记录，主要是因为病程记录没有每天进行记录。《病历书写基本规范》第23条"对病危患者应当根据病情变化随时书写病程记录，每天至少1次，记录时间应当具体到分钟。对病重患者，至少2d记录一次病程记录。对病情稳定的患者，至少3d记录一次病程记录。对病情稳定的慢性病患者，至少5d记录一次病程记录。"所以，本案中并不需要每日进行记录，医方病历的完整

性不存在问题。

4. 再次鉴定后当事人是否可以申请重新鉴定 患方对首次以及再次医疗事故技术鉴定结论不服,在诉讼中提出要求重新进行鉴定,但对此法院没有支持。那么,当事人是否可以在诉讼中申请重新鉴定,在什么情况下法院会支持当事人重新鉴定的要求?

(1)在医疗事故纠纷中,一般情况下当事人有权申请两次鉴定。《医疗事故处理条例》第 22 条规定"当事人对首次医疗事故技术鉴定结论不服的,可以自收到首次鉴定结论之日起 15 日内向医疗机构所在地卫生行政部门提出再次鉴定的申请。"申请再次鉴定,是当事人的法定权利,其目的是保护当事人权益,当事人只要提出申请就可以启动再次鉴定的程序。

(2)医疗事故纠纷经过两次鉴定后,如果出现法定事由,仍然可以进行重新鉴定,但要注意,在医疗纠纷行政处理和医疗纠纷司法诉讼这两种不同处理程序中,对是否允许进行鉴定有不同的规定。在医疗事故行政处理过程中,《医疗事故处理条例》第 42 条规定"卫生行政部门经审核,对符合本条例规定做出的医疗事故技术鉴定结论,应当作为对发生医疗事故的医疗机构和医务人员做出行政处理以及进行医疗事故赔偿调解的依据;经审核,发现医疗事故技术鉴定不符合本条例规定的,应当要求重新鉴定。"即如果卫生行政部门审核后,发现医疗事故鉴定违法的,就应当要求重新鉴定。但在医疗纠纷处理司法诉讼中,《最高人民法院关于参照〈医疗事故处理条例〉审理医疗纠纷民事案件的通知》第 2 条规定"人民法院对司法鉴定申请和司法鉴定结论审查按照《最高人民法院关于民事诉讼证据的若干规定》有关规定处理";《最高人民法院关于民事诉讼证据的若干规定》第 27 条规定"当事人对人民法院委托的鉴定部门做出鉴定结论有异议申请重新鉴定,提出证据证明存在下列情形之一的,人民法院应

予准许:①鉴定机构或者鉴定人员不具备相关鉴定资格;②鉴定程序严重违法;③鉴定结论明显依据不足;④经过质证认定不能作为证据使用的其他情形。对有缺陷的鉴定结论,可以通过补充鉴定、重新质证或者补充质证等方法解决的,不予重新鉴定。"也即,如果当事人提出证据证明鉴定过程或者鉴定结论存在缺陷,又不能通过补充鉴定、重新质证或者补充质证等方法解决时,可以重新鉴定。显然,就本案而言,原告未提出符合再次鉴定的法定事由。所以,法院没有支持其要求再次或者重新鉴定的请求。

5. 尊重患者知情权可避免医疗纠纷 所谓知情权,就是患者在医疗机构接受就诊和治疗过程中享有了解所有必要相关信息的权利。知情权是帮助实现患者健康权和生命权的重要保证,同时也是由患者人身权所必然衍生出的附属性权利。患者知情权与医疗机构告知义务是一个问题的两个方面。因此,要使患者知情权得到真正落实,离不开医疗机构充分履行其告知义务。患者知情权之所以能够得到社会认可,其理由主要有以下两个:①任何人都有保护自己生命和健康的权利,并拥有对自己身体进行最终处分的权利。患者除对于有传染性疾病应当根据传染病防治法规定需要承担一定接受治疗或隔离等义务之外,对于其他非传染性疾病有权决定是否治疗和采用何种方式进行治疗。知情权是帮助实现患者健康权和生命权的重要保证,同时也是由患者人身权所必然衍生出的附属性权利。②虽然患者与医疗机构在法律上具有平等的地位,但在实际的日常生活中,患者无论从身体条件、精神状况和专业知识等方面与医疗机构相比都处于弱势状态。为了防止医疗机构借助自身的优势地位侵犯患者的合法权益,应当赋予患者对与诊疗有关信息获得及时、充分、准确了解的权利,以此来弥补患者在实际能力上的不足。同时,赋予患者知情权也是公平解决医患纠纷的一个

重要体现。

在本案中,医方对患方关于终止妊娠时机和方式的选择以及使用腹带时,对患者及家属解释不够,妊娠合并糖尿病对母婴危害的解释也不够详尽,这是医院方在运用知情权方面存在的不足之处,但这些不足与婴儿脑瘫没有直接因果关系。这也给医院敲了一个警钟:在医疗过程中一定要对患者实施知情权,特别是对于有高度风险的医疗方案,医师更应当履行特别提醒义务,从而保证患者知情权能够得到实质上的实现。对患者实施知情权会使得一些不必要的医疗纠纷大大减少,也能更好地创建一种新型的和谐医患关系。

（余静波）